浙北本草

李明德 主编

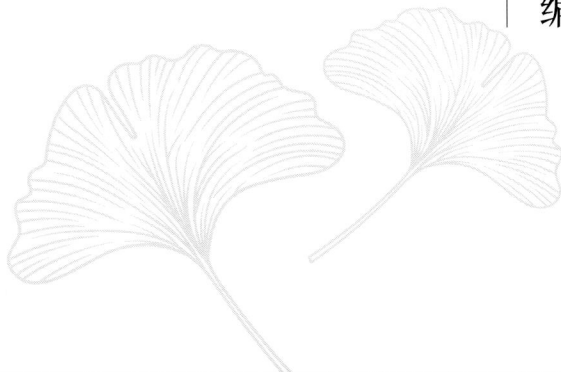

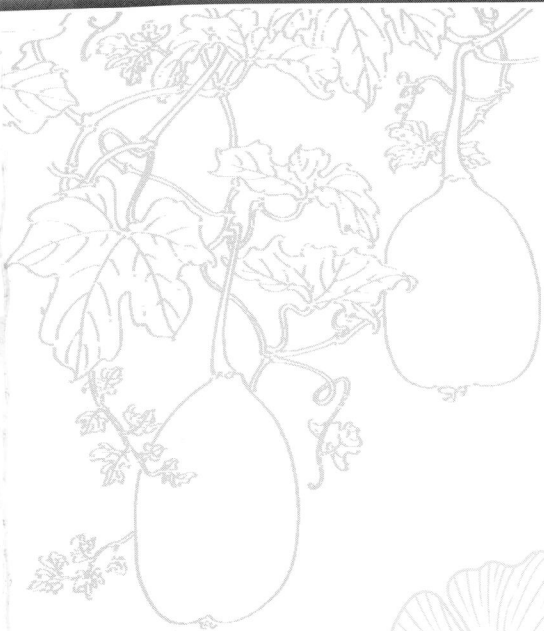

浙江工商大学出版社 杭州
ZHEJIANG GONGSHANG UNIVERSITY PRESS

图书在版编目（CIP）数据

浙北本草 / 李明德主编 . — 杭州：浙江工商大学
出版社，2021.6
ISBN 978-7-5178-4480-8

Ⅰ．①浙… Ⅱ．①李… Ⅲ．①中药志－浙江 Ⅳ．
①R281.455

中国版本图书馆CIP数据核字(2021)第076413号

浙北本草
ZHEBEI BENCAO
李明德 主编

出 品 人	鲍观明
策划编辑	郑　建
责任编辑	郑　建
责任校对	何小玲
封面设计	浙信文化
责任印制	包建辉
出版发行	浙江工商大学出版社
	（杭州市教工路198号　邮政编码310012）
	（E-mail：zjgsupress@163.com）
	（网址：http://www.zjgsupress.com）
	电话：0571-88904980，88831806（传真）
排　　版	杭州彩地电脑图文有限公司
印　　刷	浙江海虹彩色印务有限公司
开　　本	787mm×1092mm　1/16
印　　张	23
字　　数	560千
版 印 次	2021年6月第1版　2021年6月第1次印刷
书　　号	ISBN 978-7-5178-4480-8
定　　价	218.00元

《浙北本草》

工作指导委员会

主　　任	宋捷民	浙江中医药大学教授、博士生导师
委　　员	韩伟方　柏剑平　曾善赐　黎松青　章　伟	
	沈明贤　刘湘秋　卢　伟　张天亮　唐小英	
	程志海	
指导单位	浙江省科学技术协会	
资助单位	长兴县卫生与健康局	
	长兴县医疗保障局	
	长兴县科学技术协会	
	长兴县大德春堂中医门诊部	
	香港张天亮生物科技有限公司	
	长兴县海益堂药材有限公司	
	长兴制药股份有限公司	
	浙江长兴奥利尔科技有限公司	

《浙北本草》

编纂委员会

　　中医中药有着几千年的传承与发展，对人民健康起着重要的作用。它展示着中华民族的智慧，是中华文明的一个瑰宝。

　　长兴县中草药民间秘方协会，为弘扬和传承中医中药瑰宝，对所在浙北地区中草药的分布，进行了调研与普查，并详细地记录和觅找了一批自然生长的草药，收集了一批民间流传并有实际使用价值的偏方、秘方。在此基础上编纂了《浙北本草》一书。

　　《浙北本草》书籍图文并茂，草药位置采用经纬坐标展示，计量国际标准化，更体现了本书的实用性。有力地推动了地方的中草药种植和应用，凸显其使用价值。本书符合国务院发布的《中医药发展战略规划纲要（2016-2030）》的精神，是一本通俗易懂的科普书籍。

石学敏

国医大师，中国工程院院士

2020年9月15日

　　石学敏，国医大师，中国工程院院士，教授，主任医师，博士生导师，国家有突出贡献专家，国务院特殊津贴专家。

本草一方

我们祖先太有才了。远古时神农氏日遇七十二毒得荼而解，先秦有扁鹊对蔡桓公讳疾忌医三察，东汉末华佗首创麻沸散，大明朝李时珍编《本草纲目》……想我中华巨族运势昌昌，衍脉泱泱，无其佑莫得泰体，无其护莫成上邦。

然天道允常。生必有死，盛必有衰，物竞天择，自古不爽。周易略五行生克，内经教平衡阴阳。于是乎，中医肇始，草药滥觞。

真可谓一方水土养一方人，一方草药祛一方恙。长兴山水，地理形胜，四季分明，物产多样。民间折生采熟，或对症为药，或慰身康养。物阜民丰，誉称东南望县；心安体健，彰维福地绵长。

自西医东渐，一度中医式微；功利当前，几致草药濒危。但凡小病多奉抗生素为圭臬，不知久用难免依赖性之所累。物有两极，偏彼必显其弊；人有近忧，悬壶恐失其惠。

时代不废传统，神农自得传人。十年前长兴县中草药民间秘方协会应运而生。一群乡贤老者，怀揣利生之德；无数风雨脚步，跋涉济世之径。五百本土药材确于实地，万字本草汇编忘乎艰辛。功莫大焉，致敬致敬！

我以为《浙北本草》功德成果有二：一是挖掘、整理；二是传承、服务。前者救民间宝库于毁废，后者济苍生泰来于否极。当面对百草惶惶不知何物，岂不悲夫？若一方瑰宝默默不事经济，实乃惜哉！乡愁在侧，又见世医锦旃；秘方在手，再闻回春奇迹。从中选得几味本土特效，创之以品牌，赢之以口碑，更不失为种植、加工之商业良机。医难病费，或可稍舒急缓；便民利生，必然倒悬愁喜。西医西药我襟怀纳之，中医中药我自信不移。生老病死，当尊科学律理，但记得一句"秘方一帖，气煞名医"，虽为民间幽默，却很有回味。

承蒙《浙北本草》序言之约，实难堪此任。我非杏坛侪辈，惶恐弄斧班门。姑且扬长避短，依实务虚，就出版发行之机，聊发先声是为代序。

杜使恩

2020年12月15日于长兴

目 录

一 年 蓬
Erigeron annuus（L.）Pers.

【别名】尿笑草、野蒿、墙头草。

【形态特征】一年生或二年生草本，茎直立，高可达100厘米，有短柔毛。基生叶辐射状排列，卵形或卵状披针形，先端尖或钝，基部狭窄成有翼的长柄，茎生叶互生，匙形至披针形，先端尖，边缘疏生锯齿，有短柄或无柄；头状花序排列成伞房状，舌状花，白色或淡紫色，雌性，管状花黄色，两性。瘦果扁平。夏秋间陆续开花、结果。

【分布与生长环境】本地普遍分布。生于丘陵、低山坡、郊野路边、水沟边、田塍边和空旷地上。

【采集加工】全年可采（基生叶越冬），晒干备用或鲜用。

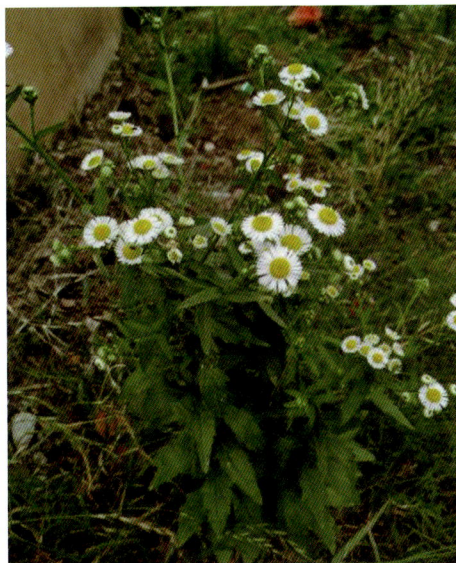

一年蓬

【性味功效】性平，味淡。消食止泻，解毒止血。

【用法用量】50—100克。外用：适量，鲜品捣汁搽患处或捣烂外敷。

【应用参考】

1.消化不良：一年蓬全草15—20克，水煎服。

2.肠胃炎：一年蓬全草60克，鱼腥草、龙芽草各30克，水煎，冲蜜糖适量服，早晚各一次。

3.淋巴结炎：一年蓬基生叶90—120克，加黄酒30—60克，水煎服。

4.血尿：一年蓬鲜全草或根30克，加蜜糖和水适量，蒸服，连服3天。

一枝黄花
Solidago decurrens Lour.

【别名】金锁匙、满山黄、黄花仔、黄花草。

【形态特征】多年生草本，高35—100厘米。须根多且细长。茎直立，分枝少，光滑。叶互生，卵圆形或披针形，长2—5厘米，宽1—1.5厘米，边缘有不规则尖锐锯齿，基部叶有长柄。花黄色，头状花序排列成总状，生于叶腋。瘦果圆筒形。7—9月开花，8—10月结果。

【分布与生长环境】本地均有分布。生在田野、路旁及山坡等较干燥的地方。

【采集加工】全草或带根全草。夏、秋间采收。割取地上部分，或挖取根部，洗净，鲜用或晒干。

【性味功效】性温，味辛，有小毒。散火疏风，清热解毒。

【用法用量】9—18克（鲜者21—30克）。外用：捣敷或煎水洗。

【应用参考】

1.咽喉肿痛、单双蛾（扁桃体炎）：一枝黄花鲜根加烧酒少许捣烂，取汁含于口内，漱口。使痰涎流尽，即使咽喉闭塞，亦可畅通。另用一枝黄花鲜全草30克，水煎服。

2.毒蛇咬伤：一枝黄花干根6克，研粉内服。另取鲜根捣烂，敷伤口及百会穴。

3.伤风感冒：一枝黄花干全草15克，水煎服。

4.刀伤出血、乳痈、无名肿毒：一枝黄花鲜全草捣烂，敷患处，1日1换，另用鲜全草30克，水煎服。

5.鹅掌疯、灰指甲、脚癣：用一枝黄花鲜全草30—60克水煎汁，浸洗患部，半小时1次，每天1—2次，7天为1疗程。

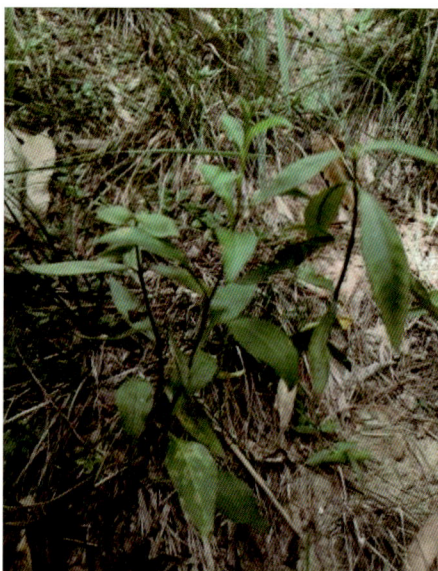

一枝黄花

二　画

八 角 莲
Dysosma versipellis（Hance）*M. Cheng ex Ying*

【别名】独脚莲、独荷草、羞天花、术律草、琼田草、旱荷。

【形态特征】多年生宿根草本，茎直立，高20—40厘米。不分枝，无毛，淡绿色。根茎粗壮，横生，具明显的碗状节。茎生叶1—2片，盾状着生，叶柄长10—15厘米，裂片阔三角形，卵形或卵状长圆形，长2.5—4厘米。夏季开花，花被片先端无皱褶，花5—8朵排成伞形花序，着生于近叶柄基处的上方近叶片处；花梗细，长约5厘米，花下垂，花冠深红色；萼片6片，外面被疏毛；花瓣6瓣，勺状倒卵形，长约2.5厘米。浆果椭

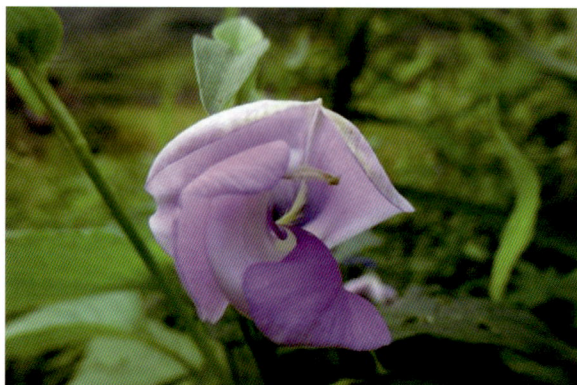

八角莲

圆形或卵形；种子多数；花期3—5月，果期6—10月。

【分布与生长环境】山地林阴湿处有分布。

【采集加工】秋季采挖，洗净晒干或鲜用。

【性味功效】味苦、辛，性凉，有毒。化痰散结，祛瘀止痛，清热解毒，主治咳嗽。

【用法用量】3—12克；磨汁，或入丸、散。外用：适量，磨汁或浸醋、酒涂搽；捣烂敷或研末调敷。

【应用参考】

1. 肿毒初起：八角莲加红糖或酒糟适量，共捣烂敷贴，日换两次。

2. 疔疮：八角莲6克，酒蒸服；并用须根捣烂敷患处。

3. 体虚弱，痨伤咳嗽，虚汗盗汗：八角莲9克，蒸鸽子或炖鸡或炖猪肉半斤服。

4. 带状疱疹：八角莲根研末，醋调涂患处。

5. 单双蛾喉痛：八角莲3克，磨汁吞咽。

6. 跌打损伤：八角莲根3—9克，研细末，酒送服，每日2次。

7. 毒蛇咬伤：（1）八角莲9—15克，捣烂，冲酒服，渣敷伤处周围；（2）八角莲根白酒磨涂患处；亦可内服，每服6克。对神经性毒素，可取八角莲根5节，用75%酒精7毫升，浸泡7天，取浸出液1—2毫升，注入伤口内。

8. 痰咳：八角莲12克，猪肺100—200克，糖适量。煲服。

八 角 枫
Alangium chinense（Lour.）Harms

【别名】白金条（侧根名）、白龙须（须状根名）、八角王、八角梧桐、八角将军、割舌罗、五角枫、七角枫、野罗桐、花冠木。

【形态特征】落叶灌木或小乔木，高3—6米。树皮淡灰黄色，平滑，小枝圆形，灰黄色，具淡黄或褐色粗毛，皮孔不明显。单叶互生，有柄；叶形变异较大，常卵形、圆形或椭圆形，长5—18厘米，宽4—12厘米，先端长尖，基部偏斜，平截，略成心形，全缘或2—3裂，主脉4—6条，下面常有脉腋丛毛。夏、秋开白色花，渐变为乳黄色；核果卵形，长约1厘米，熟时黑色，顶端具宿存萼齿及花盘。种子1粒。

【分布与生长环境】本地区野生有分布。生于山野路旁、灌木丛或杂木林中。

【采集加工】以侧根、须状根（纤维根）及叶、花入药。根全年可采，挖出后，除去泥沙，斩取侧根和须状根，晒干即可。夏、秋采叶及花，晒干备用或鲜用。

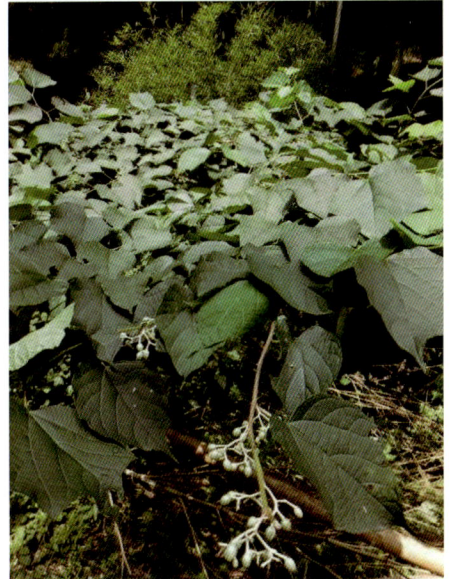

八角枫

【性味功效】味辛，微温，有毒。祛风除湿，舒筋活络，散瘀止痛。

【用法用量】侧根3—9克，用量由小逐渐加大，切勿过量；须根一般不超过3克，宜在饭后服用。

【应用参考】

1.风湿关节痛：八角枫侧根30克，白酒1千克，浸7天。每日早晚每次各饮酒15克。

2.精神分裂症：八角枫须状根粉，每次服1.5—2.4克（切勿过量）。每日3次。

【使用禁忌】有毒！孕妇忌服，小儿和年老体弱者慎用。

八角金盘
Fatsia japonica（*Thunb.*）*Decne. et Planch.*

【别名】八金盘、八手、手树、金刚纂。

【形态特征】常绿灌木或小乔木，高可达5米。茎光滑无刺。叶柄长10—30厘米；叶片大，革质，近圆形，直径12—30厘米，掌状7—9深裂，裂片长椭圆状卵形，先端短渐尖，基部心形，边缘有疏离粗锯齿，上表面暗亮绿，下面色较浅，有粒状凸起，边缘有时呈金黄色；圆锥花序顶生，长20—40厘米；伞形花序直径3—5厘米，黄白色，无毛；果产近球形，直径5毫米，熟时黑色。花期10—11月，果熟期翌年4月。

【分布与生长环境】喜湿暖湿润的气候，耐阴，不耐干旱，有一定耐寒力。宜种植在有排水良好和湿润的砂质壤土中。原产于日本南部，中国华北、华东及云南昆明庭园。本地区也有种植。

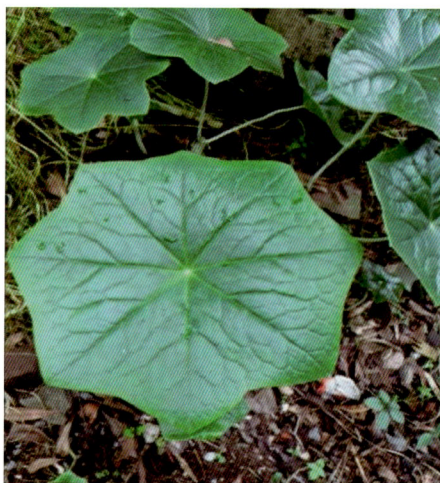

八角金盘

【采集加工】叶及根白入药，夏秋季采集。晒干。

【性味功效】味辛、苦，性温、小毒。化痰止咳，散风除湿，化瘀止痛。

【用法用量】1—3克。外用：适量，捣敷或煎汤熏洗。

【应用参考】

对于治疗咳嗽痰多、痛风、跌打损伤、风湿疼痛都有不错的效果。平时八角金盘可以煎汤，每次1—3克。

【使用禁忌】

按医嘱服用，不要过量，以免因引起中毒的现象。孕妇禁用。

刀 豆
Canavalia gladiata（Jacq）Dc.

【别名】挟剑豆、野刀板藤、葛豆、刀坝豆、大刀豆、刀豆角。

【形态特征】缠绕草质藤本，长达数米。三出复叶互生，小叶宽卵形，长8—15厘米，夏季开淡红色或淡紫色蝶形花；荚果窄长，呈长方形，略弯曲，长15—30厘米，先端有钩状短喙，边缘有明显凸起的隆脊；种子肾形，长约3.5厘米。

【分布与生长环境】生于气候较暖的地区。栽培或野生，本地广有种植。

【采集加工】在播种当年8—11月分批采摘成熟果实，剥取种子，晒干或烘干。

【性味功效】味甘，性温。温中下气，利肠胃，止呃逆，益肾补元。

【用法用量】9—15克；或烧炭存性研末，1—3克。

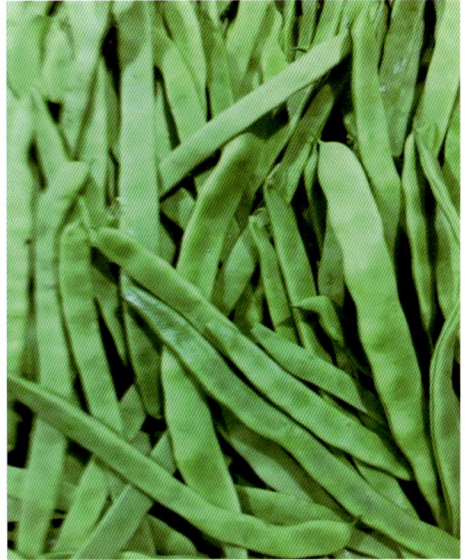

刀豆

【应用参考】

1.气滞呃逆、胸闷不舒：刀豆取老而绽者，每服6—9克，温开水送服。

2.肾虚腰痛：刀豆子2粒，包于猪肾内，外裹刀豆叶，烧熟后食用。

3.百日咳：刀豆子10粒（打碎），甘草3克。加冰糖适量，水800毫升，煎至400毫升，去渣，频服。

4.鼻渊：老刀豆，文火焙干为末，酒服9克。

5.小儿疝气：刀豆子研粉，每次4.5克，开水冲服。

九头狮子草
Peristrophe japonica（Thunb.）Bremek.

【别名】接长草、川白牛膝、九节篱、尖惊药、绿豆青、辣叶青。

【形态特征】多年生草本。根细长须状。茎深绿色，高约30厘米，四棱形，有膨起的节。叶对生，披针形，全缘，有柄，先端尖。花开于枝梢的叶腋，两性，多数聚集成聚伞花序；每一花下有大小2片叶状苞相托，较花萼大；萼5裂，等大；花冠长2.5厘米许，呈淡红紫色，下部细长筒状，上部分裂为2唇，超出苞外；雄蕊2个，花药2室，花丝被有扁毛，藏于花冠之内；雌蕊1个，子房上

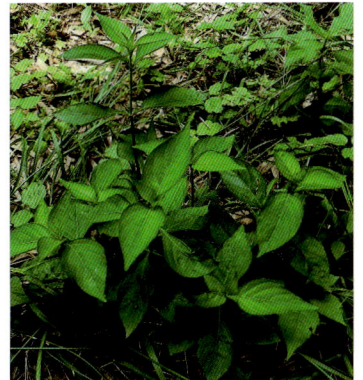

九头狮子草

位，2室，胚珠多数，花柱白色，柱头2裂。蒴果，成熟时室裂2瓣片，将种子弹出。种子坚硬，褐色，扁圆。花期夏秋间。

【分布与生长环境】本地山区丘陵地带有野生分布。生于山坡、林下、路旁、溪边等阴湿处。

【采集加工】野生四季可采。栽培可夏、秋两季采收。拔取全草，除去杂质，晒干。

【性味功效】味辛、微苦，性凉。发汗解表，清热解毒，镇痉。

【用法用量】用量15—30克。外用：鲜品适量，捣烂敷患处。

【应用参考】

1.肺热咳嗽：鲜九头狮子草30克，加冰糖适量。水煎服。

2.肺炎：鲜九头狮子草60—90克，捣烂绞汁，调少许食盐服。

3.虚弱咳嗽：九头狮子草嫩尖7个，1.5克麦芽糖蒸服。

4.小儿惊风：九头狮子草6克，白风藤6克，金钩藤6克，防风3克，朱砂0.6克，麝香0.15克。将朱砂与麝香置于杯中，另将前4味药熬水，药水混合朱砂、麝香，3次服完。二辣叶青药15克，捣绒兑淘米水服。

5.小儿吐奶并泄青：九头狮子草15克（根叶并用），水煎服。

6.男子尿结：九头狮子草、黑竹根、大种鹅儿肠、木通、淮知母各15克。加酒360克蒸，早晚各服60克，第2次用250克酒蒸，第3次用180克酒蒸。

7.咽喉肿痛：鲜九头狮子草60克，水煎，或捣烂绞汁30—60克，调蜜服。

8.痔疮：九头狮子草60克，槐树根61克，折耳根60克。炖猪大肠头，吃5次。

9.蛇咬伤：鲜九头狮子草、半支莲、紫花地丁，3种药草加盐卤捣烂，涂敷于咬伤部位。

10.黑泡疔：九头狮子草茎叶，捣烂，涂敷。

11.白带、经漏：九头狮子草120克，炖猪肉吃。

七叶一枝花
Paris polyphylla Smith

【别名】重楼（中药名）、草河车、白河车。

【形态特征】多年生草本，高50—100厘米。地下根茎肥大，长约6—15厘米，表面粗糙，棕黄色。下面生有须根。茎直立，圆柱形，光滑，叶6—11片轮生在茎的顶端，叶片椭圆形或椭圆状披针形，长9—18厘米。花黄绿色，有柄，自轮生叶的中间抽出。浆果红色或紫色。4—8月开花，7—10月结果。

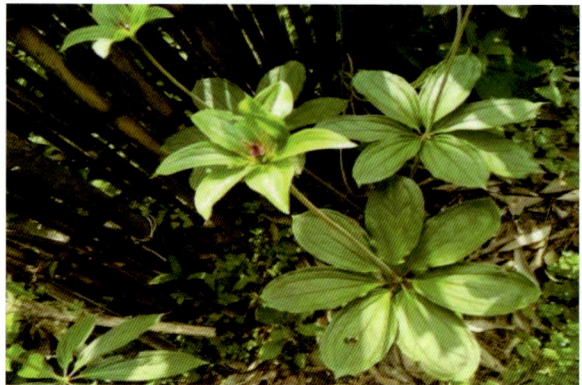

七叶一枝花

【分布与生长环境】本地山区都有分布。生在阴湿肥沃的山坡林下，山沟岩石旁的草丛中。

【采集加工】野生夏、秋季采挖，栽培种植后3—5年秋末地上部枯萎后采挖，除去地下部和须根，洗净，切片，晒干或烘干。

【性味功效】性凉，有小毒。清热，散结，消肿，解蛇毒。

【用法用量】3—9克。外用：适量，磨水或研末调醋敷患处。

【应用参考】

1.毒蛇咬伤：七叶一枝花根6克，研末开水进服，每日2—3次，另以鲜根嚼烂或加甜酒酿捣烂敷伤处；或根30克，青木香（中药）60克，共研细末，每次3.6克，温开水送服。

2.痈疽肿毒：七叶一枝花鲜茎叶捣烂，敷患处。或研末同鸡蛋白调敷。

3.单双蛾：七叶一枝花根和醋磨汁用毛笔涂于患处。

4.喉头肿痛、小儿惊风：七叶一枝花根3—6克，水煎服或根研细末，每用0.6—1克，凉开水送服。

5.婴儿胎毒：七叶一枝花根0.3—0.6克，水煎服。

三　画

大　蒜
Allium sativum L.

【别名】蒜。

【形态特征】多年生草本，有强烈的辛臭。鳞茎（大蒜头）粗大，分为6列10瓣，少数不分瓣，全部包在数层银白色或紫红色的鳞片内（一般认为紫皮蒜的杀菌力大于白皮蒜）。叶数片，互生，广线形，扁平，花茎直立，长圆柱形；花小，粉红色，通常不育性，花间多杂生珠芽。5—6月开花。

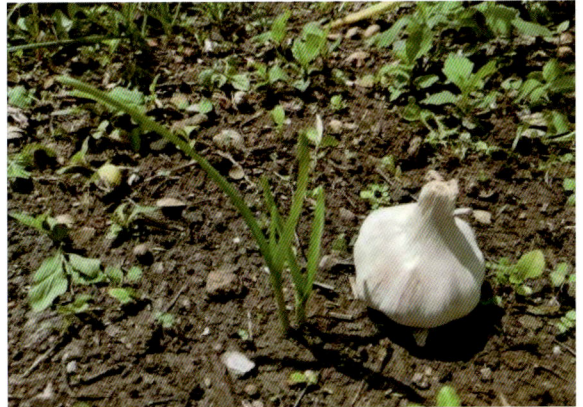

【分布与生长环境】喜冷凉，适宜温度在—5—26摄氏度，各地均有分布。栽培于园圃中。

蒜

【采集加工】大蒜收获季节一般在5月中下旬，小满前后。

【性味功效】味辛，性温。温中健胃，消食理气，抗菌消炎。

【用法用量】内服：15—30克。外用：适量。

【应用参考】

1.预防流行性脑膜炎、痢疾、感冒、麻疹、白喉、百日咳：大蒜生食，不拘量。

2.痢疾：鲜蒜瓣3—5瓣，捣烂，加白糖适量，温开水冲服，日服3次。

3.癞痢头：先剃去头发，洗净。将鲜蒜瓣捣烂，加植物油调成糊状，敷患处。

4.感冒：鲜蒜瓣捣烂绞汁，滴鼻。

5.百日咳：鲜蒜瓣60克，捣烂，加水2碗，浸10小时，去渣，加白糖适量，每日服5—6次，每次一汤匙。5岁以上小孩用量应适当增加。

6.滴虫性阴道炎、阿米巴性阴道炎：鲜蒜瓣捣烂加水少许，取汁，用棉花球浸透药汁，放在阴道内，经10—12小时后取出。

7.蛲虫病：蒜头适量捣烂，加入菜油少量，临睡时涂肛门周围。

8.预防钩虫病：大蒜捣汁擦手足。

大 蓟
Cirsium japonicum DC

【**别名**】大刺儿菜。

【**形态特征**】多年生草本，高30—100厘米或更高。根长圆锥形，簇生。茎直立。基生叶有柄，开花时不凋落，呈莲座状，叶片倒披针形或倒卵状椭圆形，长12—30厘米，羽状深裂，长椭圆状披针形或卵形，边缘齿状，绿色，疏生丝状毛，下面灰绿色，脉上有毛；夏季开花，头状花序单一或数个生于枝端集成圆锥状；花两性，管状，紫红色，裂片5；瘦果长椭圆形，长约3毫米，暗灰色。

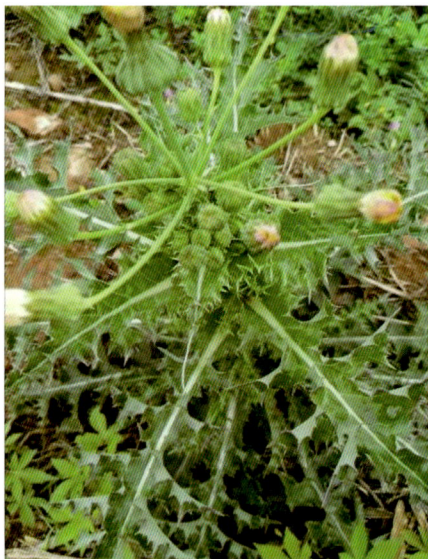

大蓟

【**分布与生长环境**】野生于山坡、路边等处分布。

【**采集加工**】野生春、夏开花前连根挖出洗净晒干。

【**性味功效**】味甘、苦，性凉。止血，散瘀消肿。

【**用法用量**】9—15克，鲜品加倍。外用：鲜品适量，捣烂敷患处。

【**应用参考**】

1.呕血、咯血、鼻出血、尿血、子宫出血等症。

2.疮痈肿毒：大蓟鲜草洗净，捣烂外敷，也可内服。

大 黄
Rheum palmatum L.

【**别名**】将军、黄良、火参、肤如、蜀、牛舌、锦纹。

【形态特征】多年生高大草本，高1.5米左右。茎直立，疏被短柔毛，节处较密。根生叶有长柄，叶片圆形至卵圆形，直径40—70厘米，掌状浅裂，或仅有缺刻及粗锯齿，先端锐尖，基部心形，主脉通常5条；茎生叶较小，柄亦短；叶鞘筒状，疏被短毛，分裂至基部。圆锥花序，大形，分枝开展，花小，径3—4毫米，4—10朵成簇；花被6，淡绿色或黄白色，2轮，内轮者长圆形，长约2毫米，先端圆，边缘不甚整齐，外轮者稍短小；雄蕊9，不外露；子房三角形，花柱3。瘦果三角形，有翅，长约8—10毫米，宽约6—9毫米，顶端下凹，红色。花果期6—7月。

【分布与生长环境】本地多有栽培。多生长于排水良好的山地。

【采集加工】9—10月间选择生长3年以上的植株，挖取根茎，切除茎叶、支根，刮去粗皮及顶芽，风干、烘干或切片晒干。

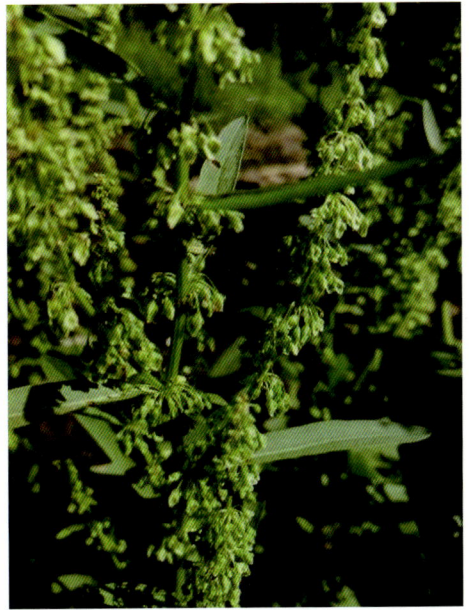

大黄

【性味功效】味苦，性寒。泻热通肠，凉血解毒，逐瘀通经。

【用法用量】内服：煎汤，3—12克；泻下通便，宜后下，不可外煎；或用开水泡渍后取汁饮；研末，0.5—2克；或入丸、散。外用：适量，研末调敷或煎水洗、涂。煎液亦可作灌肠用。

【应用参考】

1.大便秘结：大黄60克，牵牛头末15克。上为细末，每服9克。有厥冷，用酒调9克，无厥冷而手足烦热者，蜜汤调下，食后微利为度。

2.热病狂语及诸黄：川大黄150克（锉碎，微炒）。捣细罗为散，用腊月雪水1000毫升，煎如膏，每服不计时候，以冷水调半匙服之。

3.泄痢久不愈，脓血稠粘，里急后重，日夜无度：大黄30克，细锉，好酒2大盏，同浸半日许，再同煎至1盏半，去大黄不用，将酒分为2服，顿服之，痢止。一服如未止，再服，以利为度，服芍药汤和之，痢止，再服黄芩汤和之，以彻其毒也。

4.久患腹内积聚，大小便不通，气上抢心，腹中胀满，逆害饮食：大黄、芍药各60克。上二味末之，蜜丸，服如梧桐子四丸，日三，不知，可加至六七丸，以知为度。

5.眼暴热痛，眦头肿起：大黄（锉，炒）、枳壳（去瓤，麸炒）、芍药各90克，山栀子仁、黄芩（去黑心）各60克。上五味粗捣筛，每服15克，水1盏半，煎至七分，去滓，食后临卧服。

6.心气不足，吐血衄血：大黄60克，黄连、黄芩各30克。上三味，以水600毫升，煮取200毫升，顿服之。

7.虚劳吐血：生地黄汁100毫升，川大黄末2克。上二味，温地黄汁一沸，纳入黄（末）搅之，空腹顿服，日三，瘥。

8.肺壅，鼻中生疮，肿痛：（1）川大黄4克（生用），黄连4克（去须），麝香3克（细研）。上药，捣细罗为散，研入麝香令匀，以生油旋调，涂于鼻中。（2）杏仁4克（汤浸，去皮、尖，研为膏），川大黄4克（生为末）。上药相和令匀，以猪脂调涂鼻中。

9.奶痈：川大黄、粉草各30克。上为细末，以好酒熬成膏，倾在盏中放冷，摊纸上贴痛处，仰面卧至五更。贴时先用温酒调（服）1大匙，明日取下恶物，相度强弱用药，羸弱不宜服。

10.口疮糜烂：大黄、枯矾等分。为末以擦之，吐涎。

11.火丹赤肿遍身：大黄磨水频刷之。

12.冻疮皮肤破烂，痛不可忍：川大黄为末，新汲水调，搽冻破疮上。

13.汤火灼伤：庄浪大黄（生研），蜜调涂之，不唯止痛，又且灭瘢。

14.从高坠下，及木石所压，凡是伤损，瘀血凝积，气绝欲死，并久积瘀血，烦躁疼痛，叫呼不得及折伤等：大黄30克（酒蒸），杏仁三七粒（去皮、尖），上研细，酒一碗，煎至六分，去滓，鸡鸣时服，次日取下瘀血即愈。若便觉气绝不能言，取药不及，急擘开口，以热小便灌之。

15.打仆伤痕，瘀血滚注，或作潮热者：大黄末、姜汁调涂。1夜，黑者紫，2夜，紫者白也。

大 青 叶
Clerodendrum cyrtophyllum Turcz.

【别名】土地骨皮、山靛青、牛古力、大青、路边青。

【形态特征】落叶灌木至小乔木，高1—2.6米。茎皮灰褐色，幼枝灰绿色，有短柔毛。叶对生，卵状长椭圆形，有臭味，顶端渐尖，全缘或疏生锯齿，两面无毛。花绿白色，成伞房状圆锥花序生于枝顶。浆果倒卵形或球形，蓝色，直径约6毫米。7—8月开花，8—9月结果。

【分布与生长环境】本地普遍分布，尤以山区为多。生在山坡灌木丛中或溪边、路边旷地上。

【采集加工】8—10月采收叶片，晒干。

大青叶

【性味功效】味苦，性寒。消炎，止痛，清热，解毒，凉血，止血。

【用法用量】煎汤，10—15克，鲜品30—60克；或捣汁服。外用：捣敷；煎水洗。

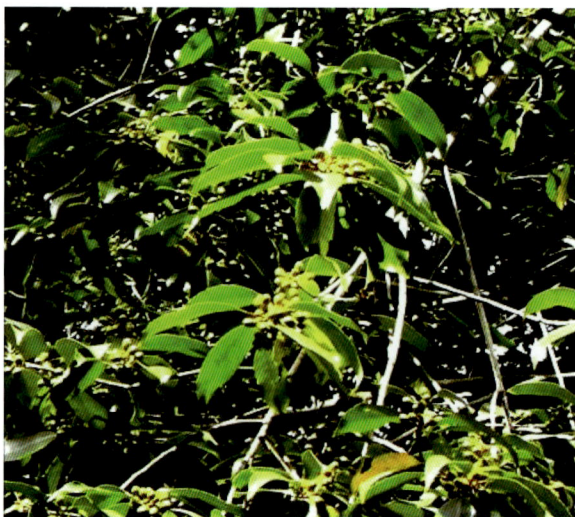

【应用参考】

1.偏头痛：大青叶根60克，水煎服。

2.痢疾：大青叶鲜叶15—30克，水煎服。

3.劳伤脱力：大青叶鲜根15克，加黄酒炒干后，水煎服。

大吴风草
Farfugrium japonicum （L. f.） Kitam.

【别名】八角乌、活血莲、金钵盂、独角莲、一叶莲、大马蹄香、大马蹄、莲蓬草、橐吾、荷叶术、铁铜盘、野金瓜。

【形态特征】多年生葶状草本。根茎粗壮，直径达1.2厘米。花葶高达70厘米。叶全部基生，莲座状，有长柄，柄长15—25厘米。头状花序辐射状，2—7排列成伞房状花序；花序梗长2—13厘米，被毛。花果期8月至翌年3月。

【分布与生长环境】生长于低海拔地区的林下、山谷及草丛。

【采集加工】全草可入药。夏、秋采收，晒干或鲜用。

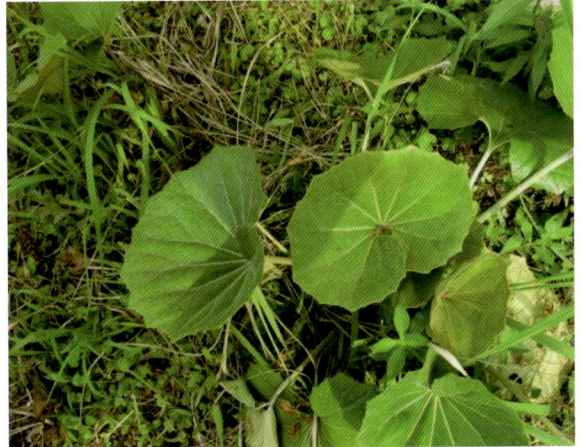

大吴风草

【性味功效】味辛，性温，无毒。清热，解毒，活血。

【用法用量】内服：煎汤，9—15克（鲜者50—100克）。外用：捣敷。

【应用参考】

1.感冒、流感：大吴风草15克，水煎服。

2.咽喉炎、扁桃体炎：大吴风草根6—9克，水煎服。

3.妇人乳痛初起：大吴风草鲜草洗净，加红糖，共捣烂，加热敷贴。

4.疔疮溃疡：大吴风草鲜全叶，用银针密密刺孔，以米汤或开水泡软，敷贴疮口，日换2—3次。

5.瘰疬：大吴风草鲜根100—150克，或加夏枯草50克，酌加黄酒和水各半，煎取半碗。饭后服，1日2次。或取叶炒鸡蛋食用。

6.跌打损伤：鲜大吴风草根捣烂敷伤处；或根6—9克切片嚼碎，黄酒冲服，1日2次，伤重者连服8—9天。

大 血 藤
Sargentodoxa cuneata (Oliv.) Rehd. et Wils.

【别名】红藤（通称）、大血藤、大活血。

【形态特征】落叶藤本，长7—10米。茎褐色，圆柱形，无毛，有纵条纹。叶互生，三出复叶，全缘；有2到3掌状脉；总叶柄长6—15厘米，花黄色，雌雄异株，成腋生下垂的总状花序，长9—12厘米。果实由1个卵形花托和多数有柄的卵形小浆果所组成。4—6月开花，9—10月结果。

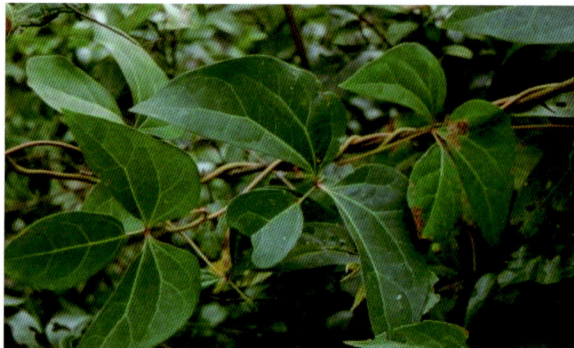

大血藤

【分布与生长环境】本地山区和半山区都有分布。生在较阴湿的山坡疏林内、沟谷或路边灌木丛中，常攀缘在其它植物上。

【采集加工】8—9月采收，晒干，除去叶片，切段或切片。

【性味功效】味苦，性平。清热解毒，活血，祛风，抗菌消炎，止痛。

【用法用量】9—15克；研末或浸酒。外用：捣敷。

【应用参考】

1.急、慢性阑尾炎，阑尾脓肿：大血藤60克，加紫花地丁30克，水煎服。或藤60克，加金樱子根30克，水煎服。或藤60克，加大蓟根15克，金银花、紫花地丁、一包针全草各30克，决明子60克，水煎服。

2.肠胃炎腹痛：大血藤9—15克，水煎服。

3.经期腹痛：大血藤15克，加益母草全草15克、龙芽草全草15克，水煎服。

飞龙掌血
Toddalia asiatica (L.) Lam.

【别名】见血飞、三百棒。

【形态特征】常绿木质半藤本，高5—10米。根粗壮，外皮褐黄色，内部赤红色。枝及分枝常有向下弯的皮刺；小枝常被有褐锈色的短柔毛和白色圆形皮孔。叶互生，三出复叶，具柄；小叶倒卵形、先端急尖，基部窄楔形，边缘有细钝锯齿，两面无毛，揉之有香气。夏季开白色、青色或黄色花，单性；萼片同花瓣均为4—5；雄花排成腋生伞房状圆锥花序，雌花排成聚伞状圆锥花序，花较少。核果近球形，熟时橙黄色至朱红色，有明显的腺点。种子肾形黑色，有光泽。

【分布与生长环境】生于山间沟谷丛林中或山坡阔叶林中。

【采集加工】全株入药，多用其根。根全年可采，洗净，晒干。

【性味功效】味辛、微苦，性温，麻、有小毒。活血散瘀，祛风除湿，消肿止痛。

【用法用量】9—15克；或浸酒，或入散剂。外用：适量，鲜品捣敷；干品研末撒或调敷。

【应用参考】治感冒风寒、胃痛、肋间神经痛、风湿骨痛、跌打损伤、咯血等。

1.吐血、衄血：飞龙掌血15克，红白二丸5克，白茅根25克。共研细末，童便为引，水煎服。

2.崩漏：飞龙掌血、陈艾各15克，陈棕炭、百草霜名20克。水煎服，白糖为引。

3.风湿肿痛、外伤疼痛、肋间神经痛：飞龙掌血干根皮20—30克，水煎服，亦可浸酒服。

4.经闭、胃痛：飞龙掌血15—25克，水煎服。

5.跌打损伤：飞龙掌血15克，月月红根10克，牛膝15克。共研末用酒引。如头部损伤，加羌活10克，藁本10克。

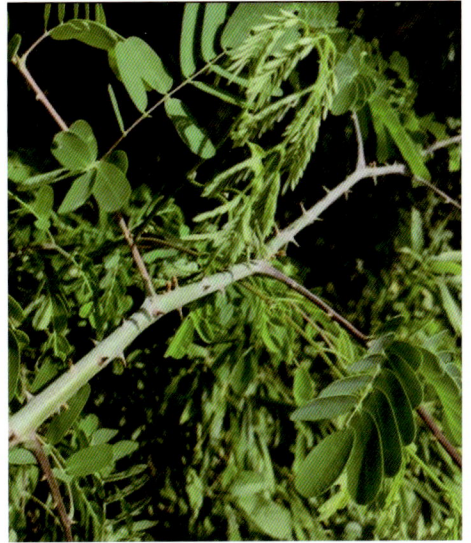

飞龙掌血

及 己
Chloranthus serratus （Thnub.） Roem. et Schalt

【别名】四叶对。

【形态特征】多年生草本，高15—50厘米。根状茎横生，粗短，有多数土黄色须根。茎直立，单生或数个丛生，具明显的节，无毛。叶对生，4—6片生于茎上部；叶椭圆形、倒卵形或卵状披针形，先端渐窄成长尖，基部楔形，边缘具锐而密的锯齿；穗状花序顶生；苞片三角形或近半圆形；花白色；雄蕊3；子房卵形，无花柱，柱头粗短。核果近球形，绿色。花期4—5月，果期6—8月。

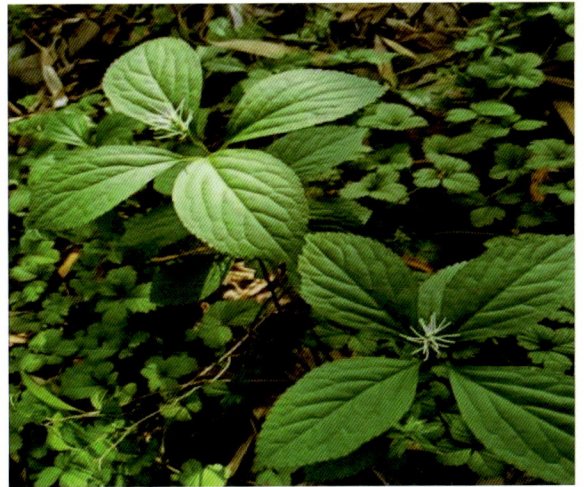

及己

【分布与生长环境】生于山坡林下阴湿地或山谷沟边林缘阴湿处。

【采集加工】春季开花前采挖，去掉茎苗、泥沙，阴干。

【性味功效】味苦，性平。全草入药，能抗菌消炎，止咳化痰，舒筋活络，驱风镇痛，解毒消肿。

【用法用量】1.5—3克；或泡酒；或入丸、散。外用：适量，捣敷或煎水熏洗。

【应用参考】

1.月经不调：及己3克，益母草、红花、月季花各15克。水煎服。

2.痈肿疮毒：鲜及己根、葱白各适量，白矾少许。同捣烂敷患处，干则更换。

3.头疮白秃：獐耳细辛为末，以檵木煎油与及己调搽。

4.小儿惊风：及己3克，钩藤2.5克，水煎，涂母乳上供小儿吸吮。

5.跌伤、扭伤、骨折：鲜及已根加食盐少许烂，烘热敷伤处；另取根0.6—1克，水煎冲黄酒服。

6.经闭：及已0.3—1克，水煎冲黄酒服。

马 鞭 草
Verbena officinalis L.

【别名】马鞭梢、铁马鞭。

【形态特征】多年生本草，高30—120厘米。主根近木质。茎多分枝，四菱形，棱节上有刚毛，上部方形。叶对生，卵形，长2.5—8厘米，宽0.3—1.5厘米，两面有粗毛，边缘有粗锯齿或切裂，茎生叶无柄，多数三深裂，边缘有不整齐锯齿。夏初开淡蓝色小花，多花组成穗状花序顶生或生于上部叶腋，开花时通常似马鞭，每花有1苞片，花萼略短，淡紫色或蓝色；子房4室，熟时分裂为4个长圆形的小坚果。花期6—8月，果期7—11月。

【分布与生长环境】生于林边及旷野草地。

【采集加工】野生，夏秋采收。栽培每年可采全草2—3次，洗净切段，晒干。

【性味功效】味苦、辛，性微寒。

【用法用量】内服：5—10克，鲜品20—40克；或入丸散，亦可捣汁服。外用：适量，鲜品捣烂敷患处。

马鞭草

【应用参考】

1.疟疾：鲜马鞭草20—40克，水煎浓缩至300毫升，于疟疾发作前4小时、2小时各服1次，连服5—7天。

2.痢疾：鲜马鞭草60克，土牛膝15克。水煎服，每日1剂。孕妇慎用。

3.湿疹：鲜马鞭草90克，煎水外洗。

4.乳痈：鲜马鞭草100克或干品50克，放入带壳鸡蛋2—3枚，加水适量煮至蛋熟，吃蛋喝汤，每日1剂。

5.病毒性疱疹：马鞭草鲜品500克洗净捣汁，加入鲜丝瓜汁少许，外涂。另用鲜品100克，加水300毫升煎至100毫升，分3次口服，每日1剂，连服7日。

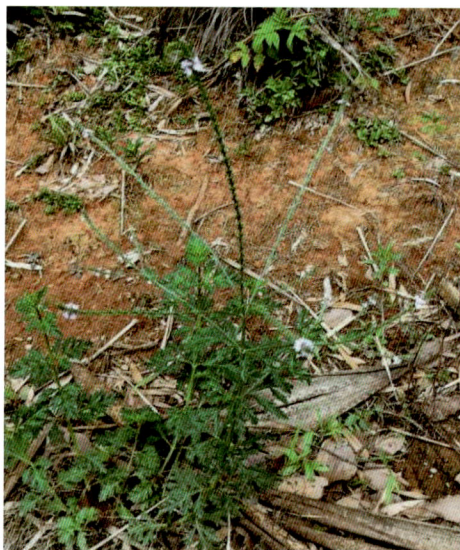

马　勃
Lycoperdon spp.

【别名】鬼馒头、灰包、马屁勃。

【形态特征】为灰包科真菌脱皮马勃、大马勃或紫马勃的干燥子实体子实体呈扁球形或圆球形，下有短柄，大小不等，直径5—12厘米。初生时白色，内部肉质，成熟干枯后，外面呈暗褐色，外皮薄膜质，极易剥落，内部呈海绵状，质松软而有弹性，棕褐色或紫灰色，含无数微细的球形孢子，触之即如尘烟飞散。子实体夏秋季成熟。

【分布与生长环境】全省各地都有分布。生于山间阴湿的林地、草地上和丘陵地的草丛中与竹园内阴湿处。

【采集加工】通常7—9月间采集（过早未熟，过迟则枯）。采后晒干即可。取马勃去充（皮层），剪片，即成马勃海绵。内部粉尘（孢子），经高压消毒即成马勃粉剂。

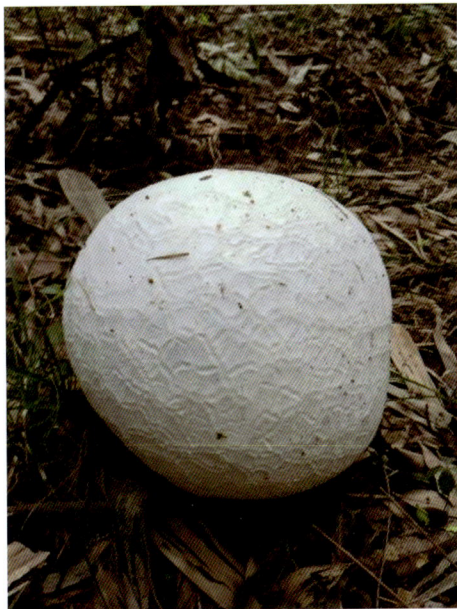
马勃

【性味功效】性平，味辛。收敛，止血，散热消肿，利咽。

【用法用量】内服、外用10—15克。

【应用参考】

1.痔、肛瘘切除后止血：取马勃海绵2—3片，贴于创面。

2.直肠粘肠大量出血：将马勃裹在凡士林纱布上纳入直肠出血处。

3.鼻出血、扁桃体出血、拔牙后出血：将马勃海绵塞入出血处。有鼻粘膜出血1例，用各种方法无效，改用马勃即愈。

4.外伤出血：将马勃粉剂敷伤口包扎，如需缝合，拭去马勃即可。

5.冻疮溃烂：取马勃粉扑患处。或用30%马勃油膏外敷。

6.小儿湿疹：取马勃粉撒布患处。

7.咽喉肿痛：马勃6克，桔梗、甘草各3克，金银花12克，水煎服。

8.腮腺炎：马勃6克，板蓝根、蒲公英各30克，牛蒡9克，水煎服。

马　齿　苋
Portulaca oleracea L.

【别名】马苋、酱板草。

【形态特征】一年生草本，肥厚多汁，全株无毛。茎平卧或斜倚，伏地铺散，多分枝，圆柱形，长10—15厘米，淡绿色或带暗红色。叶互生，有时近对生，叶片扁平，肥厚，倒卵形，似马齿状。顶端圆钝或平截，有时微凹，基部楔形，全缘，上面暗绿色，下面淡绿色或带暗红色；叶柄粗短。花无梗，淡黄色，常3—5朵簇生枝端，午时盛开；蒴果卵球形，长约5毫米，盖裂；种子细小，果期6—9月。

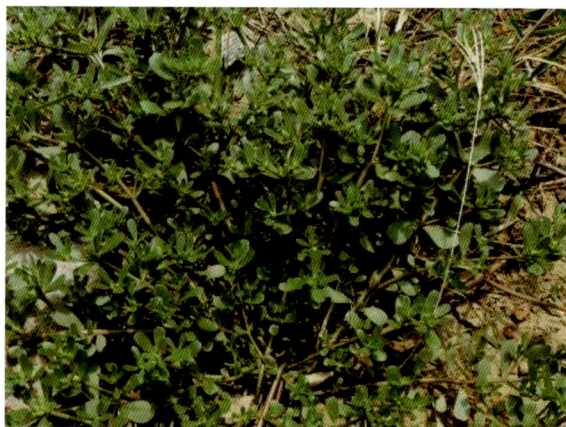

马齿苋

【分布与生长环境】生于菜园、农田、路旁，为田间常见杂草。马齿苋性喜高湿，耐旱、耐涝，具向阳性，适宜在各种田地和坡地栽培，以中性和弱酸性土壤较好。

【采集加工】马齿苋商品菜采收标准为开花前10—15厘米长的嫩枝。如采收过迟，不仅嫩枝变老、食用价值差，而且影响下一次分枝的抽生和全年产量。采收一次后隔15—20天又可采收。如此，可一直延伸到10月中下旬。生产上一般采用分期分批轮流采收。开花后25—30天，蒴果（种壳）呈黄色时，种子便已成熟，应及时采收，否则便会散落在地。

【性味功效】味酸，性寒。清热解毒，凉血止血。用于热痢脓血，热淋，带下病，痈肿恶疮，丹毒。种子：明目，利大小肠。改善血管壁弹性，对防治心血管疾病很有利。

【用法用量】内服：15—30克。外用：适量，鲜品捣烂敷患处。

【应用参考】

1.痢疾、便血、痔疮出血，白带过多、尿道炎：马齿苋鲜全草60—120克，水煎服；或鲜全草60克，加铁苋菜全草30克，水煎服。

2.小儿湿疹：马齿苋全草煎汤，外洗患处，1天数次。

3.疔痈：马齿苋鲜全草捣烂，加食盐少许，外敷患处，每天换1次。

4.外伤出血：马齿苋鲜全草洗净，捣烂外敷。

马 兜 铃
Aristolochia debilis Sieb.et Zucc.

【别名】青木香，天仙藤。

【形态特征】草质藤本，全体无毛。根茎细长，表皮灰褐色，有强烈的辛香味。叶互生，卵状披针形或卵形，顶端钝圆，基部深凹，二侧突出呈圆耳状。花单生于叶腋，紫绿色，呈喇叭状筒形，蒴果球形或长椭圆形，淡灰褐色，熟时基部6裂。7—8月开花，9—10月结果。

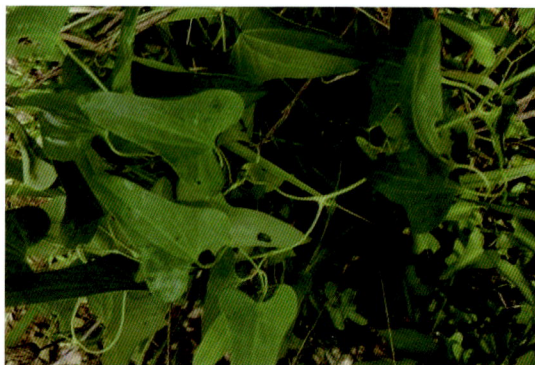

马兜铃

【分布与生长环境】全省各地均有分布。常生长在郊野路边、田边及山坡林缘或灌木丛中。适宜生在黄色沙质土壤。

【采集加工】2月、8月采根。

【性味功效】味苦，性寒，无毒。清肺降气，止咳平喘，清肠消痔。

【用法用量】内服：煎汤，3—9克。

【应用参考】

1.中暑腹痛、胃痛：马兜铃根1.5—3克研成细末，温开水吞服，或水煎服。

2.毒蛇咬伤：马兜铃鲜茎叶加半边莲鲜全草，鸡儿肠鲜全草、乌桕鲜叶等量，加食盐少许捣烂外敷。

3.疔肿：马兜铃根研成细末，用植物油调匀外敷，或鲜茎叶捣烂外敷。

4.高压血：马兜铃全草6—9克，水煎服。

马 交 儿
Zehneria japonica（*Thunberg*）*H. Y. Liu*

【别名】老鼠拉冬瓜、土花粉、土白鼓。

【形态特征】攀援或平卧草本，长1—2米，有不分枝卷须。根部膨大成一串纺锤形块根，大小相间。茎纤细。单叶互生，有细长柄；叶片卵状三角形，膜质。夏季开白花，单生或数朵聚生于叶腋；果实卵形或近椭圆形，长1—2厘米，橙黄色，内有多数扁平种子。

【分布与生长环境】生于低山坡地、村边草丛。

【采集加工】夏季采叶，秋季挖根，洗净，晒干或鲜用。

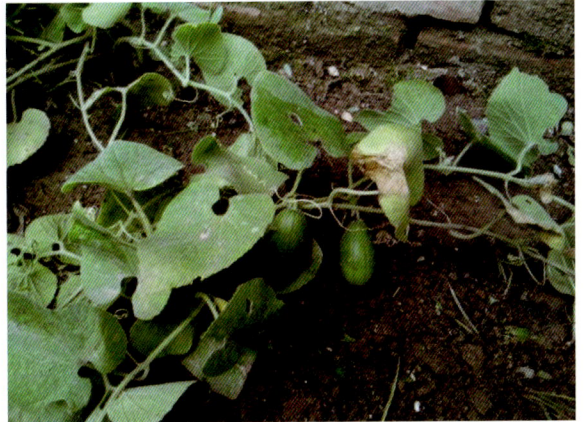
马交儿

【性味功效】味甘、苦，性凉。清热解毒，消肿散结。

【用法用量】内服：煎汤，9—15克。外用：适量，鲜根、叶捣烂敷患处。

【应用参考】

1.红斑狼疮：马交儿根15—18克，用水大半碗，煎沸片刻，每日服1次或2次。

2.湿火骨痛、脚痛：马交儿干用30—60克清水煎服；

3.眼热：（1）马交儿干用30—60克，清水煎服；（2）马交儿、犁头草、路边菊花、桑叶各15克、清水3碗，煎成1碗服。

4.喉痛：马交儿30克，篱栏30克、清水2碗，煎成1碗服。

5.眼红起膜：马交儿60克、煮猪瘦肉食，连汤饮之有效。

马 兰
Kalimeris indica（L.）Sch.Bip.

【别名】马兰头、鸡儿肠、路边菊。

【形态特征】多年生草本，高30—80厘米。地下有细长根状茎，匍匐平卧，白色有节。初春仅有基生叶，茎不明显，初夏地上茎增高，基部绿带紫红色，光滑无毛。单叶互生，近于无柄；叶片倒卵形、椭圆形至披针形，秋末开花，头状花序，着生于上部分枝顶端。

【分布与生长环境】生于林缘、草丛、溪岸、路旁。

【采集加工】夏、秋采收，洗净。鲜用或晒干。

【性味功效】味辛、苦，性寒。凉血止血，清热利湿，解毒消肿。

【用法用量】内服：煎汤，25—50克。外用：适量，鲜品捣烂敷患处。

马兰

【应用参考】

1.痔疮肿痛，便血：鲜马兰（嫩茎叶）60—120克，不用盐醋，白水煮食，并饮其汁。

2.湿热发黄，小便短赤：马兰、车前草各30克，茵陈15克。加水浓煎服。

3.饮食过度，消化不良，胀满腹泻：鲜马兰（全草）60克，莱菔子15克，焦米（粳米炒焦）10克。加水煎汤服。

4.痢疾便脓血，小便短赤：马兰（全草）、仙鹤草、车前草各15克。加水煎汤服。

5.蛇咬伤：用连根鲜草，洗净，捣烂外敷患处。最好用马兰根，也可以全草药用，功用相似。

6.败毒抗癌，用于癌瘤积毒、胰腺癌：马兰、野胡葱头适量捣烂外敷。能使癌肿消退。

7.白血病：观兰、生地、马鞭草、白花蛇舌草、葵树子、白花丹各30克，夏枯草15，水煎，早、晚分服。宜于急性白血病有出血现象者。

8.凉血散瘀，用于瘀热吐衄、瘀热出血：马兰60克，小蓟根30克，百草霜9克，水煎服。并用鲜马兰捣烂塞鼻中。

9.清热利湿，用于湿热炎症：（1）湿热肠炎：马兰30克，马齿苋、车前草各15克，水煎服。（2）热淋尿涩：鲜马兰30克，黑豆、小麦各9克。酒、水各半煎，食前温服。

10.消肿止痛，用于疮痛肿痛：（1）疗疮炎肿：马兰鲜叶适量和冬蜜捣匀涂贴，日换2次。（2）痛疮疖肿：马兰嫩叶适量，加食盐少许，捣烂敷患处。亦治蜂螫蛇咬。

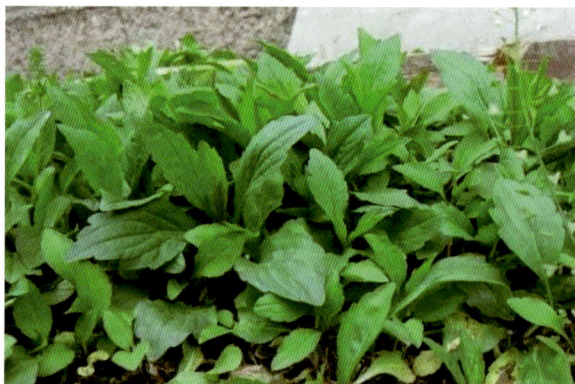

马 尾 松
Pinus massoniana Lamb.

【别名】松树、王树。

【形态特征】常绿乔木，高达40米，胸径达1.5米。树皮红褐色，下部灰褐色，呈不规则鳞片状开裂；枝条平展，树冠宽塔形或伞形，枝条淡黄褐色，稀有白粉，无毛。叶2针1束，细柔，长10—21厘米。雄球花淡红褐色，圆柱形，弯垂，长1—1.5厘米，聚生于新枝下部苞腋，穗状，长6—15厘米；雌球花单生或2—4个聚生于新枝近顶端，淡紫红色。球果长卵形或卵圆形，成熟栗褐色。种子具翅，翅长1.5—2厘米。花期4—5月，球果翌年10—11月成熟。

【分布与生长环境】大多人工造林，生长于干燥向阳丘陵、坡地。

【采集加工】药用部位有松花粉（花粉粒）、松节（树干的瘤状节）、松香（松树的油树脂）、松针（针状叶）、松树皮等。松花粉清

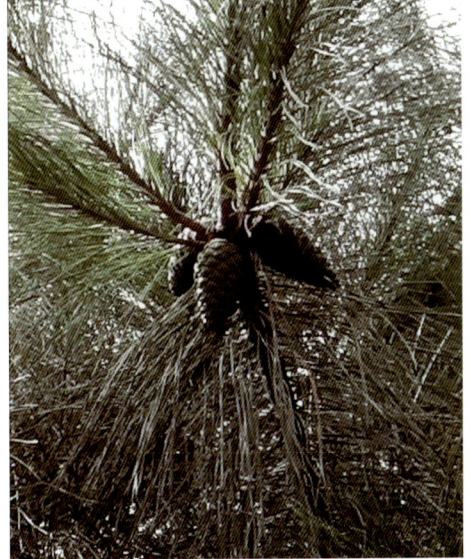

马尾松

明前后摘取雄球花，置于有衬底的竹匾中，上盖薄纸，晒两三天，晒干后轻敲雄球花，使花粉脱落，去除杂质；油松节全年可采，砍取松树枝节，劈成不带构皮的片块，阴干；松香选7年以上树龄的松树，在树干基部用刀自树皮至边材割一个"V"形或螺旋形切口，使树脂流出，将其收集在容器，隔几天，再制，再取松脂，加热去除水分，经过滤去除杂质，冷却后即得透明松香。

【性味功效】1.松花粉：味甘，性温。燥湿，收敛止血。2.松节：味苦、辛，性温。祛风燥湿，舒筋通络。3.松香：味苦、甘，性温。燥湿祛风，生肌止痛，杀虫。

【用法用量】1.松节：内服9—15克，水煎服。松香5—10克；或浸酒、醋等。外用适量，入膏药或研末撒敷患处；或炒研末调敷。2.松花粉：内服3—9克或冲服祛风。3.松叶：内服9—15克（鲜者30—60克），或浸酒，外用煎液洗。4.松香：内服3—9克，入丸散或浸酒服。外用适量，入膏药或研末敷患处。

【应用参考】

1.大骨节病：松节7.5千克，蘑菇0.75千克，红花0.5千克，加水50千克，煮沸至25千克，滤过加白酒5千克。每次服20毫升，每日2次。

2.久痢不止：松花粉10克，以粥饮（米汤汁）调和，饭前服。

3.风湿关节炎：松节18克，桑枝30克，木瓜9克。水煎服。

4.风寒湿痹、关节风痛：松节15克，威灵仙10克，伸筋草12克，虎杖12克，川牛膝12克，南蛇藤12克。水煎服，1日1剂，分2次服。

5.疔肿、痈疽、疔疮：松香粉60克，酒精200毫升，加热溶解，瓶口密封备用，以干

棉球蘸取药液搽患处，每日1—2次。

6.小儿久泻身热：炒黑松花3克，炒红曲6克。共研，白糖调下。

7.疫毒下痢：松花6克，薄荷叶煎汤，入蜜1匙调服。

8.肋间神经痛：鲜松针15克，鸡蛋2个，水煮喝汤吃蛋。

9.血小板减少性紫瘢：松针30克，玄参12克，白茅根15克，墨旱莲15克，生地12克，紫丹参12克，龙芽草15克。水煎服，前三天每日2剂；后三天每日1剂。

10.湿疹：松花粉、黄柏、苦参各60克，青黛15克，松香30克。先将前四味研为细末，再将松香熔化，同麻油调药末，涂搽患处，每日1次。

11.小儿白秃疮：炼过松脂、黄丹各15克，轻粉9克。共为细末，菜油调搽；先用米泔汤洗净搽药，一日1次。

12.头癣：明矾750克，煅枯研细，嫩松香150克，鲜猪油500克。将松香包入油内，用松明柴点燃猪油，使松香油熔化滴下，冷却后加入枯矾，调匀，涂患处，使之结痂；隔天去痂再涂，不用水洗。

13.疬风，皮肤瘙痒，须眉脱落，身面俱起紫泡：白松香不拘多少，于砂锅内煎9次，每煎1次，露一宿，9次煎如沙者良，方可服，若服此药，服药期间不可吃盐，若犯必发。

女 贞
Ligustrumlucidum Ait.

【别名】冬青、将军树、大叶冬青树、白蜡。

【形态特征】常绿乔木，高6—10米。树皮淡灰褐色，光滑不开裂，枝开展。叶对生，卵状椭圆形，全缘，表面深绿色，有光泽，背面淡绿色，革质，叶柄长1—2厘米。花成顶生的圆锥花序，花冠白色。果为核果，椭圆形或卵球形，成熟时呈蓝黑色。6—8月开花，10—12月果熟。

【分布与生长环境】多栽培于村旁、路旁及庭园作绿篱用，野生于郊野树丛中和山谷溪边。

【采集加工】果实11—12月成熟时采下，放热水中烫过或蒸过，然后晒干。树皮全年可采。叶新鲜采用。

【性味功效】性平，味甘、苦。果实滋补肝肾，安神明目。叶收敛解毒。

【用法用量】内服：9—15克。

【应用参考】

1.神经衰弱：女贞果实、鳢肠、桑葚子各15—30克，水煎服。或果实1千克，浸米酒1千克，每天酌量服。

2.视神经炎：女贞果实、草决明、青葙子各30克，水煎服。

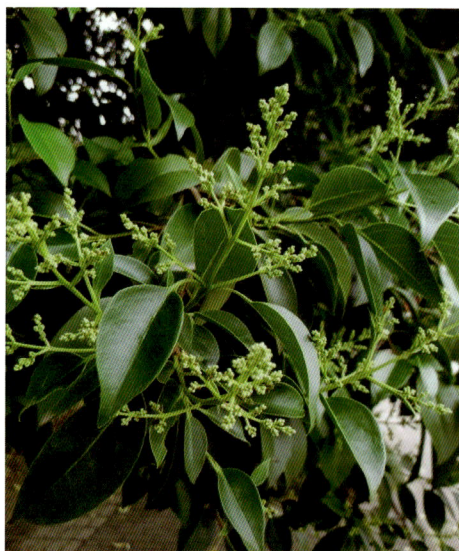

女贞

3.烫伤：女贞鲜叶洗净捣汁，外敷伤处，或树皮晒干研细末，茶油调敷伤处。

4.口腔炎、牙周炎：女贞鲜叶捣汁含漱。

千 金 藤
Stephania japonica（Thunb.）Miers

【别名】金线吊青蛙、朝天药膏、白药子、金丝荷叶、合钹草、土番薯、野薯藤、膏药、天膏药。

【形态特征】落叶藤本，全体光滑无毛，茎细长，圆柱形，绿色。叶互生，叶片阔卵形至卵形，长4—8厘米，先端钝，基部圆形至近截形或稍带心形，全缘，表面深绿色，有光泽；叶柄长，盾状着生。花小，淡绿色，雌雄异株，成腋生的伞形或聚伞花序。果实为核果，熟时红色，近球形。5—6月开花，8—9月果熟。

【分布与生长环境】常生于丘陵地、郊野、路边草丛中或矮林边缘。

【采集加工】全草春、夏、秋可采，根秋、冬季采，洗净鲜用，或切片，晒干备用。

【性味功效】性凉，味苦。祛风活络，清热解毒，收敛止血。

【用法用量】内服，外用，浸酒5—10克。

【应用参考】

1.风湿性关节炎、偏瘫：先用千金藤根15克，水煎服，连服7天，然后再用千金藤根30克，烧酒500克，浸7天，每晚睡前服20毫升，连服10天。

2.多发性疖肿：千金藤全草30克，或加当归、野艾各15克，水煎服。

3.痢疾：千金藤根15克，水煎服。

4.毒蛇咬伤：千金藤干根1—1.5克，研粉，开水冲服，另取鲜根捣烂外敷。

5.子宫脱垂：千金藤根适量煎汤熏蒸，每日1次。另取金樱子根60克，水煎服。

6.咯血：千金藤根3—6克，元宝草、龙芽草、石榴皮、淡竹叶各9克，水煎服。

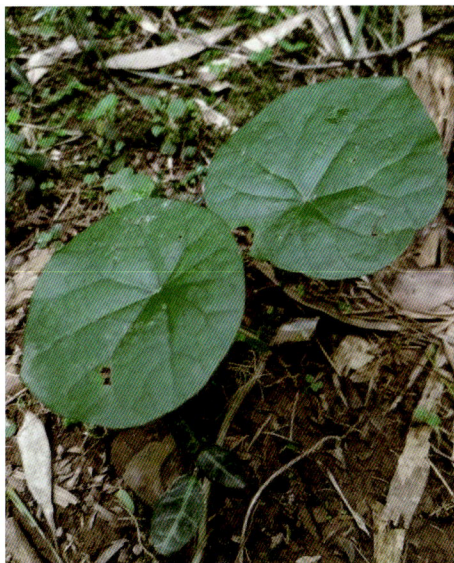

千金藤

千 里 光
Senecio scandens Buch.–Ham. ex D. Don

【别名】九里光。

【形态特征】多年生草本。茎细长木质，约2—5米，常曲折依附在其他树上，上部有分枝。叶互生，卵形或卵状披针形，长2.5—12厘米，不分裂或基部有2到3个裂片，叶边有几个锯齿，有的近全缘，两面有毛。花黄色，头状花序生在顶端，直径约1厘米，排列成圆锥状伞房花丛。瘦果圆筒形，长约0.3厘米，有白色的毛。8—9月开花。

【**分布与生长环境**】生在山坡、山脚、路边草丛及林下、林缘和郊野等处。

【**采集加工**】以全草入药。夏秋采收，洗净，鲜用或晒干。

【**性味功效**】性平，味苦，有小毒。清热解毒，凉血消肿，清肝明目。

【**用法用量**】15—30克，煎服。外用：鲜全草适量，捣烂敷或煎水洗。

【**应用参考**】

1.阴囊皮肤流水奇痒：千里光全草捣烂，水煎去渣，再用文火煎成稠膏状，调蜡烛油（乌桕油），涂敷患处。

2.止皮肤湿疹瘙痒：千里光鲜全草捣烂取汁外涂。

3.疥疮、肿毒：千里光全草水煎浓汁外敷，另取千里光全草30克水煎服。

4.眼睛迎风流泪（沙眼）：千里光全草60克，水煎服，另取千里光全草用笋壳包裹，煨热，捣汁，滴入眼中。

5.脚趾间湿痒、肛门痒、阴道痒：千里光适量，煎水洗患处。

6.鸡盲：千里光30克，鸡肝1个。同炖服。

7.烫伤：千里光8份，白芨2份，水煎浓汁外搽。

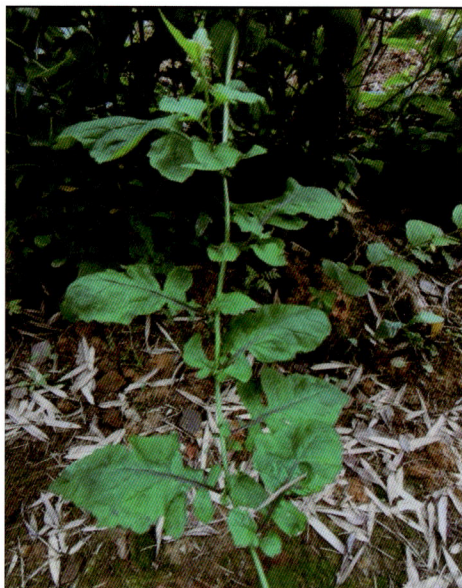

千里光

千 日 红
Gomphrena globosa L.

【**别名**】火球花、百日红、千日草。

【**形态特征**】一年生草本，高20—60厘米，茎粗壮，有分枝，枝略成四棱形，有灰色糙毛，节部稍膨大。叶片纸质，长椭圆形或矩圆状倒卵形。花多数，密生，成顶生球形或矩圆形头状花序，单一或2—3个，直径2—2.5厘米，常紫红色，有时淡紫色或白色花，修剪后可再萌发新枝，继续开花；干后不凋，经久不变，故名千日红，总苞为绿色对生叶状花期后不变硬，花期7—10月。

【**分布与生长环境**】千日红可播种、扦插，对环境要求不严，性喜阳光，生性强健，旱生，耐干热、耐旱、不耐寒、怕积水，喜疏松肥沃土壤。长江以南普遍种植。

【**采集加工**】花序或整株采摘鲜用或晾晒。

【**性味功效**】性平，味甘、微咸。平肝熄火，明目散结，止咳定喘，清新润肺，调整内分泌紊乱，解郁降火，补血，健脾胃，通经络，消炎，祛斑。

【**用法用量**】煎汤，花3—9克；全草15—30克。外用：捣敷或煎水洗。

【应用参考】

1.小儿百日咳，气喘：千日红花（白色）10
朵，加匐伏堇全草9克、冰糖适量，水煎，分2—
3次，一日服完。

2.咯血：千日红花（白色）10朵，加金钱草
全草10克、龙芽草全草10克、冰糖适量，水煎
服。

3.慢性支气管炎：千日红花（白色）20朵，
枇杷叶（去毛）5片，杜衡根1克，水煎，加冰糖
适量冲服。

4.头风痛：千日红花9克，马鞭草21克。水
煎服。

5.小儿风痫：千日红花10朵，蚱蜢干7个。酌
加开水炖服。

6.气喘：千日红的花头10个，煎水，冲少量
黄酒服，连服3次。

7.白痢：千日红花序10个，水煎，冲入黄酒
少量服。

8.小便不利：千日红花序3—9克，煎服。

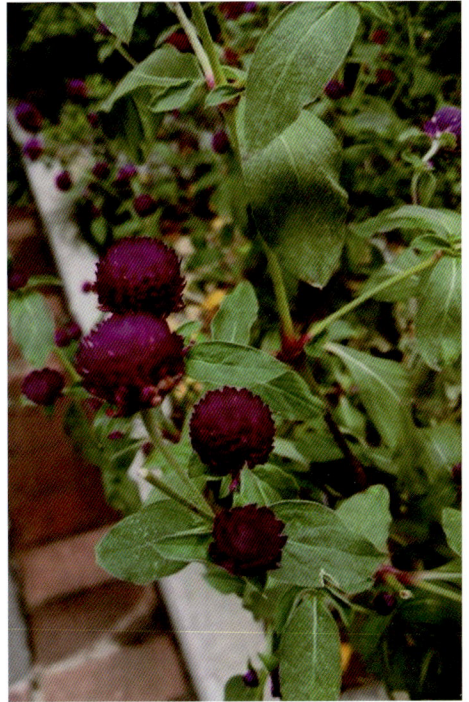

千日红

三 白 草

Saururaceae chinensis（Lour.）Baill.

【别名】猢狲草、白头草、三白
头、状元花。

【形态特征】多年生草本，高30—
100厘米。茎上部直立，近基部成匐匍
状。叶互生，叶片卵形或长卵形，长
4—15厘米，宽2—6厘米，基部心状而
带耳形。茎端的2—3片叶于开花时表面
常呈白色；叶柄的基部宽阔而抱茎。花
小，无花被，下有苞片贴生，成顶生总
状花序。果为蒴果，顶端开裂。4—7月
开花，7—9月结果。

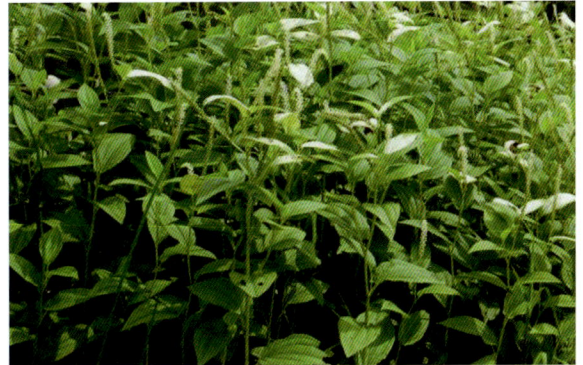

三白草

【分布与生长环境】性喜潮湿，故常成群生长在水沟边及沼泽地区。

【采集加工】全草入药，夏秋两季采集，晒干或鲜用。根茎在生长期可采，洗净，晒
干或鲜用。

【性味功效】味甘、淡，性寒。抗菌消炎，祛湿利尿。

【用法用量】15—30克。外用：鲜品适量，捣烂敷患处。

【应用参考】

1.尿路感染、水肿：三白草鲜根茎或鲜全草30克，水煎服。

2.白带过多：三白草鲜全草60—90克，水煎服。

3.慢性支气管炎：三白草鲜根茎15克，加千日红花10克，水煎，冲冰糖少许，临睡前服。

4.疖肿初起：三白草鲜全草捣烂，敷患处。

5.流火（丝虫病）：三白草鲜根茎60克，或再加珍珠菜鲜根30克，水煎服；另取鲜根茎加盐卤少许捣烂，敷患处。

三 叶 青

Tetrastigma hemsleyanum Diels et Gilg

【别名】金线吊葫芦、丝线吊金钟、三叶崖爬藤、石老鼠、三叶扁藤。

【形态特征】多年生草质藤本，长可达10多米。着地部分节上生根；块根卵形或椭圆形，棕褐色。茎细弱，无毛，老茎扁形；卷须不分枝与叶对生。叶互生，有柄，长3—10厘米；小叶3片，草质，边缘有疏生小锯齿；两侧小叶基部偏斜。夏初开黄绿色小花，聚伞花序腋生，花序梗比叶柄短，花梗有短硬毛；萼齿小；花瓣4，近卵形，顶端有极不明显的小角；花盘明显，4浅裂；花柱短，柱头4裂，星状开展。浆果球形，成熟时鲜红褐色，半透明，后变黑色。

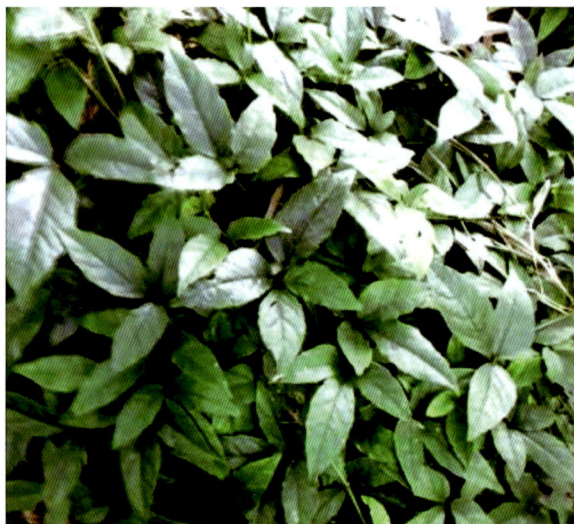

三叶青

【分布与生长环境】生于山谷疏林中或石壁上阴处。

【采集加工】全年可采，晒干或鲜用。

【性味功效】味辛、苦，性凉。有清热解毒、祛风化痰、活血止痛等功效。

【用法用量】9—15克。外用：适量，以酒或水磨搽患处。

【应用参考】

1.小儿高热惊厥：三叶青3克，钩藤6克，七叶一枝花根6克。水煎服。

2.肺炎：三叶青根、瓜子金、枸骨根各9克。水煎服，每日1剂。

3.肝炎：三叶青根15克，虎刺根、茜草根各30克。水煎服，每日1剂。

4.急、慢性肾炎：二鲜（三叶青爬藤）块根30克。与青壳鸭蛋同煮熟服。

山 鸡 椒
Litser cubeba （Lour.）Pers.

【别名】山苍子、山苍树、荜澄茄（中药名）。

【形态特征】落叶灌木或小乔木，根砍断带有豆豉和姜的香气，根皮（内皮）橙黄色。树皮褐灰色。叶互生，具柄，有香气；叶片长圆形或披针形，全缘，两面无毛。花小，单性，雌雄异株，4—6花排成伞形花序。核果近球形，具短柄，成熟时黑色。2—3月开花，7—8月果熟。

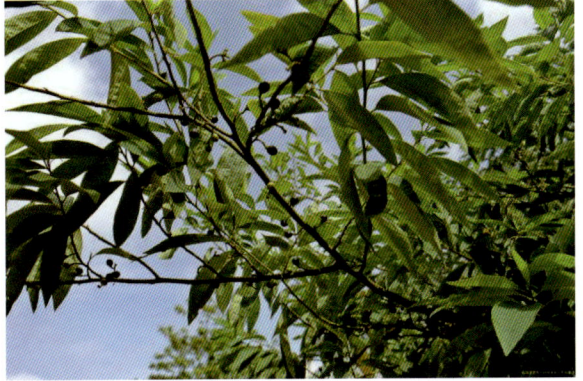
山鸡椒

【分布与生长环境】多生于向阳的低山坡、干燥山谷疏林内或灌丛中。

【采集加工】果实秋季采，根全年可采，阴干备用。

【性味功效】性温，味辛。温中散寒，理气止痛。

【用法用量】内服，外用：3—50克。

【应用参考】

1.中暑：山鸡椒（果实）3—6克，水煎服。

2.胃痛、胸腹气闷：山鸡椒根15—30克，或果实3—6克，水煎服。

3.无名肿毒：鲜山鸡椒（果实）适量捣烂外敷。

4.支气管哮喘：山鸡椒（果实）、胡颓子叶、地黄根（野生地）各15克，水煎服。忌食辛、酸、辣。

山 荆 子
Malus baccata （L.）Borkh.

【别名】林荆子、山定子、山丁子。

【形态特征】乔木，高达10—14米。小枝无毛，暗褐色。叶互生；叶柄长2—5厘米，幼时有短柔毛及少数腺体，不久即全部脱落，无毛；叶片椭圆形或卵形，长3—8厘米，宽2—3.5厘米，边缘有细锯齿，嫩时稍有短柔毛或完全无毛。伞形花序，具花4—6朵，无总梗，集生在小枝顶端，花梗细长，长

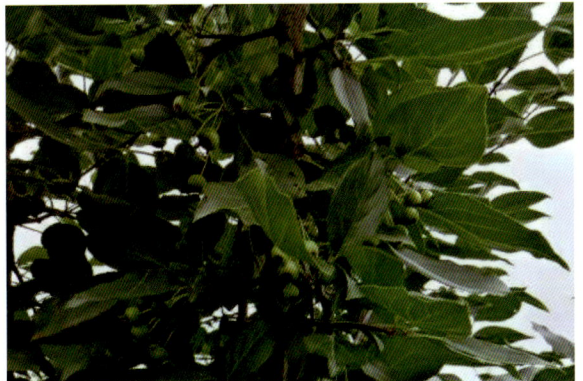
山荆子

1.5—4厘米，无毛；花白色，直径3—20厘米；花柱5或4个，基部有柔毛，较雄蕊长。梨果近球形，直径8—10毫米，戏色或黄色，柄洼及萼洼稍微陷入，萼片脱落；果梗长3—4厘米。花期4—6月，果期9—10月。

【分布与生长环境】生于山坡杂木林中及山谷阴处灌木丛中。

【采集加工】秋季果熟时采摘，切片晾干。

【性味功效】止泻痢。主痢疾；吐泻

【用法用量】煎汤，15—30克；或研末；或酿酒。

【应用参考】山荆子的营养成分高于苹果。其中有机酸的含量超过苹果的1倍以上，适用于加工果脯、蜜饯和清凉饮料。

山 茱 萸
Cornus officinalis Sieb.et Zucc.

【别名】山萸肉、山芋肉、山于肉。

【形态特征】落叶乔木或灌木，高4—10米；树皮灰褐色；小枝细圆柱形，无毛或稀被贴生短柔毛。冬芽顶生及腋生。叶对生，纸质，卵状披针形或卵状椭圆形，长5.5—10厘米，宽2.5—4.5厘米。伞形花序生于枝侧，有总苞片4，长约8毫米，带紫色；总花梗粗壮，长约2毫米；核果长椭圆形，长1.2—1.7厘米，直径5—7毫米，红色至紫红色；核骨质，狭椭圆形，长约12毫米，有几条不整齐的肋纹。花期3—4月；果期9—10月。

【分布与生长环境】在山坡中下部地段，阴坡、阳坡、谷地以及河两岸等地均生长良好。

【采集加工】果实入药。秋末冬初果皮变红时采收果实。用文火烘或置沸水中略烫后，及时除去果核，干燥。

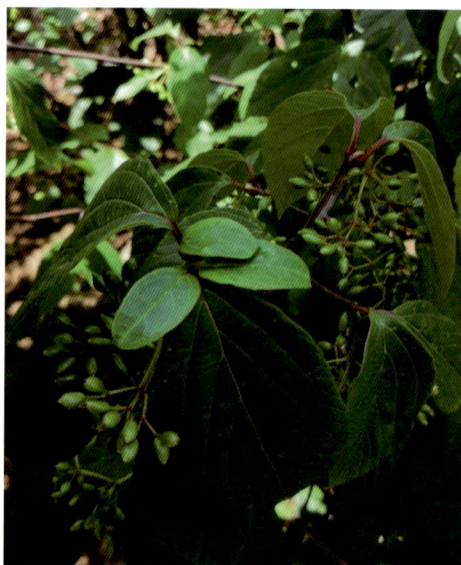
山茱萸

【性味功效】酸、涩，微温。补益肝肾，涩精缩尿，固经止血，敛汗固脱。用于肝肾不足，症见阳痿，遗精，腰酸，眩晕，目暗，耳鸣耳聋，小便频数者，常与补骨脂、当归等同用；用于妇女体虚、月经过多或漏下不止等证，常与乌贼骨、棕榈炭、茜草炭等同用；用于大汗欲脱，或久病虚脱，可与党参、白芍、龙骨、牡蛎、甘草等同用，如来复汤。

【用法用量】煎汤，6—12克；或入丸、散。

【应用参考】

1.五种腰痛，下焦风冷，腰脚无力：牛膝30克（去苗），山茱萸30克，桂心12克，上药捣细为散，每于食前，以温酒调下9克。

2.益元阳，补元气，固元精，壮元神：山茱萸（酒浸）取肉500克，破故纸（酒浸1日，焙干）250克，当归120克，麝香3克。上为细末，炼蜜丸，梧桐子大。每服81丸，临卧酒盐汤下。

3.寒温外感诸症，大病瘥后不能自复，寒热往来，虚汗淋漓；或但热不寒，汗出而热解，须臾又热又汗，目睛上蹿。势危欲脱，或喘逆，或怔忡，或气虚不足以息，诸证若见一端：萸肉（去净核）60克，生龙骨（捣细）30克，生牡蛎（捣细）30克，生杭芍18克，野台参12克，甘草（蜜炙）9克。水煎服。

土 人 参
Talinum Paniclatum（Jacq.）Gaertn.

【别名】参草、土高丽参、假人参、土洋参、土参、紫人参、桃参。

【形态特征】一年生或多年生草本，高可达60厘米左右。主根粗壮有分枝，外表棕褐色。茎圆柱形，下部有分枝，肉质，基部稍木质化。叶互生，倒卵形，或倒卵状长椭圆形，长6—7厘米，宽2.5—3.5厘米，先端尖或钝圆，全缘，基部渐次狭窄而成短柄，两面绿色而光滑。茎顶分枝成长圆锥状的花丛，总花柄呈紫绿或暗绿色；花小多数，淡紫红色，直径约6毫米，花柄纤长；萼片2片，卵圆形，头尖，早落；花瓣5瓣，倒卵形或椭圆形；蒴果，熟时灰褐色，直径约3毫米。种子细小，黑色，扁圆形。花期6—7月，果期9—10月。

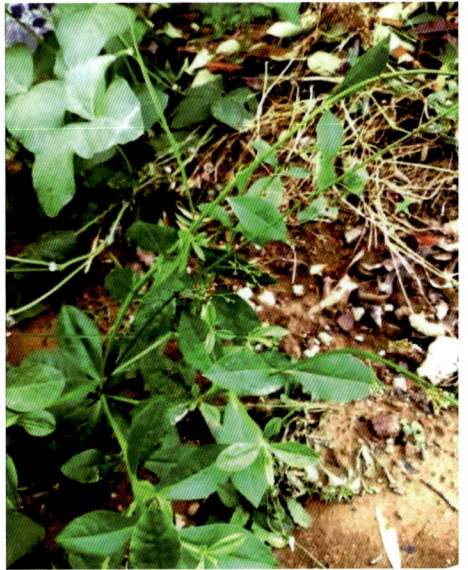

土人参

【分布与生长环境】常栽于村庄附近的阴湿地方。

【采集加工】以根和叶入药。秋、冬季挖根洗净、切片晒干；叶则随时可采，或秋季采集，晒干或蒸后晒干备用。

【性味功效】味甘，性平，无毒。健脾润肺，补中益气，止咳生津，凉血消肿，调经。

【用法用量】内服：煎汤，30—60克。外用：捣敷。

【应用参考】

1、虚劳咳嗽：土人参、隔山撬、通花根、冰糖。炖鸡服。

2、多尿症：土人参60—90克，金樱根60克。共煎服，日2—3次。

3、盗汗、自汗：土人参60克，猪肚1个。炖服。

4、劳倦乏力：土人参15—30克，或加墨鱼干1只。酒水炖服。

5、脾虚泄泻：土人参15—30克，大枣15克。水煎服。

土 牛 膝
Achyranthes aspera L.

【别名】倒扣草、倒扣簕、倒钩草、粗毛牛膝、鸡掇鼻、鸡骨癀。

【形态特征】多年生草本，高20—120厘米。茎直立，四方形，节膨大；叶对生，叶片披针形或狭披针形，长约1.5—7厘米，宽约0.4—4厘米，先端及基部均渐尖，全缘，上面绿色，下面常呈紫红色。穗状花序腋生或顶生；花多数；苞片1片，先端有齿；小苞片2片，刺状，紫红色，基部两侧各有1卵圆形小裂片，长约1.5—2毫米；花被5片，绿色，线形，具1脉；雄蕊5个，花丝下部合生，退化雄蕊方形，先端具不明显的齿；花柱长约2毫米。胞果长卵形。花期7—9月，果期9—11月。

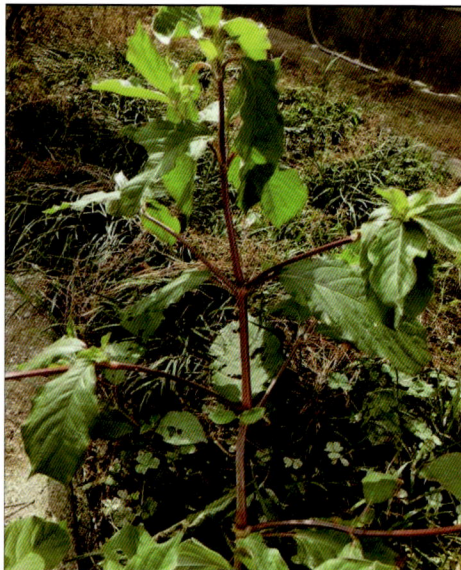

土牛膝

【分布与生长环境】生于山坡林边、河边及山谷稍阴湿处。

【采集加工】冬春间或秋季采挖，除去茎叶及须根，洗净，晒干或用硫黄熏后晒干。

【性味功效】味苦酸，性平，无毒。活血散瘀，祛湿利尿，清热解毒。

【用法用量】煎汤，9—15克（鲜者30—60克）。外用：捣敷，捣汁滴耳或研末吹喉。

【应用参考】

1.男妇诸淋、小便不通：土牛膝连叶，以酒煎服数次。血淋尤验。

2.血滞经闭：鲜土牛膝30—60克，或加马鞭草鲜全草30克。水煎，调酒服。

3.风湿性关节痛：鲜土牛膝18—30克（干者12—18克）和猪脚1个，红酒和水各半煎服。

4.肝硬变水肿：鲜土牛膝18—30克（干者12—18克）。水煎，饭前服，日服2次

5.痢疾：土牛膝15克，地桃花根15克，车前草9克，青荔9克。水煎，冲蜜糖服。

6.白喉：鲜土牛膝30—60克，加养阴清肺汤（生地、元参、麦冬、川贝母、丹皮、白芍、甘草、薄荷）。水煎服，每日1—2剂；另用朱砂0.3克，巴豆1粒，捣烂，置于膏药上，贴印堂穴，6—8小时皮肤起泡后取下。

7.白喉并发心肌炎：鲜土牛膝15克，鲜万年青根9克，捣烂取汁，加白糖适量，温开水冲服。

8.扁桃腺炎：土牛膝、百两金根各12克，冰片6克。研极细末，喷喉。

9.急性中耳炎：鲜土膝适量，捣汁，滴患耳。

10.足腿红肿发亮，其热如火，名流火、丹毒：土牛膝捣烂，和马前子及旧锈铁磨水，豆腐渣凋匀，微温敷之。

11.跌打损伤：土牛膝9—15克。水煎，黄酒兑服。

土 茯 苓
Smilax glabra Roxb.

【别名】羊舌藤、奇良、山遗粮、白蔹。

【形态特征】攀缘状灌木。地下有块茎，表面褐色，坚硬，有刺，里面白色。叶革质，披针形，长6—12厘米，表面深绿色光滑，叶腋有卷须。伞形花序生在叶腋；花白色。浆果球形，直径约0.6厘米，兰褐色。7—11月开花，11月至翌年4月果子成熟。

【分布与生长环境】生在山坡路边或溪边灌木丛中，常攀援在其他树上。

【采集加工】夏、秋二季采挖，除去须根，洗净，干燥；或趁鲜切成薄片，干燥。

【性味功效】性平，味甘、淡。祛湿热，强筋骨，解毒。

【用法用量】内服：煎汤，15—30克。外用：研末调敷。

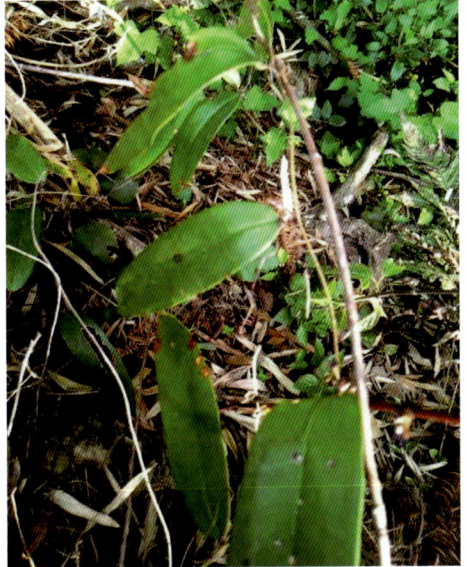

土茯苓

【应用参考】

1.恶疮热疬（癌肿、梅毒）：土茯苓根120克，水煎服。

2.风湿骨痛，疮疡肿毒：土茯苓根500克（去皮，和猪肉炖烂，分数次连渣服；或用根1000克（去皮）切片，水煎，去渣后加白糖6克，煎成浓液，每天2次，每次服1—2茶匙。忌食酸辣，茶叶、萝卜菜、腥气。

3.腹泻：土茯苓根120克，切碎，水煎取汁，分数次服。

4.皮炎：土茯苓根60—90克，水煎，代茶饮。

万 年 青
Rohdea japonica（Thunb.）Roth

【别名】斩蛇剑、冬不凋草、铁扁担、九节连。

【形态特征】多年生常绿草本。无地上茎。根状茎粗短，黄白色，有节，节上生多数细长须根。叶自根状茎丛生，质厚，披针形或带形，长10—25厘米，宽2.5—5.5厘米，边缘略向内褶，基部渐窄呈叶柄状，上面深绿色，下面浅绿色，直出平行脉多条，主脉较粗。春、夏从叶丛中生出花葶，长10—20厘米；花多数，丛生于顶端排列成短穗状花序；花被6片，淡绿白色，卵形至三角形，头尖，基部宽，下部愈合成盘状；雄蕊6个，无柄，花药长椭圆形；子房球形，花柱短，柱头3裂。浆果球形，橘红色；内含种子1粒。

【分布与生长环境】多为栽培或野生于山涧、林下湿地。

【采集加工】以根状茎或全草入药。秋季采挖根状茎，洗净，去须根，鲜用或切片晒干。全草鲜用，四季可采。

【性味功效】味苦、甘，性寒。有小毒。清热解毒，强心利尿，凉血止血。

【用法用量】根状茎9—15克；叶3—6克。外用：适量，捣烂取汁搽患处，或捣烂敷患处。

【应用参考】

1.白喉：（1）万年青醋露：万年青根状茎40克，切碎，加醋100毫升，浸泡48小时，去渣取汁，用于白喉、心肌炎，第一天按每公斤体重70毫克计算，次日服首日量的2/3，第三天起则服用首日量的1/2，共服5天。（2）万年青根状茎9克，捣汁内服。用于治疗白喉引起的喉梗阻，取汁频频吞服，一次服完。凡重症患者同时配用抗毒素、抗菌素和激素。

2.心力衰竭：万年青成人每日鲜草18—36克，水煎2次使成90毫升，分3次服，一疗程7—10天，控制心力衰竭达饱和量；小儿每公斤体重1.5—3克为饱和量，按每日6小时服1次。每日维持量约为饱和量1/15；如心衰未控制，则用4—7日维持量后，继续用第二疗程的饱和量，以此类推。对肺源性心脏病合并全心衰竭者效果较好。

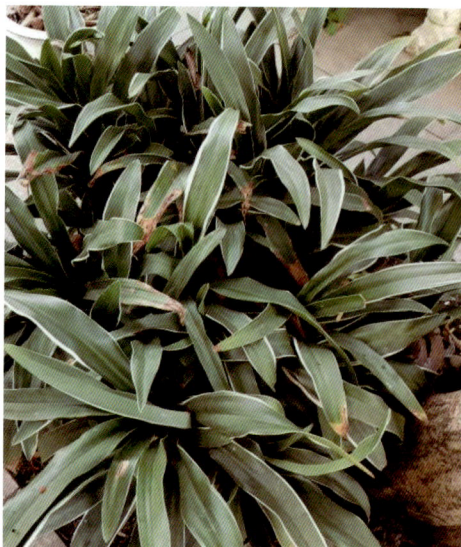

万年青

小 槐 花
Desmodium caudatum（*Thunb.*）*DC.*

【别名】草瘪虱、补钉草、粘人草子、长荚粘毛草子、金腰带、跟人走、豆荚树柴。

【形态特征】草本状灌木，高1—2米。叶互生，有长柄；叶片由3小叶组成，中央小叶较大，并有较长的小叶柄，先端尖，背面疏生短毛。花小，白色，在枝梢形成腋生的穗形总状花序。荚果扁平，有4—8节，表面有钩状刚毛。8—9月开花，10月果熟。

【分布与生长环境】生于向阳山坡路边、疏林下、林缘、山脚或郊野灌丛中。

【采集加工】春至秋季可采根，鲜用或晒干备用。

【性味功效】性温，味微苦。祛风、除湿，散瘀解毒。

【用法用量】内服：10—50克。外用：适量。

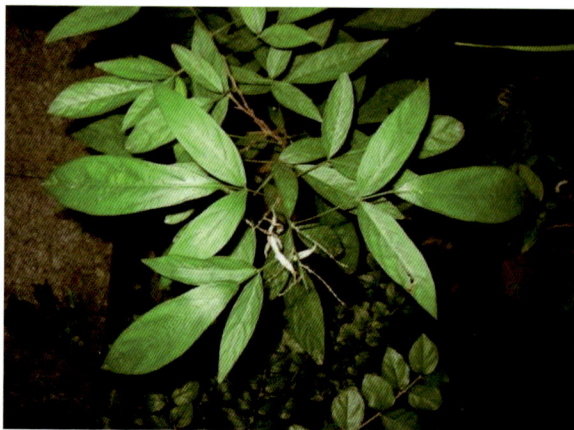

小槐花

【应用参考】

1.蕲蛇、蝮蛇咬伤：小槐花鲜根、山白菊（三脉叶马兰）鲜根各30克，捣烂绞汁服，另取上药捣烂外敷伤口，每日2次。

2.风湿腰痛：小槐花根15—30克，猪尾1条，水煮服。

3.疖子：小槐花根30克，水煎，黄酒冲服。

4.深部脓肿：小槐花鲜根皮捣烂，加黄酒炒热，外敷患处。

小 蜡
Ligustrum sinense Lour.

【别名】鱼蜡树、千张树、青皮树、水狗骨、小刀伤、水冬青。

【形态特征】灌木或小乔木，高达7米。枝条开展，小枝密生黄色短柔毛。单叶对生；叶椭圆形，椭圆状长圆形，先端钝或尖，基部阔楔形，全缘，叶下面中脉上有短柔毛，叶柄长28毫米，被短柔毛。夏末开白花，圆锥花序顶生或腋生疏松，有短毛，花序长6—10厘米，花具细梗；萼钟形，4齿裂有毛；花冠漏斗状；裂片4片，管较裂片短；雄蕊2个，花药伸出花外；子房2室，每室有胚珠2颗。核果近球形，直径约5—8毫米。花期3—6月，果期9—12月。

【分布与生长环境】生于村旁路边、山坡、草丛中或栽培。

【采集加工】全年可采，晒干或鲜用。

【性味功效】性寒，味苦。清热降火，抑菌抗菌，去腐生肌。

【用法用量】15—30克。外用：适量，鲜叶捣烂外敷，或熬膏涂敷患处。

【应用参考】

急性黄疸型传染性肝炎：小蜡树叶30克，甘草6克，加水2000毫升，煎2小时，得500毫升，每天服1剂，小儿酌减。

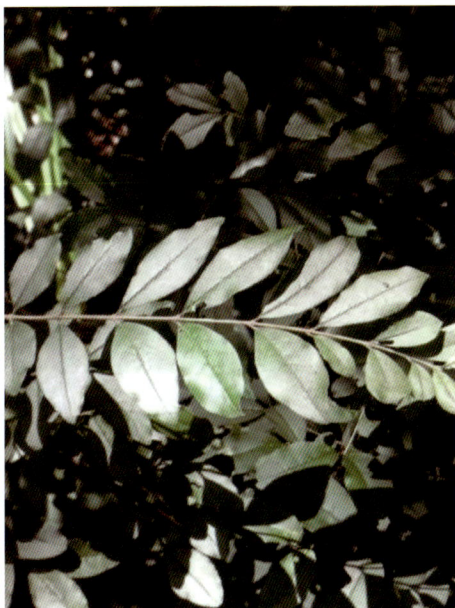

小蜡

小 茴 香
Foeniculum vulga Mill

【别名】莳香、茴香子、土茴香、野茴香、谷茴香、谷香、小香。

【形态特征】多年生草本，高60—150厘米，全株表面有粉霜，无毛。叶柄长约14厘米，基部成鞘状抱茎，叶片轮廓为阔三角形，长4—30厘米，宽5—40厘米，4—5回羽状全裂，末回裂片线形，长1—6厘米，宽约1毫米。复伞形花序顶生与侧生；总花梗长2—25厘米，总苞和小苞片均缺；伞辐6—29个，不等长；花小，黄色，无萼齿，花瓣宽卵形，上部向内卷曲，微凹，雄蕊5枚，长于花瓣，子房下位，2室，花柱2个。悬果长圆形，有5条隆起的棱，花期5—6月，果期7—9月。

【分布与生长环境】喜湿润凉爽气候，耐盐，适应性强，对土壤要求不严。

【采集加工】秋季果实初熟时采割植株，晒干，打下果实。有时盐炒用。

【性味功效】味辛，性温。温肾暖肝；行气止痛；和胃。

【用法用量】煎汤，3—6克；或入丸、散。外用：适量，研末调敷；或炒热温熨。

【应用参考】主治胃寒痛，小腹冷痛，痛经，疝痛，睾丸鞘膜积液，血吸虫病。

1.胃寒痛：小茴香、干姜各9克，甘草6克，水煎服。

2.疝痛：小茴香、巴戟天各9克，橘核6克。水煎服。

3.早、中期血吸虫病：小茴香研成细粉，制成水丸；亦可将小茴香部分用乙醇渗漉，部分研成细粉，制成浸膏片。日服3次，每次服用相当于生药4.5—13.4克的药丸或药片。儿童酌减，饭后温开水送下。15—20日为一个疗程。部分病人服药后有胃肠道反应，但能自行消失。孕妇忌服。

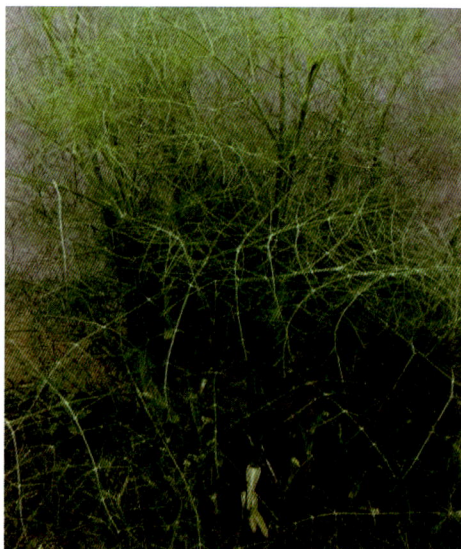

小茴香

四 画

车 前 草
Plantago asiatica L.

【别名】车前、观世音草。

【形态特征】（1）车前：一年或二年生草本，全体无毛。连花茎高达50厘米，具须根。叶自根茎丛生，具长柄，几与叶片等长或长于叶片。叶片卵形或椭圆形，长4—12厘米，宽2—7厘米，先端尖或钝，基部狭窄成长柄，全缘或呈不规则波状浅齿。花茎数个，高12—50厘米，具棱角，有疏毛；穗状花序；花淡绿色。种子4—8枚或9枚，近椭圆形，黑褐色。花期6—9月。果期7—10月。（2）平车前：一年或二年生草本，具直根。叶全部为根生；具长柄，长为叶片的1/3或更短，基部扩大；叶片长椭圆形或椭圆状披针形，长4—11厘米，宽2—4厘米。余与车前同。

【分布与生长环境】生长在山野、路旁、花圃、菜圃以及池塘、河边等地。

【采集加工】秋季果实成熟时采收果穗，干燥，打下种子，除去果壳与杂质。

【性味功效】味甘，性寒。清热利尿，渗湿通淋，明目，祛痰。

【用法用量】内服：煎汤，5—15克（包煎）；或入丸、散。外用：煎水洗，或研末撒。

【应用参考】

1.小便热秘不通：车前子30克，川黄柏15克，白芍药6克，甘草3克。水煎徐徐服。

2.小便赤涩，或癃闭不通及热淋血淋：车前子、瞿麦，篇蓄、滑石、山栀子仁、甘草（炙）、木通、大黄（面裹煨，去面，切，焙）各250克。上为散。每服6克，水1杯，入灯心煎至七分，去滓温服，食后临卧。

3.白浊：炒车前子12克，白蒺藜9克，水煎服。

4.高血压：车前草、鱼腥草各30克，水煎服。

5.痰嗽喘促，咳血：鲜车前草60克（炖），加冬蜜15克或冰糖30克服。

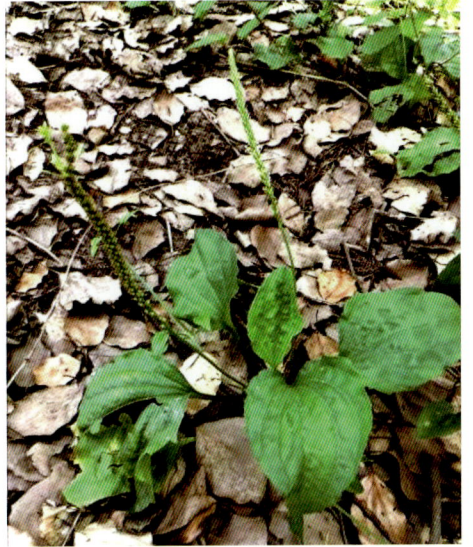

车前草

丹 参
Salvia miltiorrhiza Bunge

【别名】赤丹参（根的中药名，通称）。

【形态特征】多年生草本，高33—78厘米。根肉质，细长圆柱形，表面朱红色。茎直立，方形，具4棱，多分枝，密被长柔毛和腺毛。奇数羽状复叶，对生，小叶1—3对，椭圆状卵形或卵圆形，顶端渐尖或急尖，基部不对称，边缘有细钝圆锯齿，顶端小叶较两侧为大，两面均被长柔毛。花序呈轮状的假总状花序，生于枝顶或叶腋，每轮有小花6朵以上，花冠紫色，花萼有11条脉纹。

【分布与生长环境】生在山区低山谷路边或杂草丛中较阴湿的地方。

【采集加工】11月上旬至翌年3月上旬采收，将根挖出，除去泥土、根须，晒干。

【性味功效】味苦，性微温。活血祛瘀，安神宁心，排脓止痛。

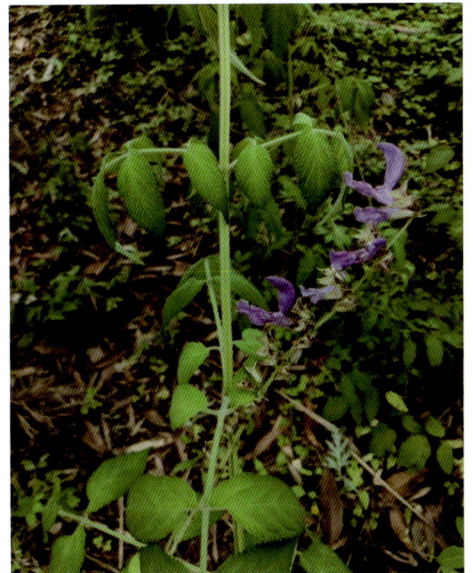

丹参

33

【用法用量】内服：煎汤4.5—9克，或入丸、散。外用：熬膏涂，或煎水熏洗。

【应用参考】

1.月经不调、经期腹痛、失眠：丹参根15克，加六月雪全草15克，水煎服。

2.跌打损伤：丹参根30克，水煎服，另用鲜叶捣烂敷患处。

3.漆疮：丹参根适量，水煎外洗。

4.晚期血吸虫病的肝脾肿大：丹参根15克，马鞭草全草15克（丹参合剂），水煎服。

5.癫痫：丹参根1500克，烧酒浸没，浸14天，每次服1汤匙，日服3次，分3个月服完。

风轮菜
Clinopodium chinense（Benth.）O. Ktze.

【别名】落地梅花、土荆芥、紫梗苏、小叶苏。

【形态特征】多年生草本，全体有香气，高可达1米。茎方形，多分枝，被细而短的柔毛。叶卵形，长2—4厘米，宽1.3—2.6厘米，先端尖或钝，基部阔楔形，边缘有锯齿，两面有毛。花密集成轮伞花序，生于叶腋和枝端，花萼筒状；花冠淡红色或紫红色。小坚果广卵形，棕黄色，光滑。花期5—8月，果期8—10月。

【分布与生长环境】生丘陵、低山坡、路边草地上。

【采集加工】全草5—9月采收，鲜用或扎成小把，晒干备用。

【性味功效】性凉，味苦、辛。疏风清热，解毒止痢。

【用法用量】内服：煎汤，10—15克；或捣汁。外用：适量，捣敷或煎水洗。

【应用参考】

1.感冒、中暑：风轮菜全草30克，水煎服。

2.过敏性皮炎：风轮菜全草煎汤外洗。

3.指头炎：鲜风轮菜全草洗净捣烂外敷患处。

4.痢疾：风轮菜全草30克，水煎服。

5.皮肤疮痒：风轮菜晒干为末，调菜油外涂。

6.小儿疳病：风轮菜16克，晒干研末，蒸猪肝吃。

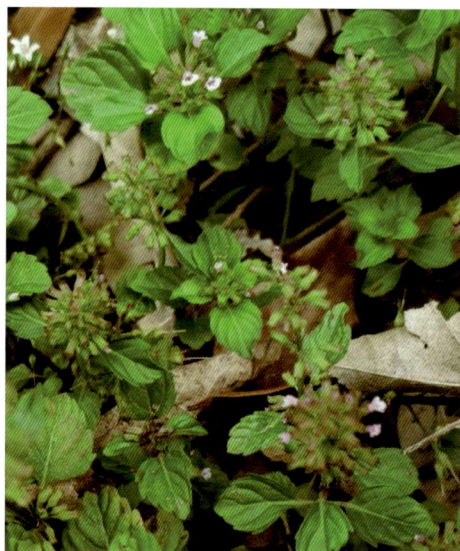
风轮菜

风仙花
Impatiens balsamina L.

【别名】指甲花、急性子、透骨草。

【形态特征】一年生草本，高60—100厘米。茎粗壮，肉质，直立，不分枝或有分枝，无毛或幼时被疏柔毛，基部直径可达8毫米，具多数纤维状根，下部节常膨大。叶互生；叶片披针形、狭椭圆形或倒披针形，长4—12厘米、宽1.5—3厘米。花单生或2—3朵簇生于叶腋，白色、粉红色或紫色，单瓣或重瓣。种子多数，圆球形，直径1.5—3毫米，黑褐色。花期7—10月。

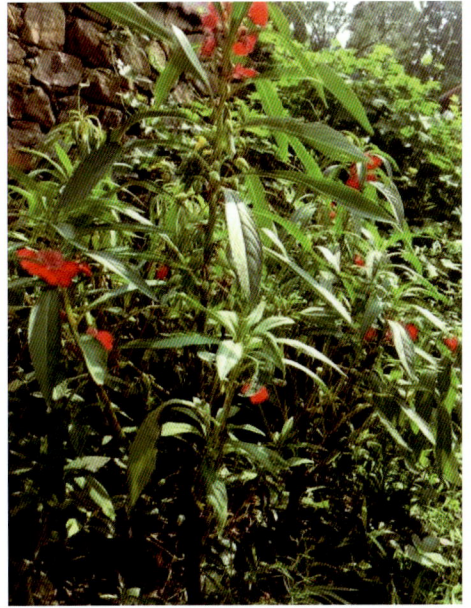

凤仙花

【分布与生长环境】各地均有栽培。

【采集加工】根、茎、花及种子入药。全草：秋后割取茎梗，除去残叶，敲扁，薄摊晒干；花：夏秋采集；种子：在果成熟前采摘，晒干，筛去果壳即得。

【性味功效】性温，味微苦，有小毒。活血消肿，祛风通络。

【用法用量】内服：煎汤，9—15克（鲜者30—60克）。外用：捣敷或煎水熏洗。

【应用参考】

1.颈淋巴结核：凤仙花鲜全草捣汁涂敷，干后再涂，连用1—2周。

2.腰胁引痛不可忍：凤仙花，研饼，晒干，为末，空心每酒服9克。

3.跌扑伤损筋骨，并血脉不行：凤仙花150克，当归尾100克，浸酒饮。

4.骨折疼痛异常，不能动手术接骨，可先服本酒药止痛：干凤仙花3克（鲜者9克），泡酒，内服1小时后，患处麻木，便可接骨。

5.蛇伤：凤仙花捣酒取汁服。

6.百日咳、呕血、咯血：鲜凤仙花7—15朵，水煎服，或和冰糖少许炖服更佳。

7.风湿性关节炎：凤仙花鲜全草30克，水煎，黄酒冲服。

8.鹅掌风：鲜凤仙花外擦。

9.灰指甲：白凤仙花捣烂外敷。

10.疔痈脓肿：凤仙花鲜全草捣烂醋炒热敷；亦可制成膏药外贴。

11.指头炎、甲沟炎：凤仙花或嫩叶适量，同白酒捣烂敷患处，日换1—2次。

12.跌打损伤：用凤仙花、叶揉搽患部；或醋炒包敷。

勾 儿 茶
Berchemia sinica Schneid.

【别名】牛衾子、铁包金、乌梢蛇、枪子柴、老鼠屎。

【形态特征】藤状灌木，高约2米，全体无毛。小枝黄绿色。叶互生或簇生，卵形，长3.7—7厘米，宽1.8—3厘米，先端钝而有小锐尖，基部浑圆或微心形，上面秃净，下面常有极微小的乳突点，侧脉9—12对；叶柄长1—2厘米。圆锥花序顶生，长6—20厘米；

花黄色或淡绿色，3—5朵聚生，间有单生的；花萼长约2毫米，裂片三角状披针形。果矩圆形，长约8毫米，宽约3毫米。花期6—8月，果期翌年5—6月。

【分布与生长环境】生于向阳的山坡灌丛或路旁。

【采集加工】勾儿茶的根入药。全年可采。

【性味功效】味甘、微涩，微温。补脾利湿，舒筋活络，调经止痛。

【用法用量】根30—60克。根、叶外用适量，鲜品捣烂敷患处或贴敷患眼。

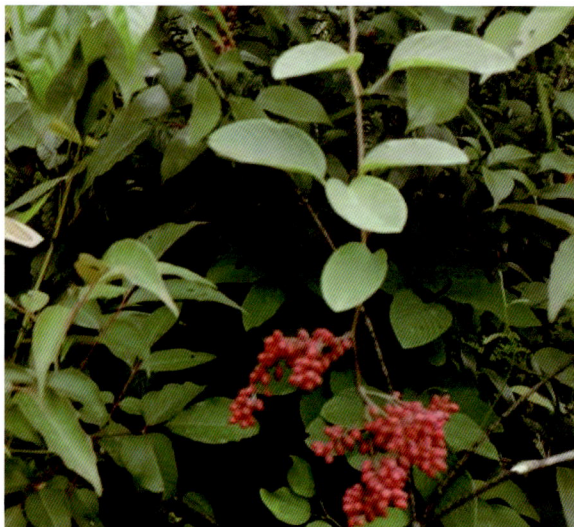

勾儿茶

【应用参考】

1.风湿关节痛，腰痛：勾儿茶60—90克，炖猪蹄1个或鸡蛋2个吃。

2.肺结核咳嗽，内伤咳血，肝炎：勾儿茶30—60克，水煎服。

3.胆道蛔虫：勾儿茶60克，水煎加糖服。

4.跌打损伤，蛇咬伤：勾儿茶适量，酒浸外擦。

井栏边草
Pteris multifida Poir.

【别名】凤尾草、井口边草、山鸡尾、井茜。

【形态特征】蕨类植物，植株高30—45厘米。无地上茎，叶从根茎丛生地上，高30—50厘米，叶片分成5—7征小叶，宽1—2厘米，呈短、长带形、边缘有小锯齿，叶片两侧波状皱曲。能育叶较窄，边缘下生孢子群。全丛颜色嫩绿。

【分布与生长环境】井栏边草生境较为广泛，常生长在井边、河边、山谷石缝中，墙壁缝隙，竹林边、林缘阴湿处，在酸性到碱性土壤中均能生长良好。本地有分布。

【采集加工】全草入药，全年可采，洗净晒干。

【性味功效】味淡，性凉。能清热利湿，解毒，凉血，收敛，止血，止痢。

【用法用量】内服：煎汤，9—15克，鲜品

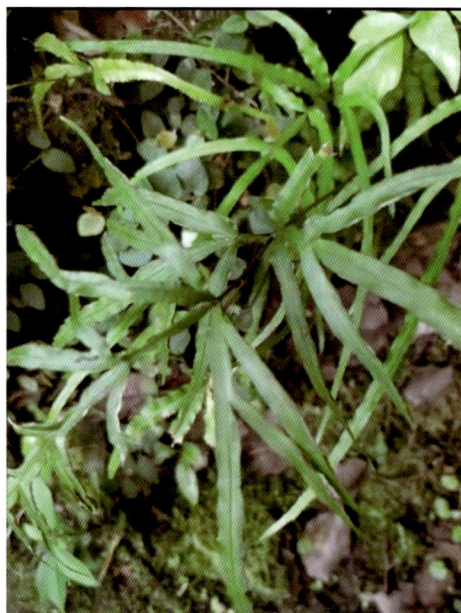

井栏边草

30—60克；或捣汁。外用：适量，捣敷。虚寒证忌服。

【应用参考】

1.痢疾：井栏边草5份，铁线蕨、海金沙各1份，炒黑，水煎服。

2.白带：井栏边草、车前草、白鸡冠花各9克，扁蓄、薏米根、贯众各15克，水煎服。

3.颈淋巴结结核初起：鲜井栏边草30克，鸡蛋1个，共煮服，连服15日为1疗程。

【使用禁忌】虚寒证忌服。

六 月 雪
Serissa japunica（Thunb.）Thunb.Nov.Gen.

【别名】满天星、白马骨、碎叶冬青。

【形态特征】小灌木，高60—90厘米，有臭气。叶革质，卵形至倒披针形，长6—22毫米，宽3—6毫米，顶端短尖至长尖，边全缘，无毛；叶柄短。花单生或数朵丛生于小枝顶部或腋生，有被毛、边缘浅波状的苞片；萼檐裂片细小，锥形，被毛；花冠淡红色或白色，长6—12毫米，裂片扩展，顶端3裂；雄蕊突出冠管喉部外；花柱长突出，柱头2裂，直，略分开。花期5—7月。

【分布与生长环境】畏强光。喜温暖气候、也稍能耐寒、耐旱。喜排水良好、肥沃和湿润疏松的土壤，对环境要求不高，生长力较强。生于河溪边或丘陵的杂木林内。

【采集加工】以全株入药。全年可采。洗净鲜用或切段晒干。

【性味功效】味淡、微辛，性凉。疏风解表，清热利湿，舒筋活络。

【用法用量】15—30克。

【应用参考】用于感冒，咳嗽，牙痛，急性扁桃体炎，咽喉炎，急、慢性肝炎，肠炎，痢疾，小儿疳积，高血压头痛，偏头痛，风湿性关节痛，白带；茎烧灰点眼治眼翳。

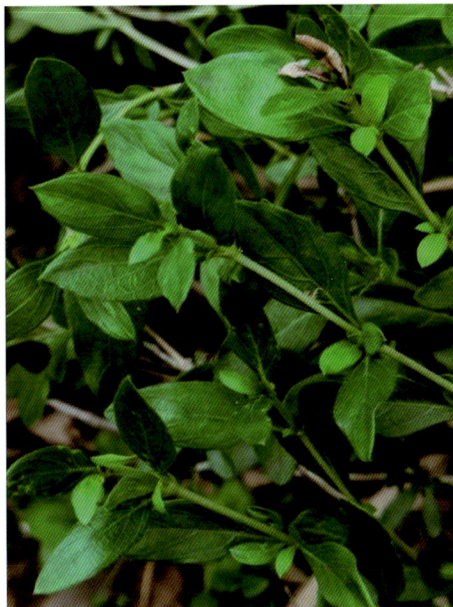

六月雪

【使用禁忌】不可与茶、红酒等共食，有头疼、口燥等轻微不良反应。

毛大丁草
Gerbera piloselloides（L.）Cass.

【别名】兔耳风、一柱香、白眉、扑地香、白花、一枝香。

【形态特征】多年生草本。根状茎粗厚，密被白色绵毛；须根多数，暗褐色。基生叶丛生，质软而厚，多少具柄，长椭圆形至倒卵形，长6—16厘米，宽2.5—5.5厘米，先端钝，基部楔形，全缘，幼时上面被毛，老时常脱落，下面被白色绵毛。花高15—45厘米，被淡褐色绵毛，无苞叶；头状花序顶生，总苞片2层，外围舌状花雄性；花冠白色，二唇形，上唇2裂片短，下唇伸长成舌状；中央管状花两性。瘦果条状披针形。

【分布与生长环境】生于阳坡草坡、林边处。

【采集加工】夏、秋采收，洗净，鲜用或晒干。

【性味功效】味苦、辛，性凉。归肝、肺、脾、肾、膀胱经。

【用法用量】内服：煎汤，6—15克，或鲜品30—60克。外用：适量，捣敷。

【应用参考】

1.感冒头痛、咳嗽：毛大丁草、瓜子金各15克，水煎服。

2.咽喉炎、扁桃体炎：毛大丁草、鲜百合、节节草、赤小豆、车前草各9克，水煎服。全草适量，浸黄酒含漱。

3.气滞胃脘疼痛：毛大丁草15—30克。水煎或酒水炖服。

4.百日咳：毛大丁草9克。水煎去渣，用蜂蜜15克调服。

5.跌打损伤、腰痛：毛大丁草20克，百两金根9克。酒水各半煎服。

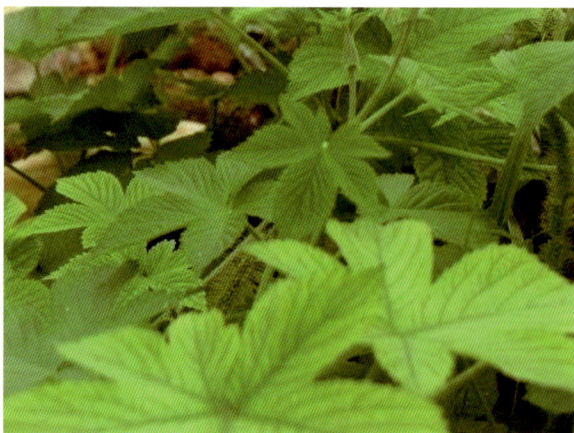

毛大丁草

毛冬青

Ilex pubescens Hook. et Arn.

【别名】山红豆、细叶冬青、白细叶冬青、细叶青、鸡毛柴、苦田螺、山桐油、老鼠啃、小叶冬青。

【形态特征】常绿灌木或小乔木，高约3米左右，小枝有棱，被粗毛。叶互生，有短柄，椭圆形或倒卵状椭圆多，长2—6厘米，宽1—2.5厘米，先端钝或渐尖，常具小凸尖，表面无毛，背面疏被粗毛，边缘具小疏齿或近全缘。花小，单性，淡紫色或白色，簇生。果红色，卵状球形，含5—7粒分核。5—6月开花，11—12月果熟。

【分布与生长环境】常生于山坡或

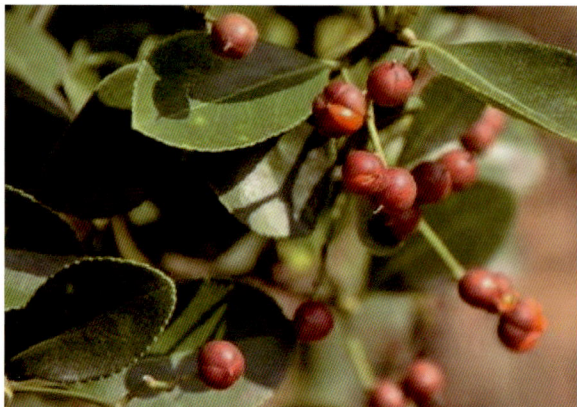

毛冬青

沟谷灌丛中。

【采集加工】叶夏秋采集，鲜用或烘干、研末备用。根切片鲜用或晒干备用。

【性味功效】性平，味苦、涩。清热解毒，润燥消水，消肿止痛。

【用法用量】内服：10—150克。外用：10—150克。

【应用参考】

1.烫伤：毛冬青鲜叶适量捣烂，调糯米粥汤，外敷伤处，干后再换。

2.感冒、扁桃体炎、痢疾：毛冬青根15—30克，水煎服。

3.牙周炎：毛冬青叶烘干、研末，调麻油外搽。

4.疔、痈、带状疱疹：毛冬青鲜叶捣烂外敷，或取汁外搽。

5.脓疱病：毛冬青鲜叶捣烂调鸡蛋清，蘸汁外搽患处。

6.血栓闭塞性脉管炎：毛冬青根90克，煨猪脚1只服食，每日1次。另取根90克，煎水浸泡伤口，每日1—2次，浸泡后外敷生肌膏。

毛 茛
Ranunculus japonicus Thunb.

【别名】鱼疗草、野芹菜、山辣椒、毛芹菜。

【形态特征】多年生草本。茎高12—65厘米，具分枝条。基生叶3—6片；叶片心形至五角形。聚伞花序有多数花；萼片5片，淡绿色，卵形；花瓣5瓣，黄色，倒卵形；聚合果近球形；瘦果扁平，4—9月花、果期。

【分布与生长环境】生田沟旁和林缘路边的湿草地上。

【采集加工】7—8月采收全草，洗净，鲜用或阴干。

【性味功效】味辛，性温，有小毒。退黄，定喘，截疟，镇痛，消翳。

【用法用量】外用：适量，捣敷患处或穴位，使局部发赤起疱时取去；或煎水洗。本品有毒，一般不作内服。

毛茛

【应用参考】

1.眼生翳膜：毛茛鲜根揉碎，纱布包裹，塞鼻孔内，左眼塞右鼻，右眼塞左鼻。

2.黄疸：用毛茛鲜草捣烂团成丸（如黄豆大），敷臂上，夜即起疱，用针刺破，流出黄水后，黄疸自愈。

3.淋巴结结核：毛茛根捣碎，视患部大小而敷药，每次约15分钟，或以患者自觉有灼痛感为度，将敷药取下。

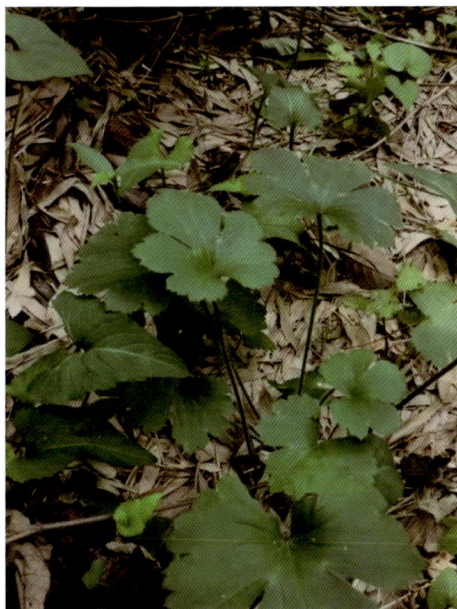

4.疟疾：用毛茛鲜草捣烂，敷寸口脉上（太渊穴），用布包好，1小时后，皮肤起水泡，去药，用针挑破水泡。

木　耳
Auricularia auricula（L.ex Hook.）Underwood

【别名】黑木耳、云耳。

【形态特征】木耳指木耳属的食用菌，木耳的子实体胶质，成圆盘形，耳形和不规则形，直径3—12厘米。 木耳，主要有两种：一种是腹面平滑、色黑、而背面多毛呈灰色或灰褐色的，称毛木耳、粗木耳（通称野木耳）；另一种是两面光滑、黑褐色、半透明的，称为黑木耳、细木耳、光木耳。黑木耳质软味鲜，滑而带爽，营养丰富，是人工大量栽培的一种。

【分布与生长环境】生于山毛榉科及其他阔叶树如板栗、茅栗、栎、榆、枫杨等腐木上，单生或群生。

【采集加工】药用部位为干燥的子实体，9—10月为生长旺季，采集时去泥土杂质，晒干。

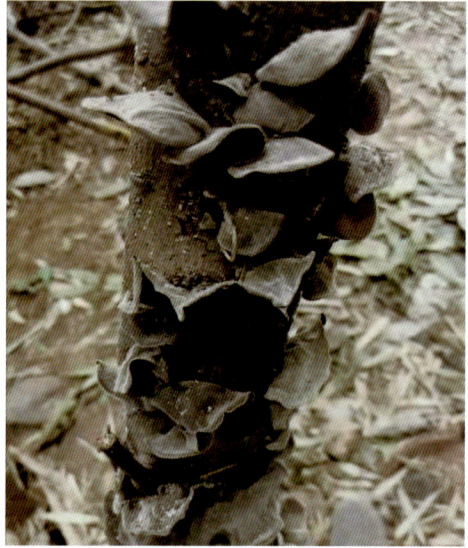

木耳

【性味功效】味甘，性平，有小毒。养血，活血，止血。益气不饥，轻身强志。

【用法用量】3—10克，水煎服。

【应用参考】

1.崩漏、带下：木耳3—6克焙干或炒见烟，研粉，红糖汤送服，1日2次。

2.食疗方：木耳香葱炒鸡蛋，干木耳4克（水发洗净，撕成碎片），香葱约60克（切成片），鸡蛋2枚（打碎）。热锅下香油，配料搅拌匀后入锅通炒，加调味后再翻炒起锅。适宜高血压、高血脂、高胆固醇、高血糖者经常食用。

木 防 己
Cocculus orbiculatus（L.）DC.

【别名】青藤（通称）、苦藤、黑木香、瞒鼓藤、绵纱藤、土木香、小青藤、金丝吊蛤蟆。

【形态特征】缠绕性落叶藤本，长达3米，全体有淡黄色短毛。根粗而长。茎上小枝纤细而韧，表面有纵棱纹。叶通常卵形，全缘或不同程度3裂。花小形，黄白色，成圆锥花序，生于叶腋或顶端。果实近球形，熟时黑色。5—6月开花，9—10月结果。

【分布与生长环境】生在低山坡、丘陵地及路旁灌木丛或草丛中。

【采集加工】春秋采挖，洗净，切片，晒干。

【性味功效】味苦、辛，性寒。祛风止痛，利尿消肿，解毒，降血压。

【用法用量】内服：煎汤，5—10克。外用：适量，煎水熏洗；捣敷；或磨浓汁涂敷。

【应用参考】

1.风湿痛、肋间神经痛：木防己根15克，加牛膝根15克，水煎服。

2.中暑腹痛、胃痛、痛经：木防己根15克，水煎服。

3.肾炎水肿：木防己根15克，加车前全草30克，水煎服。

4.咽喉炎：木防己根15—30克，水煎，含服。

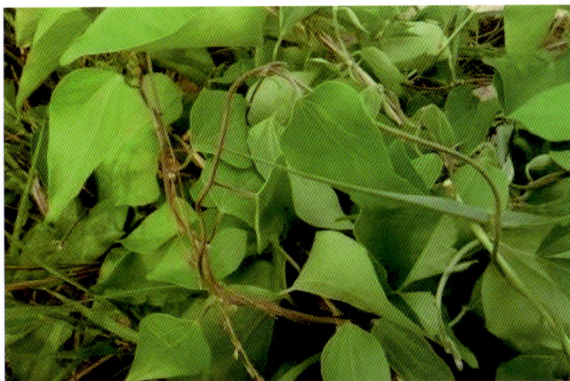

木防己

木 芙 蓉
Hibiscus mutabilis L.

【别名】芙蓉花（通称）。

【形态特征】落叶大灌木或小乔木，高1.5—4.5米。枝条上披星状毛与直毛相混的细棉毛。叶大而互生，广卵形或卵圆形，直径10—15厘米，掌状5—7裂。花初开放时为白色或淡红色，后渐变为深红色，大而美丽，单生于枝顶的叶腋，有长柄。蒴果稍呈球形，密生黄毛。8—10月开花。

【分布与生长环境】生在山坡路旁、山脚、水边，或栽培在庭园中。

【采集加工】叶：夏、秋二季，剪下叶片，晒干，存放干燥通风处。花：10月采摘初开放的花朵，晒干。

【性味功效】花、叶性平，味微辛。清热解毒、消肿排脓、凉血止血。

【用法用量】内服：煎汤9—30克。外用：以鲜叶、花捣烂敷患处或干叶、花研末用油、凡士林、酒、醋或浓茶调敷。

【应用参考】

1.一切大小痈疽、恶疮：木芙蓉鲜叶、鲜野菊花叶等量，捣烂，外敷及煎汤洗患处。或单用木芙蓉鲜叶或干叶研细用糖水调敷于患处。即中医外科"玉露散"。

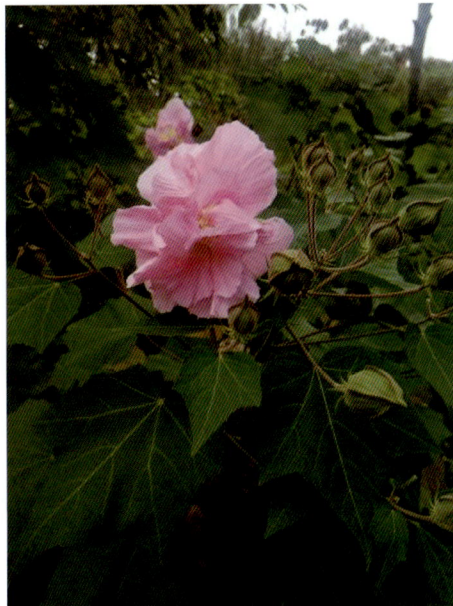

木芙蓉

2.肺痈：木芙蓉鲜花30—60克，或木芙蓉干花24—30克，水煎，加冰糖15克冲服，连服数天。

3.小儿癫痫头：先用松毛（马尾松叶），柳枝（杨柳的细枝）煎汤洗头，然后取木芙蓉干根皮研为细末，用麻油调敷。

4.火烫伤：木芙蓉鲜叶捣汁外涂，或木芙蓉干叶研细末，加菜油调敷。

木 槿
Hibiscus syriacus L.

【别名】木槿花、槿树条、红花槿。

【形态特征】落叶灌术或小乔木，高3—4米。叶互生，卵形或菱状卵形，3—5裂，花单生于叶腋，白色或淡红色。蒴果球形或椭圆形。7—10月开花，9—12月结果。

【分布与生长环境】常栽于庭园及村舍附近，作篱笆或药用。

【采集加工】9—10月，果实现黄绿色时摘下晒干。

【性味功效】味甘，性平，无毒。抗菌消炎，清肺化痰，止头痛，解毒。主痰喘咳嗽。

【用法用量】内服：煎汤，9—15克。外用：烧烟熏、煎汤洗或研末调敷。

【应用参考】

1.痢疾：木槿花、冰糖各30克，水炖服。或木槿花晒干研粉，每次6—9克，1日2次，温开水送服。

木槿

2.烫伤：木槿花晒干研粉，植物油调匀，敷伤处。

3.疔肿：木槿鲜花或根皮捣烂，敷患处。

4.白带过多：木槿花或根30—90克，或加紫茉莉根30克，水煎服。

5.咯血、干咳：木槿花6—12克，加冰糖适量，水炖服。或鲜叶60—90克，捣烂取汁，白糖冲服。

【附注】民间多数采用开白花者作药用，但两者功效基本相同。

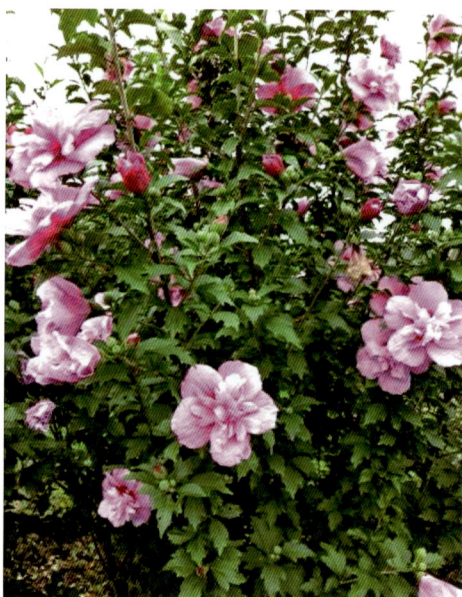

木 通
Akebia quinata（Houtt.）Decne.

【别名】八月公公、五叶木通、小木通。

【形态特征】落叶缠绕木质藤本，幼枝灰绿色，有纵纹，长3—15厘米。叶为5小叶的掌状复叶，簇生于短枝顶端；小叶片倒卵形或椭圆形，先端圆，微凹，全缘。花暗紫色，单性，雌雄同株，成腋生下垂的总状花序，下部生1—2朵雌花，上部密生多数较小的雄花。果实肉质浆果状，长椭圆形，熟后暗紫色。4—5月开花，8—9月果熟。

【分布与生长环境】常生于山坡疏林下、溪沟旁、路边等处的灌木丛中及田岸、竹园旁。

【采集加工】夏、秋季采根或藤茎，去泥杂，切碎，晒干备用。

【性味功效】性凉，味苦。舒筋活血，温通经脉，利尿通淋。

【用法用量】内服、外用：浸酒。15—50克。

【应用参考】

1.四肢关节痛、腰痛、坐骨神经痛：木通茎藤、络石藤各9克，虎杖根15克，烧酒500克，浸7天，每天睡前服药酒10—60克。或木通藤15克，虎杖根、威灵仙、大血藤各15克，水煎冲黄酒服。

2.产后风：木通根60克，水煎服，每日1剂。

3.尿路感染：木通藤茎、石韦、抱石莲、野灯芯草、车前草各9—15克，水煎服。

4.肾炎水肿：木通鲜藤茎（或根）、鲜葎草各30克，加熟菜油适量拌成糊状，敷囟门处，连敷数剂。

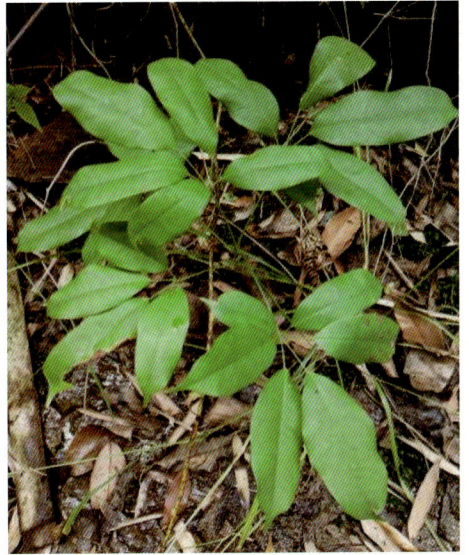
木通

木　樨

Osmanthus fragrans（Thunb.）Lour.

【别名】桂花、月桂、木犀。

【形态特征】常绿乔木或灌木，高3—5米，最高可达18米；树皮灰褐色。小枝黄褐色，无毛。叶片革质，椭圆形、长椭圆形或椭圆状披针形，长7—14.5厘米，宽2.6—4.5厘米，先端渐尖，基部渐狭呈楔形或宽楔形。聚伞花序簇生于叶腋，或近于帚状，每腋内有花多朵；花梗细弱。花极芳香，花冠黄白色、淡黄色、黄色或橘红色，长3—4毫米；花期9—10月上旬，果期翌年3月。

【分布与生长环境】性喜温暖，湿润。要求年平均湿度75%—85%，若遇到干旱会影响开

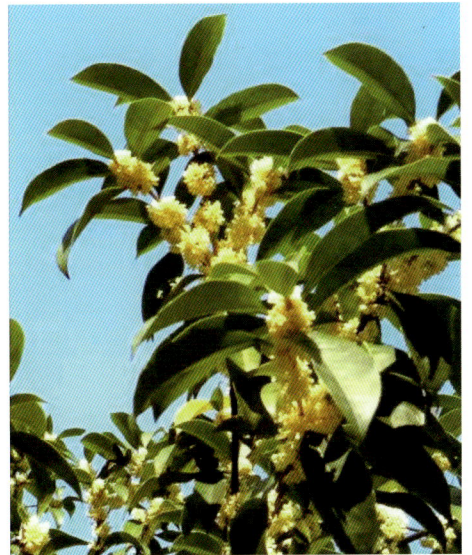
木樨

花，强日照和荫蔽对其生长不利，一般要求每天6—8小时光照。

【采集加工】以花、果实及根入药。桂花果实一般在4—5月间成熟，当果皮由绿色逐渐转变为紫蓝色时即可采收。花进入到香浓期后就可以开始采花，此时花的品质最好；初花期大部分仍处于半闭合状态，花梗挺立，花色较淡，但内涵香味浓足，是最佳采花时期。晒干或烘干待用。

【性味功效】花：味辛，性温。散寒破结，化痰止咳。果：味辛、甘，性温。暖胃，平肝，散寒。根：味甘、微涩，性平。祛风湿，散寒。

【用法用量】花3—12克。果6—12克。根60—90克。

【应用参考】

1.木樨花：散寒破结，化痰止咳。用于牙痛，咳喘痰多，经闭腹痛。

2.木樨果：暖胃，平肝，散寒。用于虚寒胃痛。

3.木樨根：祛风湿，散寒。用于风湿筋骨疼痛，腰痛，肾虚牙痛。

4.桂花酒：香甜醇厚，有开胃醒神、健脾补虚的功效。

木 贼
Equisetum hyemale L.

【别名】锉草、节骨草、笔管草、节节草。

【形态特征】多年生常绿草本。根状茎粗短。黑褐色，横生地下，节上轮生黑褐色根。地上茎单一或仅于基部分枝，直立，高30—100厘米。直径6—8毫米，中空，有节，表面灰绿色或黄绿色，有棱沟20—30条，粗糙。叶退化成鞘筒状包在节上。抱子囊穗顶生。

【分布与生长环境】喜生于山坡林下阴湿处、河岸湿地。

【采集加工】夏、秋季采割地上部分，洗净，晒干。

【性味功效】味甘、苦，性平。疏风散热、退翳、止血。

木贼

【用法用量】内服：煎汤，3—9克；或入丸、散。外用：研末敷。

【应用参考】

2.目昏多泪：木贼（去节），苍术（泔浸）各30克。为末，每服6克，茶调下，或蜜丸亦可。

3.咽喉红痛：鲜木贼草捣绞汁调蜜服。

4.浮肿型脚气、皮肤病性肾炎、水肿：木贼草13.5克，浮萍9克，赤豆90克，红枣6枚。水煎，1日3次分服。

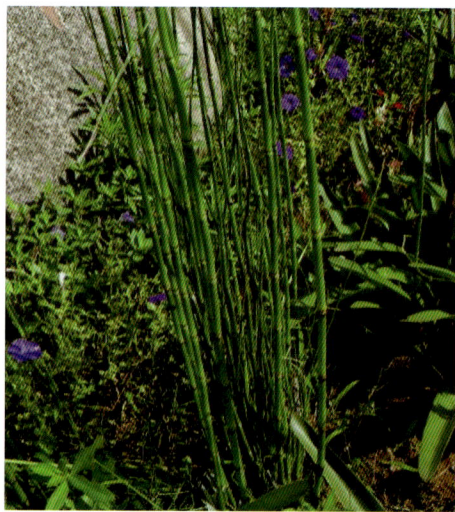

5.外伤出血、消化道出血、妇科出血及其他出血：木贼50%，黄柏20%，益母草20%，五倍子10%。分别研末，过120目筛，混匀。外用：将药粉撒布创面，用纱布压迫。内服：每次2克，每4—6小时一次。

6.风寒湿邪，欲发汗：木贼（去节）30克，生姜、葱白各15克。水煎热饮，即汗。

牛 蒡 子
Arctium lappa L.

【别名】恶实、鼠粘子、黍粘子、大力子、毛然然子、黑风子。

【形态特征】二年生草本，高1—1.5米，上部多分枝。根生叶丛生，茎生叶互生；叶大，有长叶柄，表面有纵沟；叶片广卵形或心脏形，下部的叶长40—50厘米，宽30—40厘米，在茎上部的叶逐渐变小。头状花序丛生，着生于枝端，排列成伞房状，直径2—4厘米；花梗长3—7厘米，表面有浅沟，密生细柔毛；总苞球形，着生多数筒状两性花；子房椭圆形，下位，1室，顶端圆盘状，盘上着生分离的白色冠毛，花柱细长，柱头2分叉。瘦果略呈弯曲之长倒卵形，灰褐色。花期6—7月，果期7—8月。

【分布与生长环境】一般为栽培品。

【采集加工】8—9月果实成熟时，分批采集。晒干，打出果实，除去杂质，再晒至全干。生用或炒黄用。

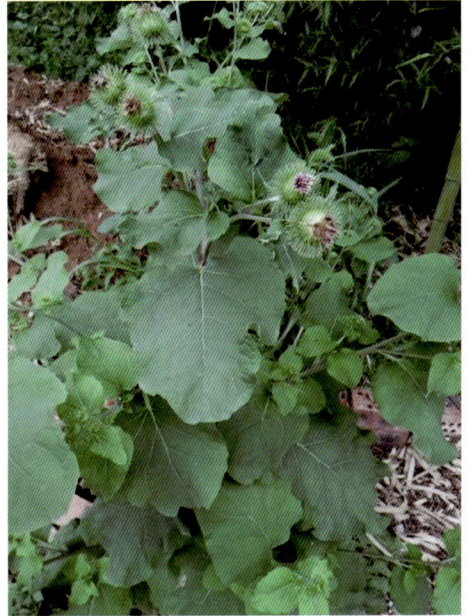

牛蒡子

【性味功效】味辛，性平。疏散风热，宣肺透疹，消肿解毒。

【用法用量】内服：煎汤，4.5—9克；或入散剂。外用：煎水含漱。

【应用参考】

1.风壅涎唾多，咽膈不利：牛蒡子（微炒）、荆芥穗各30克，甘草（炙）15克。并为末，食后夜卧，6克温服。

2.喉痹：牛蒡子1.8克，马蔺子2.4克，以上二味捣为散，每空腹以温水服2克，渐加至3克。

3.瘄疹不起透：牛蒡子（研细）15克，桴柳煎汤，调下立透。

4.皮肤风热，遍身生瘾疹：牛蒡子、浮萍等分。以薄荷汤调下6克，日2服。

5.风肿斑毒作痒：牛蒡子、玄参、僵蚕、薄荷各15克。为末，每服9克，白开水调下。

6.痰厥头痛：旋覆花30克，牛蒡子30克（微炒）。上药捣细为散，不计时候，以腊面茶清调下3克。

7.头痛，并目昏涩不明：牛蒡子、苍耳子、甘菊花各9克。水煎服。

8.便痈：牛蒡子9克炒，细末，入蜜1匙，净朴硝1匙，温酒空服。

9.风龋牙痛：牛蒡子炒，煎水含漱吐之。

牛 筋 草
Eleusine indica（L.）Gaertn.

【别名】踏扁蒲头草、千斤草。

【形态特征】一年生草本，秆丛生，高约10—90厘米，基部向外倾卧，光滑，扁平。叶线形质地坚韧。小穗在穗轴的一面排列成穗状花序，再成伞状着生于茎顶。7—9月开花。

【分布与生长环境】适应性很广，干、湿地区均生长茂盛，根深难拔，是最常见的难除杂草之一。

【采集加工】夏秋季采全草，鲜用或晒干备用。

【性味功效】性凉，味微甘。清热解毒，补肾，截疟。

【用法用量】内服：煎汤，9—15克（鲜者30—60克）；或捣汁。

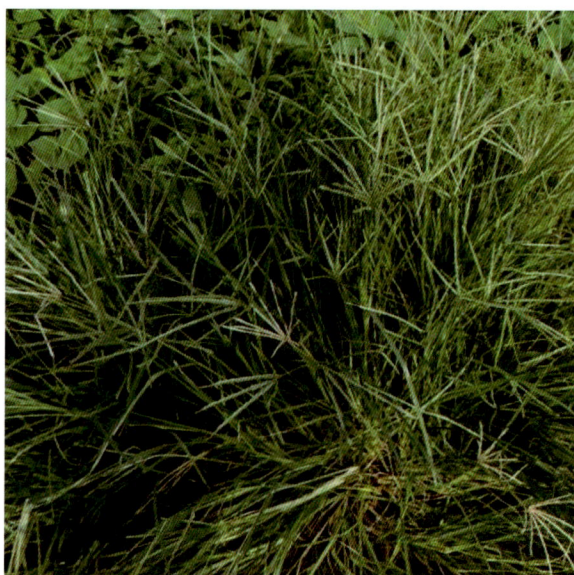

牛筋草

【应用参考】

1.乙型脑炎：（1）预防：在流行期用鲜牛筋草全草60—120克，水煎代茶饮。（2）治疗：牛筋草全草、鹿茸草、生石膏各30克，水煎服，每日1次。

2.脱力劳伤、腰背酸痛：牛筋草根或全草30—60克，枣10个，水煎服。

3.子宫脱垂、脱肛：鲜牛筋草全草或加蓖麻子捣烂，敷囟门处。

4.疟疾：牛筋草全草30克，水煎，冲白酒适量服。

5.高热、抽筋神昏：鲜牛筋草120克，水3碗，炖1碗，食盐少许，12小时内服尽。

6.湿热黄疸：鲜牛筋草60克，山芝麻30克，水煎服。

7.下痢：牛筋草30—60克，煎汤调乌糖服，日2次。

8.小儿热结、小腹胀满、小便不利：鲜牛筋草根60克，酌加水煎成1碗，分3次，饭前服。

9.腰部挫闪疼痛：牛筋草、丝瓜络各30克，炖酒服。

10.疝气：鲜牛筋草根120克，荔枝干14个，酌加黄酒和水各半，炖1小时，饭前服，日2次。

水 芹
Oenanthe javanica（Bl.）DC.

【别名】野芹菜、野水芹、芹菜。

【形态特征】多年生草本，全株光滑无毛，高17—83厘米。茎圆柱形，中空，直立，基部匍匐，上部多分枝，下部节较膨大，节上常生多数白色须根。基生叶和茎下部叶有柄，叶片由3深裂至1—2回羽状分裂，裂片卵形或菱状披针形。花小、白色，集成顶生疏松的复伞形花序，通常与叶对生。果为双悬果，四角状椭圆形，分果棱厚。5—7月开花，8—10月果熟。

【分布与生长环境】生于低山坡、丘陵地山脚、郊野溪沟边、田边或浅水处。

【采集加工】春、夏秋季均可采全草，鲜用或晒干备用。

【性味功效】性凉，味苦。清热解毒，凉血降压。

【用法用量】内服：煎汤，50—100克；或捣汁。外用：捣敷。

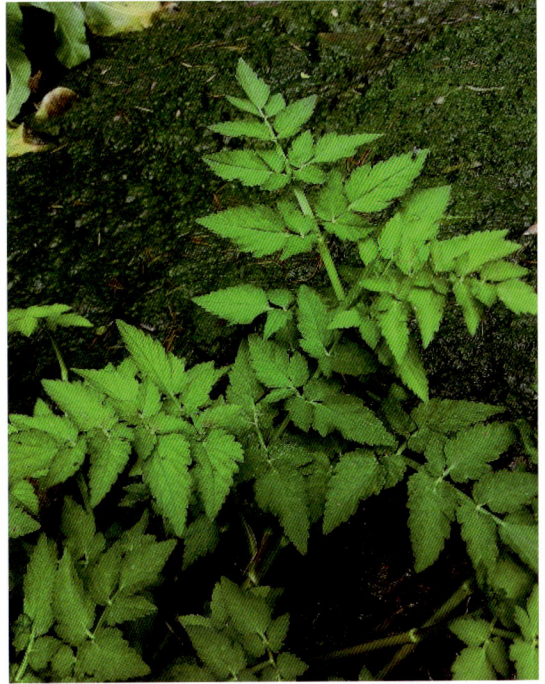

水芹

【应用参考】

1.指头炎：鲜水芹全草加白糖捣烂外敷。

2.高血压病：鲜水芹全草150—200克，水煎服，或捣汁服。

3.咽喉炎、扁桃体炎、齿槽脓肿：鲜水芹全草捣汁含漱，每天3—4次。或全草、淡竹叶、凤尾蕨各15克，水煎服。

4.带状疱疹：鲜水芹全草捣汁，和蛋白拌匀外搽患处。

5.流行性腮腺炎、乳腺炎：鲜水芹全草100—200克，捣汁服，药渣外敷患处。

6.小儿发热，月余不凉：水芹菜、大麦芽、车前子。水煎服。

7.小便淋痛：水芹菜白根者，去叶捣汁，井水和服。

8.小便不利：水芹9克。水煎服。

9.白带：水芹12克，景天6克。水煎服。

10.小儿霍乱吐痢：水芹叶细切，煮熟汁饮。

水 苏
Stachys japonica Miq.

【别名】芥蒩、鸡苏、香苏、龙脑薄荷、芥苴、劳蒩、野紫苏、山升麻、乌雷公、朋头草、陈痧草、水鸡苏。

【形态特征】多年生草本，高约30厘米。茎直立，方形，通常不分枝，四棱粗糙。叶对生；有短柄；叶片长椭圆状披针形。花数层轮生，多数集成轮伞花序，顶端密集成穗状花序；雄蕊4个，2强；花柱着生子房底，顶端2裂。小坚果倒卵圆形，黑色，光滑。花期夏季。

【分布与生长环境】生于水沟边或河岸湿地。

【采集加工】7—8月采收，鲜用或晒干。

【性味功效】味辛，性凉。清热解毒，止咳利咽，止血消肿。主感冒，痧症，肺痿，肺痈，头风目眩，咽痛，失音，吐血，咯血，衄血，崩漏，痢疾，淋证，跌打肿痛。

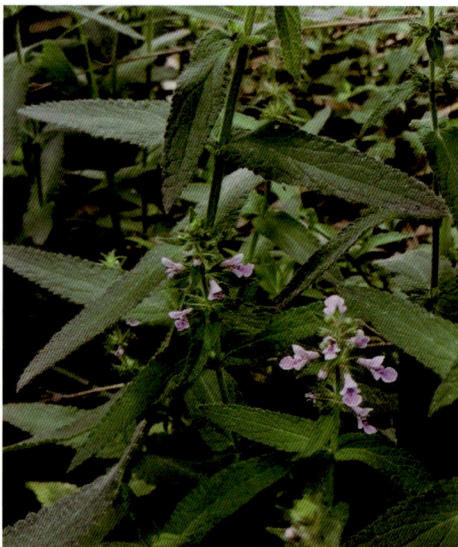

水苏

【用法用量】9—15克。外用：适量煎汤洗；或研末撒；或捣敷。

【应用参考】

1.感冒：水苏12克，野薄荷、生姜各6克，水煎服。

2.痧症：水苏15克，水煎服。

3.风热头痛，热结上焦，致生风气痰厥头痛：水苏叶150克，皂荚（炙，去皮、子）90克，芫花（醋炒焦）30克。为末，炼蜜丸梧子大。每服20丸，食后荆芥汤下。

4.吐血及下血，并妇人漏下：水苏茎叶煎取汁饮之。

5.暑月目昏多眵泪：生水苏捣烂，生绢绞汁点之。

6.肿毒：鲜水苏全草，捣烂，敷患处。

7.蛇虺螫伤：水苏叶研末，酒服并涂之。

水田碎米荠
Cardamine lyrate Bunge

【别名】水田荠、水芥菜。

【形态特征】多年生草本，高30—70厘米。全株无毛。根状茎通常较短，丛生多数须根。茎直立，单一，不分枝。生于匍匐茎上的叶为单叶，互生，心形或圆肾形，长1—3厘米，宽7—23厘米；茎生叶无柄，奇数羽状复叶。总状花序顶生，具花10—20余朵，花梗长5—20毫米；花瓣4瓣，白色，倒卵形；子房圆柱形。种子椭圆形，长约1.6毫米，宽约1

毫米，边缘有显着的膜质宽翅。花期4—6月，果期5—7月。

【分布与生长环境】生于水田边、溪边或浅水处。

【采集加工】以全草入药。夏季采，多鲜用。

【性味功效】味甘，性平。清热利湿。用于尿道炎，膀胱炎，痢疾，白带；外用治疗疮。

【用法用量】15—30克。外用：鲜草适量捣烂敷患处。

【应用参考】清热解毒，去翳。治疗月经不调。

1.痢疾或吐血：水田碎米荠30克，煨水服。

2.翳子：水田碎米荠捣绒塞鼻，右眼痛塞左鼻孔，左眼痛塞右鼻孔。

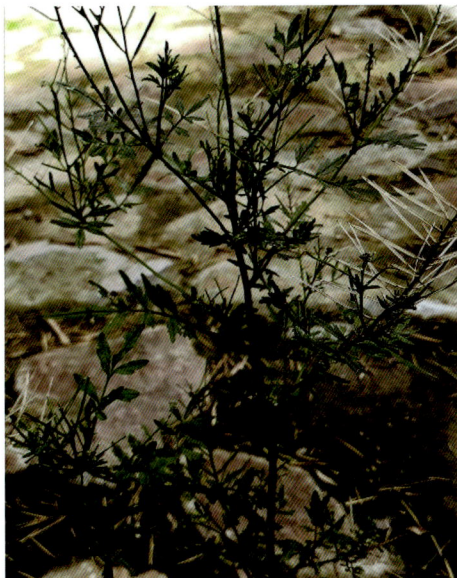

水田碎米荠

水 烛
Typha angustifolia L.

【别名】蒲草、水蜡烛、狭叶香蒲。

【形态特征】多年生，水生或沼生草本。根状茎乳黄色、灰黄色，先端白色。地上茎直立，粗壮，高约1.5—2米。叶片长54—120厘米，宽0.4—0.9厘米。雌雄花序相距2.5—6.9厘米。小坚果长椭圆形，长约1.5毫米，具褐色斑点，纵裂。种子深褐色，长约1—1.2毫米。花、果期6—9月。

【分布与生长环境】生于湖泊、河流、池塘浅水处，水深可达1米或更深，沼泽、沟渠亦常见，当水体干枯时可生于湿地及地表龟裂环境中。

【采集加工】以花粉入药。中药名：蒲黄。夏季花将开放时采收蒲棒上部的黄色雄性花穗，晒干后碾轧，筛取细粉。根可入药。

【性味功效】味甘辛，性凉。凉血止血，活血消瘀。

【用法用量】内服：煎汤，5—25克（用时包煎）；或入丸、散。外用：研末撒或调敷。

【应用参考】

1.咯血、呕血、鼻出血、尿血、便血、子宫出血等。

2.产后瘀血阻滞腹痛等。

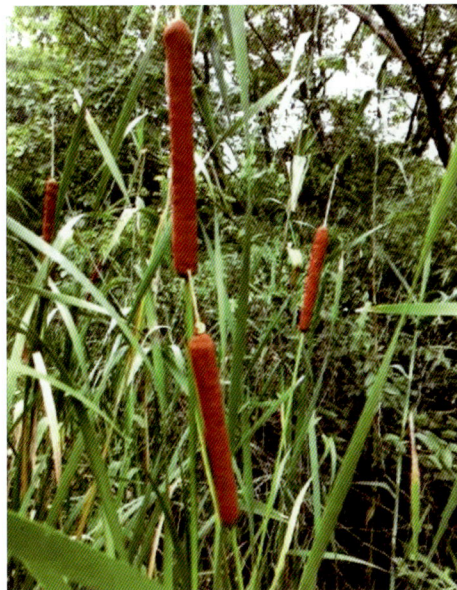

水烛

太 子 参
Pseudostellaria heterophylla（Miq.）Pax

【别名】孩儿参、双批七、异叶假繁缕。

【形态特征】多年生草本，高15—20厘米。地下有肉质直生纺锤形块根。茎单一，不分枝，下部带紫色，圆柱形，有明显膨大的节，光滑无毛。单叶对生，倒披针形，全缘，在茎顶的叶最大，通常两对密接成4叶轮生状，长卵形或卵状披针形，长3—6厘米，宽2—17毫米，先端渐尖，基部狭窄成柄，边缘略呈波状。初夏开花，腋生，花二型；花瓣5瓣，白色。蒴果近球形。花期4—7月，果期7—8期。

【分布与生长环境】生于山坡林下和岩石缝中。

【采集加工】6月太子参地上部分开始枯萎后即可采挖，用清水洗净，曝晒2—3天，晒干后及时翻动几次，扬去须根，即成生晒参。或置室内通风干燥处摊晾1—2天，待根部失水变软后，用清水洗净，放入100摄氏度开水锅中，浸烫2—3分钟，取出立即摊晒至干脆，装入箩筐，轻轻振摇撞去参须即成烫参。

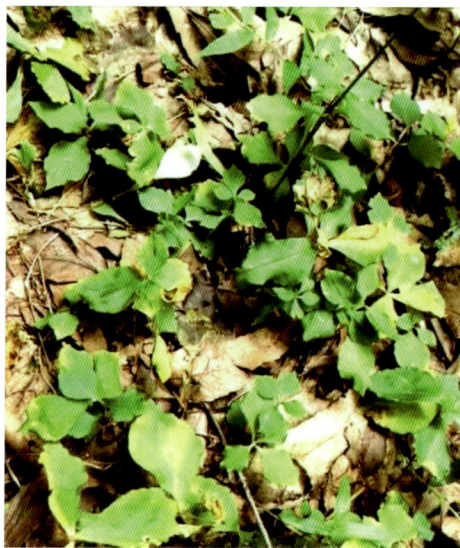
太子参

【性味功效】味甘、微苦，性平。益气健脾，生津润肺。

【用法用量】内服：煎汤，9—15克。

【应用参考】

1.肺虚咳嗽：太子参15克，麦冬12克，甘草6克。水煎服。

2.小儿出虚汗：太子参9克，浮小麦15克，大枣10枚。水煎服。

3.劳力损伤：太子参15—18克。加黄酒、红糖，蒸汁服。

4.神经衰弱：太子参15克，当归、酸枣仁、远志、炙甘草各9克。煎服。

5.心悸：太子参9克，丹参9克，苦参9克，南沙参9克。水煎服。每日1剂。

天 门 冬
Asparagus cochinchinensis（L.）Merr.

【别名】三百棒、武竹、丝冬、老虎尾巴根、天冬草、明天冬。

【形态特征】攀援植物。根在中部或近末端成纺锤状膨大，膨大部分长3—5厘米，粗1—2厘米。茎平滑，常弯曲或扭曲，长可达1—2米，分枝具棱或狭翅。叶状枝通常每3枚成簇，扁平或由于中脉龙骨状而略呈锐三棱形，稍镰刀状，长0.5—8厘米，宽约1—2毫米；茎上的鳞片状叶基部延伸为长2.5—3.5毫米的硬刺，在分枝上的刺较短或不明显。花通常每2朵腋生，淡绿色。浆果直径6—7毫米，熟时红色，有1颗种子。花期5—6月，果期8—10月。

【分布与生长环境】生长于山坡、路旁、疏林下、山谷或荒地上。

【采集加工】一般种植需3年才能采收。在10月至翌年3月萌芽前，选择晴天，先把插杆拔除，割除茎蔓，然后挖开根四周土壤，小心地把块根取出，抖去泥土，摘下大个的加工作药用，小个的块根带根头留下作种用。

【性味功效】味甘、苦；性寒。滋阴润燥；清肺降火。

【用法用量】6—15克；熬膏，或入丸、散。外用：适量，鲜品捣敷或捣烂绞汁涂。

【应用参考】

1.扁桃体炎、咽喉肿痛：天门冬、麦冬、板蓝根、桔梗、山豆根各9克，甘草6克，水煎服。

2.老人大肠燥结不通：天门冬240克，麦门冬、当归、麻子仁、生地黄各120克。熬膏，炼蜜收。每早晚白开水调服。

3.疝气：鲜天门冬15—30克（去皮）。水煎，黄酒为引内服。

4.催乳：天门冬60克。炖肉食。

5.血虚肺燥，皮肤拆裂，及肺痿咳脓血症：天门冬，新掘者不拘多少，净洗，去心、皮，细捣，绞取汁澄清，以布滤去粗滓，用银锅或砂锅慢火熬成膏，每用1—2匙，空腹温酒调服。

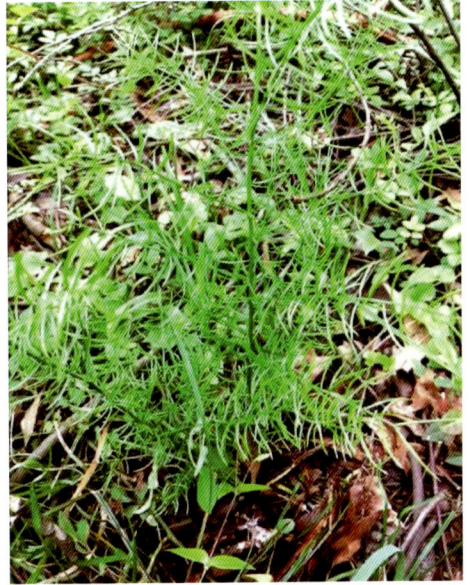

天门冬

天 南 星
Arisaema erubescens（*Wall.*）*Schott.*

【别名】南星、白南星、山苞米、蛇包谷、野芋头、虎掌、半夏精。

【形态特征】多年生草本，高40—90厘米。块茎扁球形，外皮黄褐色，直径2.5—5.5厘米。叶1片，基生；叶柄肉质，圆柱形，直立，长40—55厘米，下部成鞘，基部包有透明膜质长鞘，白绿色或散生污紫色斑点；花雌雄异株，成肉穗花序，花序柄长30—70厘米；雄花有多数雄蕊，每2—4枚雄蕊聚成一簇，花药黑紫色，孔裂；雌花密聚，每花由1雌蕊组成，子房卵形，花柱短。浆果红色。花期5—6月。果期8月。

【分布与生长环境】生长于阴坡或山谷较为阴湿的地方。

【采集加工】秋、冬二季茎叶枯萎时采挖，除去须根及外皮，干燥。置通风干燥处，防霉、防蛀。

【性味功效】味苦、辛，性温，有毒。燥湿化痰，祛风止痉，散结消肿。

【用法用量】一般炮制后用，3—9克。外用：生品适量，研末以醋或酒调敷患处。

【应用参考】

1.暴中风口眼歪斜：天南星为细末，生姜自然汁调摊纸上贴之，左歪贴右，右歪贴左，才正便洗去。

2.风痫：天南星（九蒸九晒）为末，姜汁糊丸，如梧子大。煎人参、菖蒲汤或麦门冬汤下20丸。

3.破伤风：（1）天南星、防风各30克。上二味，捣罗为末，先用童子小便洗疮口，后以此药末酒调贴之。（2）白芷、天南星、白附子、天麻、羌活、防风各30克。研末调敷伤处。如破伤风初起，角弓反张，牙关紧急，每用9克，热童便调服。

4.身面疣子：醋调天南星末涂之。

5.风痰头痛不可忍：天南星（大者，去皮）、茴香（炒）。上等分，为细末，入盐少许在面内，用淡醋打糊为丸，如梧桐子大，每服30—50丸，食后姜汤下。

6.痰湿臂痛，右边者：天南星、苍术等分。生姜3片，水煎服之。

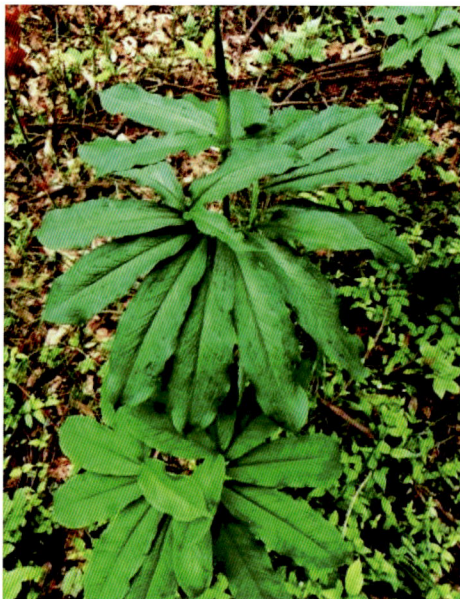

天南星

天　葵
Semiaguilegia adoxoides（DC.）Makino

【别名】紫背天葵子、千年老鼠屎。

【形态特征】多年生草本，高10—30厘米。块根长1—2厘米，粗3—6毫米，外皮棕黑色。茎直立，1—5条，高达32厘米。基生叶为三出复叶；叶片轮廓卵圆形或肾形，长1.2—3厘米；花两性，小，直径4—6毫米；萼片5片，花瓣状，狭椭圆形，白色，常带淡紫色，先端圆钝；花瓣5瓣，匙形，蓇葖果3—4枚，长6—7毫米，宽2毫米，表面具横向脉纹，先端有小细喙。种子多数，卵状椭圆形，长约1毫米，黑褐色，表面有小瘤状突起。花期3—4月，果期4—5月。

【分布与生长环境】生长于疏林下、路旁或山谷地的较阴处。

【采集加工】块根入药。秋、冬采挖。

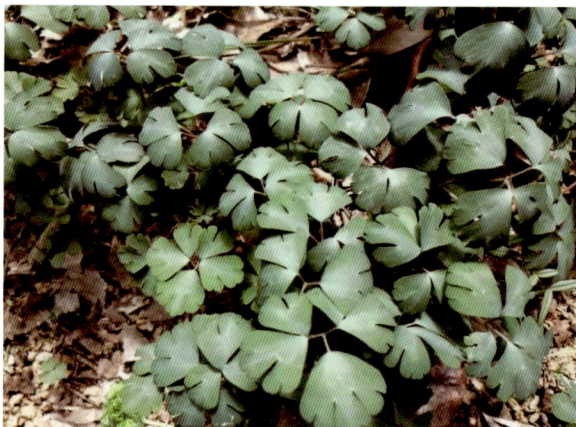

天葵

【性味功效】味甘苦，性寒。清热解毒，消肿散结，利水通淋，止血散瘀，生肌止痛。

【用法用量】内服：煎汤，3—9克；或研末，1.5—3克；或浸酒。外用：适量，捣敷或捣汁点眼。

【应用参考】

1.痈疽肿毒：鲜天葵根适量，捣烂外敷。

2.瘰疬：紫背天葵子，每一岁用1粒，同鲫鱼捣烂敷。

3.瘰疬、乳癌：天葵根1.5克，象贝6—9克，煅牡蛎9—12克，甘草3克。同煎服数次。

4.蛇咬伤：天葵 6克。捣烂敷，1日1换。

5.肺痨：天葵12克。放在1只大猪肚子内，煮烂去渣吃，连吃3只。

6.治虚咳，化痰：天葵9克。炖肉食。

天 胡 荽
Hydrocotyle sibthorpioides Lam.

【别名】鸡肠菜、破钱草、翳草、野芹菜、小金钱、破铜钱。

【形态特征】多年生草本，有气味。茎细长而匍匐，平铺地上成片，节上生根。叶片膜质至草质，圆形或肾圆形，长0.5—1.5厘米，宽0.8—2.5厘米，基部心形，两耳有时相接，叶柄长0.7—9厘米。花无柄或有极短的柄，花瓣卵形，长约1.2毫米，绿白色，有腺点。果实略呈心形，长1—1.4毫米，宽1.2—2毫米，成熟时有紫色斑点。花、果期4—9月。

【分布与生长环境】通常生长在湿润的草地、河沟边、林下。本地池塘边、田边地角有生长。

【采集加工】夏秋间采收全草，洗净，晒干。

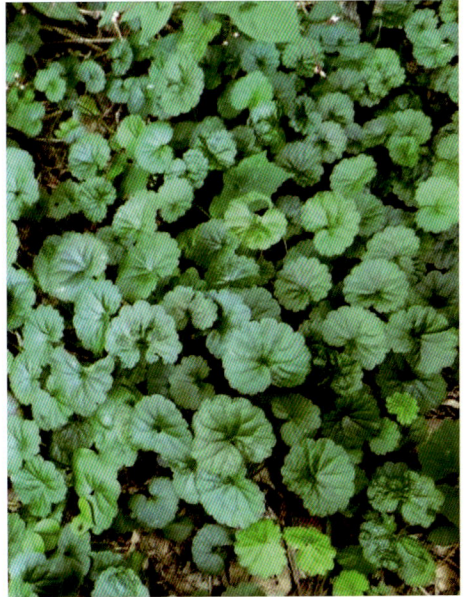

天胡荽

【性味功效】味苦辛，性寒，有小毒。清热，利尿，消肿，解毒。

【用法用量】内服：煎汤，9—15克；或捣汁。外用：捣敷、塞鼻或捣汁滴耳。

【应用参考】

1.急性黄疸型肝炎：鲜天胡荽30—60克，白糖30克，酒水各半煎服，每日1剂。

2.小儿夏季热：鲜天胡荽适量，捣汁半小碗，每服3—5匙，每日服5—6次。

天 名 精
Carpesium abrotanoides L.

【别名】野芥菜、癞团草、野片芽、雄铁芥菜、天门精、玉门精。

【形态特征】多年生草本，高30—100厘米，有臭气。茎直立，上部有分枝，嫩时有毛。基生叶广椭圆形，花前凋萎，生在下部的叶互生，叶片长椭圆形，有钝锯齿，生在上部的叶披针形，无柄或短柄。花黄色，头状花序生在叶腋。花期6—8月，果期9—10月。

【分布与生长环境】生在山坡、林下、路边草丛或旷地上。

【采集加工】7—8月采收，洗净，鲜用或晒干。

【性味功效】性寒，味甘。祛痰，催吐，消炎。

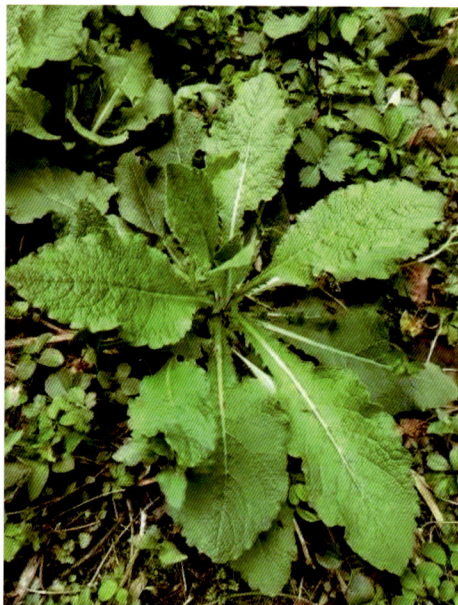

天名精

【用法用量】内服：煎汤，9—15克；或研末，3—6克；或捣汁；或入丸、散。外用：适量，捣敷；或煎水熏洗及含漱。

【应用参考】

1.痰喘上壅、催吐顽痰：天名精全草9—15克，水煎服。

2.驱除蛔虫、绦虫及蛲虫：天名精种子（俗称鹤虱）6—9克（小儿减半），水煎，空腹服；或炒熟研末，每服1—1.5克，猪肉汤调服。

3.疟疾：天名精全草60克，龙芽草18克，爵床15克，水煎，早，晚饭前各服1次。

4.喉痹肿痛：鲜天名精全草捣烂取汁含漱。

5.肿毒、恶疮及毒蛇咬伤：鲜天名精全草捣汁1小杯饮服，渣外敷患处。

瓦 松
Orostachys fimbriatus（Turcz.）Berger

【别名】瓦王、瓦宝塔、瓦花、瓦莲花、岩松、屋松、岩笋。

【形态特征】二年生肉质草本，高15—30厘米。茎直立，与叶、萼片及花瓣均生有红色小圆斑点。莲座叶片肉质，线状匙形，先端有一半月形软骨质的薄片，其中央有一狭长的刺，边缘流苏状；茎生叶散生，叶片线形。总状圆锥花序圆柱形，长12—25厘米，着生多数花而使花序呈塔形；苞片线状，萼片卵形；花瓣淡红色或白色，具短梗，蓇葖果长圆形。8—10月开花，9—10月果熟。

【分布与生长环境】生于屋顶瓦背及老墙上或山坡岩石上。

【采集加工】夏秋采集全草，去泥杂，鲜用或沸水烫过晒干备用。

【性味功效】味苦酸，性平，有小毒。清热解毒，止血活血，敛疮。

【用法用量】1.5—3克。外用：适量，鲜品捣烂外敷或焙干研粉外敷。

【应用参考】

1.无黄疸型肝炎：瓦松60克，麦芽30克，垂柳嫩枝10克水煎服。

2.外伤出血：鲜品瓦松捣烂外敷。

3.疔疮疖毒，黄蜂刺伤：鲜瓦松加食盐少许捣烂外敷。

4.痔疮出血，肿痛：鲜瓦松适量水煎，先熏，后外洗患处。

5.咯血：鲜瓦松60克，水煎服。

6.小儿惊风：瓦松全草20克水煎服。

7.湿疹：瓦松（晒干）、烧灰研末，合茶油调抹，止痛止痒。

8.肺热喘咳：鲜瓦松60—90克。煎水加少许白糖，连渣服。

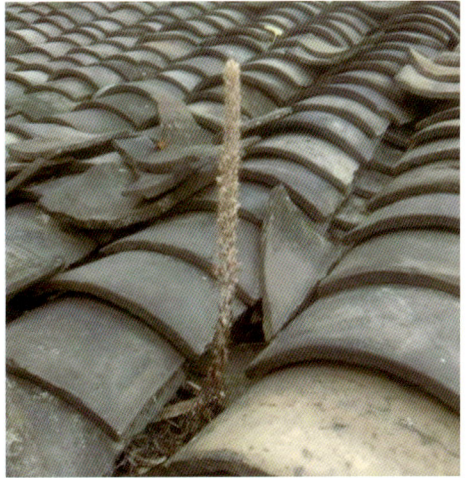
瓦松

瓦 韦
Lepisorus thunbergianus（Kaulf.）Ching.

【别名】 七星草、剑丹、骨牌草、七星剑、小舌头草、细骨牌草。

【形态特征】多年生常绿草本蕨类，植株高12—25厘米。根状茎粗壮，横走，密被鳞片。叶疏生或近生；基部被鳞片；叶片线状披针形，长11—20厘米，基部渐狭而下延，有短柄，或几无柄，厚革质，表面深色，有小孔点散布，背面淡绿色。孢子囊群着生于叶背面的上半部。孢子期6—10月。

【分布与生长环境】生于崖壁石缝及老树、老墙、屋脊上，山区、半山区常见分布。

【采集加工】全年可采集，全草连根茎入药，洗净，鲜用或晒干备用。

【性味功效】味苦，性平。清热利尿，平肝明目，凉血止血，止咳。

【用法用量】9—15克，鲜用加倍。水煎服。

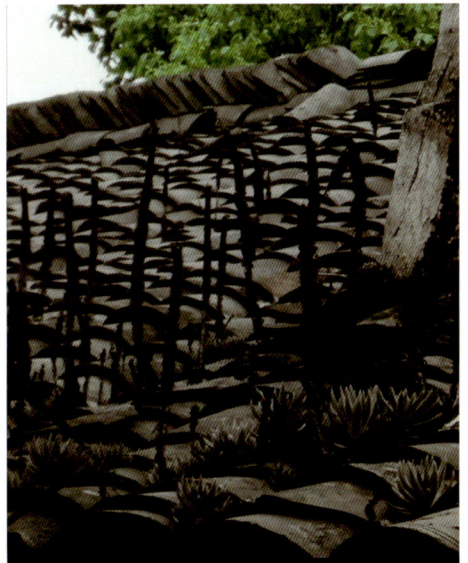
瓦韦

【应用参考】

1.咳嗽吐血：瓦韦叶，刷去孢子囊群，煎汤服。

2.走马牙疳：瓦韦连根煅灰存性涂敷。

3.小儿惊风：鲜瓦韦30—90克。水煎液冲红糖，每日早晚饭前各服1次。

4.眼目星翳：鸡蛋1个，破一头，将瓦韦粗末塞入，用纸封口，煮熟，去草食蛋。

5.发烧：瓦韦兑酒捣烂，取汁服。

6.疮痈肿毒：瓦韦9克，水煎服；或鲜瓦韦适量，捣烂外敷。

7.肾炎：瓦韦全草6克、红枣7个，水煎服。

8.解硫黄中毒：瓦韦9克。水煎服。

9.急性扁桃体炎：瓦韦全草15克（鲜加倍）水煎服。

10.慢性扁桃体肿痛发热：瓦韦15克，筋骨草15克，鲜牛膝10克。水煎服，1日1剂。

11.咯血、尿血：瓦韦、泥灯心（打碗花）、白茅根、墨旱莲各15克。水煎服，1日1剂。

12.结膜炎、角膜炎：瓦韦30克，水煎服，1日1剂。

13.百日咳：瓦韦30克，水煎取汁，加冰糖适量，1日分3次，连服7日。

王不留行
Vaccaria hispanica（Nliller.）Rauschert

【别名】麦蓝菜、奶米、王不留、留行子。

【形态特征】一年生草本，高30—70厘米。茎直立，上部叉状分枝，节稍膨大。叶对生，粉绿色，卵状披针形或卵状椭圆形，长2—9厘米，宽1.5—2.5厘米，基部稍连合而抱茎。聚伞花序顶生，花梗细长；萼筒有5条绿色宽脉，并具5棱；花瓣5瓣，淡红色，倒卵形。蒴果卵形，4齿裂，包于宿萼内。种子多数，球形，黑色。花期4—5月，果期5—6月。

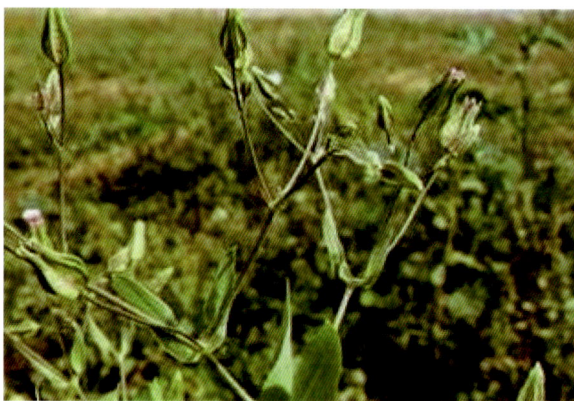

王不留行

【分布与生长环境】生于田边或耕地附近的丘陵地，尤以麦秆田中最为普遍。

【采集加工】夏季果实成熟、果皮尚未开裂时采割植株，晒干，打下种子，除去杂质，再晒干。

【性味功效】味苦，性平。活血通经，下乳消肿，利尿通淋。

【用法用量】煎服，5—10克。外用：适量。

【应用参考】

1.误吞铁石，骨刺不下，危急：王不留行、黄柏等分，为末，汤浸蒸饼，丸弹子大，青黛为衣，线穿挂风处。用1丸，冷水化灌之。

2.头风白屑：王不留行、香白芷等分，为末。干掺，1夜后篦去。

3.虚劳小肠热，小便淋沥，经中痛：王不留行、生地黄、滑石各30克，子芩15克，榆白皮、赤芍药、当归、木通各1克。上为细末，每服6克，食前用米饮调下。

4.石淋及血淋，下砂石兼碎血片，小腹结痛闷绝：王不留行30克，甘遂（煨令微黄）1克，石韦（去毛）30克，冬葵子45克，木通75克，车前子60克，滑石、蒲黄各30克，赤芍药、当归（微炒）各45克，桂心30克。上捣筛为散，每服9克，以水1盏，煎至6分，去渣，不计时候，温服，以利为度。

【使用禁忌】孕妇慎用。失血病、崩漏病并须忌之。

王 瓜 根
Trichosanthes cucumeroides（Ser.）Maxim.

【别名】吊瓜、土瓜、苦瓜莲。

【形态特征】多年生草质藤本。块根纺锤形，肥大。茎细弱，多发枝，具纵棱和槽，被短柔毛。卷须2歧，被短柔毛。叶互生；叶片纸质，阔卵形或圆形，先端钝或渐尖，基部深心形，边缘具细齿或波状齿，长5—19厘米，宽5—18厘米，常3—5浅裂至深裂，或有时不分离。花雌雄异株；雄花总状花序，花梗长或1单花与其并生，花冠白色。雌花单生，花梗短，长0.5—1厘米，子房长圆形，均密被短柔毛。果柄长约5—20毫米，被短柔毛。种子横长圆形，长7—12毫米，宽7—14毫米，被短柔毛，深褐色，两侧室大，近圆形。花期5—8月，果期8—11月。

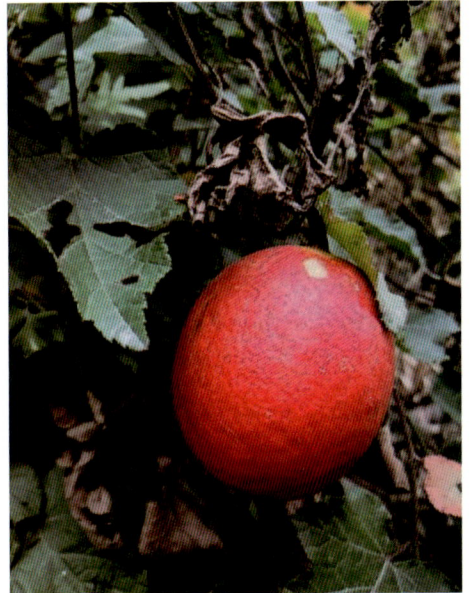

王瓜根

【分布与生长环境】生于山谷森林中或山坡疏林中或山坡梳林或灌丛中。

【采集加工】深秋挖根，洗去泥土，切段，晒干。

【性味功效】味苦，性寒。泻热，生津，破血，消瘀。

【用法用量】内服：煎汤5—15克，鲜者60—90克；或捣汁。外用：适量，捣敷或磨汁涂。

【应用参考】

1.伤寒烦渴不止：王瓜根30克，麦门冬30克（去心），甘草15克（炙微亦，锉），枇杷叶15克（拭去毛），炙微黄。上药捣粗为散，每服12克，以水500毫升，煎至300毫升，不计时候，去滓温服。

2.黄疸变成黑疸：王瓜根汁，顿服20毫升，平旦服，食后须汗，当小便出，愈，不尔再服。

3.睾丸肿大：王瓜根60克，猪赤肉120克，加老酒适量炖服。

4.痈疽初起：王瓜根块60—120克，酌加水煎成半碗，日服2次；渣和红糖捣烂，加热敷贴。

5.风火咽喉肿痛、乳蛾：王瓜根，晒干，研极细末。每次用少许吹于患处，口含片刻，吐去痰涎。日吹5—6次。

乌 蕨
Stenoloma chusanum Ching

【别名】雉鸡尾、七衣草、小鸡尾草、细叶狼箕、鸡尾草、墙柏、小凤凰尾、郎枝连、细叶狼箕、细叶凤凰尾、乌韭。

【形态特征】多年生草本。高30厘米左右。根茎短而横走，粗壮，密生红褐色钻状鳞片。叶近生，常成簇生长，叶柄稻秆色至棕褐色，坚硬有光泽，除基部外无毛；叶片披针形至卵圆形，直立，3到4回羽状分裂，羽片15到20对，小羽片小，倒披针形，顶端截形，有齿牙，叶干后棕褐色，光滑。孢子囊群生在叶背脉的顶端，每裂片上1枚或2枚。孢子期4—11月。

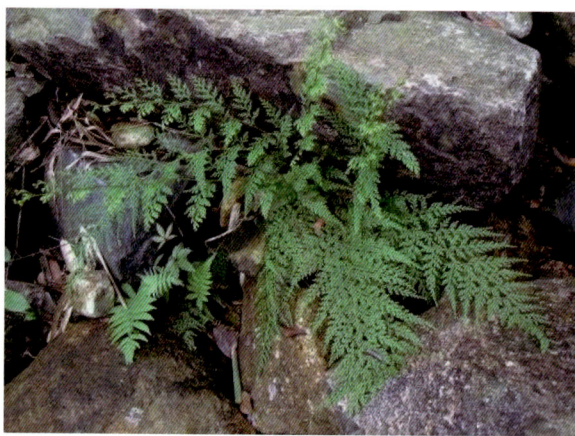

乌蕨

【分布与生长环境】 生在山坡路边、溪沟边、路旁岩石缝或草丛中，以阴湿山坡为最多。

【采集加工】全年可采集。

【性味功效】性寒，味微苦、涩。清热解毒、止血生肌、活血利湿。

【用法用量】内服：煎汤30—60克；或鲜品捣汁饮用。外用：适量，以鲜品捣烂外敷或干品研磨撒患处。

【应用参考】

1.肝炎（急性黄疸型和无黄疸型传染性肝炎）：乌蕨全草90克，水煎汁分3次服，连服10—15剂。

2.狂犬咬伤：乌蕨鲜根茎150—180克，用铜器水煎，空腹服，连服数日，服药期间环境必须安静。

3.刀伤出血：取乌蕨鲜叶捣烂外敷。

4.菜虫药（即雷公藤、黄柴树根）中毒辅助治疗：乌蕨全草 150—180克，水煎服。

5.乳痛：乌蕨根茎30克水煎冲黄酒服，鲜叶捣烂敷患处。

乌 柏
Triadica sebifera（L.）Small

【别名】柏子树、乌柏树（通称）。

【形态特征】为大戟科落叶乔木，叶有长柄，菱状卵形，全缘，秋天变红色并逐渐落叶。花小，绿黄色，单性，顶生总状花序。蒴果椭圆状球形，成熟时裂开3室，种子黑色，外被白蜡。6—7月开花，8—9月果实成熟。

【分布与生长环境】普遍于田野山坡栽培种植。

【采集加工】采种时间通常在11月中旬，当70%—80%果实完全裂开，露出种子时为最佳采种期。

【性味功效】味苦，性微温，有小毒。杀虫，解毒，利尿，通便。

【用法用量】根皮3—9克；叶9—15克。外用：适量，鲜叶捣烂敷患处，或煎水洗。

【应用参考】

晚期血吸虫病：鲜根皮洗净，晒干研粉。上午10时左右，吞服3—9克，对重度和中度的腹水病人，第1次吞服6—9克，以后间日酌量递减，一般以20—30天为1疗程，总剂量在30—45克。

【使用禁忌】

治疗期间应禁忌食盐，同时服用丹参合剂。

服药后，常有恶心、呕吐、腹痛、头痛、畏寒等反应，必要时可用针灸，或药物作对症处理。

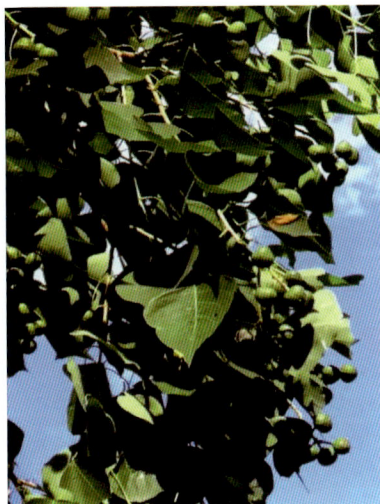

乌柏

乌 蔹 莓
Cayratia japonica（Thunb.）Gagnep.

【别名】五爪金龙（通称）、母猪藤、五爪藤。

【形态特征】多年生攀援草本。茎幼时有柔毛，后变无毛，有纵棱，卷须二歧与叶对生。掌状复叶，有托叶，小叶5片排列成鸟趾状，小叶边缘均有锐锯齿。花黄绿色，腋生。浆果球形，熟时紫黑色。5月开花，8月结果。

【分布与生长环境】常攀援在向阳山坡、路边草丛中或灌木丛中。

【采集加工】夏、秋采收。

【性味功效】味苦酸，性寒。清热利湿，解毒消肿。

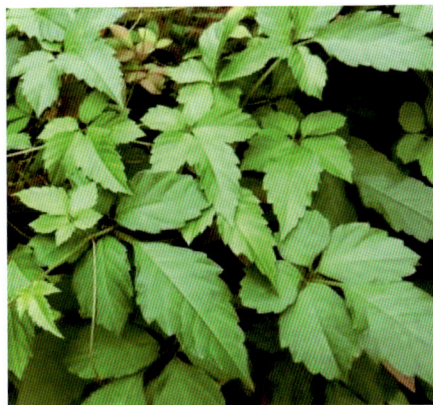

乌蔹莓

【用法用量】内服：煎服，15—30克；研末、浸酒或捣汁。外用：捣敷。

【应用参考】

1.跌打损伤：鲜乌蔹莓全草或加鳢肠，鲜全草等量，捣烂，外敷伤处。另取根9—15克，加黄酒60克，炖服。

2.疖肿初超：鲜全草捣烂，敷患处；同时鲜乌蔹莓全草30克捣烂，加水适量，取汁服。

3.烫伤溃烂：乌蔹莓根晒干研粉，调植物油敷伤处。

4.小儿疳积：鲜乌蔹莓根30克，水煎服。

5.尿血：乌蔹莓全草30克煎服。

无 花 果
Ficus carica L.

【别名】文先果、奶浆果、树地瓜、映日果、明目果、密果。

【形态特征】落叶灌木，高达3—10米。全株具乳汁；多分枝，小枝粗壮，表面褐色，被稀短毛。叶互生；叶柄长2—5厘米，粗壮；托叶卵状披针形，长约1厘米，红色；叶片厚膜质，宽卵形或卵圆形，长10—24厘米，宽8—22厘米。雌雄异株，隐头花序，花序托单生于叶腋；雄花和瘿花生于同一花序托内；榕果（花序托）梨形，成熟时直径长3—5厘米，呈紫红色或黄绿色，肉质，顶部下陷，基部有3苞片。花、果期5—7月。

【分布与生长环境】各地均有栽培。

【采集加工】7—10月果实呈绿色时，分批采摘；或拾取落地的未成熟果实。鲜果用开水烫后，晒干用或鲜用。

无花果

【性味功效】味甘，性凉。健胃清肠，消肿解毒。

【用法用量】9—15克；大剂量可用至30—60克；或生食鲜果1—2枚。外用：适量，煎水洗；研末调敷或吹喉。

【应用参考】

1.咽喉刺痛：无花果鲜果晒干，研末，吹喉。

2.肺热声嘶：无花果15克，水煎调冰糖服。

3.痔疮、脱肛、大便秘结：鲜无花果生吃或干果10个，猪大肠1段，水煎服。

4.久泻不止：无花果5—7枚，水煎服。

5.发乳：无花果100克，树地瓜根60克，金针花根120至180克，奶浆藤60克。炖猪前蹄服。

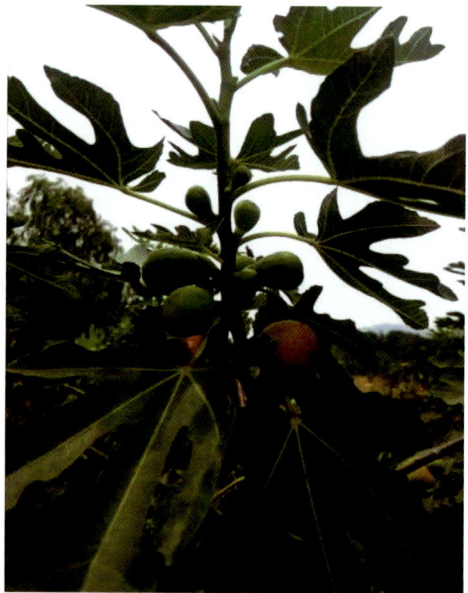

无 患 子
Sapindus saponaria L.

【别名】油患子、苦患子、洗手果、木患、木患树、肥皂树。

【形态特征】落叶大乔木，高可达20多米。嫩枝绿色，无毛。羽状复叶，互生；叶连柄长25—45厘米或更长，叶轴上面两侧有直槽；小叶5—8对，通常近对生；叶片薄纸质，长椭圆状披针形或稍呈镰形，长7—15厘米或更长，宽2—5厘米，先端短尖，基部楔形，两面无毛或背面被微柔毛。花序顶生，圆锥形；花小，辐射对称；花盘碟状，无毛；雄蕊8个，伸出。核果肉质，近球形，有棱，直径2—2.5厘米，橙黄色，干时变黑。种子球形，黑色，坚硬。花期春季，果期夏季、秋季。

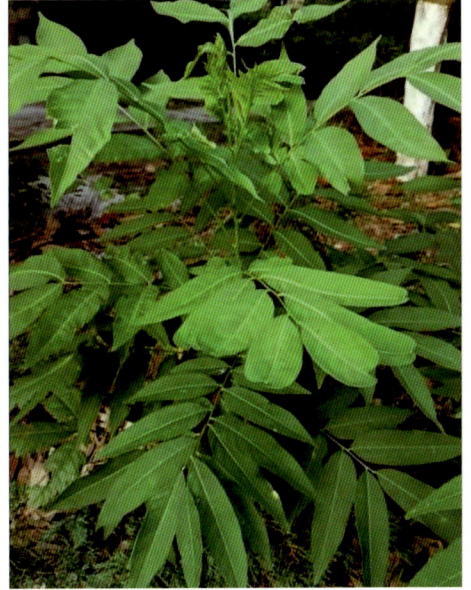

无患子

【分布与生长环境】喜生于温暖，土壤松而稍湿润山坡疏林或树旁较肥沃的向阳地区。

【采集加工】秋季采摘成熟果实，除去果肉和果皮，取种子晒干。

【性味功效】味苦、辛，性寒。清热，祛痰，消积，杀虫。

【用法用量】内服：煎汤，3—6克；或研末。外用：适量，烧灰或研末吹喉、擦牙，或煎汤洗、或熬膏涂。

【应用参考】
1.蛾喉：无患子6克，元明粉5克，梅片2克，研极细末吹喉。严重者加麝香一分。
2.哮喘：无患子煅灰，开水冲服，小儿每次2克，成人每次6克，每日1次，连服数天。
3.厚皮癣：无患子酌量，用好醋煎沸，趁热搽洗患处。
4.牙齿肿痛：无患子30克，大黄、香附各30克，青盐15克，泥固煅研，日用擦牙。
5.虫积食滞：无患子5—7粒，煨熟食，每日1次，连服数日。

五 加 皮
Eleutherococcus nodiflorus（Dunn.）S.Y.Hu

【别名】大叶五加、刺五加。

【形态特征】落叶灌木，高2—5米。茎直立或攀缘，分枝无刺或有外曲刺，刺通常单生于叶柄的基部。叶互生或数叶簇生于短枝上；叶柄长4—9厘米；掌状复叶，小叶5枚，少有3或4枚，顶端1枚较大，两侧小叶渐次较小，倒卵形至卵状披针形或近菱形，长3—8厘米，宽1.5—4厘米，先端尖或渐尖，基部楔形，边缘具锯齿。伞形花序，黄绿色，直径约2厘米；花瓣5片，着生于肉质花盘的周围。浆果状核果近球形，直径约5毫米，熟时紫黑色，种子2粒，细小，淡褐色。花期5—7月，果期7—10月。

【分布与生长环境】生于山坡、沟谷林边或灌木丛中。

【采集加工】栽后3—4年夏、秋采收，挖取根部，除掉须根，剥皮，抽去木心晒干，或切片晒干。

【性味功效】味辛、苦，性温，祛风湿，强筋骨。

【用法用量】内服：煎汤，5—9克；浸酒或入丸、散。外用：捣敷。

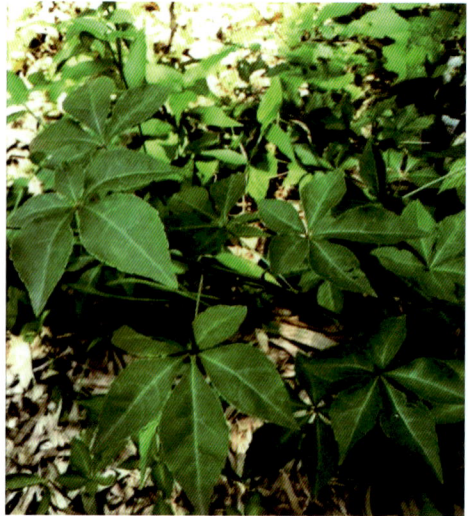
五加皮

【应用参考】

1.鹤膝风：五加皮240克，当归150克，牛膝120克，无灰酒2000毫升。煮3炷香之久，日2服，以醺为度。

2.四、五岁不能行：真五加皮、川牛膝（酒浸2日）、木瓜（干）各等分。上为末，每服6克，空腹米汤调下，1日2服，服后再用好酒半盏与儿饮之。

3.损骨：小鸡1只，重150—180克（连毛），同五加皮30克，捣为糊，绑在伤处，一炷香时，解下后，用山栀9克，五加皮12克，酒1碗，煎成膏贴之，再以大瓦松煎酒服之。

4.阴囊水肿：五加皮9克，地骷髅30克。水煎服。

5.老伤腰痛：五加皮根、野荞麦根各30克。放童便内浸7日，取出晒干研末，每服6克，日2次，米酒冲服。

6.跌打损伤，青肿疼痛：五加皮、泽兰叶、芋儿七。共捣绒，用酒炒热，包敷患处。

7.老人腰痛脚弱、小儿佝偻病：五加皮120克，鹿角霜60克，烧酒0.5克。泡10天，去渣过滤，加赤砂糖适量，每日2—3次，适量饮服。

8.肾虚腰痛、小儿麻痹后遗症、脚冷、阳痿：五加根皮9—15克。水煎服，或炖猪骨服。

元 宝 草
Hypericum sampsonii Hance

【别名】穿心草、帆尾苹、金香、大号千层塔。

【形态特征】多年生草本，高约67厘米，全株无毛。茎直立，圆柱形，基部木质化，近顶端有分枝。叶对生，长椭圆状披针形，长3—7厘米，先端钝圆，全缘。花小，黄色，成疏散的聚伞花序，生于枝梢。蒴果卵圆形，表面具赤褐色腺体，内有多数细小种子。6—7月开花，8—9月果熟。

【分布与生长环境】常生于低山坡疏林下或林缘及山脚沟边、旷野路旁草丛中。

【采集加工】春末至秋季割取全草，晒干，扎成小把备用。

【性味功效】性平，味苦、辛。安神，清肺化痰，活血通经，止血。

【用法用量】内服：煎汤，9—15克，鲜品30—60克。外用：适量，鲜品洗净捣敷，或干品研末外敷。

【应用参考】

1.神经衰弱、失眠：元宝草全草50克，何首乌或夜交藤30克，牯岭勾儿茶100克，地骨皮15克，水煎服。

2.慢性咽喉炎、音哑：元宝草全草、光叶水苏、苦职各50克，筋骨草、玄参各15克，水煎服。

3.肺结核：元宝草全草15克至50克，百部12克，蛇根草、玄参、金线草、龙芽草、紫金牛各15克，牯岭勾儿茶100克，红枣15—20个，水煎服。

4.闭经、痛经：元宝草全草15克，桃仁、延胡索各6克，水煎，冲黄酒适量服。或全草、益母草各15克，丹参50克，水煎服。

5.呕血、咯血、鼻衄：元宝草全草15—50克，鳢肠15克，木根50克，水煎服。

6.毒蛇咬伤：鲜元宝草全草捣烂外敷伤口周围。另取全草15克，半边莲、并头草各15克，水煎服。

7.扭伤：元宝草全草、杜仲、桑白皮各15克，十大功劳、卫矛、山楂根、苞蔷薇根各50克，水煎冲米酒服，服前先吞滴水珠1粒，连服5剂。服药期间禁房事及下冷水。

8.溏泻：元宝草全草9克，水煎服。

【使用禁忌】无瘀滞者及孕妇禁服。

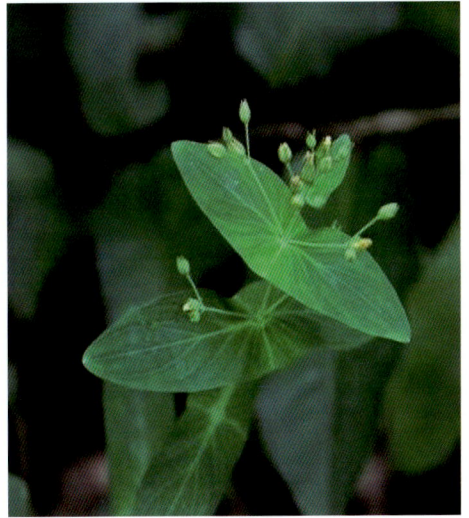

元宝草

云 实
Caesalpinia decapetala（Roth）Alston

【别名】员实、云英、天豆、羊石子、百鸟不停、老虎刺尖。

【形态特征】藤本。树皮暗红色。枝、叶轴和花序均被柔毛和钩刺。二回羽状复叶长20—30厘米；羽片3—10对，对生，具柄，基部有刺1对；小叶8—12对。总状花序顶生，直立，长15—30厘米，具多花；总花梗多刺；萼片5片；花瓣黄色，膜质，圆形或倒卵形，盛开时反卷；雄蕊与花瓣近等长；子房无毛。荚果长圆状舌形，长6—12厘米，宽2.5—3厘米，脆革质，栗褐色，有光泽，沿腹缝线膨胀成狭翅，成熟时沿腹缝线开裂，先端具尖喙；种子6—9颗，椭圆状，种皮棕色。花、果期4—10月。

【分布与生长环境】生于山坡岩石旁及灌木丛中，以及平原、丘陵、河旁等地。

【采集加工】栽后4—5年采收，秋冬挖根，洗净切斜片，晒干或炕干；秋季采果实，

63

除去果皮，取种子晒干。

【性味功效】性温，味苦、涩，无毒。有发表散寒、活血通经、解毒杀虫之效，治筋骨疼痛、跌打损伤。

【用法用量】内服：煎汤9—15克；或捣汁。外用：捣敷。

【应用参考】

1.一般感冒，头眩、全身酸痛：云实根15克，五匹风10克（体虚时，加兰布正3克）。加水两碗，煎汁1碗，1次服用。

2.凉寒头痛、肢体筋骨作痛：云实根30克，或加火葱头数枚，酒煨服。

3.毒蛇咬伤：云实根30克，竹叶椒叶30克，娃儿藤根30克。白酒500克，浸3—5天。每次服15—30克，另用云实根皮、犁头草、半边莲各适量（均鲜），捣烂外敷。

4.阴疮、鱼口便毒：云实根皮（鲜）适量，白酒少许；捣烂外敷，每日换药两次。

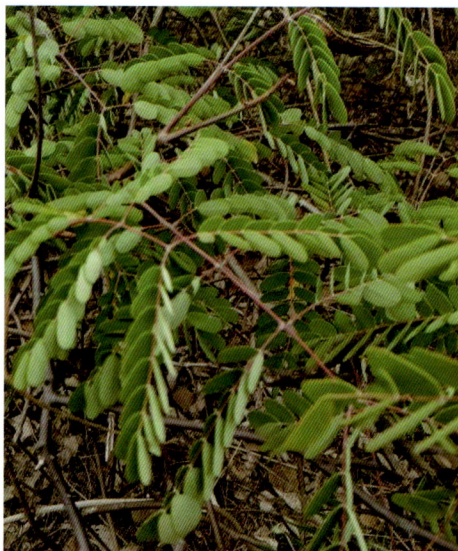

云实

云 芝
Coriolus versicolor（*L.ex Fr.*）*Quel.*

【别名】杂色云芝、彩绒革盖菌、杂色云芝。

【形态特征】彩绒革盖菌子实体一年生。菌盖半圆形至贝壳形，（1—6）厘米×（1—10）厘米，厚1—3毫米；盖面幼时白色，渐变为深色，有密生的细绒毛，长短不等，并构成云纹状的同心环纹；盖缘薄而锐。管口面初期白色，渐变为黄褐色、赤褐色至淡灰黑色；管口圆形至多角形，后期开裂，菌管单层。菌肉白色，纤维质，干后纤维质至近革质。

【分布与生长环境】常见大型真菌，主要是野生，生于多种阔叶树木桩、倒木和枝上。

【采集加工】以子实体入药，全年均可采收，除去杂质，晒干。

【性味功效】味甘、淡，性微寒。健脾利湿，止咳平喘，清热解毒，抗肿瘤。

【用法用量】15—30克。宜煎24小时以上。或制成片剂、冲剂、注射剂使用。

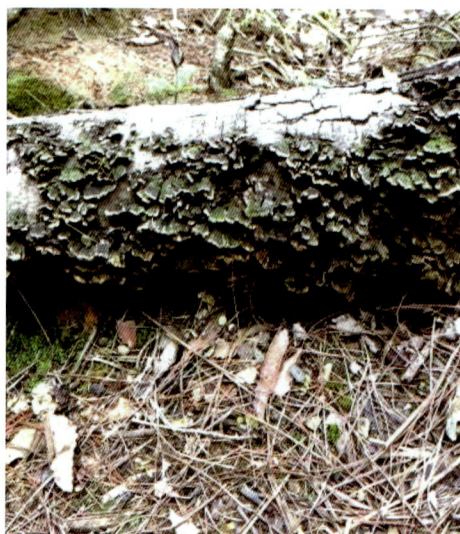

云芝

【应用参考】

1.云芝冰糖饮：云芝15克，冰片适量。将云芝切片，入锅加水适量，煎煮30分钟，去渣取汁，趁热加入打碎的冰片，待冰糖溶化即成。早晚分服。益气健脾，增强免疫力。

2.云芝解毒汤：云芝、柴胡、白芍、茵陈、田基黄、垂盆草各适量、蜜枣2粒。制作：用清水4碗煎至1碗。注意：身体稍为虚寒、四肢不温者，绝对不宜饮用。

3.云芝养肝汤：云芝、西洋参、丹参、白花蛇舌草各适量，瘦肉250克。用清水3碗煎至1碗。

4.云芝炖乳鸽：先将鸽子宰杀去毛洗净，切成2厘米大的方块，用凉水泡去血沫，捞出，控干，放在碗内。再将云芝一切两半，用鸡蛋清、淀粉、精盐、麻油、味精、葱花、生姜末、黄酒拌匀，盛在放有鸽肉的碗里，上笼蒸烂，出笼扣在汤盘里即成。益气养阴，健脾养胃，增强免疫力。

长 春 花
Catharanthus roseus（L.）G. Don

【别名】雁来红、日日新、四时春、三万花、金盏草、日日春。

【形态特征】半灌木或多年生草本，高达30—70厘米。茎近方形，有条纹；节间长1—3.5厘米。叶对生，膜质，倒卵状长圆形，长3—4厘米，宽15—2.5厘米，先端浑圆，有短尖头。聚伞花序腋生或顶生，有花2—3朵；花萼5深裂，萼片披针形或钻状渐尖，长约3毫米；花冠红色，高脚碟状，花冠筒圆筒状，喉部紧缩，花冠裂片宽倒卵形。蓇葖果2对，直立，平行或略叉开，长约2.5厘米，直径约3毫米，外果皮厚纸质。种子黑色，长圆筒形。花期、果期几乎全年。

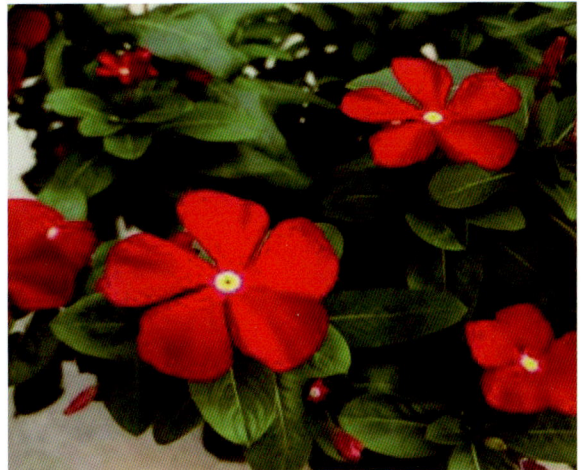
长春花

【分布与生长环境】生于林边、路边及园地草丛中。

【采集加工】全年可采。洗净、切段，晒干或鲜用。

【性味功效】味苦，性寒。凉血降压，镇静安神。

【用法用量】煎汤，10—25克；或提取物制成注射剂。外用：适量，捣敷；或研末调敷。

【应用参考】

1.高血压：（1）长春花12克，豨莶草（目镜草）10克，决明子6克，菊花10克，每日1次，水煎服。（2）长春花、夏枯草、沙参各15克，水煎服。

2.烧伤：长春花6—15克，水煎服；鲜品捣烂，外敷患处。

3.何杰金病、白血病：长春花30克，葡葵子、喜树皮、板蓝根各45克，水煎调青黛0.5

克服。

4.烧烫伤：长春花30克，毛冬青根皮60克，水煎，汤调鸡蛋清拌匀，外涂患处，干则再涂。

5.腮腺炎：长春花15克，煎水分2次服；部分药汤加青黛2克搅匀敷患处，干则再敷。

6.白血病：长春花6—15克，水煎服。

7.肺癌：长春花6—15克，水煎服。

中华胡枝子
Lespedeza chinensis G. Don

【别名】小号布纱、自盲荚、鹁鸪梢、乌料梢、小叶马料梢、乌夹盲、千年勿大树、细叶野花生。

【形态特征】落叶灌木，高达100厘米，全体有平铺白绒毛。叶为具3小叶的复叶，小叶椭圆形或长椭圆形，长1.5—4厘米，先端钝至微凹，有凸尖，全缘，背面白毛较多。总状花序，花冠蝶形，淡红色。荚果短，阔椭圆形，内含种子1粒。9—10月开花结果。

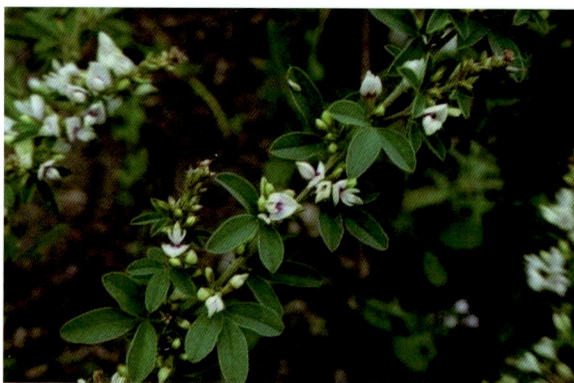
中华胡枝子

【分布与生长环境】常生在山坡疏林下或路旁。

【采集加工】夏秋季采根或全草，晒干备用。

【性味功效】味苦，性寒，有小毒。清热润肺，祛风止痛，利尿通淋截疟。

【用法用量】50—100克。

【应用参考】

1.急性细菌性痢疾：中华胡枝子根15—30克，水煎冲糖服。

2.疟疾：中华胡枝子全草60克，水煎服。

3.小儿高热：中华胡枝子全草9—12克，红枣3个，水煎服。

4.疝气：中华胡枝子根30—60克，水煎服。

5.关节风痛：中华胡枝子根30克，高粱泡根、大血藤、龙芽草、六月雪各15—18克，水煎冲黄酒、红糖，早晚各服1次。

中华猕猴桃
Actinidia chinensis Planch.

【别名】猕猴桃、羊桃、阳桃、红藤梨、白毛桃、公羊桃。

【形态特征】大型落叶藤本。幼一枝或厚或薄，被有灰白色茸毛或褐色长硬毛或铁锈色硬毛状刺毛，老时秃净；隔年枝完全秃净无毛，直径5—8毫米，皮孔长圆形，比较显著；髓白色至淡褐色，片层状。叶纸质，倒阔卵形至倒卵形或阔卵形至近圆形。聚伞花序1—3花；苞片小，均被灰白色丝状绒毛或黄褐色茸毛；花初放时白色，放后变淡黄色，有香气。果黄褐色，近球形、圆柱形、倒卵形或椭圆形。

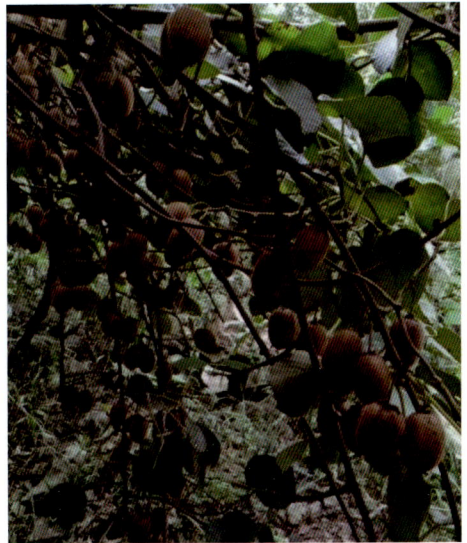

中华猕猴桃

【分布与生长环境】中华猕猴桃生长旺盛，叶大而稠，因而对水分及空气湿度要求严格。不耐涝，长期积水会导致萎蔫枯死。最喜土层深厚、肥沃、疏松的腐殖质土和冲积土。最忌黏性重、易渍水及瘠薄的土壤，本地广有种植，山坡杂地也有野生分布。

【采集加工】秋季收果实。

【性味功效】1.果：调中理气，生津润燥，解热除烦。2.根、根皮：清热解毒、散瘀、止血。3.枝叶：清热解毒，活血消肿，祛风利湿。4.藤：和中开胃、清热利湿。

【用法用量】15—60克；果适量，鲜食或榨汁服。

【应用参考】

1.枝叶：

（1）妇人乳痛：鲜猕猴桃叶1握，和适当的酒糟、红糖捣烂，加热外敷，每天早晚各换1次。

（2）烫伤：猕猴桃叶，捣烂，加石灰少许，敷患处。

2.根：

（1）急性肝炎：猕猴桃根120克，红枣12枚。水煎当茶饮。

（2）水肿：猕猴桃根9—15克。水煎服。

（3）消化不良、呕吐：猕猴桃根15—30克。水煎服。

（4）跌打损伤：猕猴桃鲜根白皮，加酒糟或白酒捣烂烘热，外敷伤处；同时用根60—90克，水煎服。

（5）风湿关节痛：猕猴桃、木防己各15克，苽草9克，胡枝子30克，水煎服。

（6）淋浊、带下：猕猴桃根30—60克，芋麻根等量，酌加水煎，日服两次。

（7）产妇乳少：猕猴桃根60—90克，水煎服。

（8）疖肿：猕猴桃鲜根皮捣烂外敷；同时用根60—90克，水煎服。

（9）脱肛：猕猴桃根30克，和猪肠炖服。

（10）胃肠系统肿瘤、乳腺癌：猕猴桃根45克，水1000毫升，煎3小时以上，每天1剂，10—15天为1疗程。休息几天再服，共4个疗程。

【注意事项】

需要通过食物补充维生素C的时候，猕猴桃应该是首选的水果；女性经期最好少吃或不吃。

吃了猕猴桃别马上喝牛奶，中华猕猴桃与牛奶同食不但影响消化吸收，还会使人出现腹胀、腹痛、腹泻。

儿童吃猕猴桃易过敏。

五 画

艾
Artemisia argyi H. Lév. & Vaniot

【别名】艾蒿、艾蓬、艾叶、家艾。

【形态特征】多年生草本，高53—116厘米，具有香气。茎直立，上部分枝，有纵棱，密被灰白色绵毛或基部无毛。叶互生，卵状椭圆形，羽状分裂，表面有腺点和稀疏白色软毛，背面密被灰白色绒毛。头状花序着生于枝顶，成圆锥花序；花小，淡黄色，无毛。9—10月开花，10—11月果熟。

【分布与生长环境】生于向阳山坡草丛中和郊野路边、田塍边，常栽培于村庄附近园地旁或庭院内。

【采集加工】5—7月采叶，晒干备用。

【性味功效】性温，味苦、辛。理气血，逐寒湿，止血，安眠，温经。

【用法用量】15—60克。

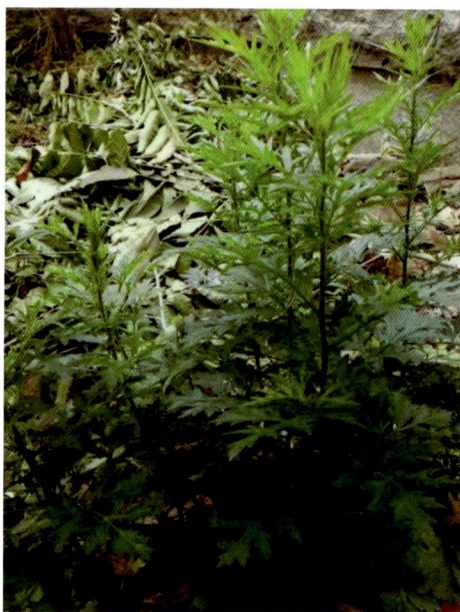

艾

【应用参考】

1.外伤出血：艾陈叶30克，甘草粉6克，充分干燥后，捣碎如绒，拣去杂质，备用。外伤出血时，取上药外敷，包扎。

2.痔疮、脱肛、子宫下垂：艾干叶30—60克，石菖蒲30—60克，水煎熏洗。

3.内出血：艾陈叶18克，龙芽草6克，山栀子15克，大蓟根90克，紫珠叶、卷柏、金银花各30克，将上药炒炭存性，研末，每次6—12克，温开水吞服。

4.产妇腹痛、痛经：艾叶15克、益母草15—30克，水煎服。

5.坐骨神经痛：艾叶6克，石蟾蜍，威灵仙各9克，白英、豨莶草各30克，水煎服。另用艾叶、豨莶草各30克，煎汁外敷。此方使用5例，有效。成用干叶30克，构树叶60克，水煎外洗。

6.外阴瘙痒：艾叶、大蓟根各15克，苦参30克，水煎外洗。

7.失眠：艾干叶30克，水煎服。

凹叶景天
Sedum emarginatum Migo

【别名】仙人指甲、半支莲、马牙半支。

【形态特征】多年生肉质草本，高10—15厘米。地下茎平卧，上部直立。叶对生，倒卵形或倒卵状匙形，长约1—2厘米，顶端凹入，肥厚无毛。花较小，黄色，着生在花枝的顶端。4—5月开花，6—7月结果。室外越冬时部分叶片紫红色。

【分布与生长环境】生在较阴湿的山坡岩石上和田坎上。

【采集加工】全年可采。鲜用或晒干备用。

【性味功效】性平，味微酸。清热解毒，利尿平肝，散瘀消肿。

【用法用量】鲜品60—90克煎服。外用：适量捣碎敷贴。

【应用参考】

1.肝炎：凹叶景天鲜全草60—90克，水煎服，连服数日。

2.热疖、疮毒：凹叶景天鲜全草加食盐少许捣烂敷患处，每日换1次。

3.吐血：凹叶景天鲜全草60—90克配瘦猪肉炖服，连服数日。

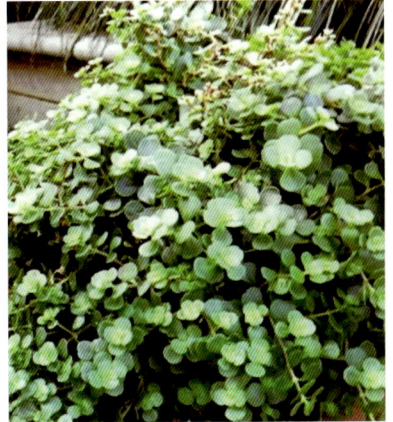
凹叶景天

白 及
Bletilla striata（Thunb.ex A.Murray）Rchb. f.

【别名】千年棕榈。

【形态特征】多年生草本，高30—66厘米。地下根茎肉质，不规则的块状，生有须根。叶片3—6片，从基部生出，阔披针形，下部环抱茎上，叶脉平行。花紫红色或黄白色，4—10朵排成总状花序生在茎的顶端。蒴果长椭圆形，有纵棱6条。4—6月开花，7—9月结果。

【分布与生长环境】生在山坡林下、岩石旁阴湿处及溪边、水湿地草丛中。

【采集加工】每年9—10月当茎叶枯萎时采挖，除去须根，洗净，置沸水中煮或蒸至无白心，晒至半干，除去外皮，晒干。

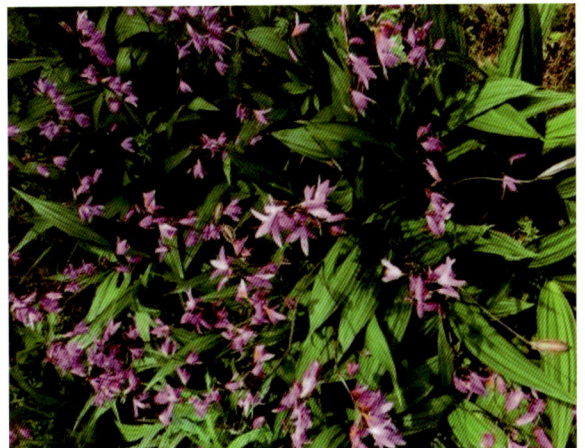
白及

【性味功效】性平，味蕾。补肺，生肌，化痰，止血。

【用法用量】6—15克；研末吞服3—6克。外用：适量。

【应用参考】

1.矽肺、咳嗽少痰、胸痛：白及鲜根去须根60克（干的15—30克），加桔梗（中药）9—15克，水煎，冲白糖，早、晚饭前各服一次。忌食酸辣、芥菜。

2.跌打损伤：白及根研末用开水或黄酒吞服3—6克。

3.各种疔疮：白及鲜根加盐捣烂敷患处。

4.刀伤出血：白及根配煅石膏等量，研细末外用。

5.肠胃出血：白及、地榆（中药）各等量，炒焦研末，每服3克，温开水送服，每日2—3次。

白 扁 豆
Lablab purpureus（L.）Sweet

【别名】火镰扁豆、峨眉豆、扁豆子、茶豆、眉豆。

【形态特征】多年生缠绕草质藤本，长达6米。茎近光滑。叶为三出复叶，互生；叶柄长4—12厘米；托叶细小，三角状卵形，长约3毫米，中央的小叶柄较长，两侧的较短，小托叶条状披针形，均被毛。总状花序腋生，通常2—4朵聚生在一处；总花梗长6—17厘米；花萼筒状；种子2—5粒，白色，长方状扁圆形，通常长9—12毫米，宽7—9毫米，干燥品表面黄白色，平滑，略有光泽，一侧边缘具白色隆起的种阜，剥去可见凹陷的种脐。7—8月开花，9月结果。

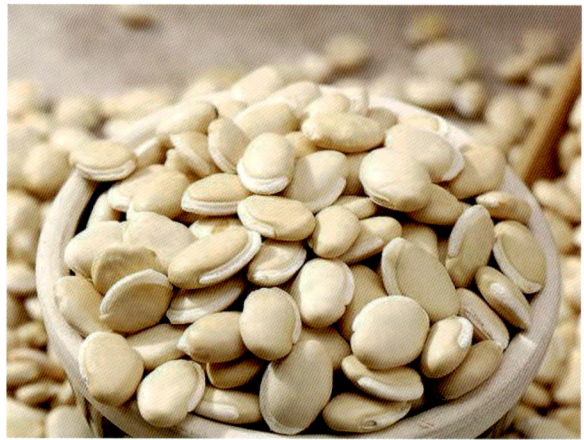
白扁豆

【分布与生长环境】栽培品。广有种植。

【采集加工】当年9—10月种子成熟时，摘下荚果，剥出种子，晒干。

【性味功效】味甘，性微温。有补脾胃，和中化湿，消暑解毒的功效，

【用法用量】10—15克；或生品捣研水绞汁；或入丸、散。外用：适量，捣敷。健脾止泻宜炒用；消暑养胃解毒宜生用。

【应用参考】

1.脾胃虚弱，饮食不进而呕吐泄泻：白扁豆750克（姜汁浸，去皮，微炒）、人参（去芦）、白茯苓、白术、甘草（炒）、山药各1000克，莲子肉（去皮）、桔梗（炒至深黄色）、薏苡仁、缩砂仁各500克。上为细末。每服6克，枣汤调下，小儿量按岁数加减服。

2.伏暑引饮，口燥咽干，或吐或泻：白扁豆（微炒）、厚朴（去皮，姜汁炙）各6克，香薷（去土）6克。水300克，入酒少许，煎七分，沉冷。不拘时服。一方加黄连姜汁炒黄色，如有抽搦，加羌活。

3.慢性肾炎、贫血：扁豆30克，红枣30粒。水煎服。

白花蛇舌草
Hedyotis diffusa Willd

【别名】蛇舌草、蛇总管、二叶葎。

【形态特征】一年生、披散、纤弱、无毛小草本，高6—7厘米。根圆柱形细长，白色。茎扁圆柱形，绿色或稍染紫色，直径约1毫米，多分枝，有时呈匍匐状。叶对生，无柄，条形至条状披针形，长1—4.5厘米，宽1—5毫米，先端渐尖，基部渐窄全缘，上部深绿色，中脉下凹；托叶2片，长1—3毫米，与叶基连接。春夏秋季均有花，花细小，从叶腋单生或成对生长；花冠白色，长约3毫米。蒴果扁球形，直径2—3毫米。种子细小，淡棕黄色，具3个棱角。花期7—9月，果期8—10月。

白花蛇舌草

【分布与生长环境】多生于潮湿的田边、沟边、畦畔、路边及草地。

【采集加工】夏、秋采收。洗净，鲜用或晒干

【性味功效】味甘、淡，性凉。清热解毒，利湿消痈，抗癌。

【用法用量】15—30克，大剂量可用至60克。外用：适量，捣碎敷患处。

【应用参考】

1.急性阑尾炎：白花蛇舌草60—120克，羊蹄草30—60克，两面针根9克，水煎服。

2.毒蛇咬伤：鲜白花蛇舌草30—60克，捣烂绞汁或水煎服，渣敷伤口。

白 接 骨
Asystasiella neesiana（Wall.）Nees

【别名】接骨草、金不换、白龙骨、六厘草、玉接骨、接骨丹。

【形态特征】多年生草本。根茎倾斜或直立，节部膨大，多肉质而脆，表面白色，富黏液。茎直立，有4棱，节部稍膨大。叶对生，长卵形，边缘有稀疏锯齿，膜质。花排列成顶生的总状花序，常偏于一侧；花萼钟状，5裂；花冠漏斗状，淡紫红色。蒴果长椭圆形，成熟时2瓣开裂。7—8月开花，9—10月果熟。

【分布与生长环境】生于低山坡、山谷林下阴湿的石缝内和草丛中、郊野向北田边、路边和村旁墙脚等处，性喜阴湿、温暖和富含腐植质的土壤。

【采集加工】夏、秋季采全草或根茎，鲜用或晒干备用。

【性味功效】性凉，味淡。清热解毒，活血止血。

【用法用量】内服：煎汤，3—9克（鲜根30—60克）；或研末。外用：捣敷或研末撒。

【应用参考】

1.外伤出血：白接骨根茎或全草捣烂外敷。

2.扭伤：白接骨根茎、黄栀子、麦粉各等量加食盐捣烂，包敷伤处。或根，加蒟蒻根等量，捣烂外敷，每天换1次。

3.断指再植：白接骨鲜全草加食盐捣烂外敷，再包扎固定。每日换药1次。

4.疔肿、下肢溃疡：白接骨全草加适量白糖，捣烂外敷。

5.腹水：白接骨鲜根30克，水煎服。

6.糖尿病：白接骨全草30克，元宝草、马蹄金、爵床各15克，水煎服，连服10余剂。

7.肺结核：鲜白接骨根茎60克，水煎服。

8.咽喉肿痛：白接骨根茎、野玄参各30克，用木器捣烂，绞汁漱喉咽服，连服2—3次。

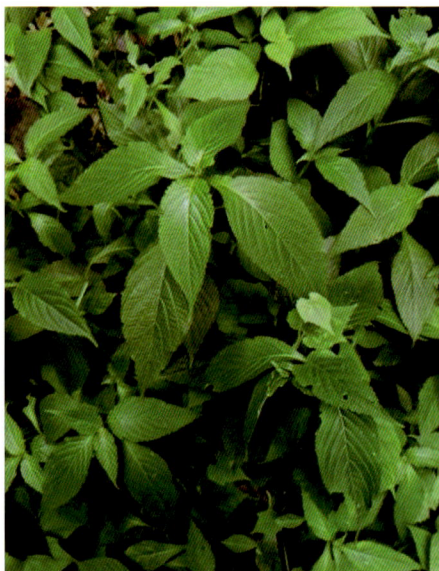

白接骨

白 茅 根
Imperata cylindrica（L.）Beauv.

【别名】丝茅草、茅草、白茅草、茅草根。

【形态特征】多年生草本，高20—80厘米。根状茎白色，横走于地下，密集，节部生有鳞片，先端尖、有甜味。茎丛生，直立，节具有4—10毫米的白色柔毛。单叶互生，集中于基部，老时基部常有破碎呈纤维状的叶鞘。叶片扁平，条形或条状披针形，长5—60厘米，宽2—8毫米，先端渐尖，主脉明显。夏季开花，花、果期7—9月。

【分布与生长环境】喜阳耐旱，多生于路旁、山坡、草地中。

【采集加工】春、秋采挖。除去地上部分和鳞片状的叶鞘，洗净，切段或扎把晒干。

【性味功效】味甘，性寒。凉血止血，

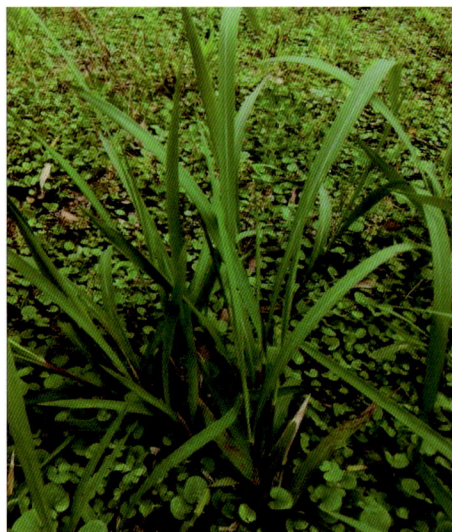

白茅根

清热利尿。

【用法用量】9—30克，鲜品30—60克。

【应用参考】

1.吐血不止：白茅根1握。水煎服之。

2.鼻衄不止：白茅根为末，米泔水服6克。

3.喘：白茅根1握（生用旋采），桑白皮等分。水500毫升，煎至250毫升，去滓温服，食后。

4.胃反，食即吐出，上气：芦根、白茅根60克。细切，以水800毫升，煮取400毫升，顿服之。

5.小便出血：白茅根1把。切，以水300毫升，煎至150毫升，去滓，温频服。

6.血尿：白茅根，车前子各30克，白糖15克。水煎服。

7.肾炎：白茅根30克，一枝黄花30克，葫芦壳15克，白酒药3克。水煎，分2次服，每日1剂，忌盐。

8.黄疸、谷疸、酒疸、女疸、劳疸、黄汗：生茅根1把。细切，以猪肉500克，合作羹，尽啜食之。

9.解曼陀罗中毒：白茅根30克，甘蔗500克。捣烂，榨汁，用1个椰子水煎服。

10.肺热气喘：用生茅根1把，口咬细，加水600毫升，煮成300毫升，饭后温服。3服病愈。此方名"如神汤"。

11.劳伤尿血：用茅根、干姜等分，加蜜1匙，水2杯，煎成1杯服下。1天服1次。

12.鼻血不止：用茅根研细，每服6克，淘米水送下。

白 药 子
Stephania cepharantha Hayata

【别名】盘花地不容、山乌龟、金线吊乌龟、金线吊葫芦、金丝吊鳖。

【形态特征】多年生缠绕性落叶藤本，长达5米，全株平滑无毛。块根肥厚，略呈长方椭圆形。茎基部木质化，带紫色。叶互生，叶柄细长；叶片三角状卵圆形，宽与长近相等或较宽，先端圆钝，全缘，有掌状脉5—9条，无毛。夏季叶腋开淡绿色小花，约20朵组成腋生的头状花序；雄花花序有长梗，花萼及花瓣各3—6片，花药环生成圆盘状；雌花总梗短，不分枝，顶端有一小头状花序，子房上位。核果球形，熟时紫红色。

【分布与生长环境】生长于肥沃湿润的草丛、山坡路旁阴处或灌木林中，亦生于石灰质石

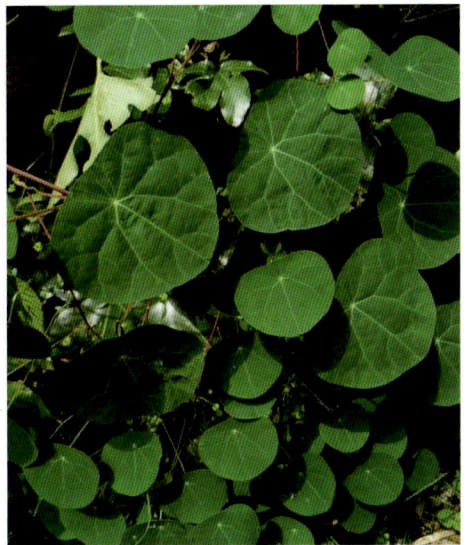

白药子

山上。

【采集加工】全年可采，以秋末冬初采收为好。挖取块根，除去须根，洗净，切片晒干或烘干。

【性味功效】味苦、辛，性凉、有小毒。清热解毒，凉血止血，散瘀消肿。

【用法用量】9—15克。外用：适量，研末涂敷患处。

【应用参考】

1.风痰上壅：用白药子90克、黑牵牛15克，同炒香，去牵牛一半后，共研为末，加防风末90克，和匀。每服3克，茶送下。

2.吐血不止：用白药子烧存性，每服9克，糯米汤送下。

3.安胎：白药子30克，白芷15克。上为细末，每服6克，紫苏汤调下。或胎热心烦闷，入砂糖少许煎。

4.妊娠伤寒护胎：白药子不拘多少为末，用鸡子清调摊于纸上，可碗口大，贴在脐下胎存生处。干即以温水润之。

白 头 翁
Pulsatilla chinensis（Bunge）Regel

【别名】鸡腿子、天青地白、地栗、上青下白、山萝卜、天雷番薯、山鸡腿、霹雳、白五叶蛇莓。

【形态特征】多年生草本，高13—27厘米，根丛生，呈纺锤状，表面暗褐色，质坚硬。茎上部多分枝，表面密被白色绵毛。基生叶为单数羽状复叶，小叶2—5对，长圆形至椭圆形，边缘具齿牙，上面有稀疏刚毛，下面密被白色绵毛，叶柄长，亦被白绵毛；茎生叶3出，小叶卵状长椭圆形，叶柄短。花黄色，成顶生的聚伞花序；花萼外有副萼。瘦果多数，卵形，淡褐色，平滑无毛。4—5月开花，8—9月果熟。

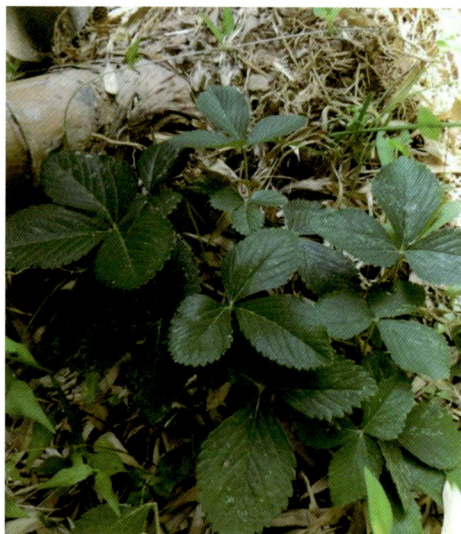

白头翁

【分布与生长环境】生于山坡、路边、田边草地中。

【采集加工】春至秋季采全草或根晒干备用，以3—4月叶初抽时采集质量为好。

【性味功效】性凉，味甘、微苦。清热解毒，凉血止血，软坚消结。

【用法用量】10—50克。

【应用参考】

1.细菌性痢疾、阿米巴痢疾：白头翁全草或根15—31克，水煎服。或全草、车前草各15克，扁蓄30克，水煎服。

2.淋巴结结核：白头翁全草45—60克，黄酒750克（不会饮酒者可酌减），浸24小时后，隔水炖1小时，以无酒味为度，加红糖适量，1天1次或分数次服完，1天1剂或隔天1剂，15剂为1疗程，如未愈，可停药5天后再续服1疗程。忌食鱼、虾、鸡、鹅、蛋。

3.肺结核：白头翁全草、白芨、鼠曲草各9克，紫金牛12克，水煎服，连服10—15剂。

4.吐血：鲜白头翁根60—90克，水煎，冲白糖服。

白 背 叶
Mallotus apelta（Lour.）Muell.Arg.

【别名】野桐、叶下白、白背木、白背娘、白朴树、白帽顶。

【形态特征】灌木或小乔木，小枝、叶柄和花序均被淡黄色星状茸毛。叶互生，圆卵形，长7—17厘米，宽5—14厘米，基部近截形或短截形，具2腺点，先端渐尖，全缘或不规则3裂，有稀疏钝齿，上面近无毛，下面灰白色，密被星状茸毛，有细密棕色腺体；叶柄长1.5—8厘米，密被柔毛。花单性，雌雄异株；无花瓣，子房3室，密生星状茸毛，花柱3。蒴果近球形，密生羽毛状软刺。籽粒小，圆形，色黑而有光泽。花期6—7月。果期10—11月。

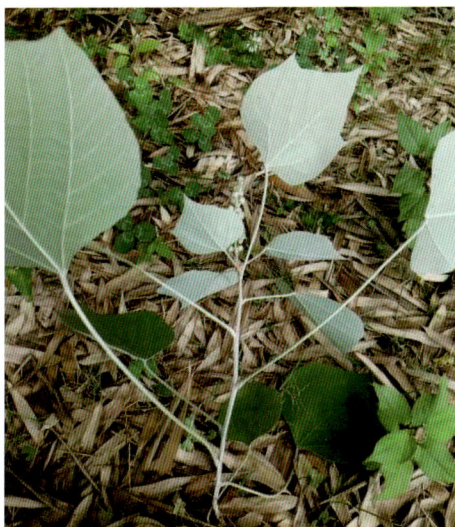
白背叶

【分布与生长环境】生于山谷、村边、路旁或灌木草丛中。

【采集加工】根全年可采，洗净，切片，晒干。叶多鲜用，或夏、秋采集，晒干研粉。

【性味功效】性寒，无毒。清热，利湿，止痛，解毒，止血。

【用法用量】煎汤，4.5—9克。外用：研末撒或煎水洗。

【应用参考】

1.胃痛呕水：白背叶草头浸男子尿1星期，取起洗净晒干。每用60克，雄鸡1只去肠杂头肺，水适量炖服，每星期1次。

2.鹅口疮：白背叶适量蒸水，用消毒棉卷蘸水拭抹患处，1日3次，连抹2天。

3.外伤出血，溃疡：白背叶晒干，擦成棉绒样收贮，出血时取适量贴上，外加绷带固定。

4.皮肤湿痒：白背叶煎水洗。

5.产后风：白背叶、艾叶，酒煎服。

6.溃疡：白背叶鲜叶捣烂，麻油或菜油涠敷。

7.跌打扭伤：鲜白背叶适量，捣敷。

白 英
Solanum lyratum Thunb.

【别名】白毛藤、天灯笼。

【形态特征】多年生蔓性草本。茎基部术质化。叶互生，卵形或卵状披针形，先端渐尖。叶的两面及茎上都密生白色长软毛。花白色或紫色，成顶生或与叶对生的聚伞花序。浆果球形。初时绿色，后变红色，最后变黑色。7—8月开花，8—11月结果。

【分布与生长环境】生于较阴湿的山坡林下、溪沟边和路边灌木丛中。

【采集加工】在夏、秋茎叶生长旺盛时期收割全草，每年可以收割2次，收取后直接晒干，或洗净鲜用。

【性味功效】性平，味微苦。清热解毒，祛风湿利尿。

【用法用量】25—50克。外用：适量，鲜全草捣烂敷患处。

白英

【应用参考】

1.湿热黄疸：白英鲜全草60—120克。水煎，分3次服，日服1剂，一般连服4天，黄疸消失。

2.血吸虫病引起的黄疸：每日服白英鲜全草30—60克（干者24—45克），水煎，连服10至20天。

3.感冒发热、风热头痛、牙痛：白英全草9—15克水煎，或冲蜂蜜服。热重者加白茅根水煎服，1日2次。

4.阴道炎、子宫颈糜烂：白英鲜全草60—120克水煎服，连服3至7天。

5.治关节风湿痛：白英根120克.猪蹄1个，炖熟，肉汤同食，分3次当天吃完；或用黄酒适量浸7日。每晚临睡前饮1杯，7日服完。

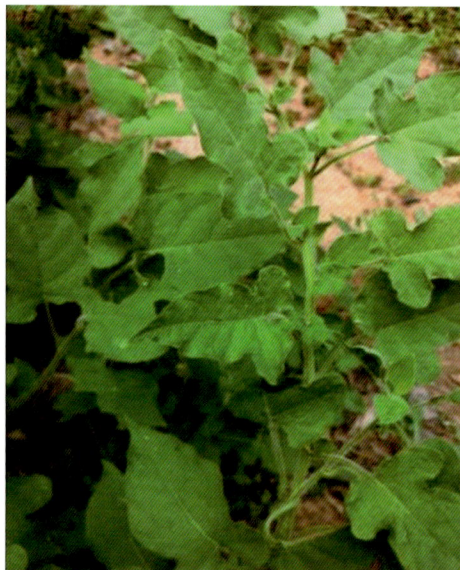

半 夏
Pinellia ternata（Thunb.）Breit.

【别名】三叶半夏、地文、三步跳。

【形态特征】多年生草本，高15—30厘米。地下块茎球形或扁球形。直径1—2厘米，下部生多数须根。叶从块茎顶端生出。幼苗时常具单叶，卵状心形；老株的叶为3小叶的复叶，小叶椭圆形至披针形，有短柄，叶脉为羽状网脉。叶柄下部内侧面生1白色珠芽，有时叶端也有1枚，卵形。5—7月间开花，花葶高出于叶；佛焰苞下部细管状，绿色，内部黑紫色，上部片状，呈椭圆形；肉穗花序。花序轴先端附属物延伸呈鼠尾状。果期8—9月，浆果熟时绿色。

【分布与生长环境】喜生于潮湿肥沃的沙质土上，多见于房前屋后、山野溪边及林下。

【采集加工】每年秋季9月下旬，采挖块茎，去净秧苗，放入筐内，浸入河水中用木棒杵去外皮，洗净晒干，即为生半夏。或将堆放至"发汗"（发酵）后刚好能去皮的鲜半夏，装入麻袋，放入水池，用穿筒靴的脚踩去外皮及须根，少数踩不干净的就用手搓，直至把皮和须根全部去掉、洗干净。

【性味功效】味辛，性温。燥湿化痰，降逆止呕，消痞散结。

【用法用量】3—9克，用时捣碎。外用：适量，磨汁涂或研末以水调敷患处。

【应用参考】

1.诸呕吐，谷不得下：半夏130克，生姜124克。上2味，以水1400毫升，煮取300毫升，分温再服。

2.痰厥：半夏240克，防风120克，甘草60克。同为细末，分作40服，每服用水400毫升，姜20片，煎至七分，去滓温服，不计时候。

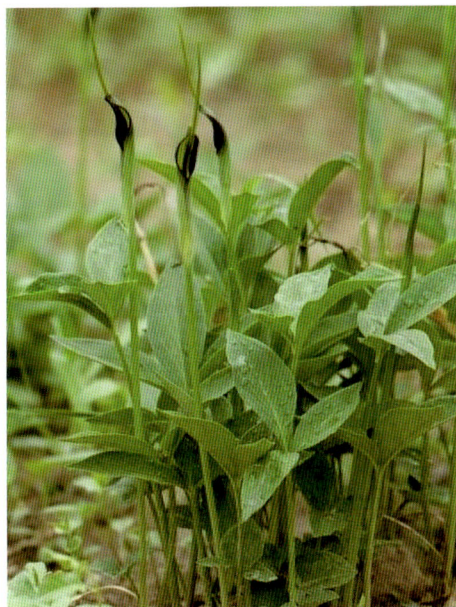

半夏

半 边 莲
Lobelia chinensis Lour.

【别名】急解索、细米草、蛇舌草、半边花、水仙花草。

【形态特征】多年生草本。茎细弱，匍匐，节上生根，分枝直立，高6—15厘米，无毛。叶互生，无柄或近无柄，椭圆状披针形至条形，长8—25厘米，宽2—6厘米，先端急尖，基部圆形至阔楔形，全缘或顶部有明显的锯齿，无毛。花通常1朵，生分枝的上部叶腋；花冠粉红色或白色。蒴果倒锥状，长约6毫米。种子椭圆状，稍扁压，近肉色。花、果期5—10月。

【分布与生长环境】喜潮湿环境，稍耐轻湿干旱，耐寒，可在田间自然越冬，生于田埂、草地、沟边、溪边潮湿处。

【采集加工】夏季采收，除去泥沙，洗净，晒干。

【性味功效】味辛，性平，无毒。利尿消肿，清热解毒。

【用法用量】煎汤，15—30克；或捣汁服。外用：捣敷或捣汁调涂。

【应用参考】

1.寒齁气喘及疟疾寒热：半边莲、雄黄各6克。捣泥，碗内覆之，待青色，以饭丸如梧子大。每服9丸，空腹盐汤下。

2.毒蛇咬伤：（1）半边莲浸烧酒搽之。（2）鲜半边莲30—60克，捣烂绞汁，加甜酒30克调服，服后盖被入睡，以便出微汗。毒重的一天服2次。并用捣烂的鲜半边莲敷于伤口周围。

3.疔疮，一切阳性肿毒：鲜半边莲适量，加食盐数粒同捣烂，敷患处，有黄水渗出，渐愈。

4.乳腺炎：鲜半边莲适量，捣烂敷患处。

5.无名肿毒：半边莲叶捣烂加酒敷患处。

6.喉蛾：鲜半边莲如鸡蛋大一团，放在瓷碗内，加好烧酒90克，同擂极烂，绞取药汁，分3次口含，每次含约一二十分钟吐出。

7.时行赤眼或起星翳：（1）鲜半边莲，洗净，揉碎作1小丸，塞入鼻腔，患左眼塞右鼻，患右眼塞左鼻。3、4小时换1次。（2）鲜半边莲适量，捣烂，敷眼皮上，用纱布盖护，1日换药2次。

8.跌打扭伤肿痛：半边莲500克，清水1500克，煎剩750克过滤，将渣加水1500克再煎成一半，然后将两次滤液混合在一起，用慢火浓缩成500克，装瓶备用。用时以药棉放在药液中浸透，取出贴于患处。

9.黄疸、水肿、小便不利：半边莲30克，白茅根30克。水煎，分2次用白糖调服。

10.晚期血吸虫病腹水、肾炎水肿：半边莲30—60克，煎服。

11.治湿热泄泻：半边莲30克，水煎服。

12.痢疾：生半边莲60克，水煎和黄糖服。

13.盲肠炎：半边莲240克，加双料酒适量，捣烂水煎，1日5次分服，渣再和入米酒少许，外敷患处。

14.急性中耳炎：半边莲擂烂绞汁，和酒少许滴耳。

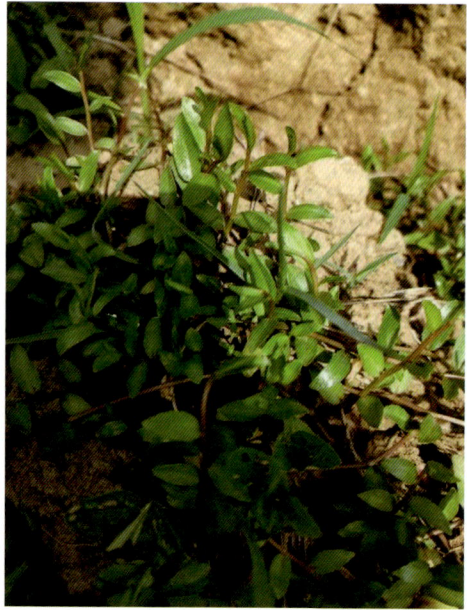
半边莲

半蒴苣苔
Hemiboea Subcapitata Clarke

【别名】山白菜、天目降龙草、石花菜、尿桶草、石花、牛蹄草、牛舌头、降龙草、石杓麦。

【形态特征】多年生草本，高10—40厘米。茎具4—8节，不分枝，肉质，散生紫斑，无毛或疏生短毛。叶对生；叶柄长1—7厘米，具翅，基部合生成船形；叶片椭圆形或倒卵状椭圆形，长5—17厘米，宽2.2—9.2厘米，先端包尖或渐尖，基部下延，全缘或有波状浅钝齿。聚伞花序腋生或顶生，具3—10余花；花序梗长1—17厘米；总苞球形，直径1—2.5厘米，先端具尖头，淡绿色；花萼长约1.4厘米，萼片5片，长圆状披针形，干时膜质；

花冠白色，具紫色斑点，长约4厘米，外面疏被腺状短柔毛，内面基部具1毛环，上唇2浅裂，下唇3浅裂；能育雄蕊2，分生，药室先端连着，退化雄蕊3，小；子房近条形，比花柱短。蒴果呈牛角形，稍弯，长1.5—2.5厘米，基部宽3—4毫米。花期8—10月，果期9—11月。

【分布与生长环境】生于山谷林下或沟边阴湿处。

【采集加工】夏、秋季采收，鲜用或晒干。

【性味功效】味微苦；性平。清暑热，利湿，解毒。

【用法用量】内服：煎汤，15—30克。外用：适量，捣敷，或鲜品绞汁涂。

【应用参考】主湿热黄疸，咽喉肿痛，毒蛇咬伤，烧烫伤。

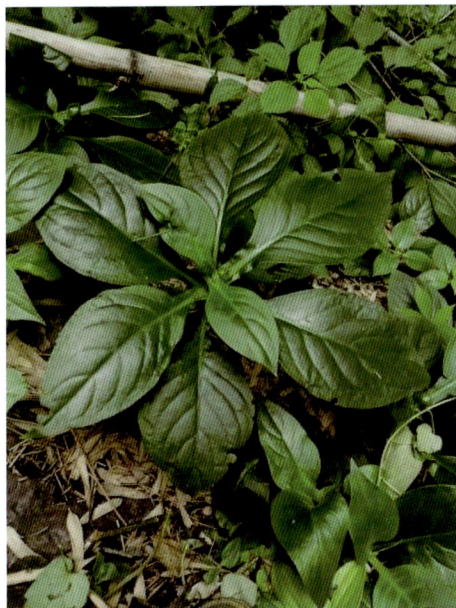

半蒴苣苔

半 枝 莲
Scutellaria barbata D. Don

【别名】赶山鞭、瘦黄芩、牙刷草、田基草、水黄芩、狭叶韩信草。

【形态特征】多年生草本，半枝莲根茎短粗，生出簇生的须状根。茎直立，高12—55厘米，四棱形，基部组1—2毫米，无毛或在序轴上部疏被紧贴的小毛，不分枝或具或多或少的分枝。叶具短柄或近无柄，柄长1—3毫米，腹凹背凸，疏被小毛；叶片三角状卵圆形或卵圆状披针形，有时卵圆形。花单生于茎或分枝上部叶腋内，具花的茎部长4—11厘米；花萼开花时长约2毫米，外面沿脉被微柔毛，边缘具短缘毛，盾片高约1毫米。小坚果褐色，扁球形，径约1毫米，具小疣状突起。花果期4—7月。

【分布与生长环境】半枝莲喜温暖气候和湿润、半阴的环境。生于水田边、溪边或湿润草地上。

【采集加工】全草入药。种子繁殖的，从翌年起，每年的5月、7月、9月都可收获一次。分株繁殖的，在当年9月收获第1次，以后每年可收获3次。用刀齐地割取全株，拣除杂草，捆成小把，晒干或阴干。

【性味功效】气微，味苦、涩。清

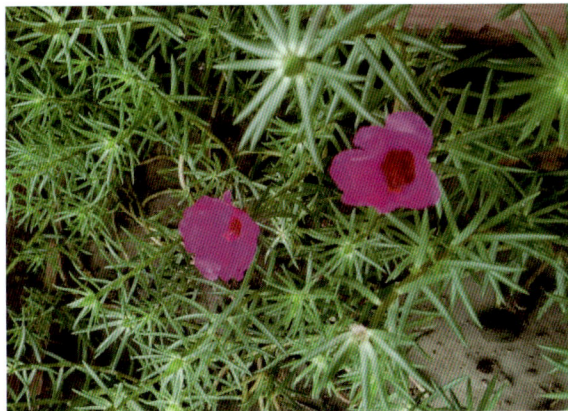

半枝莲

热解毒，散瘀止血，利尿消肿。

【用法用量】15—30克，鲜品加倍，或入丸、散。外用：适量，鲜品捣敷。

【应用参考】

1.吐血、咯血：鲜半枝莲50—100克，捣烂绞汁，调蜜少许，炖热温服，日2次。

2.尿道炎，小便血尿疼痛：鲜半枝莲50克，洗净，煎汤，调冰糖服，日2次。

3.热性血痢：半枝莲100克，煎服。

4.痢疾：鲜半枝莲150—200克，捣烂绞汁服，或干全草50克，水煎服。

5.肝炎：鲜半枝莲25克，红枣5个，水煎服。

6.胃气痛：干半枝莲50克，和猪肚或鸡1只（去头及脚尖，内脏）。水、酒各半炖熟，分2—3次服。

7.咽喉肿痛：鲜半枝莲40克，鲜马鞭草40克，食盐少许，水煎服。

8.咽喉炎，扁桃体炎：半枝莲、鹿茸草、一枝黄花各15克，水煎服。

9.肺脓疡：半枝莲、鱼腥草各50克，水煎服。

10.蛇头疔、淋巴腺炎：鲜半枝莲50—100克，调食盐少许，捣烂外敷。

11.淋巴结核：半枝莲100克，水煎服。或半枝莲，水龙骨各50克，加瘦猪肉适量，煮熟，吃肉和汤。

12.背痛：鲜半枝莲根捣烂外敷。要留出白头，1天敷2次。另取全草50克，水煎服，服4—5次即可排脓。排脓后，用根捣汁滴入孔内，并用纱布包扎，1天换2次。

13.癌症：半枝莲，蛇葡萄根各50克，藤梨根200克，水杨梅根200克，白茅根，凤尾草，半边莲各25克。水煎服。

14.跌打损伤：半枝莲捣烂，同酒糟煮热敷。

15.一切毒蛇咬伤：半枝莲，洗净捣烂，绞汁，调黄酒少许温服，渣敷患处。

16.毒蛇咬伤：鲜半枝莲，观音草各50—100克，鲜半边莲，鲜一包叶各200—400克。水煎服。另取上述鲜草洗净后加食盐少许，捣烂取汁外敷。

东 风 菜

Aster scaber Thunb.

【别名】烂屁股三七、尖叶山苦荬、冷水丹、山白菜。

【形态特征】多年生草本，高1—3米。根茎粗短，横卧。茎直立，圆形，基部光滑，上部渐有毛。基生叶阔卵形或心脏形，边缘有重锯齿，有具翼长柄，叶表面粗糙，背面灰白色，两面均有短毛，花后凋落；茎中部叶卵状三角形；茎上部叶卵状披针形。头状花序集成疏松的伞房状；舌状花白色。瘦果长椭圆形。8—9月开花，10—11月果熟。

【分布与生长环境】生于较高的阳山坡、农垦地上、干燥山谷和路边草丛中，也生长于较阴湿的灌丛中和疏林下。

【采集加工】根茎于10—12月采果，全草于6—9月采集，洗净，鲜用或晒干备用。

【性味功效】性寒，味苦，有小毒。清热，凉血，解毒。

【用法用量】15—30克。外用：适量，鲜全草捣敷。

【应用参考】

1.毒蛇咬伤：鲜根茎30克，鲜龙胆草、斑叶兰各15克，加浓茶捣汁内服，并外敷。或鲜根茎、鲜龙胆草各45克，捣汁内服，另取渣外敷患处。

2.跌打损伤：鲜根茎60克，水煎，黄酒冲服。或取根茎烘干研末，每次9克，用黄酒吞服。

3.内出血：根茎、万年青根茎各9克；如系肺出血加黄独9克，水煎服。

4.阴囊湿疹：鲜根茎60克，麻雀3只，水煮，吃肉和汤。

5.淋巴炎：鲜根茎、鲜珍珠菜根、鸭跖草各60克，土牛膝30克，水煎服。

6.急性肾炎：鲜东风菜根茎60克，捣烂，放酒杯内扣于脐上，用布包扎，每天换1次。

7.中暑腹痛：东风菜根茎3克，研末，温开水吞服。

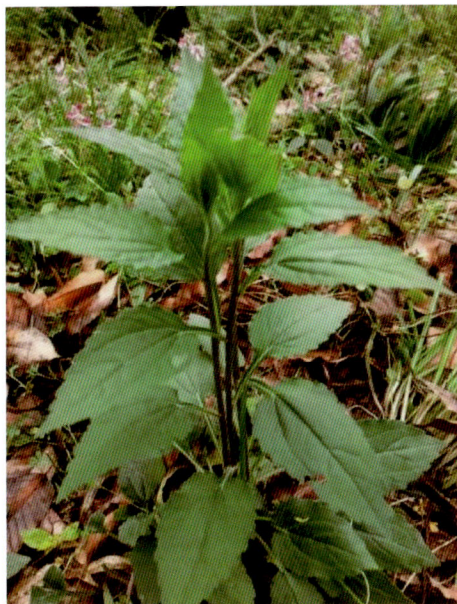

东风菜

冬 青
Ilex chinensis Sims

【别名】冻青、冬青树、四季青（叶中药名）。

【形态特征】常绿乔木，一般高达13米。树皮灰色或淡灰色，小枝淡绿色，无毛。聚伞花序或伞形花序，单生于当年生枝条的叶腋内。叶长5—11厘米，宽2—4厘米。浆果状核果，通常球形，花期4—6月，果期7—12月。

【分布与生长环境】冬青的种类有200余种，分布于长江流域及其以南广大地区，而以西南和华南最多。本地广有生长。

【采集加工】全年可采。叶、根、皮可入药。

【性味功效】味甘、苦，性凉，无毒。补肝强筋，补肾健骨。

【用法用量】煎汤，10—15克；或入丸、散；浸酒或捣汁。外用：适量，捣敷。

【应用参考】

1.烧伤：（1）浅Ⅱ度烧伤用水剂涂布或喷雾于创面。（2）深Ⅱ度烧伤，先用水剂涂布，待暴露2小时，创面形成痂膜，再涂冬青乳剂然后

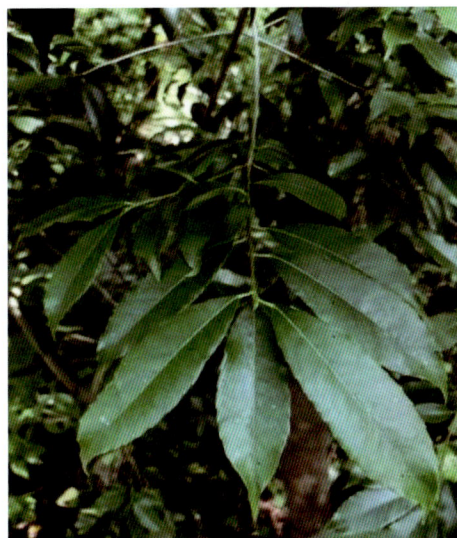

冬青

包扎。（3）痂下有感染，脓较多时，去痂后可用生理盐水9份，注射剂1份混匀。湿敷2—3天。

2.下肢溃疡：冬青乳剂外涂。先以碘伏捷洗创面；凡浅表面积小的创面，在冲洗后用冬青乳剂涂敷，外加消毒纱布包扎；凡创面清洁，但表皮新生速度不快或创面有坏死组织者，换用药膏外敷〔药膏制法：汉防己、木瓜、黄柏、苍术、地榆、延胡索、白及、郁金各18克，入麻油500克置油锅中，文火加热约2小时（至汉防己发黄发脆）去渣，加热至滴水成珠，加入生石膏、炉甘石粉各240克，不断搅拌，再将油液加热至滴水成珠，待冷却至微热时，入冰片0.9克收膏〕。对溃疡面积较大，创面肉芽较新鲜者，用药待创面清洁后，行邮票状植皮，以加速痊愈。

3.急性菌痢：用冬青叶100克煎剂，加入适量食糖，每次20毫升，每日4次，连服7日为1个疗程。

瓜子金
Polygala japonica Houtt.

【别名】远志、竹叶地丁、小计地丁草、辰砂草、瓜子草、金锁匙。

【形态特征】多年生常绿草本，高10—30厘米。茎由基部丛生，下部木质化，表面有柔毛。叶互生，卵状披针形或长椭圆形，长1—2厘米，宽0.5—1厘米。花紫色，偶有白色，成总状花序。蒴果圆而扁，顶端凹，有阔翅。4—5月开花，5—6月结果。

【分布与生长环境】生在山坡山脚路边或田野草丛中。

【采集加工】夏末秋初，种子成熟。

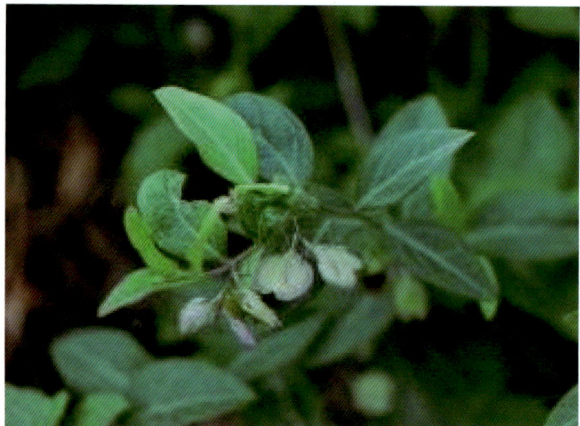

瓜子金

【性味功效】味苦，微辛，性平。抗菌消炎，化痰止咳。

【用法用量】6—15克，鲜品30—60克；或研末；或浸酒。外用：适量，捣敷或研末调敷。

【应用参考】

1.跌打损伤、疔疮痈疽：瓜子金全草晒干，研粉，每天3次，每次6克，用黄酒送服。另取药粉适量，用黄酒调匀，敷患处。

2.毒蛇咬伤：瓜子金鲜全草60克捣烂，冲冷开水适量饮其汁。另取生半夏1粒或异叶天南星根（球茎）1个，捣烂外敷于伤口。

3.扁桃体炎：瓜子金全草连根30克，加生石膏（中药）12克，水煎服。或鲜全草连根60克，捣烂，冲开水1杯，去渣取汁含服。

兰 香 草
Caryopteris incana（*Thunb.ex Hout.*）*Miq.*

【别名】紫笋球、地罗珠、野仙草、莸、小六月寒、对对花、避蛇虫、野金花、石仙草。

【形态特征】亚灌木状多年生草本，高25—60厘米，基部木质，全体密被灰色短柔毛。茎直立。茎叶具香气，对生，卵形，顶端稍锐，基部广楔形，边缘有粗锯齿，下面密生灰白色短毛。聚伞花序腋生或顶生，密生多数紫色小花，有香气。蒴果，花萼宿存。6—8月开花，8—10月结果。

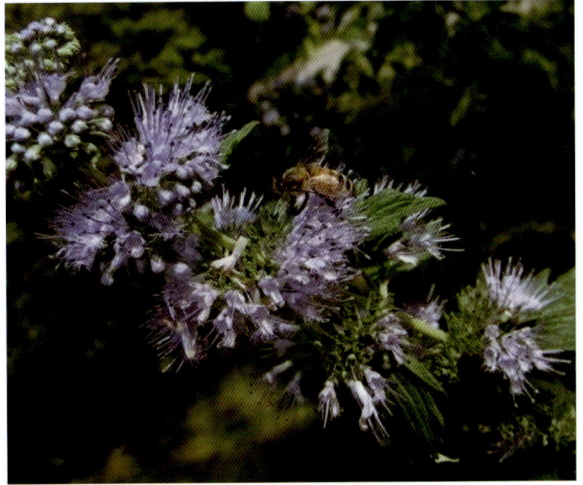
兰香草

【分布与生长环境】多生在向阳山坡的干燥瘠薄裸岩地方。

【采集加工】夏、秋采收，切断，晒干。

【性味功效】味辛，性温，无毒。祛风除湿，止咳散瘀。抗菌消炎。

【用法用量】煎汤，9—15克；或浸酒。外用：煎水洗。

【应用参考】

1.感冒头痛、咽喉痛：兰香草全草15—18克，加白英全草9克，水煎服。

2.疖肿：兰香草鲜全草捣烂敷患处。

3.感冒发热、风湿骨痛：兰香草9—15克，水煎服。

4.跌打肿痛：鲜兰香草捣敷患处。

5.湿疹、皮肤瘙痒：鲜兰香草捣汁外涂或煎水洗患处。

6.崩漏、白带、月经不调：兰香草根6—9克，煎汤服。

7.气滞胃痛：兰香草干全草30克，水煎服。

龙 葵
Solanum nigrum L.

【别名】龙骨草、野茄子、摇铃草、灯笼珠草、野辣椒、细叶灯笼泡、无壳铁灯笼。

【形态特征】一年生草本，高25—60厘米。茎直立，多分枝，光滑或略被星状柔毛。叶互生，卵形或椭圆形，基部下延成柄，边缘有稀疏波状齿，两面疏生短毛。花4—10朵排列成伞状的聚伞花序，生于茎侧或叶腋；花萼圆筒形；花冠白色。浆果圆球形，成熟后紫黑色，有光泽。9—11月开花，10—11月果熟。

【分布与生长环境】生于低山坡农垦地上、溪沟旁草丛中、郊野路边荒地上或田岸、村边园地附近。

【采集加工】夏秋季采集全草，洗净，晒干备用。

【性味功效】性寒，味微，有小毒。清热解毒，除湿止痒，消肿生肌。

【用法用量】15—30克。外用：捣敷或煎水洗。

【应用参考】

1.天疱疮：龙葵全草、苦参根、活血丹等量，煎汁外洗。

2.湿疹、脓疱疮：龙葵全草15克，白英30克，石菖蒲15—30克，水煎，第1汁内服，第2汁外洗。

3.多发性疖肿、毛囊炎：龙葵全草研成粉，加冰片，石膏拌匀外敷（切开排脓后用），外贴膏药，1天换1次，此方使用几十例，多数有效。或用鲜全草捣烂外敷。

4.阑尾炎、阑尾脓肿：龙葵全草，大血藤、一包针各15克，紫花地丁、半边莲、筋骨草各12克，水煎，1天服3次。

5.溃疡病：龙葵全草、蒲公英各30克，红枣7个，水煎服。

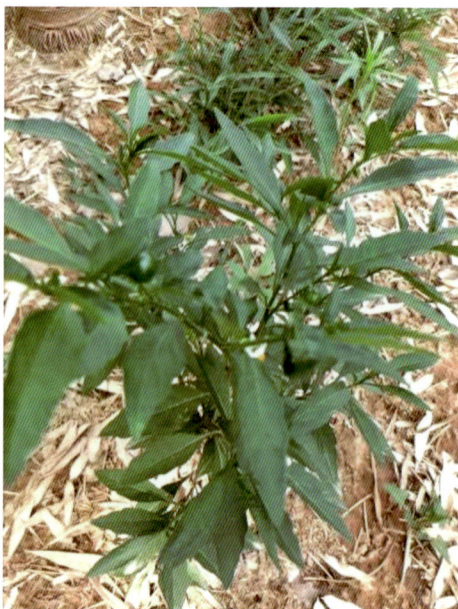
龙葵

龙 牙 草
Agrimonia pilosa Ldb.

【别名】龙芽肾、肾草、仙鹤草、脱力草。

【形态特征】多年生草本，高30—120厘米，全株密生白色或淡黄色长柔毛。根多呈块茎状，根茎短。茎直立具纵棱，有长短间杂的柔毛，上部多分枝。奇数羽状复叶互生；小叶5—7片。总状花序生于茎顶；苞片细小；花小，黄色。瘦果花萼宿存，密生钩状刺毛。花期8—9月，果期9—10月。

【分布与生长环境】生于山坡、林缘、路旁及杂园地较潮湿处。

【采集加工】全草入药。于开花前枝叶茂盛时挖取全草，晒干。根芽在春初采控，去根取芽晒干。

【性味功效】味苦、涩，性平。补肾，止泻，止血，驱虫。

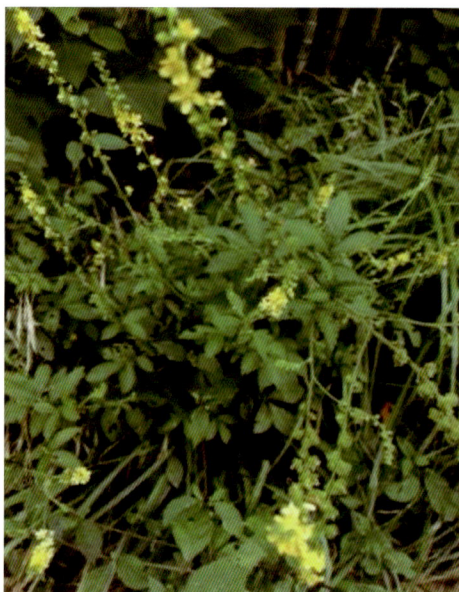
龙牙草

【用法用量】6—12克，单用15—30克，鲜草30—60克，水煎服；驱条虫用干燥根芽研粉，成人每服30—50克。

【应用参考】

1.各种出血：龙芽草单味煎服；吐血，配旱莲草、檵木根；尿血，配大蓟根、白茅根；外伤出血用鲜草捣敷。

2.肠炎、菌痢：急性期，龙芽草配凤尾草、苍耳草、爵床等；五更泄泻，配鸡矢藤、小茴香、红枣。嗜盐菌性食物中毒，单味煎服配合补液。

3.阴道滴虫病：龙芽草叶制成20%浸出液，阴道壁用新洁尔灭擦洗干净，然形棉球植药涂阴道壁，并将带药棉球置阴道内3—4小时后取出，7日为1个疗程。

4.血小板减少症：龙芽草60克，白及9克，红枣10枚，2次煎服，1日1剂。

5.脓肿：鲜龙芽草根250克和糯米适量煎粥，去根，加糖顿服（不可放油盐），1日1剂，连服3—5剂。龙芽草对小儿头部肿效果尤佳。

6.劳力过度所致神疲乏力：龙牙草30克，大枣12枚，水煎服并食枣。

7.血虚眩晕：龙牙草60克，水煎服，1日1剂。

8.梅尼埃病：龙牙草每次60克，水煎服，日服1剂。

平 地 木

Ardisia japonica（*Thunb.*）*Blume*

【别名】小青、叶底红、短脚三郎、凉伞盖珍珠、矮脚樟茶、老勿大、紫金牛。

【形态特征】小灌木或亚灌木，近蔓生，具匍匐生根的根茎；直立茎长达30厘米，稀达40厘米，不分枝，幼时被细微柔毛，以后无毛。叶对生或近轮生，叶片坚纸质或近革质，椭圆形至椭圆状倒卵形，顶端急尖，基部楔形，叶柄长6—10毫米，被微柔毛。亚伞形花序，腋生或生于近茎顶端的叶腋，总梗长约5毫米，有花3—5朵；花梗长7—10毫米，常下弯，二者均被微柔毛；花长4—5毫米，花瓣粉红色或白色。果球形，直径5—6毫米，鲜红色转黑色，多少具腺点。花期5—6月，果期11—12月，有时翌年5—6月仍有果。

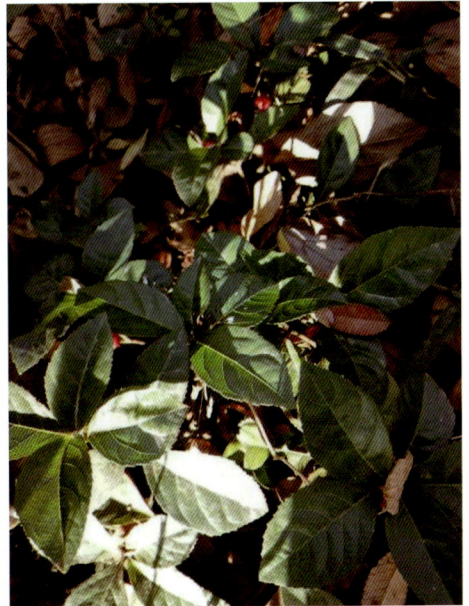
平地木

【分布与生长环境】喜温暖、湿润环境，喜荫蔽，忌阳光直射。适宜生长于富含腐殖质、排水良好的土壤。

【采集加工】以全株入药。四季可采，晒干。

【性味功效】味辛，性平。止咳化痰，祛风解毒，活血止痛。

【用法用量】9—12克，大剂量30—60克；

或捣汁。外用：捣敷。

【应用参考】

1.肺痈：平地木30克，鱼腥草30克。水煎，2次分服。

2.血痢：平地木茎叶30克，煎服。

3.肿毒：平地木茎叶30克，煎服。

4.跌打胸部伤痛：平地木全草30克，酒、水各半煎，2次分服。

石 菖 蒲
Acorus calamus L.

【别名】菖蒲、香蒲、野菖蒲、臭菖蒲、山菖蒲、白菖蒲。

【形态特征】多年生草本，根茎横走，稍扁，分枝，直径5—10毫米，外皮黄褐色，芳香，肉质根多数，长5—6厘米，具毛发状须根。叶基生，基部两侧膜质叶鞘宽4—5毫米。叶片剑状线形，长90—100（150）厘米，中部宽1—2（3）厘米。花序柄三棱形，长40—50厘米；叶状佛焰苞剑状线形，长30—40厘米；肉穗花序斜向上或近直立，狭锥状圆柱形，长4.5—6.5厘米，直径6—12毫米。花黄绿色。浆果长圆形，红色。花期6—7月，果期8月。

【分布与生长环境】生长于山涧泉流附近或泉流的水石间。

【采集加工】秋、冬二季采挖，除去须根及泥沙，晒干。

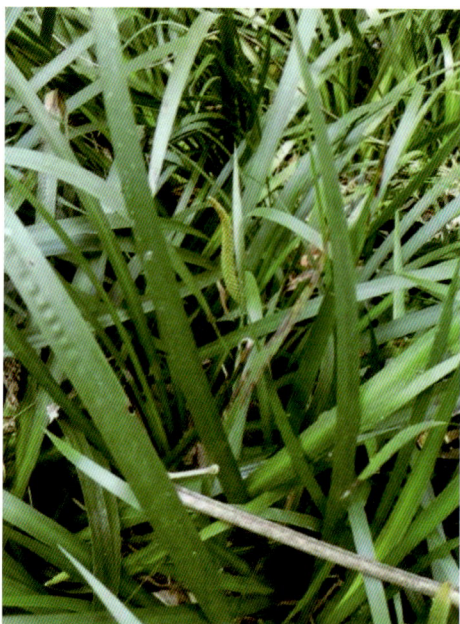

石菖蒲

【性味功效】味辛、苦，性温。化湿开胃，开窍豁痰，醒神益智。

【用法用量】煎汤，3—6克（鲜者9—24克）；或入丸、散。外用：煎水洗或研末调敷。

【应用参考】

1.癫痫：九节石菖蒲（去毛焙干），以木臼杵为细末，不可犯铁器，黑猪心以竹刀劈开，砂罐煮汤送下，每日空腹服6—9克。

2.少小热风痫，兼失心：石菖蒲（石上1寸9节者），荷莲、车前子、生地黄、苦参、地骨皮各30克。上为末，蜜和丸，如黍米大，每食后服15丸，不拘早晚，以饭下。忌羊肉、血、饴糖、桃、梅果物。

3.痰迷心窍：石菖蒲、生姜。共捣汁灌下。

4.耳聋：石菖蒲根1寸，巴豆1粒（去皮心）。二物合捣，筛，分作7丸，绵裹，卧即塞耳，夜易之。

5.阴汗湿痒：石菖蒲、蛇床子等分，为末。日搽2—3次。

6.中暑腹痛：石菖蒲根9—15克。磨水顿服。

7.诸般赤眼、攀睛云翳：石菖蒲自然汁，文武火熬作膏，日点之。

8.喉痹肿痛：石菖蒲根捣汁，烧铁秤锤淬酒1杯饮之。

9.赤白带下：石菖蒲、破故纸，等分。炒为末，每服6克，更以菖蒲浸酒调服，日1服。

10.小便一日一夜数十次：石菖蒲、黄连，二物等分，捣末筛，酒服4克。

11.痈肿发背：生石菖蒲捣贴，若疮干，捣末，以水调涂之。

12.跌打损伤：石菖蒲鲜根适量，甜酒糟少许，捣烂外敷。

石 杨 梅
Lysionotus pauciflorus Maxim.

【别名】石吊兰。

【形态特征】常绿附生小灌木，高7—30厘米，有匍匐茎，全体光滑；地上茎多弯曲，少分枝。叶对生或数叶轮生，叶片形状变化大，先端钝或短尖，基部楔形或钝圆。花单生或2—4朵集成聚伞花序状，顶生或腋生，花萼5裂，基部联合；花冠筒状，淡红色。蒴果线形，长2—3寸。7—8月开花，9—11月果熟。

【分布与生长环境】生于山坡溪谷两旁、林下阴湿裸岩上，通常以地下茎的须根攀附于附着物上。

【采集加工】全草全年可采，鲜用或晒干，切碎备用。

【性味功效】性温，味苦、涩。祛风活血，消肿解毒；民间常用于治肺结核。

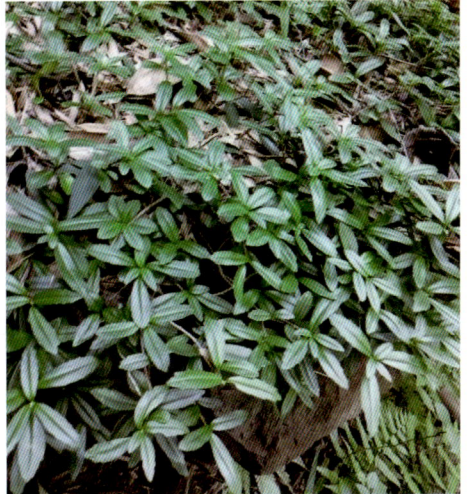
石杨梅

【用法用量】15—30克；或浸酒。外用：捣敷。

【应用参考】

1.神经性头痛：石杨梅全草、水龙骨各30克，水煎，冲黄酒服。

2.牙痛：石杨梅全草30克，加鸡蛋1个（刺孔），水煎服。

3.无名肿毒：石杨梅全草30—60克，水煎服，或捣烂外敷。

4.跌打损伤：石杨梅全草30克，水煎服。或加念珠藤、南蛇藤（过山龙）、青棉花藤各15克，水煎服。

5.风湿性关节炎：石杨梅全草30克，猪脚1只，水煎服，吃汤和猪脚。或全草30克，黄酒半斤，水煎服。

6.外阴瘙痒：石杨梅全草30克，瘦猪肉30克，水煎服。另用杠板归（河白草）、白英适量煎汤外洗。

7.乳腺炎：石杨梅全草、白英各15克，浸黄酒服。

石 斛
Dendrobium nobile Lindl.

【别名】铁皮枫斗、林兰、禁生、金钗花、千年润、黄草、吊兰。

【形态特征】茎丛生，直立，高5—30厘米，径约5毫米，圆柱形，基部稍细，绿色并带紫色；多节，节间长1—2厘米。叶少数，生于茎上部，无柄；叶片近卵形、卵状长圆形或近长圆形，长5—7厘米，宽1.5—2厘米，先端急尖而有偏斜状的凹缺，带革质；叶鞘膜质，紧抱节间，灰色，似不清洁状，干后深灰色。总状花序生于无叶茎的上部节上，长达6厘米，花2—5朵；苞片钻状，长5毫米左右；花淡黄绿色，草黄色或淡黄色，直径3.5—4厘米；蒴果长圆形，长约2.5厘米，有3棱。花期4—5月。

【分布与生长环境】近年有成片种植。喜温暖湿润气候和半阴半阳的环境，不耐寒。附生于树上或林下岩石上。

石斛

【采集加工】全年均可采挖，但以秋后采挖质量好。采回后如保存鲜用时，在春、秋季则应及时栽培于细砂石中，放置阴湿处，经常浇水使根部保持湿润。在冬天应平放于竹筐内，上盖蒲包，但应空气流通。干石斛一般系将鲜石斛剪去须根，洗净，晒干或烘干。

【性味功效】味甘，性微寒。生津益胃，清热养阴，润肺益肾；明目强腰。

【用法用量】煎汤（须久煎），6—12克（鲜者15—30克）；熬膏或入丸、散。

【应用参考】

1.温热有汗，风热化火，热病伤津，温疟舌苔变黑：鲜石斛9克，连翘（去心）9克，天花粉6克，鲜生地12克，麦冬（去心）12克，参叶24克。水煎服。

2.眼目昼视精明，暮夜昏暗，视不见物，名曰雀目：石斛、仙灵脾各30克，苍术（米泔浸，切，焙）15克。上三味，捣为散，每服9克，空腹米汤调服，日再。

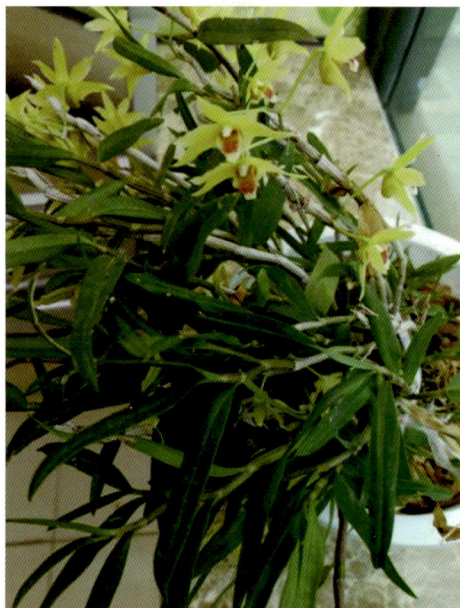

石 榴
Punica granatum L.

【别名】安石榴、若榴、丹若、金罂、金庞、涂林、天浆。

【形态特征】落叶乔木或灌木；单叶，通常对生或簇生，无托叶。花顶生或近顶生，单生或几朵簇生或组成聚伞花序，近钟形，裂片5—9裂，花瓣5—9瓣，多皱褶，覆瓦状排列；胚珠多数。浆果近球形，果皮厚，种子多数，外种皮肉质半透明，多汁；内种皮革质。花期5—10月，果期9—10月。

【分布与生长环境】喜温暖向阳的环境，耐旱、耐寒，也耐瘠薄，不耐涝和荫蔽。

【采集加工】果成熟时采摘。

【性味功效】性温，味甘、酸、涩。生津止渴，收敛固涩，止泻止血。

【用法用量】一般食用。

【应用参考】

石榴叶：收敛止泻，解毒杀虫。主泄泻，痘风疮，癞疮，跌打损伤。石榴皮：涩肠止泻，止血，驱虫，痢疾，肠风下血，崩漏，带下。主鼻衄，中耳炎，创伤出血，月经不调，红崩白带，牙痛，吐血，久泻，久痢，便血，脱肛，滑精，崩漏，带下，虫积腹痛，疥癣。

石榴花：治鼻衄，中耳炎，创伤出血。

1、疔肿恶毒：以针刺四周，石榴皮着疮上，以面粉调敷，围四周炙之，以痛为度仍用石榴束敷上，急裹，经宿，连根自出也。

2、水火烫伤：石榴果皮适量，研末，麻油调搽患处。

3、牛皮癣：石榴皮蘸极细的明矾粉搓患处，初搓时微痛。

4、绦虫、蛔虫症：石榴皮、槟榔各等分，研细末，每次服6克（小儿酌减）每日2次，连服2天。

5、脱肛：石榴皮、陈壁土、加白矾少许，浓煎熏洗，再加五倍子炒研敷托上之。

石 蒜
Lycoris radiata（*L'Her.*）*Herb.*

【别名】蟑螂花、老鸦蒜、山大蒜、寒露花。

【形态特征】多年生草本，地下有阔椭圆形鳞茎，外皮暗棕色，内为肉白色，下端密生须根。叶基生，于开花后抽生，至翌年夏枯死，线形至带形，长35厘米，先端钝，质厚而柔，被有白粉。花茎于叶枯后生长，中实，长约30厘米，顶端有花4—5朵，呈伞状排列，通常红色，偶有白色者。雄蕊及花柱长超过花被一倍。果为蒴果。 9—10月开花，10—11月果熟。

【分布与生长环境】常生于山谷疏林、竹林下的溪边、路边、堤岸阴湿草地上。

【采集加工】鳞茎全年可采，鲜用或晒干备用。

【性味功效】性温，味甘、辛，有毒。解毒消

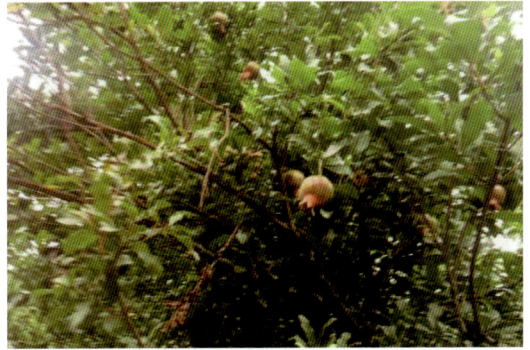
石榴

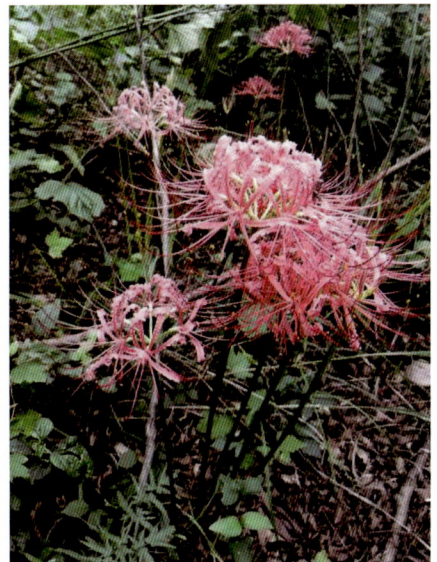
石蒜

肿，利尿催吐，杀虫。

【用法用量】1.5—5克。外用：适量。

【应用参考】

1.疖肿：石蒜鲜鳞茎捣烂，外敷患处。

2.肾炎水肿：石蒜鲜鳞茎3只，蓖麻子（去壳）10余粒，捣糊，敷脚底心（涌泉穴），每日换1次。

3.扁桃体炎：石蒜鲜鳞茎捣烂取汁约10滴，漱喉部。小孩、孕妇忌用。

石 韦
Pyrrosia lingua（Thunb.）Farwell

【别名】神仙拔剑。

【形态特征】常绿草本，高10—30厘米。根状茎粗硬，长而横走，密生棕色披针形鳞片。叶近二型，远生，革质，不育叶比能育叶略短而宽；叶柄长5—10厘米，基部有关节，被鳞片；叶片披针形至矩圆状披针形，长8—18厘米，全缘，先端渐尖，基部楔形。中脉及侧脉明显，网脉不显著，上面绿色并有小凸点，疏被星状毛或无毛，下面密被灰棕色星状毛。孢子囊群多为椭圆形，全面着生在叶的下面，中央夹杂星状毛，无囊群盖，孢子期4—5月。

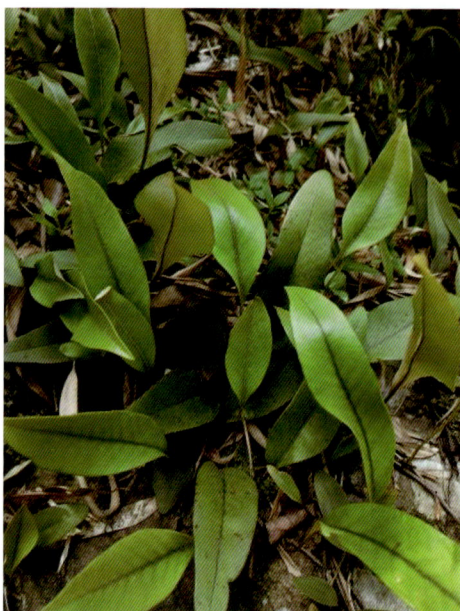

石韦

【分布与生长环境】附生于林下树干上，或稍干的岩石上，喜阴凉干燥的气候。

【采集加工】带柄叶片入药。全年可采，晒干扎把，用时切丝。

【性味功效】味苦、甘，性微寒。利水通淋，清肺泄热，止血。

【用法用量】5—9克，单用15—60克，水煎服。或入散剂。

【应用参考】

1.肺热咳嗽、气喘等：石韦常与槟榔等份制散，姜汤送服。复方中石韦与桑白皮、黄芩、杏仁同用以加强疗效。

2.淋浊尿血：石韦、猪鬃草、连钱草各25克，水煎服。

3.小便淋痛：用石韦、滑石，等分为末，每取3克，水送服。

4.石淋：石韦（去毛）、滑石各1.5克。上二味，捣筛为散，用米汁服1.5克，日2服。

5.尿路结石：石韦、车前草各50克，生栀子25克，甘草15克。水煎2次，早、晚各服1次。

6.便前有血：用石韦研为末，以茄子枝煎汤送服10克。

7.慢性气管炎：石韦、蒲公英、佛耳草、一枝黄花各50克。水煎浓缩，分2次服。

8.气热咳嗽：石韦、槟榔等分，为末。姜汤服10克。

9.崩中漏下：用石韦研为末，每服15克，温酒送下。

丝 瓜
Luffa cylindrica Miller

【别名】胜瓜、菜瓜。

【形态特征】一年生攀援藤本；茎、枝粗糙，有棱沟，被微柔毛。卷须稍粗壮，被短柔毛，通常2—4歧。叶柄粗糙，长10—12厘米，具不明显的沟，近无毛；叶片三角形或近圆形，上面深绿色，粗糙，有疣点，下面浅绿色，有短柔毛，脉掌状，具白色的短柔毛。雌雄同株，花冠黄色，子房长圆柱状。果实圆柱状，直或稍弯，长15—30厘米，直径5—8厘米，表面平滑，通常有深色纵条纹，未熟时肉质，成熟后干燥，里面呈网状纤维，由顶端盖裂。种子多数，黑色，卵形，扁，平滑，边缘狭翼状。花、果期夏、秋季。

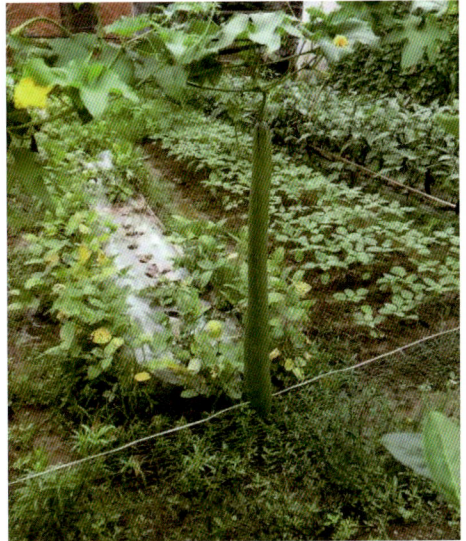

丝瓜

【分布与生长环境】喜较强阳光，耐热性作物，适应保水保肥能力强的壤土、砂壤土为好。

【采集加工】丝瓜络入药，夏、秋二季果实成熟、果皮变黄、内部干枯时采摘，除去外皮及果肉，洗净，晒干，除去种子。切段，生用。

【性味功效】味甘，性寒，无毒。清热化痰、解毒、润燥、驱虫等作用。丝瓜络有通经活络，解毒消肿的功效。镇痛、镇静和抗炎作用。

【用法用量】煎服，5—9克。外用：适量。

丝瓜不宜生吃。丝瓜汁水丰富，宜现切现做，以免营养成分随汁水流走。

【应用参考】

1.胸胁疼痛：炒丝瓜络、赤芍、白芍、延胡索各9克，青皮6克。水煎服。

2.胸痹及心气痛：丝瓜络15克，橘络3克，丹参10克，薤白12克。水煎服。

3.咳嗽多痰、胸胁痛：老丝瓜络烧存性，研细。白糖拌服，每次2克，每日2—3次，温开水送服。

4.风湿性关节痛：丝瓜络15克，忍冬藤24克，威灵仙12克，鸡血藤15克。水煎服。

5.手臂痛：丝瓜络10克，秦艽6克，羌活3克，红花4.5克，水煎服。

6.中风后半身不遂：丝瓜络、怀牛膝各10克，桑枝、黄芪各30克。水煎服。

7.乳少不通：丝瓜络30克，无花果60克。炖猪蹄或猪肉服。

8.小肠气痛，绕脐冲心：丝瓜络，烧存性研末。每服9克，热酒调下。

9.急性乳腺炎、疮疖肿毒：丝瓜络、丹皮各9克，金银花、蒲公英各15克，炒枳壳12

克。水煎服。

10.湿疹：丝瓜络60克。水煎，熏洗患处。

11.痔漏，脱肛：丝瓜络，烧存性。同多年石灰、雄黄为末，以猪胆汁、鸡子清及香油和调，贴之收上乃止。

12.水肿，腹水：丝瓜络60克。水煎服。

13.经事不行：丝瓜络（煅，研），每15克，酒下。

14.绣球风及女阴瘙痒：丝瓜络30克，蒜瓣60克。煎水10000毫升。坐浴，每日2—3次，每次20—30分钟。

15.关节痛：丝瓜络150克，白酒500毫升，浸泡7天，去渣饮酒，每次1盅，每日服2次。

16.慢性腰痛：丝瓜络切碎，焙成焦黄，研末，每日1个，分2次服，加黄酒少许冲服。

17.子宫脱垂：丝瓜络48克，大曲酒500毫升。将丝瓜络烧存性，研细，分成14等份备用，每天早、晚饭前各服1份，用白酒9毫升送服，7天为1个疗程，间隔5—7天服第2个疗程。

18.尿道炎：丝瓜络水煎，加蜜少许内服。

19.乳腺炎：丝瓜络1个，烧存性，研末，用醋煮开，红糖水送服。

仙 人 掌
Opuntia dillenii（Ker Gawl.）Haw.

【别名】观音掌，避火簪。

【形态特征】肉质植物，往往丛生成大灌木状，高可达2—2.3米。茎下部近木质，圆柱形，茎节扁平，倒卵形至椭圆形；刺通常密集，常呈粗直圆柱状，黄色，多数刺具暗黄色倒刺毛。花大，单生，花被片鲜黄色，阔倒卵形，多片结合，成喇叭状，浆果肉质，红色或紫色，可食。夏季开花。

【分布与生长环境】原产美洲沙漠，可以露地生长。

【采集加工】全年可采，以4—8月液汁丰盛时为好，鲜用。

【性味功效】性寒，味淡。清热，解毒，消肿，止痛，

【用法用量】10—30克；或焙干研末，3—6克。外用：适量，鲜品捣敷。

【应用参考】

1.烫伤：取仙人掌鲜茎适量，刮去外皮及刺捣烂，外敷伤处，每天2次。

2.湿疹、黄水疮：仙人掌茎适量，

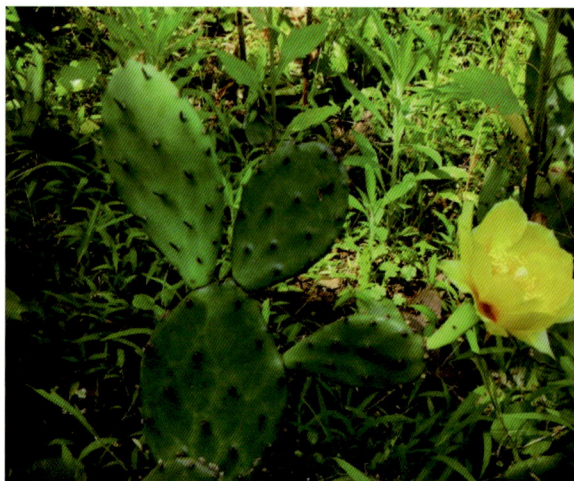

仙人掌

烘干研粉，外敷患处。

3.流行性腮腺炎、乳腺炎、疖、痈、毒蛇咬伤：仙人掌鲜茎去刺，加食盐适量捣烂外敷。

4.痞块：仙人掌15—30克，捣烂，蒸甜酒吃；再用仙人掌适量，加甜酒炒热，包患处。

5.急性菌痢：鲜仙人掌30—60克。水煎服。

6.胃痛：仙人掌研末，每次3克，开水吞服；或用仙人掌50克，切细，和牛肉100克炒吃。

7.肠风痔血：仙人掌，与甘草浸酒饮。

8.痔疮出血：仙人掌30克，牛肉250克，炖服。

仙 鹤 草

Agrimonia eupatoria L.

【别名】仙鹤草、龙牙草、黄龙尾。

【形态特征】多年生草本，高50—120厘米。茎直立，全体被白色长柔毛，有时散生短柔毛，上部分枝。单数羽状复叶，互生，有柄；托叶2枚，斜卵形，有深裂齿，被长柔毛；小叶片3—9，长椭圆形或椭圆形，长1—6厘米，宽0.6—3厘米，先端锐尖，基部楔形，有时稍斜，边缘锐锯齿，两面均被柔毛，具多数黄色腺点；顶端及中部的叶较大，其间夹杂数对小形叶片。总状花序顶生和腋生，窄细，长10—20厘米；花有短梗，花瓣5瓣，黄色，倒卵形，先端微凹；雄蕊10枚或更多；花柱2个，柱头头状。瘦果，包于具钩的宿存花萼内。花期7—9月，果期9—10月。

【分布与生长环境】生于荒地、山坡、路旁、草地。

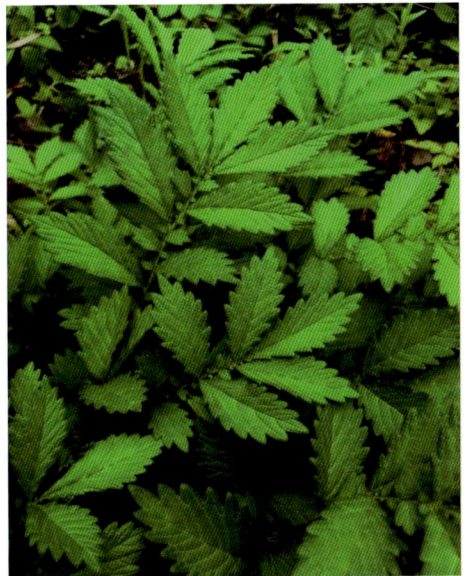

仙鹤草

【采集加工】夏、秋二季茎叶茂盛时采割，除去杂质，干燥。

【性味功效】味苦、涩，性平。收敛止血，截疟，止痢，解毒。

【用法用量】内服：煎汤，9—15克（鲜者15—30克），捣汁或入散剂。外用：捣敷。

【应用参考】

1.肺痨咯血：鲜仙鹤草30克（干者，18克），白糖30克。将仙鹤草捣烂，加冷开水冲、碗中，搅拌，榨取液汁，再加入白糖，一次服用。

2.吐血：仙鹤草、鹿衔草、麦瓶草。熬水服。

3.鼻血及大便下血：仙鹤草、蒲黄、茅草根、大蓟。煎服。

4.蛇咬伤：鲜龙芽草叶，洗净，捣烂贴伤处。

5.妇人月经或前或后，有时腰痛、发热；气胀之症：仙鹤草6克，杭白芍9克，川芎4.5克，香附3克，红花0.6克，水煎，少许黄酒服。如经血紫黑，加苏木、黄芩；腹痛加延胡索、小茴香。

6.过敏性紫癜：仙鹤草90克，生龟板30克，枸杞根、地榆炭各60克。水煎服。

7.贫血衰弱，精力痿顿（脱力劳伤）：仙鹤草30克，红枣10个。水煎，1日数回分服。

8.小儿疰夏：仙鹤草15克，红枣7粒，水煎服。

9.乳痈，初起者消，成脓者溃，且能令脓出不多：仙鹤草30克，白酒半壶，煎至半碗，饱后服。

10.疟疾，每日发作，胸腹饱胀：仙鹤草9克，研成细末，于发疟前用烧酒吞服，连用3剂。

仙 茅
Curculigo orchioides Gaertn.

【别名】地棕、独茅、天棕、山党参、仙茅参、海南参。

【形态特征】根状茎近圆柱状，粗厚，直生，直径约1厘米，长可达10厘米。叶线形、线状披针形或披针形，大小变化甚大，长10—45厘米，宽5—25毫米，顶端长渐尖，基部渐狭成短柄或近无柄，两面散生疏柔毛或无毛。花茎甚短，长6—7厘米，大部分藏于鞘状叶柄基部之内，亦被毛；花黄色。浆果近纺锤状，长1.2—1.5厘米，宽约6毫米，顶端有长喙。种子表面具纵凸纹。花果期4—9月。

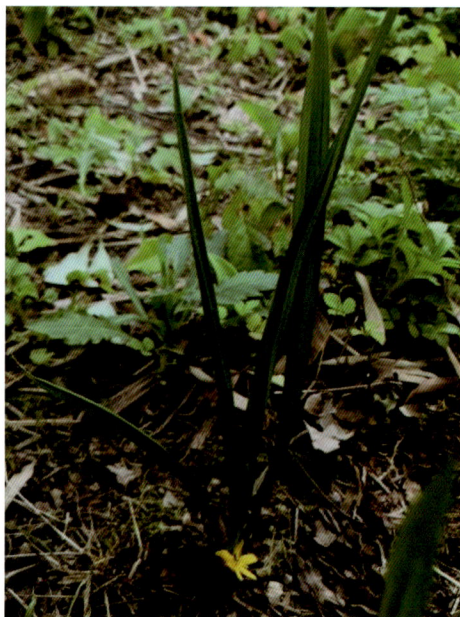
仙茅

【分布与生长环境】野生于平原荒草地阳处，或混生在山坡茅草及芒箕骨丛中。

【采集加工】秋、冬二季采挖，除去根头和须根，洗净，干燥。

【性味功效】味辛，性热，有小毒。补肾阳，强筋骨，祛寒湿。

【用法用量】5—9克，或入丸、散。外用：捣敷。

【应用参考】

1.阳痿、耳鸣：仙茅、金樱子根及果实各15克。炖肉吃。

2.老年遗尿：仙茅30克。泡酒服。

3.蛇咬：仙茅同半边莲捣烂贴患处。

4.冲任不调症状的高血压病：仙茅、仙灵脾、巴戟、知母、黄柏、当归，六味等分，煎成浓缩液。日服2次，每次15—30克。

5.痈疽火毒，漫肿无头，色青黑：仙茅不拘多少，连根须煎，点水酒服；或以新鲜者捣烂敷之。有脓者溃，无脓者消。

【使用禁忌】凡阴虚火旺者忌服。

玄 参
Scrophularia ningpoensis Hemsl.

【别名】元参、浙玄参、黑参、重台、鬼藏、鹿肠、端、玄台。

【形态特征】高大草本，可达1米余。支根数条，纺锤形或胡萝卜状膨大，粗可达3厘米以上。茎四棱形，有浅槽，无翅或有极狭的翅，无毛或多少有白色卷毛，常分枝。叶在茎下部多对生而具柄，上部的有时互生而柄极短，柄长者达4.5厘米，叶片多变化，多为卵形。花序为疏散的大圆锥花序，由顶生和腋生的聚伞圆锥花序合成，花梗长3—30毫米，有腺毛；花褐紫色。蒴果卵圆形，连同短喙长8—9毫米。花期6—10月，果期9—11月。

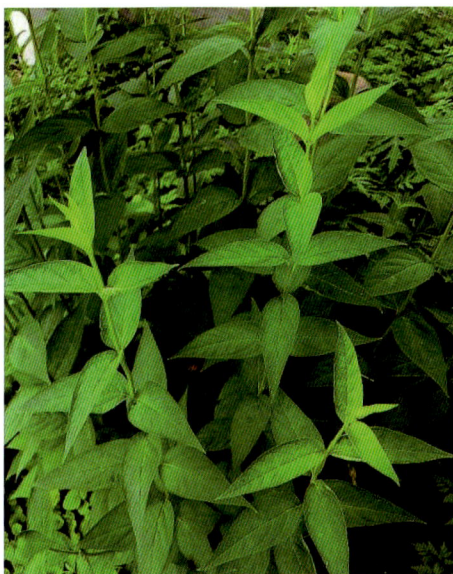

【分布与生长环境】生于竹林、溪旁、丛林及高草丛中。

玄参

【采集加工】冬季茎叶枯萎时采挖。除去根茎、幼芽、须根及泥沙，晒或烘至半干，堆放3—6天，反复数次至干燥。

【性味功效】味甘、苦、咸，性微寒。凉血滋阴，泻火解毒。

【用法用量】内服：煎汤，9—15克；或入丸、散。外用：捣敷或研末调敷。脾胃有湿及脾虚便溏者忌服。

【应用参考】

1.伤寒发汗吐下后，毒气不散，表虚里实，热发于外，故身斑如锦文，甚则烦躁谵语；喉闭肿痛：玄参、升麻、甘草（炙）各15克。上锉如麻豆大，每服8克，以水300—400毫升，煎至七分，去滓服。

2.三焦积热：玄参、黄连、大黄各30克。为末，炼蜜丸如梧子大。每服30—40丸，白汤下。小儿丸如粟米大。

3.阳明温病，无上焦证，数日不大便，当下之，若其人阴素虚，不可行承气：玄参30克，麦冬（连心）24克。水8杯，煮取3杯，口干则与饮令尽。不便，再作服。

4.伤寒上焦虚，毒气热壅塞，咽喉连舌肿痛：玄参、射干、黄药各30克。上药捣筛为末，每服15克，以水1大盏，煎至五分，去滓，不拘时温服。

5.急喉痹风，不拘大人小儿：玄参、鼠粘子（半生半炒）各30克。为末，新汲水服一盏。

6.瘰疬初起：元参（蒸）、牡蛎（醋煅，研）、贝母（去心，蒸）各120克。共为末，炼蜜为丸。每服9克，开水下，日2服。

7.诸热、疮毒：玄参、生地黄各30克，大黄15克（煨）。上为末，炼蜜丸，灯心、淡竹叶汤下，或入砂糖少许亦可。

8.赤脉贯瞳：玄参为末，以米泔煮猪肝，日日蘸食之。

玉　簪
Hosta plantaginea（Lam.）Aschers.

【别名】白玉簪、白鹤花、玉簪花、玉泡花、白鹤草。

【形态特征】多年生草本。具粗根茎。叶根生；叶柄长20—40厘米；叶片卵形至心状卵形，长15—25厘米，宽9—15.5厘米。花葶于夏秋两季从叶丛中抽出，具1枚膜质的苞片状叶，后者长4—6厘米，宽1.5—2厘米。总状花序，花梗长1.2—2厘米，基部具苞片，苞片长2—3厘米，宽1—1.2厘米；花白色，芳香，花柱常伸出花被外。蒴果圆柱形，长6厘米，直径1厘米。花期7—8月。果期8—9月。

【分布与生长环境】生于阴湿地区。

【采集加工】以全草、根和花入药。全草四季可采，多鲜用。花多在夏季含苞待放时采，阴干。根秋后采挖，鲜用或晒干。

玉簪

【性味功效】味苦、辛，性寒，有毒。清热解毒；散结消肿。

【用法用量】内服：煎汤，鲜品15—30克；或捣汁和酒。外用：适量，捣敷；或捣汁涂。

【应用参考】玉簪根：外用治乳腺炎，中耳炎，颈淋巴结结核，疮疡肿毒，烧烫伤。玉簪叶：外用治下肢溃疡。玉簪花：清咽，利尿，通经。用于咽喉肿痛，小便不利，痛经；外用治烧伤。

1.咽喉肿痛：玉簪花3克，板蓝根15克，玄参15克。水煎服。

2.小便不通：（1）玉簪花、蛇蜕各6克，丁香3克，共为末，每服3克，酒调送下。（2）玉簪花3克，萹蓄12克，车前草12克，灯心草3克。水煎服。

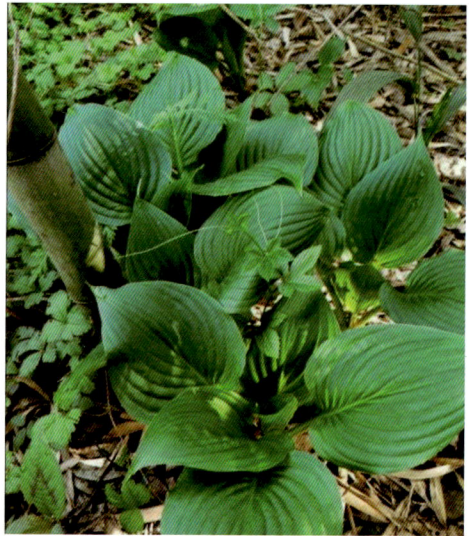

玉 米
Zea mays L.

【别名】包谷、苞米、棒子.

【形态特征】高大的一年生草本。秆粗壮，直立，高1—4米，通常不分枝，基部节处常有气生根。叶片宽大，线状披针形，边缘呈波状皱折，具强壮中脉。在秆顶着生雄性圆锥花序；雄花序的分枝三棱状，每节有2雄小穗，1无柄，1有短柄；每1雄穗含2小花；颖片膜质，先端尖；外稃及内稃均透明膜质；在叶腋内抽出圆柱状雌花序，雌花序外包有多数鞘状苞片，雌小穗密集成纵行排列于粗壮的穗轴上，颖片宽阔，先端圆形或微凹，外稃膜质透明。花、果期7—9月。

【分布与生长环境】玉米是喜温作物，全生育期要求较高的温度。

【采集加工】玉米须入药，秋后剥取玉米时收集，除去杂质，鲜用或晒干生用。

【性味功效】味甘，性平。清热消暑、利尿消肿、止血。

玉米

【用法用量】煎服，30—60克。鲜者加倍。

【应用参考】

1、治脾虚水肿，与白术、茯苓等相伍；本品归膀胱经，利水而通淋，尤宜于膀胱湿热之小便短赤涩痛，可单味大量煎服，亦可与车前草、珍珠草等同用；用于石淋，以本品单味煎浓汤顿服，也可与海金沙、金钱草等同用。

2、能利湿而退黄。与金钱草、郁金、茵陈等配用。

【玉米的功效】

减肥：食后可消除肥胖人的饥饿感，但含热量很低，是减肥的代用品之一。

防癌抗癌：植物纤维素能加速致癌物质和其他毒物的排出，多吃玉米还能抑制抗癌药物对人体的副作用。

降血压降血脂：丰富的钙可起到降血压的功效，能促进细胞分裂，降低血清胆固醇并防止其沉积于血管壁，因此，玉米对冠心病、动脉粥样硬化、高脂血症及高血压等都有一定的预防和治疗作用。

增加记忆力、抗衰老：刺激大脑细胞，增强人的脑力、记忆力和新陈代谢力，调整神经系统功能。能起到使皮肤细嫩光滑，抑制、延缓皱纹产生的作用，可以对抗眼睛老化。

明目：经常用眼的人，应多吃一些黄色的玉米，缓解黄斑变性、视力下降，叶黄素和玉米黄质凭借其强大的抗氧化作用，可以吸收进入眼球内的有害光线。

促进胃肠蠕动可防治便秘、肠炎、肠癌等。

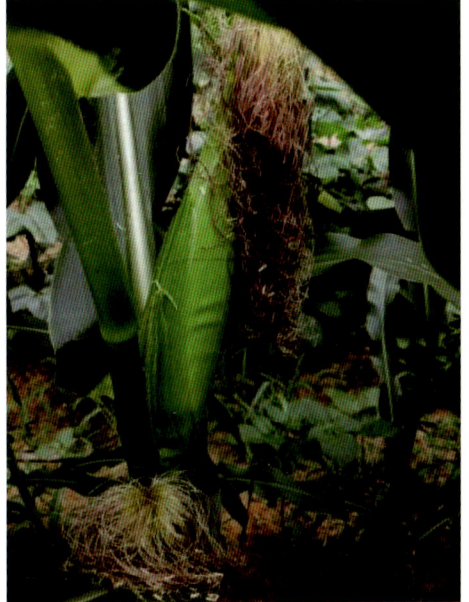

【使用禁忌】

一般人群均可食用。尤适宜便秘、高血压、动脉硬化患者。

腹胀、尿失禁患者忌食。

玉叶金花
Mussaenda pubescens Ait. f. Hort. kew. ed

【别名】白纸扇、野白纸扇、大凉藤、蝴蝶藤。

【形态特征】藤状小灌木。小枝蔓延，初时被柔毛，成长后脱落。单叶互生，有短柄，卵状矩圆形或椭圆状披针形，长5—8厘米，宽2—3.5厘米，先端渐尖，边全缘，上面无毛或被疏毛，下面被柔毛；托叶2深裂，裂片条形，被柔毛。夏季开花，聚伞花序。密集多花者生枝顶；花黄色，无柄。浆果椭圆形，聚集一团。花期4—7月。

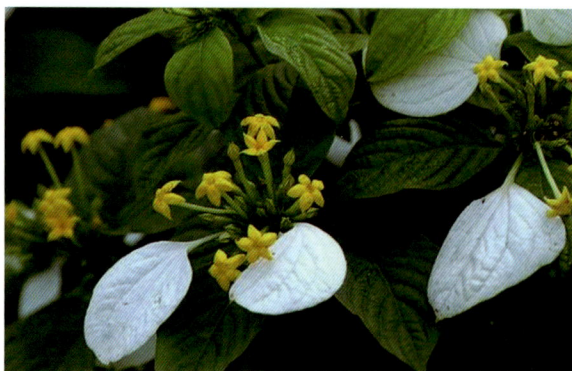

玉叶金花

【分布与生长环境】生于较阴山坡、沟谷、溪旁及灌丛中。

【采集加工】全年可采收，鲜用或洗净晒干，切碎。

【性味功效】味甘、淡，性凉。根：疏风泄热，清血解毒，润肺，滋肾，镇咳，利尿。茎叶：清热解暑，凉血解毒，消炎，活血化淤。

【用法用量】15—30克；或研末水冲服。

【应用参考】

1.清肝解暑：玉叶金花根30克，白鹤灵芝草20克，千里光15克，六角英20克，伤寒草20克，鬼针草30克。水8碗煎3碗，去药渣，加黑糖适量，溶化调匀，分3次服。

2.肾炎水肿：玉叶金花根20克，咸丰草20克，水丁香20克，车前草20克，猫须草15克。水5碗煎2碗，分2次服。

3.防暑凉茶：玉叶金花藤枝15克，七叶埔姜叶15克，薄荷5克。共研粗末，每次将4克，装入过滤袋，放入茶杯中冲泡沸水，5分钟后即可饮用。

4.支气管炎、喉痛：玉叶金花根20克，马尾丝20克，狗尾虫30克，半枝莲15克，半边莲15克，岗梅根30克，鬼针草30克。水6碗煎至2碗，分2次服。

5.肿疡、创伤出血：鲜玉叶金花叶20克。捣烂，外敷患处。

玉　竹
Polygonatum odoratum（Mill.）Druce

【别名】萎蕤、玉参、尾参、铃当菜、小笔管菜、甜草根、靠山竹。

【形态特征】多年生草本。根状茎圆柱形，直径5—14毫米。茎高20—50厘米，具7—12叶。叶互生，椭圆形至卵状矩圆形，长5—12厘米，宽3—16厘米，先端尖，下面带灰白色，下面脉上平滑至呈乳头状粗糙。花序具1—4花（在栽培情况下，可多至8朵），总花梗（单花时为花梗）长1—1.5厘米，无苞片或有条状披针形苞片；花被黄绿色至白色，全长13—20毫米，花被筒较直，裂片长约3—4毫米；花丝丝状，近平滑至具乳头状突起，花药长约4毫米；子房长3—4毫米，花柱长10—14毫米。浆果蓝黑色，直径7—10毫米，具7—9颗种子。花期5—6月，果期7—9月。

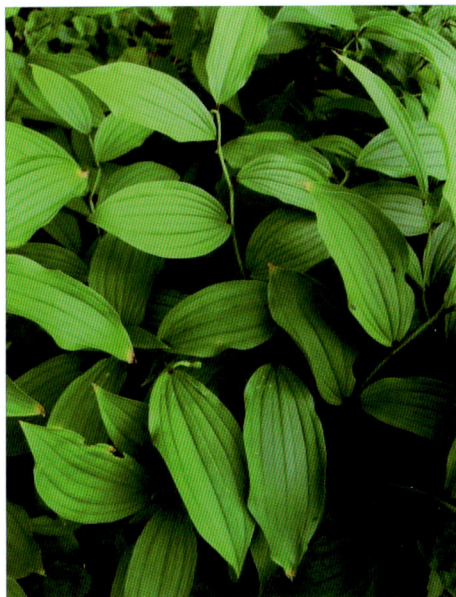

玉竹

【分布与生长环境】野生玉竹生于凉爽、湿润、无积水的山野疏林或灌丛中。生长地土层深厚，富含砂质和腐殖质。

【采集加工】秋季采挖，除去须根，洗净，晒至柔软后，反复揉搓、晾晒至无硬心，晒干；或蒸透后，揉至半透明，晒干。

【性味功效】味甘，性微寒。养阴润燥，生津止渴。

【用法用量】内服：煎汤，6—9克；熬膏或入丸、散。

【应用参考】

1.发热口干，小便涩：玉竹150克。煮汁饮之。

2.秋燥伤胃阴：玉竹9克，麦冬9克，沙参6克，生甘草3克。水5杯，煮取2杯，分2次服。

3.阳明温病，下后汗出，当复其阴：沙参9克，麦门冬15克，冰糖3克，细生地15克，玉竹5克（炒香）。水5杯，煮取2杯，分2次服，渣再煮1杯服。

4.阴虚体感冒风温，及冬温咳嗽，咽干痰结：玉竹6—9克，葱白2—3枚，桔梗3—5克，白芍2—3克，淡豆豉9—12克，薄荷3—5克，炙草2克，红枣2枚。水煎服。

5.小便淋涩痛：芭蕉根120克（切），玉竹30克（锉）。上药，以水二大盏，煎至一盏三分，去滓，入滑石末9克，搅令匀。食前分为3服，服之。

6.男妇虚症，肢体酸软，自汗，盗汗：玉竹15克，丹参8克。水煎服。

7.赤眼涩痛：玉竹、赤芍药、当归、黄连等分。煎汤熏洗。

8.眼见黑花，赤痛昏暗：玉竹（焙）120克。为粗末，每服3克，水一盏，入薄荷2叶，生姜1片，蜜少许，同煎至七分，去滓，食后临卧服。

9.虚咳：玉竹15—30克。与猪肉同煮服。

10.小便不畅，小便疼痛：玉竹30克，芭蕉120克，水煎取汁，冲入滑石粉10克，分作3次于饭前服。

11.心悸、口干、气短、胸痛或心绞痛：玉竹、党参、丹参各15克，川芎10克，水煎服，每日1剂。

12.久咳、痰少、咽干、乏力等症：玉竹、北沙参各15克，麦冬、北五味子各10克，川贝5克，水煎服，每日1剂。

13.热病伤阴，或夏天汗多引起的口干思饮，大便干燥：玉竹、北沙参、石斛、麦冬各15克，乌梅5枚，水煎取汁，加冰糖适量代茶饮用。

14.久咳痰少、气虚乏力等症：玉竹20—50克，猪瘦肉250克，同煮汤服食。

15.贫血萎黄、气阴两伤、病后体弱等症：玉竹、首乌、黄精、桑椹子各10克，水煎服。

叶 下 珠
Phyllanthus urinaria L.

【别名】杨梅珠草、鸡盲草、细叶鱼显子、鱼显子、软梗叶下珠、粟杨梅、花生草。

【形态特征】一年生草本，高10—60厘米。叶互生，排成2列，叶片长椭圆形，长4—10毫米，宽2—5毫米，薄膜质，近于无柄。花红棕色，生于叶腋，无花梗。果为蒴果，表面有细鳞状皱折，无果柄。种子表面具显明横纹。花果期5—10月。

【分布与生长环境】生于低山坡、山麓路边、农地和旷地上、园圃或沟边草丛中。

【采集加工】以全草入药。夏秋采集全草，去杂质，晒干。

【性味功效】味微苦、甘，性凉。清热利尿，明目，抗菌消炎，消食。

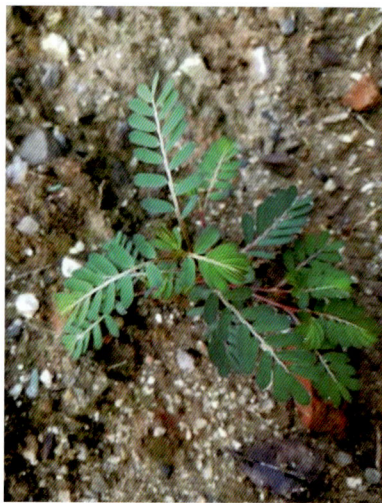

叶下珠

【用法用量】15—30克；外用适量，鲜草捣烂敷伤口周围。

【应用参考】

1.痢疾、肠炎：叶下珠全草30—45克，水煎服。或加老鹳草全草30克，水煎服。

2.小儿疳积、夜盲症、结膜炎：叶下珠全草15—30克，水煎服。或加猪肝60—90克，水煮熟，吃肝喝汤。

六　画

百 部
Stemona sessilifolia（Miq.）Miq

【别名】百条根、百部草、闹虱药、药虱药。

【形态特征】（1）百部：多年生缠绕草本，高60—90厘米。块根肉质，黄白色，纺锤形，几个或数十个簇生。茎下部直立，上部蔓生状。叶常4片轮生；叶片卵状披针形，一般长3.5—5厘米，宽18—24厘米，先端渐尖，基部圆形、宽楔形或截形，偶浅心形，叶脉5—7条。5月开花，总花梗直立，丝状，长1.5—2.5厘米，基部贴生于叶片中脉上，每梗通常生1花；雄蕊4个，2轮，紫色。蒴果广卵形，稍扁，暗褐色；种子数个，深紫褐色。

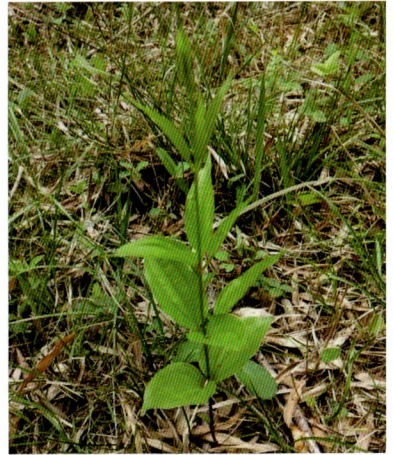

百部

（2）直立百部：多年生草本，高30—60厘米。块根肉质，乳白色，常呈纺锤形，数个、十数个至数十个簇生。茎直立，不分枝，表面有纵纹。叶常3—4片（偶有5片）轮生，卵形、近椭圆形或卵状披针形，长3.5—5.5厘米，宽1.8—3.8厘米。3—4月开花，花小，腋生，淡绿色；雄蕊4个，紫色，药隔亦膨大，并突出而有披针形附属物。

（3）对叶百部：多年生缠绕草本，高达5米。块根肉质，黄白色或淡棕色，纺锤形或圆柱形，数至数十个簇生，长5—30厘米。茎下部木质化。叶常对生，卵形，长8—30厘米，宽2.5—10厘米。夏季开花，花大，腋生，花梗与叶分离。蒴果倒卵形而扁。种子椭圆形，暗紫褐色。

【分布与生长环境】野生于向阳山坡和竹林下。

【采集加工】栽种2—3年采挖，春季萌芽或秋季地上部分枯萎后，将块根挖出。野生者在9月至翌年4月均可采挖。挖出后洗净，去须根，在沸水中浸烫，以刚刚烫透为度，晒干。

【性味功效】味甘、苦，性微温。润肺下气止咳，杀虫。

【用法用量】内服：煎汤3—9克。外用：适量，酒浸洗或研末调涂。

【应用参考】

1.肺寒壅嗽，微有痰：百部90克（炒），麻，杏仁40个。上为末，炼蜜丸如芡实大，热水化下，加松子仁50粒，糖丸之，含化最好。

2.久嗽不已，咳吐痰涎，重亡津液，渐成肺痿，下午发热，鼻塞项强，胸胁胀满，卧则偏左其嗽少止，偏右嗽业连发，甚则喘急，病必危殆：百部、薏苡仁、百合、麦门冬各9克，桑白皮、白茯苓、沙参、黄芪、地骨皮各3克。水煎服。

3.肺结核空洞：蜜炙百部、白及各12克，黄芩6克，黄精15克。水煎服。

4.小儿百日咳：蜜炙百部、夏枯草各9克。水煎服。

百 蕊 草
Thesium chinense Turcaz.

【别名】一棵松、百乳草、凤芽蒿、青龙草、打食草。

【形态特征】多年生半寄生草本，根上有吸器，常附着于其他活体植物的根而生长，高15—40厘米。主根圆锥形。茎纤细，长簇生。单叶互生，窄条形，长2—5厘米，宽约2毫米。花小，绿白色，腋生；花被钟状，绿白色；子房下位，1室。坚果球形，径约2毫米，无柄或果柄短；果皮上有明显的像核桃皮样的花纹。花期4—5月，果期6—7月。

【分布与生长环境】生于山野、溪边阴湿处或路旁草丛的沙地中。

【采集加工】夏秋采集，洗净，晒干。

【性味功效】味辛，微苦、涩，性寒。清热解毒，补肾涩精。

【用法用量】15—30克；研末或浸酒。外用：适量，研末调敷。

【应用参考】

1.感冒：百蕊草15—30克，开水泡当茶饮。

2.肺炎、肺脓肿、扁桃体炎、乳腺炎、上呼吸道感：百蕊草，春夏季每日15—60克，秋季60—90克，小儿酌减，水煎服。

3.小儿发热：百蕊草9克，柴胡、黄芩各4.5克。煎服。

4.慢性气管炎：百蕊草60克，筋骨草45克。水煎，每日分3次服。

5.急性乳腺炎、急性扁桃体炎、多发性布肿：百蕊草全草15—30克。文火煎汁服（不可久煎），每日1剂。

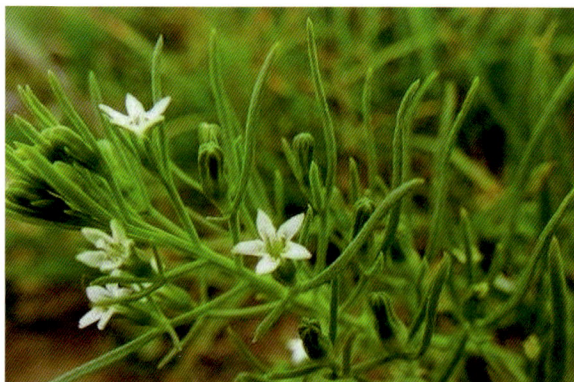

百蕊草

地 胆 草
Elephantopus scaber L.

【别名】地胆头、儿童草、铁钉、羊下巴、披地卦、牛踏典。

【形态特征】多年生草本，高20—60厘米。根茎短粗，须根多数。茎二歧分枝，枝少而硬，有粗糙感，全株有白色粗毛紧贴着生。茎生叶贴地丛生，叶片匙形或长圆状倒披针形，长1—1.5厘米或更长，先端钝成短尖，基部渐狭，边缘有稀疏钝锯齿；茎生叶少，互生。头状花序多个成束，生于枝顶，4个；花冠淡紫红色。瘦果有棱。8—9月开花，10—11月果熟。

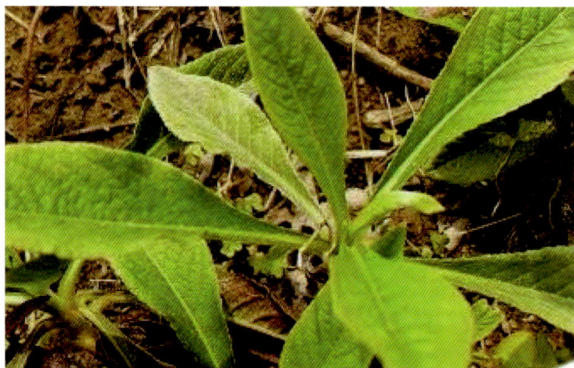

地胆草

【分布与生长环境】本地山区有野生生长。生于向阳山坡及郊野路边、水沟边草地上。

【采集加工】夏、秋季采全草，晒干备用或鲜用。

【性味功效】性凉，味苦。逐水消肿，清肺止咳，清热解毒。

【用法用量】15—30克。外用：鲜草适量，捣烂敷患处。

【应用参考】

1.慢性肾炎：全草30克，水煎服或鲜草1株，捣烂外敷肚脐，每日1次，连敷10—15天。

2.急、慢性气管炎：地胆草全草、鼠曲草、鱼腥草各12克，盐肤木30克，水煎服。或全草15克，七叶一枝花、三叶青、单叶铁线莲、牛膝各9克，橘红5克，水煎服。

3.肺脓疡：全草、茜草、野荞麦、香茶菜、金钱草、地骨皮各15克，水煎服。

地 锦 草
Euphorbia humifusa Willd.

【别名】奶浆草、铺地锦、铺地红、血见愁、卧蛋草。

【形态特征】一年生匍匐小草本，长约15厘米，含白色乳汁。茎纤细，假二歧分枝，枝柔细，初带浅红色，秋季变为紫红色，疏生短细毛。单叶对生，偶有互生者，柄短；叶片长圆形至长矩圆形，长约1厘米，宽3—5毫米，先端钝圆，微凹陷，基部偏斜，边缘有浅细齿状缺刻，下面灰绿色或略带紫色，无毛或疏生短细毛。夏末秋初开小花。蒴果三棱状锥形，成熟时先裂为3瓣，每瓣再2裂。种子卵形，黑褐色，外被白色蜡粉。花期6—10月，果实7月渐次成熟。

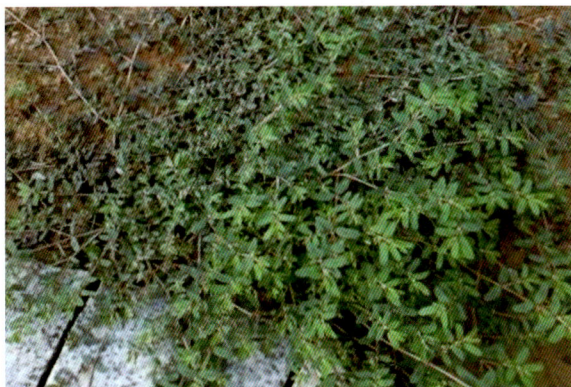
地锦草

【分布与生长环境】生于路旁、田间。

【采集加工】10月采收全株，洗净，晒干或鲜用。

【性味功效】味苦、辛，性平。清热解毒；利湿退黄；活血止血。

【用法用量】9—15克。外用：鲜草适量，捣烂敷患处。

【应用参考】

1.赤白痢：地锦草采得后，洗净，晒干，为末，米汤送服3克。

2.细菌性痢疾：地锦草30克，铁苋菜30克，凤尾草30克，水煎服。

3.胃肠炎：鲜地锦草30—60克。水煎服。

4.感冒咳嗽：鲜地锦草30克。水煎服。

5.咳血、吐血、便血、崩漏：鲜地锦草30克。水煎或调蜂蜜服。

6.牙齿出血：鲜地锦草，洗净，煎汤漱口。

7.湿热黄疸：地锦全草18克。水煎服。

8.趾间鸡眼：先割破，令出血，用地锦草捣烂敷上，甚效。

9.小儿疳积：地锦全草6—9克。同鸡肝1个或猪肝90克蒸熟，食肝及汤。

10.项虎（对口疮）：鲜地锦草加醋少许，捣烂外敷。

11.缠蛇丹（带状疱疹）：鲜地锦草捣烂。加醋搅匀，取汁涂患处。

12.跌打肿痛：鲜地锦草适量，同酒糟捣匀，略加面粉外敷。

13.小便血淋：用地锦草加水捣服。

地 菍
Melastoma dodecandrum Lour.

【别名】地稔、铺地锦、山地菍、地脚菍。

【形态特征】小灌木，长10—30厘米；茎匍匐上升，逐节生根，分枝多。叶片坚纸质，卵形或椭圆形，顶端急尖，基部广楔形，长1—4厘米，宽0.8—3厘米。聚伞花序，顶生，有花1—3朵，基部有叶状总苞2个，通常较叶小；花梗长2—10毫米，花瓣淡紫红色至紫红色，菱状倒卵形，上部略偏斜，长1.2—2厘米，宽1—1.5厘米。果坛状球状，平截，近顶端略缢缩，肉质，不开裂，长7—9毫米，直径约7毫米；宿存萼被疏糙伏毛。花期5—7月，果期7—9月。

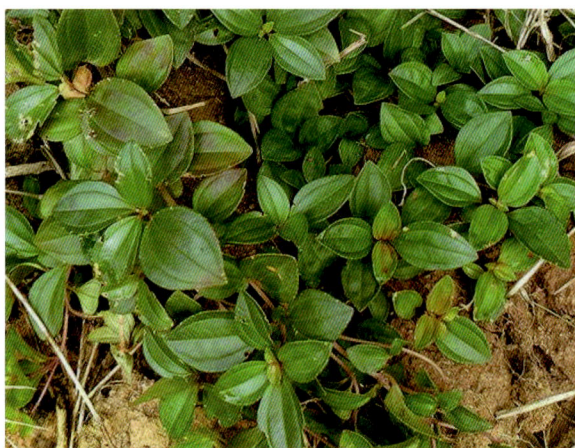

地菍

【分布与生长环境】生于山坡矮草丛中。喜生长在酸性土壤上，生活力极强，具有耐寒、耐旱、耐瘠、生长迅速等特点，甚至在石缝中亦能很好地生长开花。

【采集加工】地菍果实的成熟期不一致，当地菍果实外皮呈黑色，果蒂和果肉紫红色时，才可以分期收获，地上部分。5—6月采收，洗净，除去杂质，晒干或烘干。

【性味功效】味甘、涩，性凉，具有活血止血、消肿祛瘀、清热解毒之功效。

【用法用量】15—30克，鲜品用量加倍；或鲜品捣汁。外用：适量，捣敷或煎汤洗。

【应用参考】

1.胃痛：干山地菍30—75克，樟木皮30克，水煎服。

2.肝炎，肝肿大：干地菍全草60克，兔子1只，分别水炖，两液混匀，即呈白色块状，用瓷匙装服。上为1剂。

3.小儿小便混浊（状如牛乳，疳积引起）：干地菍全草30克，冰糖适量，水煎早晚分服。

4.脓疱疮：鲜地菍全草1—1.5千克。水煎洗患处。

地 衣
Lichens

【别名】石木耳、地木耳、地皮菜、地钱、岩衣、绿菜。

【形态特征】可分为壳状地衣，叶状地衣和支状地衣3种类型。壳状地衣的植物体扁平成壳状，以菌丝牢固地紧贴在基质上，有的甚至伸入基质中，因此很难剥离。叶状地衣的植物体呈薄片状的扁平体，形似叶片，以假根或脐较疏松地固着在基质上，易与基质剥离。枝状地衣的植物体直立，仅基部附着于基质上，通常分枝，形状类似高等植物的植株。

【分布与生长环境】地衣的耐寒和耐旱性很强。干旱时可以休眠，雨后复生。能在岩石、树皮上生长。

【采集加工】春夏在雨中生长，雨后应及时采取，否则一见阳光就不能食用。

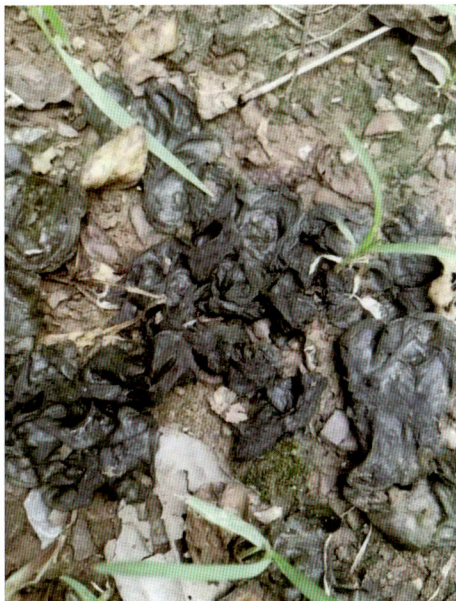

地衣

【性味功效】味甘，性寒，无毒。

【用法用量】干品10—30克，鲜地耳60—120克。食用为主也可入药。

【应用参考】

1.肝热目赤、双目肿痛：地衣、野菊花各15克，蒲公英30克，加清水适量，煮汤饮服，每天2次，连饮数日。

2.夜盲症：地衣适量，清水洗净，随意作菜常吃。

3.久痢脱肛：鲜地衣60克清水洗净，用白糖适量浸泡，取汁内服。

4.肝血虚少、目昏眼花、夜盲：每次用鲜地衣60—120克（干品10—30克），瘦猪肉200克，切成小块，加适量食油、酱油、食盐等调味品，煮成菜食，时时服食。

5.烧、烫伤：地衣焙干研末，菜油调搽患处。

6.子宫脱垂、阳痿遗精、白带：鲜地衣100克，韭菜250克，共炒，调味，食用。

7.身体虚弱：鲜地衣100克，熟猪肉丁、油炸花生米各50克，将地衣洗净，入沸水锅焯透，捞出沥干水，放入盘内，加入熟猪肉丁、花生米，再放入酱油、味精、精盐、调味，最后淋上麻油，作为凉拌菜食用。

8.便秘、阳虚干咳：鲜地衣200克，猪肉15克，加入适量清水，文火煮熟，食之。

9.皮疹、丹毒：鲜地衣捣汁频涂患处，保持湿润。溃烂疮口勿用。

【使用禁忌】平素脾胃虚寒，腹泻便溏的病人不可食用；妇女产后、寒性痛经以及女性月经来潮期间不宜食用。溃烂疮口勿用。

地 榆
Sanguisorba officinalis L.

【别名】黄瓜香、玉札、山枣子。

【形态特征】 多年生草本，株高30—120厘米。通体无毛。根状茎粗，木质化，生多数纺锤形或长圆柱形的根，外面红褐色，断面带暗红色。茎直立，上部分枝，有时带紫色。叶为单数羽状复叶，基生叶较大，具长约6.5厘米的柄，茎生叶互生，较少。叶柄较短；托叶近镰状，有齿。夏季开花，花小而密集，棕色。种子1粒。花、果期7—10月。

【分布与生长环境】地榆：生于山坡草地、灌丛中或疏林下。

【采集加工】地榆根入药，春秋两季都可采挖，将根部挖出后，除去茎基及须根，洗净晒干或切片晒干。

【性味功效】味苦、酸、涩，性微寒。止血凉血，清热解毒，收敛止泻，及抑制多种致病微生物和肿瘤的作用。

地榆

【用法用量】5—9克，大量可用至30—50克。外用：适量：研末涂敷患处。用于止血，生用较炒炭为优。

【应用参考】

1.血痢不止：地榆60克，甘草（炙、锉）15克。上2味粗捣筛。每服15克，以水200—300毫升，煎取7分，去渣，温服，日2夜1。

2.红白痢，禁口痢：地榆6克，炒乌梅5枚，山楂3克。水煎服。红痢红糖为引，白痢白糖为引。

3.急性菌痢：地榆根研粉，成人每服1—2克，每天3次，儿童减半。

4.便血：地榆120克，炙甘草9克。每服15克，水500毫升，入砂仁末3克，煎350毫升，分2次服。

5.久病肠风，痛痒不止：地榆15克，苍术30克。水500毫升，煎250毫升，空腹服，日1服。

6.妇人漏下赤色不止，令人黄瘦虚渴：地榆60克（细锉），以醋200毫升，煮10余沸，去渣，食前稍热服20毫升。亦治呕血。

7.原发性血小板减少性紫癜：生地榆、太子参各30克，或加怀牛膝30克，水煎服，连服2月。

8.无名肿毒、疖肿、痈肿、深部脓肿：地榆500克，田基黄200克，研末，田七粉5—15克。调入700克凡士林中成膏，外敷患处。

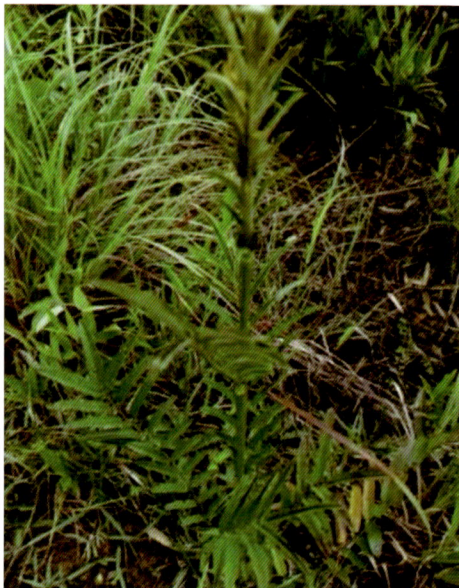

9.湿疹：（1）地榆30克，加水两碗，煎成半碗，用纱布沾药液湿敷。（2）地榆粉、煅石膏粉各600克，枯矾30克。研匀，加凡士林900克至1200克，调膏外敷。（3）地榆粉450克，密陀僧900克。研匀，加凡士林900克至1200克，调膏外敷。

10.面疮赤肿燉痛：地榆240克（细锉），水2000毫升，煮至1000毫升，去渣，适寒温洗之。

11.烧烫伤：地榆根炒炭存性，磨粉，用麻油调成50%软膏，涂于创面，每日数次。

12.蛇毒：地榆根，捣绞取汁饮，兼以渍疮。

地 黄
Rehmannia glutinosa（Gaert.）Libosch. ex Fisch. et Mey.

【别名】生地，怀庆地黄、野地黄、酒壶花、山烟根。

【形态特征】多年生草本，高10—30厘米，密被灰白色多细胞长柔毛和腺毛。根茎肉质肥厚，鲜时黄色，茎紫红色。叶通常在茎基部集成莲座状，向上则强烈缩小成苞片，或逐渐缩小而在茎上互生；叶片卵形至长椭圆形，上面绿色，下面略带紫色或成紫红色，长2—13厘米，宽1—6厘米，边缘具不规则圆齿或钝锯齿以至牙齿；基部渐狭成柄，叶脉在上面凹陷，下面隆起。花具长0.5—3厘米之梗，梗细弱，弯曲而后上升，在茎顶部略排列成总状花序，或几乎全部单生叶腋而分散在茎上；花冠筒状而弯曲，外面紫红色。蒴果卵形至长卵形，长1—1.5厘米。花、果期4—7月。

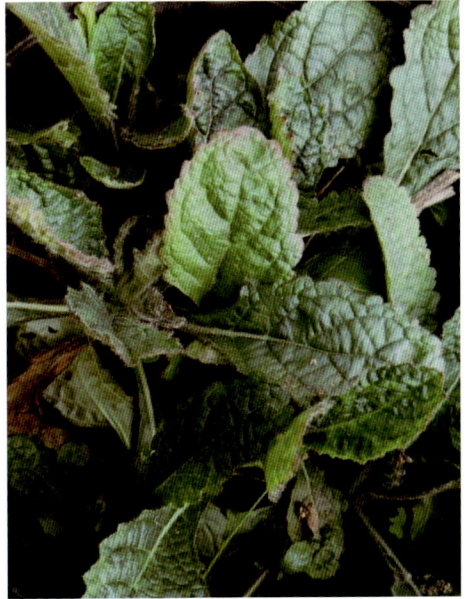
地黄

【分布与生长环境】常生于生于荒山坡、山脚、墙边、路旁等处。

【采集加工】秋季采挖，除去芦头、须根及泥沙，鲜用；或将地黄缓缓烘焙至约八成干。前者习称"鲜地黄"，后者习称"生地黄"。

【性味功效】鲜地黄：味甘、苦，性寒。清热生津，凉血，止血。
生地黄：味甘，性寒。清热凉血，养阴，生津。
熟地黄：味甘，性微温。滋阴补血，益精填髓。

【用法用量】鲜地黄：12—30克。生地黄、熟地黄：9—15克。

【应用参考】

1.伤寒及温病应发汗而不汗之内蓄血者，及鼻衄吐血不尽，内余瘀血，面黄，大便黑，消瘀血：犀角30克，生地黄240克，芍药90克，牡丹皮60克。上四味细切，以水九1800毫升，煮取600毫升，分3次服。

2.暑温脉虚夜寐不安，烦渴舌赤，时有谵语，目常开不闭：犀角9克，生地黄15克，玄参9克，竹叶心3克，麦冬9克，丹参6克，黄连5克，银花9克，连翘6克（连心用）。水8杯，煮取3杯，日服3次。舌白滑者，不可与也。

3.阳乘于阴，以致吐血、衄血：生荷叶、生艾叶、生柏叶、生地黄各等分。上研末，丸鸡子大。每服1丸，水煎服。

4.吐血经日：生地黄汁200毫升，川大黄30克（锉碎，微炒末）。上药相和，煎至100毫升，分为2次服，温食后服。

5.肺损吐血不止：生地黄240克（研取汁），鹿角胶30克（炙燥，研为末）。上二味，先以童子小便100毫升，于铜器中煎，次下地黄汁及胶末，打匀，煎熔，十沸后，分作3服。

6.补虚除热，去痈疖痔疾：生地黄适量，三捣三压，取汁尽，铜器中水上煮，勿盖，令泄气，得减半，出之，布绞去粗碎结浊滓秒，更煎之如饧，酒服如弹丸许，日3次。

7.劳瘦骨蒸，日晚寒热，咳嗽吐血：生地黄汁40毫升。煮白粥，临熟入地黄汁搅匀，空腹食之。

8.产后崩中，下血不止，心神烦乱：生地黄汁100毫升，益母草汁100毫升。上药，入黄酒100毫升相和，煎三五沸，分为3服，频频服之。

9.消渴：生地黄1500克（细切），生姜250克（细切），生麦门冬1000克（去心）。上三味一处于石臼内捣烂，生布绞取自然汁，慢火熬，稀稠适当，以瓷盒贮，每服1匙，用温水化下，不拘时。

10.坠马伤折手足，痛甚：生地黄500克，生姜120克。捣细末，入糟500克同炒匀，乘热以布裹伤处，冷即易之，先能止痛，后整骨。

灯 芯 草
Juncus effusus L.

【别名】水灯草、蔺草、龙须草、野席草、马棕根、野马棕。

【形态特征】多年生草本，高40—100厘米。根状茎横走，密生须根。茎簇生，直立，细柱形，直径1.5—4毫米，内充满乳白色髓，占茎的大部分。叶鞘红褐色或淡黄色，长者达15厘米；叶片退化呈刺芒状。花序假侧生，聚伞状，多花，密集或疏散；与茎贯连的苞片长5—20厘米；花淡绿色。蒴果长圆状，先端钝或微凹，内有3个完整的隔膜。种子多数，卵状长圆形，褐色，长约0.4毫米。花期6—7月，果期7—10月。

【分布与生长环境】适宜生长在河边，池旁，水沟边，稻田旁，草地上，沼泽湿处。

【采集加工】秋季采收。割取茎部晒干，或将茎

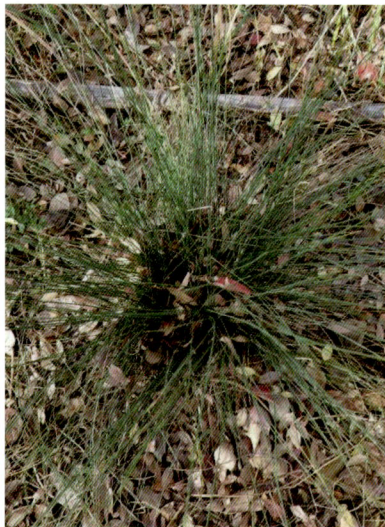

灯芯草

皮纵向剖开，去皮取髓，晒干。

【性味功效】味甘、淡，性寒。清心降火，利尿通淋。

【用法用量】2—3克（鲜草单用，15—30克）；或入丸、散。外用：煅存性研末撒或吹喉。

【应用参考】

1.五淋癃闭：灯芯草50克，麦门冬、甘草各25克。浓煎饮。

2.小儿心烦夜啼：灯芯草15克。煎2次，分2次服。

3.伤口流血：用灯芯草嚼烂敷患处。

4.热淋：鲜灯芯草、车前草、凤尾草各30克，淘米水煎服。

5.膀胱炎、尿道炎、肾炎水肿：鲜灯芯草30—60克，鲜车前草60克，薏苡仁30克，海金沙30克。水煎服。

6.乳痈乳吹：灯芯草30克。酒、水各半煎服

7.失眠、心烦：灯芯草18克。煎汤代茶常服。

8.急性咽炎、咽部生颗粒或舌炎、口疮：灯芯草3克，麦门冬9克，水煎服；亦可用灯芯炭3克，加冰片一分，同研，吹喉。

灯 笼 草
Alkekengi officinarum Moench

【别名】红姑娘、挂金灯、金灯、锦灯笼、泡泡草。

【形态特征】一年生草本，高30—90厘米。茎直立或披散，上有细棱，具短毛。单叶互生，或2片聚生；卵圆形至矩圆形，长3.5—10厘米，宽2—5厘米，先端短尖，基部略呈心形或斜偏，边缘浅波状或有疏锯齿，上面绿色，下面浅绿色，两面脉上均被短茸毛，下面较密；叶柄长7—25毫米，被短茸毛。花单生于叶腋；花梗长4—5毫米，具短茸毛；花萼绿色，钟状，5浅裂，径3—4毫米，表面有5棱，具短茸毛；花冠黄色，短筒状，长约5毫米，5浅裂，裂片圆形，喉部内面带紫色；雄蕊5个，花丝黄色，药蓝紫色，超出花冠外；雌蕊1个，子房上位，2室，花柱浅黄色，柱头绿色，圆形。浆果圆形，直径约1厘米，黄色；宿萼在结果时膨胀成灯笼状，包围在浆果外面，但与果分离。花期6—7月。果期9—10月

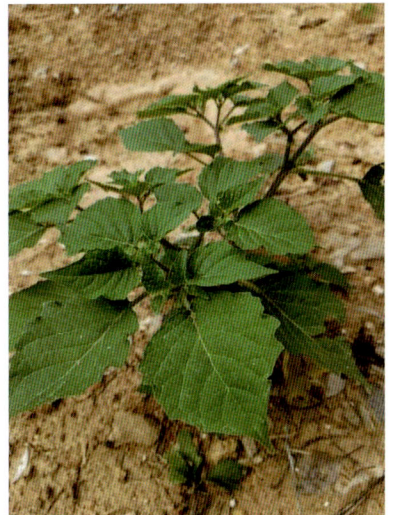
灯笼草

【分布与生长环境】生于田间、路旁、村边。

【采集加工】夏、秋采收。洗净，鲜用或晒干。

【性味功效】味苦、微甘，性寒。清热解毒，消炎利水，行气止痛。

【用法用量】煎汤，9—15克。外用：捣敷或煎水洗。

【应用参考】

1.行气，消胀，利尿。治腹胀，睾丸炎，疝气。

2.清热杀虫，止痛消肿。治热眼，喉痛，咳嗽；外敷毒疮，并熏洗阴囊肿大。

3.内服治伤寒或小肠疝气。外洗治天疱疮。

4.治感冒发热，腮腺炎，支气管炎，疱疹，疖疮，疝气痛。

耳 草
Hedyotidis auricularia

【别名】较剪草、鲫鱼胆草、山过路蜈蚣、节节花、鲫鱼草、龙胆草、苦胆草、黑头草、荞糕草、野甘草。

【形态特征】多年生草本，高30—100厘米。茎近直立或平卧，小枝密被短粗毛，幼时近四棱柱形，老时圆柱形，节上常生根，叶对生；叶柄长2—7毫米，叶片近革质，披针形或椭圆形，长3—8厘米，宽1—2.5厘米。聚伞花序密集成头状，腋生；无总花梗；苞片披针形，微小；花4数，近无梗，花冠白色。蒴果球形，直径1.2—1.5毫米，熟时不裂。种子每室2—6颗，种皮有小窝孔。花期春末夏初。

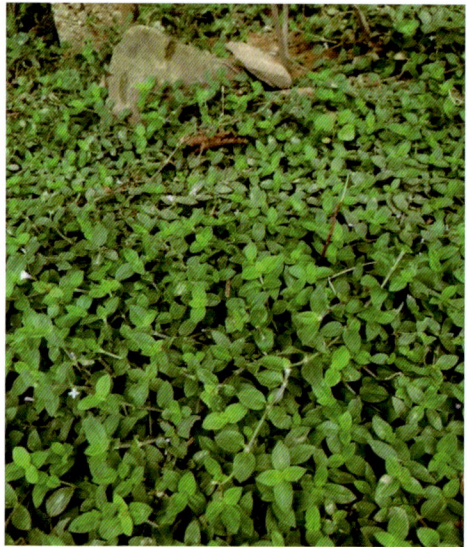
耳草

【分布与生长环境】山坡林间、田头地角有分布。生于草地、林缘和灌丛中。

【采集加工】全年可采，洗净，鲜用或晒干。

【性味功效】味苦，性凉。清热解毒，凉血消肿。

【用法用量】内服：煎汤，10—15克。外用：适量，捣敷；或煎水洗。

【应用参考】用于感冒发热，肺热咳嗽，喉痛，急性结膜炎，肠炎，痢疾；外用治蛇咬伤，跌打损伤，痈疮肿毒，乳腺炎，湿疹。

1.传染性肝炎（有黄疸和无黄疸型均可）：耳草60—90克，水煎服，每天1剂。

2.痧症吐泻：耳草3克，水煎服。

3.痢疾：耳草15克，水煎，红痢加白糖，白痢加红糖30克调服。

4.小儿惊风，疳积泻：耳草30克，水煎服。疳积泻加鸡肝煎服。

5.喉蛾：鲜耳草20—30克，捣烂，同凉开水擂出汁服。或干草15克，水煎服。

6.疹后牙疳：耳草18克，捣取汁，和人乳搽患处。

7.湿疹：耳草适量，煎水洗。

8.疱疖肿毒：耳草煎水洗。

9.跌打损伤：耳草15—25克，酌加黄酒或酒、水各半，炖1小时，温服，日2次。

10.毒蛇咬伤：耳草15克，天胡荽30克，青木香15克。水、酒煎服。

过 路 黄
Lysimachia christinae Hance

【别名】金钱草、羊耳朵、落地老鼠、耳朵草、太叶双钱革、延地蜈蚣、爬山虎、蜈蚣草、临时救。

【形态特征】多年生草本。茎匍匐地面，长20—60厘米。叶对生，卵形或心脏形，长2—6厘米，有柄。花黄色，有长梗，成对生在叶腋，花瓣5片。叶和花瓣上都有线状黑点，干燥后更明显。蒴果球形。5—7月开花，9—10月结果。

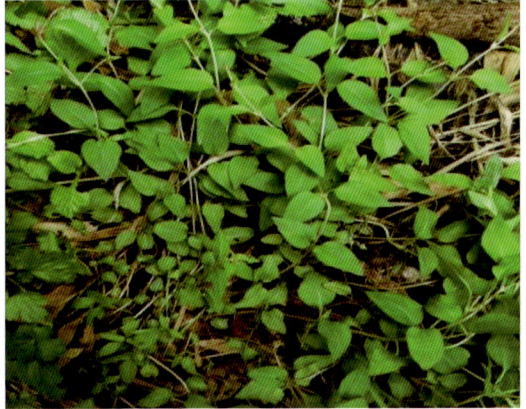

过路黄

【分布与生长环境】生在山坡路旁、溪沟边或沟边阴湿的草丛中。

【采集加工】以全草入药。夏、秋采集，鲜用或晒干。

【性味功效】性凉，味苦、酸。利水通淋，清热解毒，散瘀消肿，祛风散寒。

【用法用量】9—30克。

【应用参考】

1.胆、肾结石：过路黄鲜全草15—60克，水煎服。

2.跌打损伤：过路黄鲜全草捣汁1小杯饮服。

3.鼓胀病：过路黄鲜全草捣烂，敷肚脐上。

4.脱力黄疸：过路黄、茵陈蒿（中药）、虎杖根各9克，紫金牛15克，龙芽草12克，水煎服。

过 坛 龙
Adiantum flabellulatum L.

【别名】铁脚狼萁、铁线草。

【形态特征】多年生草本蕨类，高20—50厘米，根状茎短而直立，被狭披针形鳞片。叶丛生，直立，叶柄紫褐色，有光泽，叶片为不整齐的广卵形，鸟趾状叉状分枝，各枝再1次或2次分枝，最后小羽片扇状楔形，外缘圆形。孢子囊群长圆形，数个密接着生于小羽片的上侧和外缘，叶缘反卷为囊群盖，包被孢子囊群。

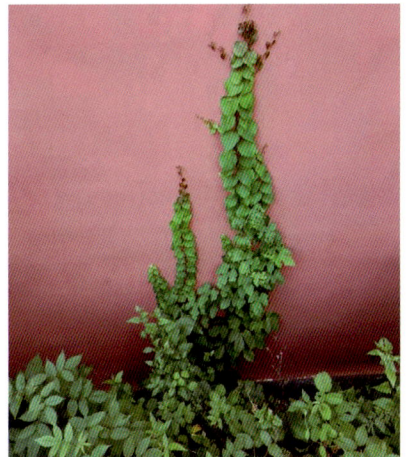

过坛龙

【分布与生长环境】生于林下阴湿处酸性土上。

【采集加工】全草全年可采，鲜用或晒干备用。

【性味功效】性寒，味微苦、涩。清热解毒，平肝利湿。

【用法用量】内服、外用：15—20克。

【应用参考】

急性黄疸型传染性肝炎：过坛龙全草90—120克，红糖60克，水煎服。

黄疸型或无黄疸型肝炎：过坛龙全草15克，长叶小檗（全株）、紫金牛各30克，水煎服。

急性肾功能衰竭：过坛龙全草60克，凤尾草30克，水煎服。

疬子：过坛龙鲜全草加水适量捣外敷。

合 欢 皮
Albizzia julibrissn Durazz.

【别名】绒花树、芙蓉花树、马缨花、夜合花。

【形态特征】落叶乔木，高6—16米。树皮灰棕色，平滑；幼枝带棱角，被毛，散生黄棕色近圆形皮孔。二回双数羽状复叶互生；羽片4—16对，每片有小叶10—30对，日开夜合。花期甚长，夏季连开数月，头状花序簇生叶腋或密集小枝先端，呈伞房状；花萼小，筒状；花冠狭漏斗形，淡红色，先端5裂；雄蕊多数，远长于花冠。荚果长椭圆形，长9—15厘米。种子小，多数，扁椭圆形。

【分布与生长环境】生于山谷、林缘及坡地，南北多有栽培。

【采集加工】夏、秋二季剥取，晒干。

【性味功效】味甘，性平。解郁，和血，宁心，消痈肿。

合欢皮

【用法用量】6—12克。外用：适量，研末调敷。

【应用参考】

1.心神不安，失眠：合欢皮12克，柏子仁、白芍、龙齿各9克煎服。

2.咳有微热，烦满，胸心错乱，是为肺痈：合欢皮手掌大一片。细切，以水600毫升，煮取200毫升，分3次服。

3.肺痈久不敛口：合欢皮、白蔹。二味同煎服。

4.打扑损筋骨：合欢皮120克（炒干，末之），入麝香、乳香各3克。每服9克，温酒调，不饥不饱时服。

5.打扑伤损骨折：合欢皮（去粗皮，取白皮，键碎，炒微黄色）120克，芥菜子（炒）30克。上为细末，酒调，临夜服；粗渣敷疮上，扎之。此药专接骨。

6.蜘蛛咬疮：合欢皮，捣为末，和墨，生油调涂。

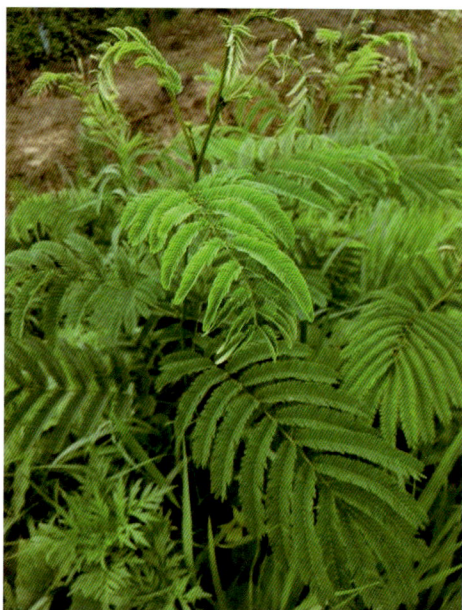

夹 竹 桃
Nerium oleander L.

【别名】柳叶桃、九节肿、大节肿、三季红。

【形态特征】常绿灌木。3叶轮生，具短柄；叶片革质，状披针形，长7—19厘米，宽1—3厘米，先端渐尖，基部楔形，全缘，上面深绿色，下面色淡。夏、秋开花，聚伞花序顶生，花桃红色或白色，有芳香气；花冠漏斗状，裂片5片，外展成旋钮状，常为重瓣，有条状附属体；雄蕊5个，花丝短，旋扭状，基部两侧呈钩状，密被短毛；花柱圆柱状。果长15—18厘米。

【分布与生长环境】山间路旁水边沟边。

【采集加工】对2—3年生以上的植株，结合整枝修剪，采集叶片，晒干或烘干。

【性味功效】味辛、苦、涩，性温。有毒。强心利尿，祛痰杀虫。

【用法用量】1日量：干叶粉9—15克，鲜叶3—4片，水煎分3次服。外用：适量，鲜品捣烂敷患处。

【应用参考】

1.心力衰竭：夹竹桃叶粉末10克，加等量小苏打，装入胶囊。成人量：每日0.25—0.3克，分3次口服。症状改善后改为维持量，每日10克。

2.癫痫：夹竹桃小叶3片，铁落60克。水煎，日服3次，2天服完。

3.化脓性感染：夹竹桃鲜叶适量，捣成糊状，外敷患处，覆以纱布，再用橡皮胶贴牢，每日更换1—3次，伴有全身发热及有败血症预兆者，同时用其他方法联合治疗。

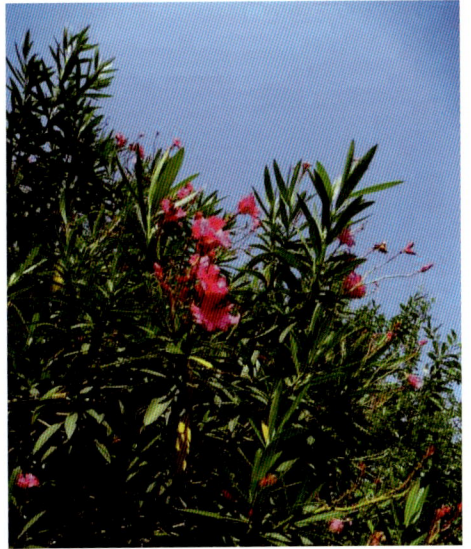
夹竹桃

决 明 子
Senna tora（L.）Roxb.

【别名】马蹄决明、钝叶决明、假绿豆、草决明。

【形态特征】一年生半灌木状草本，高达2米，通体被有短柔毛。茎基部木质化。双数羽状复叶互生，托叶早落，有小叶2—4对；小叶片倒卵形，长1.5—6.5厘米，宽0.8—3厘米，先端圆形，有小突尖，基部楔形，全缘。夏季开花，花成对腋生，小花梗长10—23毫米；萼片5片，分离；花冠鲜黄色，花瓣5瓣，倒卵状圆形，长约1.2厘米。种子多数，菱状方形，长3—4毫米，浅棕绿色，光亮，两侧面各有一条线形的浅色斜凹纹。9—10月间，果实成采熟收。

【分布与生长环境】山坡沟边均有生长。

【采集加工】9—10月间，果实成熟后，荚果变黄褐色时采收，将全株割下晒干，打下种子即可。

【性味功效】味甘、苦、咸，性微寒。清肝，明目，利水，通便。

【用法用量】内服：煎汤9—15克。外用：研末调敷。

【应用参考】

1.急性结膜炎：决明子、菊花、蝉蜕、青葙子各15克水煎服。

2.急性角膜炎：决明子15克，菊花9克，谷精草9克，荆芥9克，黄连6克，木通12克，水煎服。

3.习惯性便秘：决明子18克，郁李仁18克，沸水冲泡代茶。

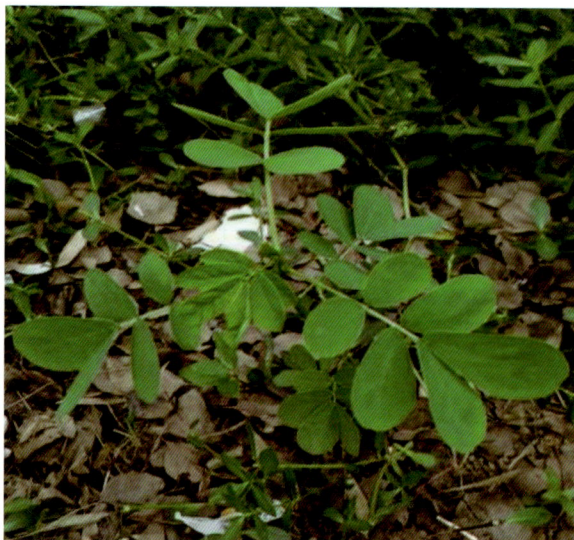

决明子

4.夜盲症：决明子、枸杞子各9克，猪肝适量，水煎，食肝服汤。

5.雀目：决明子100克，地肤子50克，上药捣细为散每于食后以清粥饮调下5克。

6.慢性便秘及卒中后顽固便秘：决明子60克，炒香研细末水泛为丸，每日3次，每回5克，连服三五天，大便自然通顺且排出成形粪便而不泄泻。此后继续每日服少量，维持经常通便，并能促进食欲恢复健康。

7.风热偏头痛：决明子、野菊花各9克，川芎、蔓荆子、全蝎各6克，水煎服。

8.高血压：（1）决明子适量，炒黄，捣成粗粉，加糖泡开水服每次3克，每日3次。（2）决明子15克，夏枯草9克，水煎连服1个月。

9.失明，目中无他物，无所见，如绢中视：决明子120克，捣筛，以粥饮服。忌鱼、蒜、猪肉、辛菜。

10.目赤肿痛：决明子炒研，茶调，敷两太阳穴，干则易之。亦治头风热痛。

11.视物昏暗，迎风泪出：决明子、地肤子、细辛、白芷、桂心、车前子各90克，柏子仁60克、防风60克（去芦头），川椒120克（去目及闭口者，微炒去汗），上药捣细罗为散。每服6克，空腹及晚食前以温酒调。

12.口腔溃疡：用决明子水煎含漱液，每天含漱数次，患者口腔疼痛症状均有不同程度的减轻，且各类型溃疡病程均有不同时间的缩短。

刘 寄 奴
Artemisia anomala S. Moore

【别名】乌藤菜，六月雪，九里光，白花尾，炭包包，斑枣子，细白花草，九牛草，苦连婆。

【形态特征】多年生直立草本，高60—100厘米。茎有明显纵肋，被细毛。叶互生；

长椭圆形或披针形，长6—9厘米，宽2—4厘米，先端渐尖，基部狭窄成短柄，边缘具锐尖锯齿，上面绿色，下面灰绿色，有蛛丝毛，中脉显着；上部叶小，披针形，长约1.5厘米；下部叶花后凋落。头状花序，钟状，长约3毫米，密集成穗状圆锥花丛；总苞片4轮，淡黄色，无毛，覆瓦状排列。瘦果矩圆形。花期7—9月。果期8—10月。

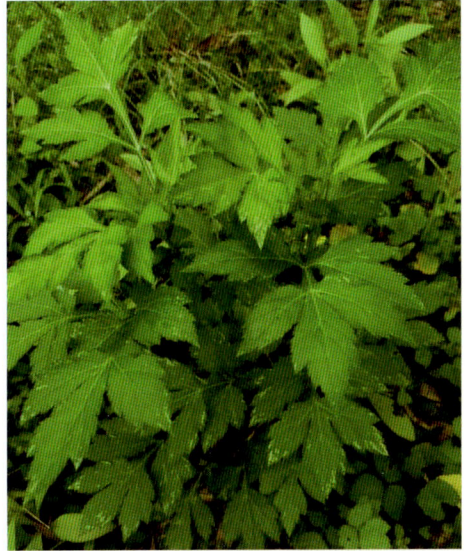

刘寄奴

【分布与生长环境】生于林缘、灌丛中、河岸旁。

【采集加工】于8月开花时，连根拔起，晒干，除去根及泥土，打成捆。

【性味功效】味苦，性温，无毒。破血通经，敛疮消肿。

【用法用量】内服：煎汤，5—9克；或入散剂。外用：捣敷或研末撒。

【应用参考】

1.血气胀满：刘寄奴穗实为末。每服15克，煎酒服。

2.产后恶露不尽，脐腹病痛，壮热憎寒，咽干烦渴：刘寄奴、知母（焙）各50克，当归（切，焙）、鬼箭羽各100克，桃仁（去皮、尖、双仁，炒）75克。上五味粗捣筛。每服20克，水300毫升，煎至八分，去渣，温服，空腹食。

3.产后百病血晕：刘寄奴、甘草。上二味等分，锉如麻豆大。每服25克，先以水400毫升，入药煎至200毫升，再入酒200毫升，再煎至200毫升，去渣，温服。

4.被打伤破，腹中有瘀血：刘寄奴、延胡索、骨碎补各50克。上三味细切，以水400毫升，煎取140毫升，复内酒及小便各20毫升，热温顿服。

5.敛金疮口，止疼痛：刘寄奴一味为末，掺金疮口，裹。

6.风入疮口肿痛：刘寄奴为末，掺之。

7.汤火疮：刘寄奴为末，先以糯米浆，用鸡翎扫伤著处，后掺药末在上，并不痛，亦无痕。大凡伤著，急用盐末掺之，护肉不坏，然后药敷之。

8.赤白下痢：刘寄奴、乌梅、白姜等分。水煎服，赤加梅，白加姜。

9.霍乱成痢：刘寄奴草煎汁饮。

10.大小便血：刘寄奴为末，茶调，空腹服10克。

11.毒蛇咬伤：刘寄奴15克，天胡荽30克，青木香15克。水、酒煎服。方中刘寄奴清热解毒，活血消肿。

12.跌打损伤：刘寄奴15—24克，酌加黄酒或酒、水各半，炖1小时，温服日2次。

13.小儿惊风，疳积泻：刘寄奴30克。水煎服；疳积泻，加鸡肝煎服。

老 鸦 柿
Diospyros rhombifolia Hemsl.

【别名】牛奶柿、丁季李、拳李、大肚老姆、颠和尚、糯米饭刺、烂糖鸡屙柿、丁香柿、苦李、月月有、枝柿。

【形态特征】落叶灌木成小乔木，高达8米。主根粗壮，根皮灰色，质坚韧。枝条细而稍弯曲，部分变形成木针，嫩枝被黑褐色毛。叶互生，卵状菱形至倒卵形。花雌雄异株，单生于叶腋；花萼深4裂；花冠白色。果卵球形或卵形，成熟时黄赤色，有蜡质与光泽。5—6月开花，9—10月果熟。

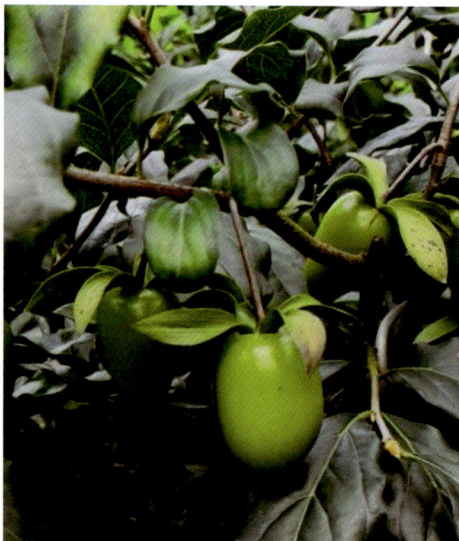

老鸦柿

【分布与生长环境】分布于山区和半山区。生于向阳山坡灌丛中、溪谷两旁疏林下、丘陵地及村边路旁。

【采集加工】根、枝全年可采，洗净，切片，晒干备用。

【性味功效】性平，味苦、涩。清湿热，利肝胆，活血化瘀。

【用法用量】配药用。根、枝12—30克。

【应用参考】

1.肝硬化：老鸦柿根12克，红枣6枚，水煎服，连服10—15剂。

2.跌打损伤：老鸦柿根50克，水煎，冲黄酒服。

3.急性黄疸型传染性肝炎：老鸦柿枝15—50克，水煎服。或根、胡颓子根、山楂根各50克，水煎服。

4.骨结核：老鸦柿根、化香树根各15克，鱼藤2厘米，黄酒50克，隔水蒸服。

芍 药
Paeonia lactiflora Pall.

【别名】离草、婪尾春、犁食、没骨花、黑牵夷、红药。

【形态特征】多年生草本。根粗壮，肉质，黑褐色。茎基部圆柱形，上端多棱角。花数朵，顶生或腋生；苞片4—5，披针形，大小不等；萼片4，近圆形或卵形；花瓣9—13，倒卵形。蓇葖果，顶端具喙。花期5—6月，果期8月。

【分布与生长环境】山间、地头、水边、沟边。

【采集加工】选择晴天，割去茎叶，挖出全根。根可入药。

【性味功效】平肝止痛，养血调经，敛阴止汗。

【用法用量】内服：6—15克，水煎或入丸、散剂服。

【应用参考】用于肝阴不足，血虚心失其所养，而心悸失眠；血虚筋脉失养而拘急；肝阳上亢所致头晕、头痛；阴虚盗汗；等。

1.下痢便脓血，里急后重，下血调气：芍药50克，当归25克，黄连25克，槟榔、木香6克；甘草6克（炒），大黄9克，黄芩25克，官桂8克。上细切，每服25克，水400毫升，煎至200毫升，饭后温服。

2.痛经：白芍100克，干姜24克。共为细末，分成8包，月经来时，每日服1包，黄酒为引，连服3个星期。

3.脚气肿痛：白芍300克，甘草50克。为末，白水点服。

4.气虚自汗：白芍、黄芪、白术等同用。

5.白芍美白：（1）将白术、白芍、白茯苓和甘草放入锅中用水煎汤，每天1小碗。坚持使用可美白祛斑。（2）如果觉得煎汤麻烦，可自制茶包泡茶喝。将白术、白芍、白茯苓和甘草分别研成粗粉末，均匀混合后等量装入30个小包中，每天取1包用沸水冲泡，当茶喝。

7.血虚所致心悸失眠：白芍、当归、酸枣仁、柏子仁等同用。

8.肝阳上亢所致眩晕：白芍、当归、菊花等养血、平肝之品同用。

9.血虚筋脉拘急：芍药、甘草同用。

10.阴虚盗汗：白芍、知母、黄柏等同用。

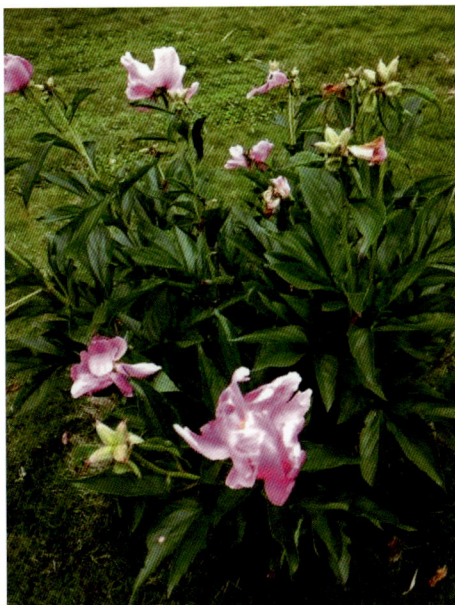

芍药

羊 乳
Codonopsis lanceolata（Sieb. et Zuc）Trautv.

【别名】山海螺、角参、轮叶党参、萝卜党参、山地瓜秧、山胡萝贝、山胡萝卜、四叶参、通乳草、山胡罗卜、四叶党参、泰山参。

【形态特征】多年生草本。植株全体光滑无毛或茎叶偶疏生柔毛。茎基略近于圆锥状或圆柱状，表面有多数瘤状茎痕，根常肥大呈纺锤状而有少数细小侧根，长约10—20厘米，直径1—6厘米，表面灰黄色。叶柄短小，长1—5毫米，叶片菱状卵形、狭卵形或椭圆形，长3—10厘米，宽1.3—4.5厘米，上面绿色，下面灰绿色，叶脉明显。花冠钟状，外面乳白色，内面深紫色，单生或对生于小枝顶端。蒴果下部半球状，上部有喙，直径约2—2.5厘米。种子多数，卵形，有翼，细小，棕色。花、果期7—8月。

【分布与生长环境】生长于山坡灌木林下沟边阴湿地。

【采集加工】秋季采挖，洗净、晒干，生用，亦用鲜品。

【性味功效】味辛，性凉。温润补虚。

【用法用量】煎剂：15—30克（鲜品倍量，捣汁同）。膏剂：18克。外用：适量。

【应用参考】

1.肺癌：山海螺、鱼腥草、蛇莓、杏香兔耳风各15克，蜀羊泉30克，水煎2次分服。能消炎止咳，使监床症状缓解，病灶逐渐缩小。

2.肝癌：山海螺、兔耳草各30克，蛇果草、鱼腥草各24克，夏枯草12克，三棱、莪术各9克，水蛭6克，白英54克，水煎2次，早、晚分服，日1剂。继续服用，能使症状、体征消失，肿块缩小，食欲转好。

3.乳腺癌：山海螺30克，枸橘15克，蒲公英、络石藤各12克，土贝母、夜明砂、当归、制香附各9克，山慈姑6克，水煎服，日1剂。能使肿核消散，病情好转。

4.甲状腺癌：山海螺30克，夏枯草12克，海灌、昆布、皂刺、炮山甲各9克，山慈姑、牡丹皮各6克，白芥子3克，水煎服，日1剂。能使肿结软缩、呼吸急促、吞咽困难等压迫症状缓解。

5.补气养血，用于气血不足，气血两亏：山海螺30克，熟地15克熬膏服。

6.消肿排脓，用于痈肿脓疡：疬积痞肿：山海螺、仙茅各15克，猪瘦肉同炖服。乳痈疮疡：山海螺、金银花、蒲公英各15克，冬瓜仁、薏苡仁各9克，水煎服。另用鲜山海螺、金银花等分，浓煎，洗并敷。

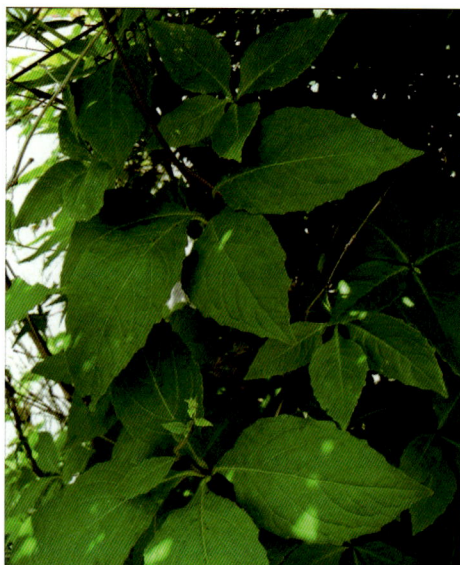

羊乳

羊 蹄
Rumex japonicus Houtt.

【别名】土大黄、牛舌头、野菠菜、羊蹄叶、羊皮叶子。

【形态特征】多年生草本。茎直立，高50—100厘米，上部分枝，具沟槽。基生叶长圆形或披针状长圆形，长8—25厘米，宽3—10厘米，顶端急尖，基部圆形或心，边缘微波状，下面沿叶脉具小突起；茎上部叶狭长圆形；叶柄长2—12厘米；托叶鞘膜质，易破裂。花序圆锥状，花两性，多花轮生；花梗细长，中下部具关节；花被片6片，淡绿色。瘦果宽卵形，具3棱。花期5—6月，果期6—7月。

【分布与生长环境】生田边路旁、河滩、沟边湿地。

【采集加工】该种根、叶、果实均可入药，新鲜、晒干均可用。

【气味功效】味苦，性寒，有小毒。清热解毒，杀虫止痒，通便利水，止血。

【用法用量】内服：9—15克；捣汁或熬膏。外用：捣敷，磨汁涂或煎水洗。

【应用参考】

1.大便干结：羊蹄根30克，水一大碗，煎六分，温服。

2.头风白屑：羊蹄草根晒干磨成细粉，用羊胆汁调匀涂之，可治愈。

3.头上白秃：鲜独根羊蹄，用陈醋研磨如泥，生布搽赤敷之，日1次。

4.疥疮有虫：羊蹄根捣，用猪油调和，加盐少许，日涂之。

5.鼓胀：干根磨粉，每次3—5克，1日3次，用酒冲服。

6.各种内出血：如鼻出血、咯血、呕血、便血、子宫出血等，用本品12克煎服。

7.血小板减少症：每天用15克煎服或用羊蹄根研末吞服。

8.顽癣：鲜羊蹄根加醋磨汁涂患处。

9.湿热黄疸：羊蹄根15克，五加皮15克。水煎服。

10.肛门周围炎症：羊蹄根（鲜品）30—45克。水煎冲冰糖，早晚空腹服。

11.内痔便血：羊蹄根15—30克，较肥的猪肉120克。放瓦罐内，加入清水，煮至肉极烂时，去药饮。

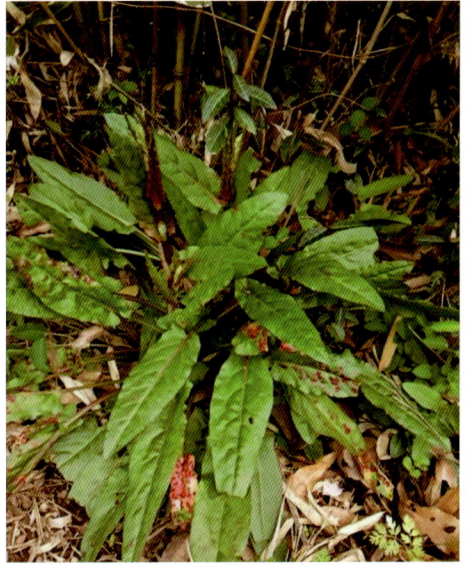

羊蹄

阴 地 蕨
Botrychium ternatum（Thunb）Sw.

【别名】小春花，独脚金鸡，丹桂移星草，鸡爪黄连，独脚狼衣。

【形态特征】蕨类植物，高15—30厘米。根粗壮肉质，黄褐色或者灰褐色。叶有孢子叶和营养叶；孢子叶，孢子囊穗为圆锥状；营养叶黄绿色，羽状分裂，叶柄长约4.5厘米。春天抽芽生长，夏天枯掉，但到秋天还会生出。

【分布与生长环境】常生在山坡、山谷较阴湿的林下草丛中或灌木丛中。

【采集加工】全草入药。秋季采集，洗净晒干。

【性味功效】性平，味淡。清凉解毒，平肝散结。

【用法用量】9—18克，小儿3—9克，水煎服。

【应用参考】

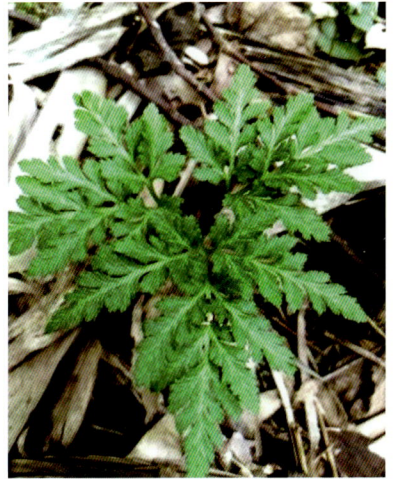

阴地蕨

1.疮毒、风毒：阴地蕨全草3—6克（新鲜加倍），水煎服。

2.小儿惊风：阴地蕨全草9克，水煎服；或配鲜鸭跖草60克，水煎，早、晚饭前各服1次。

3.瘰疬（颈淋巴结结核）：阴地蕨全草15克，水煎，代茶饮。

4.眼中生翳：阴地蕨根研细末，每次1—2克，用糖水吞服。

阴 行 草
Siphonostegia chinensis Benth.

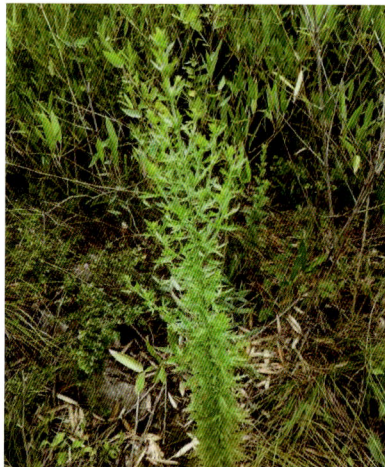

【别名】土茵陈、金钟茵陈、铃茵陈、芝麻蒿、阴阳连。

【形态特征】一年生或二年生草本，高可达90厘米。茎直立，上部分枝较多，被短柔毛。叶对生，羽状深裂，长1.2—4厘米，宽0.8—2厘米，裂片3—4对，线形，基部楔形，先端渐尖，边缘有不整齐锯齿，表面绿色，背面浅绿色，两面均具有柄的腺毛及短伏毛，叶基部下延，近于无柄。花黄色，单生于叶腋或顶生，萼筒状，5裂，花冠唇形，5裂，雄蕊4枚，2强，子房上位，2室。蒴果长椭圆形。花期6—8月。

【分布与生长环境】多生于旷野、山坡灌丛边、荒山草地村落附近也有生长。

【采集加工】全草入药。夏秋采收。

【性味功效】味苦，性寒。清热利湿，凉血止血，祛瘀止痛。

【用法用量】内服：煎汤：3—9克；外用：适量，研末调敷或撒患处。

【应用参考】

1.黄疸型肝炎：阴行草、金丝桃、地柏枝各50克，老萝卜根9克。水煎服。

2.胆囊炎：阴行草、地耳草、大青叶、海金沙、白花蛇舌草、穿破石各15克。水煎服。

3.烧烫伤：阴行草、炉甘石各等量。共研细粉，香油适量调敷患处。每日1次。

阴行草

芝 麻
Sesamum indicum L.

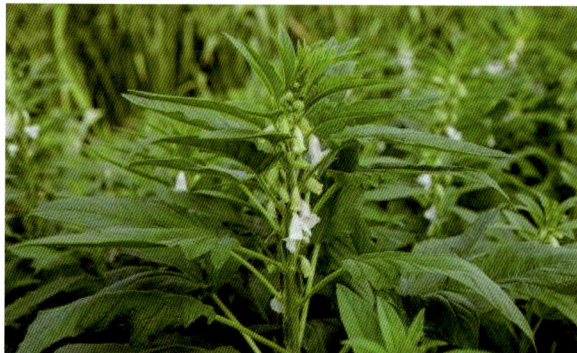

【别名】脂麻、胡麻。

【形态特征】一年生草本，具腺毛。叶对生，最上的有时互生，单叶，全缘或浅裂，无托叶。花白色，具紫色或黄色彩纹。蒴果椭圆形，长2—2.5厘米，种子黑色或白色。

【分布与生长环境】多有种植。

【采集加工】八月采其籽用。

【性味功效】味甘，性平，无毒。

芝麻

【用法用量】内服：根，煎汤，15—30克。外用：捣烂或研末调敷。

【应用参考】供药用，作为软膏基础剂、黏滑剂、解毒剂。黑芝麻为含有脂肪油类之缓和性滋养强壮剂，有滋润营养之功，对于高血压也有治疗的功效。

1.黑芝麻药用可补血、润肠、通乳，治贫血、便秘、乳水不足。

2.刀伤出血、跌打扭伤：鲜茎叶捣烂调敷。

竹 黄
zhú huáng（拼音）

【别名】竹花、天竺黄。

【形态特征】子座肉质，渐变为木栓质，粉红色，呈不规则瘤状，初期平滑，后龟裂；子囊壳近球形，埋生于子座内；孢子单行排列，长方形至梭形，两端大多尖锐，无色或近无色，成堆时呈柿黄色。

【分布与生长环境】寄生于竹枝梢上，有竹子地方有产。

【采集加工】子座入药。夏初采集，去除杂物，晒干。

【性味功效】味淡，性温。通经活络，散瘀止痛，镇咳化痰。

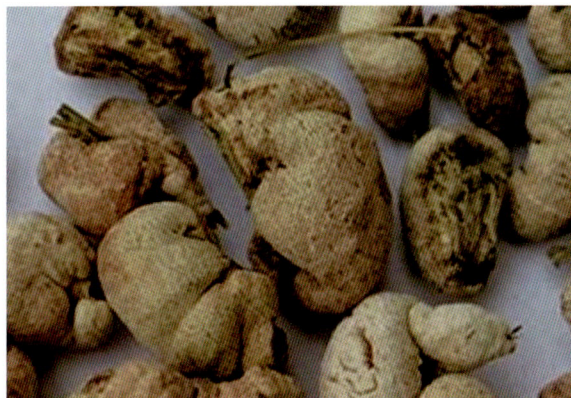

竹黄

【用法用量】3—9克，水煎，或浸酒服。

【应用参考】

1.风湿痹痛、四肢麻木：竹黄60克，烧酒250毫升，浸泡24小时后，每晚服30毫升，或以药酒外搽患处。

2.胃气痛：竹黄30克，烧酒500毫升，浸泡3—5日，1日服2次，每次服15毫升。

3.小儿惊风：竹黄每次3—5克，水煎服。

4.中风：竹黄每次6—9克，水煎服。

竹 荪
Dictyophora indusiata（Vent.ex Pers）Fisch

【别名】长裙竹荪、竹参、面纱菌、网纱菌、僧笠蕈、雪裙仙子。

【形态特征】竹荪幼担子果菌蕾呈圆球形，具三层包被，外包被薄，光滑，灰白色或淡褐红色；中层胶质；内包被坚韧肉质。成熟时包被裂开，菌柄将菌盖顶出，柄中空，高15—20厘米，白色，外表由海绵状小孔组成；包被遗留于柄下部形成菌托；菌盖生于柄顶端呈钟形，盖表凹凸不平呈网格，凹部分密布担孢子；盖下有白色网状菌幕，下垂如裙，长达8厘米以上；孢子光滑，透明，椭圆形，（3—3.5）微米×（1.5—2）微米。

【分布与生长环境】分布范围很广，但各地的竹荪品种不完全相同。

【采集加工】梅雨季采集鲜用或烘干保存。

【性味功效】性寒，味甘，无毒。有滋阴养血、益气补脑、止咳化痰及减少腹壁脂肪积储的功效。

【用法用量】食用煲汤为主，按食用需要而定。

【应用参考】

竹荪营养价值很高，是宴席上著名的山珍，对高血压、高血脂、高胆固醇、冠心病、动脉硬化及肥胖症等有良好疗效，具有滋补强壮、益气补脑、宁神健体的功效；补气养阴，润肺止咳，清热利湿。竹荪能够保护肝脏，减少腹壁脂肪的积存，现代医学研究也证明，竹荪中含有能抑制肿瘤的成分。

【使用禁忌】

1.竹荪性凉，脾胃虚寒者、腹泻者不宜多食。

2.在众多的竹荪品种中，有一种黄裙竹荪，也叫杂色荪，菌裙的颜色为橘黄色或柠檬黄色，这种黄裙竹荪有毒，不可食用。

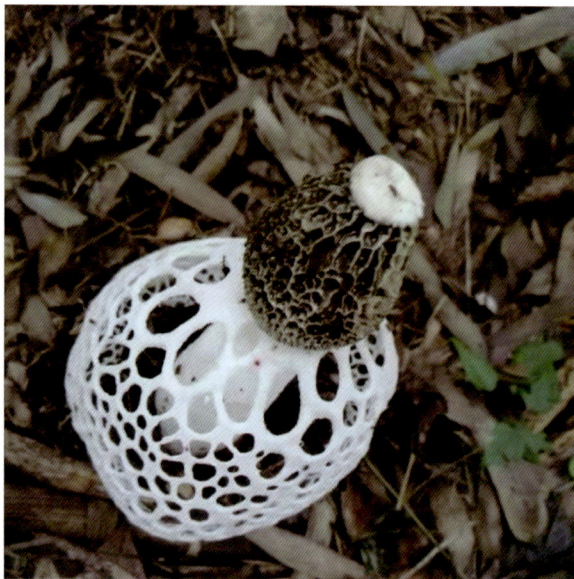
竹荪

竹 叶 椒
Zanthoxylum armatum DC.

【别名】土花椒、山胡椒、野花椒、山椒、野胡椒、鸡椒、老鼠刺、七叶秦椒。

【形态特征】半常绿灌木或小乔木，高1.5—3米多。枝条有扁平弯曲的皮刺。叶互生，有香味，奇数羽状复叶，叶轴和叶柄有翅，背面有皮刺，小叶3—9片，对生，披针形至椭圆状披针形，主脉上下有针刺。雌雄异株，花细小，黄绿色。蓇葖果红色，表面有凸起的腺点。种子卵球形，黑色。3—5月开花，7—9月结果。

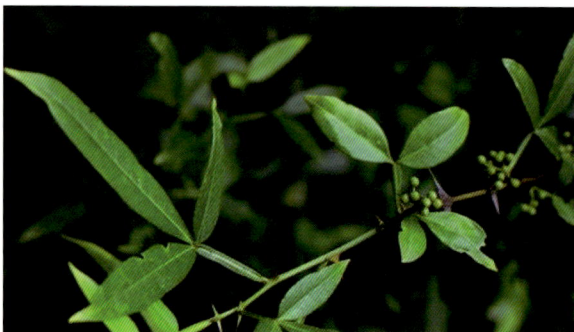
竹叶椒

【分布与生长环境】生在低山坡、山麓疏林内或灌术丛中、路边及溪流两岸阴湿的地方。

【采集加工】全年采根、树皮，秋季采果，夏季采叶，鲜用或晒干。

【性味功效】味苦、辛，性温，无毒。行气消肿，祛风散瘀，止咳，祛蛔。

【用法用量】内服：煎汤，10—15克；研末，每次3—5克。外用：煎水洗。

【应用参考】

1.跌打损伤：竹叶椒根15—30克，水煎，黄酒适量冲服。

2.胃痛：竹叶椒根15—30克或果皮（别名：土花椒）3—6克，水煎服。

3.齿龈炎：竹叶椒鲜根皮捣烂，塞敷患处。或煎汁漱口。

4.感冒、气管炎：竹叶椒果实2—3克，研细末吞服。

5.胃痛、牙痛：竹叶椒果3—6克，山姜根9克。研末，温开水送服。

6.痧症腹痛：竹叶椒果9—15克，水煎服；或研末，每次2—3克，黄酒送服。

七　画

苍　耳
Xanthium strumarium L.

【别名】苍耳子，野茄子，卷耳、菢、苓耳、地葵、枲耳、白胡荽。

【形态特征】一年生草本，全株生白色短毛。近根部的茎为紫色，上部茎绿色有紫色条状斑点。叶互生，广卵形或卵状三角形，先端尖，边缘具不规则的锯齿，或浅裂成三片，基部心脏形，叶柄长2.5—6厘米。头状花序生于枝顶及叶腋，花单性，雌雄同株，雄花序生于顶端，雌花序生在下部。果实椭圆形，长1—1.5厘米，表面有钩刺。7—8月开花，9—10月结果。

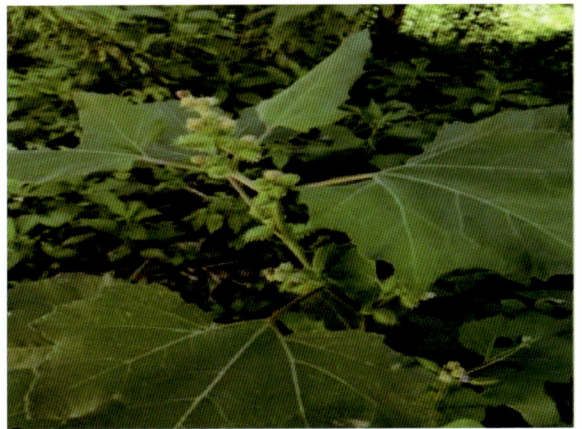

苍耳

【分布与生长环境】生在山坡路边、旷地草丛中、溪边及屋宅边。

【采集加工】9—10月果实成熟，由青转黄，叶已大部分枯萎脱落时，选晴天，或割取全株，打下果实，除净杂质，晒干。

【性味功效】性平，味微苦、辛，有小毒。能发表解毒，祛风化热，镇痉活络。发散风寒，通鼻窍，祛风湿，止痛。

【用法用量】煎服，3—9克。或入丸散。

【应用参考】

1.腮腺炎：取苍耳30—45克（儿童6—18克），水煎服，连服数次，并取鲜叶捣烂外敷。

2.鼻窦炎和中耳炎：取苍耳15克或根30克，水煎服。

3.风湿痛：苍耳取全草18—30克，水煎服。

4.麻风：苍耳煎熬成膏，每次服9克。

5.风疹和遍身湿痒：取全草煎汤洗浴。

豆 腐 柴
Premna microphylla Turcz.

【别名】腐婢、臭黄荆、豆腐叶、观音柴、豆腐木、六月冻。

【形态特征】直立灌木。幼枝有柔毛，老枝变无毛。叶揉之有臭味，卵状披针形、椭圆形、卵形或倒卵形，长3—13厘米，宽1.5—6厘米；叶柄长0.5—2厘米。聚伞花序组成顶生塔形的圆锥花序。核果紫色，球形至倒卵形。花、果期5—10月。

【分布与生长环境】适生于排水良好的坡地，在微酸至酸性土壤上生长良好，多散生，有时群生，一般阴坡多于阳坡。对土壤要求不严，在马尾松、杉木及针、阔叶混交林、灌木林中均有分布。

【采集加工】根、茎、叶入药。根、茎全年可采，洗净切片晒干；叶4—11月采集，晒干或鲜用。

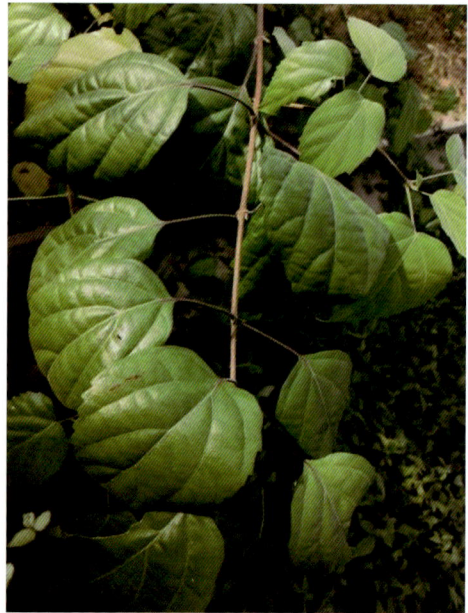

豆腐柴

【性味功效】味苦、涩，性寒。清热解毒，消肿止血。

【用法用量】根30—60克，水煎服；叶捣烂外敷。

【应用参考】

1.风湿性关节炎：豆腐柴（腐婢）根配钩藤根、串珠虎刺根（茜草科）、多花勾儿茶根、南五加根，上肢加野鸦棒（省沽油科），下肢加蛇葡萄根，酒水各半煎服；或取老母鸡1只，去毛，以小切口除去内脏，勿落水，将药装入缝好，用酒1.5—2.5千克煮熟，趁热食鸡喝酒。亦可用豆腐柴（腐婢）鲜根250克，煎汤，炖煮猪蹄或乌贼干250克食。

2.水火烫伤：豆腐柴（腐婢）鲜叶捣汁外敷；或根皮粉用植物油调敷。

3.腹泻、痢疾：豆腐柴（腐婢）叶60克，龙芽草30克，水煎服。

4.雷公藤（卫矛科植物，又名菜虫药）中毒：豆腐柴（腐婢）鲜叶捣汁（量不拘），冷开水冲服；或豆腐柴（腐单）全株60克，大黄20克，芒硝12克，防风20克，水煎服。

5.民间常以豆腐柴（腐婢）鲜叶煮水，过滤取汁，自然冷却后，成棕黑色豆腐状，称之"青草腐"，为清热解毒、生津止渴之饮品。

杜 衡
Asarum forbesii Maxim.

【别名】马辛、杜葵、南细辛、楚蘅、土杏、马蹄香。

【形态特征】多年生草本。根状茎短，根丛生，稍肉质，直径1—2毫米。叶片阔心形至肾心形，长和宽各为3—8厘米，先端钝或圆，基部心形。花暗紫色，花梗长1—2厘米；花被管钟状或圆筒状，长1—1.5厘米，直径8—10毫米。花期4—5月。

【分布与生长环境】生于林下沟边阴湿地。

【采集加工】全草可入药。4—6月间采挖，洗净，晒干。

【性味功效】味辛，性温，无毒。散风逐寒，消痰行水，活血，平喘，定痛。

【用法用量】内服：煎汤，1.5—3克；浸酒或入散剂。外用：研末吹鼻或捣敷。

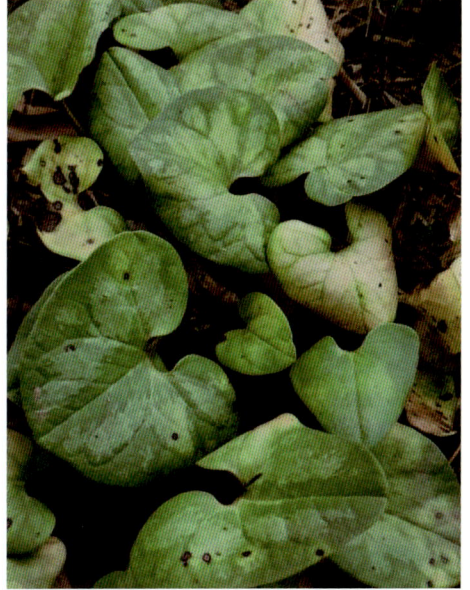
杜衡

【应用参考】

1.风寒头痛，伤风伤寒，头痛、发热初觉：杜衡为末，每服3克，热酒调下，少顷饮热茶一碗，催之出汗。

2.感冒、支气管炎：杜衡鲜叶5—10片水煎服，或以杜衡（根）研末，每次3克，热黄酒冲服，服后饮热茶1杯，取汗为度。以风寒感冒、咳嗽痰多者较为适用。

3.呼吸喘息，若犹觉停滞在心胸，膈中不和：瓜蒂3克，杜衡5克，人参1.5克；捣、筛，以汤服1.5克，日2—3次。

4.哮喘：杜衡，焙干研为细末，每服6—9克。如正发时，用淡醋调下，少时吐出痰涎为效。

5.暑天发疹：杜衡根（研粉）1—1.2克。开水吞服。

6.损伤疼痛及蛇咬伤：杜衡（研末）每次吞服0.6克；外用鲜杜衡，捣敷患处。

7.蛇咬伤：杜衡根3—6克，青蓬叶、竹叶、细辛各等量，金银花9—12克，野刚子15—18克，水煎，1日3次，饭前服。

8.疮毒：杜衡根、青蓬叶各3—6克。捣烂敷患处。

9.无名肿毒，瓜藤疽初起，漫肿无头，木痛不红，连贯而生：杜衡鲜叶7片，酌冲开水，炖1小时，服后出微汗，日服1次；渣捣烂加热敷贴。

10.蛀齿疼痛：杜衡鲜叶捻烂，塞入蛀孔中。

11.中暑腹痛、腹泻：杜衡3克，爵床9克，水煎服，或单用根1.5克嚼细，冷开水送服；如中暑昏厥，不省人事，用根研末吹鼻取嚏开窍。

12.胃痛：杜衡全草2—3克，水煎服，或杜衡全草晒干研粉，每次2份冲开水服，日服3次。以湿滞寒凝者较为适用。

杜 仲
Eucommia ulmoides Dliver

【别名】丝楝树皮，丝棉皮，棉树皮，胶树。

【形态特征】落叶乔木，高达20米。小枝光滑，黄褐色或较淡，具片状髓。皮、枝及叶均含胶丝。单叶互生；椭圆形或卵形，长7—15厘米，宽3.5—6.5厘米。花单性，雌雄异株，与叶同时开放，或先叶开放，生于一年生枝基部苞片的腋内，有花柄；无花被。翅果卵状长椭圆形而扁，先端下凹，内有种子1粒。花4—5月，果期9月。

【分布与生长环境】生于山坡、林缘、房前屋后。

【采集加工】树皮入药，名为杜仲；树叶入药，名为杜仲叶。立夏前后，选取50厘米以上村干剥取半周树皮，以利持续生产。去外表粗皮，晒干。霜降前后，摘取杜仲叶，去杂质，晒干。

【性味功效】味甘，性温。补肝肾，强筋骨，安胎。

【用法用量】杜仲入汤剂，以盐水炒用。常用量6—10克，生杜仲不易煎出，仅用于酒剂。

杜仲

【应用参考】

1.肝肾不足所致腰膝酸痛、足膝无力、阳痿、尿频：炒杜仲10克，鹿茸（另煎）3克，枸杞10克，五味子5克，南五加皮10克，水煎服。

2.肾虚胎动不安、胎漏下血或滑胎：炒杜仲10克，兔丝子（布包）10克，续断10克，桑寄生10克，水煎服。

3.高血压：生杜仲50克，白酒500毫升，浸泡7日，每次饮服10—15毫升，1日3次。

4.刀伤出血：杜仲鲜叶适量，捣烂外敷。

【附注】杜仲有降压作用，炒杜仲比生杜仲作用强，炒杜仲煎比酒剂作用强。

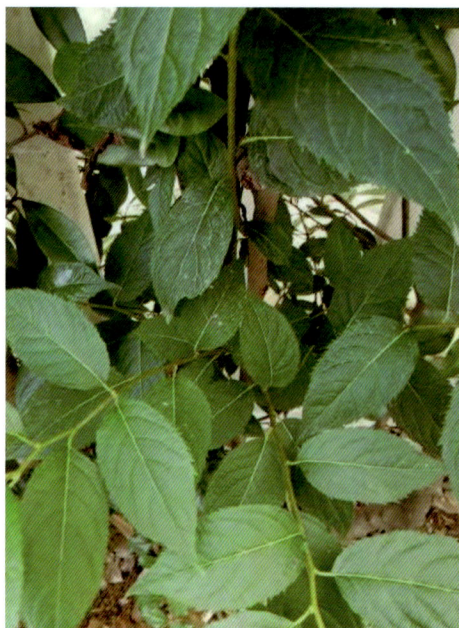

佛 肚 花
Briggsia chienii Chun

【别名】浙皖粗筒苣苔、石燕三七、金丝草、岩白菜、虎皮、小荷草、猢狲姜、岩青菜、岩苦叶、铁芥菜。

【形态特征】多年生草本。叶基生，平展贴生于崖面上，叶片卵状长椭圆形或长椭圆形或长椭圆形，表面密被白色柔毛，背面脉上密被黄褐色绒毛，网脉明显，边缘有不整齐钝锯齿。聚伞花序，花梗从叶丛中抽出，顶端常有叶状苞片5片，其上着花数朵，有细长小花梗，呈伞状；花萼裂片分离，卵形，顶端急尖，边缘疏生锯齿；花冠淡紫红色，5裂，2唇形，裂瓣顶端钝圆。果长蒴状，熟时5瓣裂。8—9月开花，10—11月果熟。

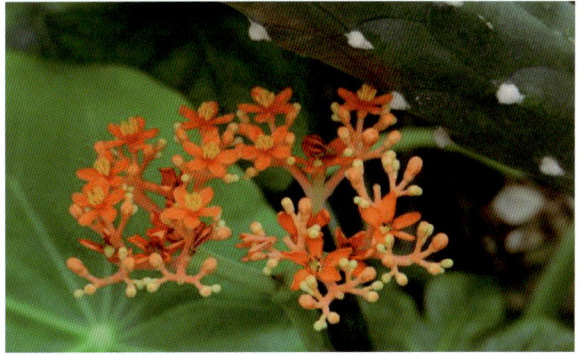

佛肚花

【分布与生长环境】生于潮湿的山坡林下裸岩上和阴湿的峭壁上。

【采集加工】夏、秋季采全草，晒干备用或鲜用。

【性味功效】性平，味微苦。祛风解表，活血消痈。

【用法用量】10—15克。外用：鲜品适量，捣敷；或取汁敷。

【应用参考】

1.痈、无名肿毒：佛肚花鲜全草捣烂外敷。

2.劳损、筋骨酸痛：佛肚花根12—15克，水煎，冲黄酒红糖服。

3.外耳道渗出性湿疹：佛肚花鲜全草捣烂取汁滴敷患处。此方使用多例，疗效良好。

4.小儿惊风、感冒头痛：佛肚花全草12—15克，水煎服。

扶 芳 藤

Euonymus fortunei（Turcz.）Hand.—Mazz

【别名】白对叶肾、对叶肾、抬络藤、换骨筋、藤卫矛、岩青杠。

【形态特征】常绿或半常绿藤本，匍匐或攀援状，高约3米以上。枝上通常生有气根并有小瘤状突起。单叶对生，叶片广椭圆形或椭圆状卵形至长椭圆状卵形，长2—7.5厘米，宽1.2厘米到3.5厘米，边缘具细锯齿，稍带革质。花绿白色。蒴果球形。5—6月开花，9—10月结果。

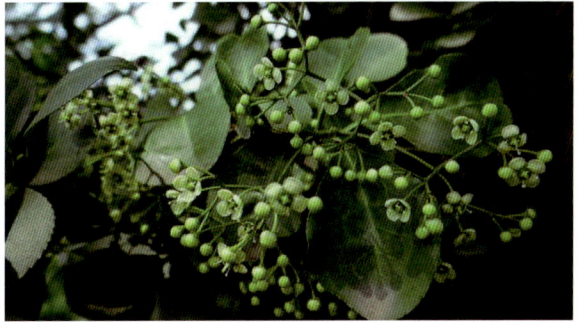

扶芳藤

【分布与生长环境】常生在旷野或林缘，匍匐于林下岩壁上或攀附于树上。

【采集加工】夏秋或全年可采，切段晒干。

【性味功效】味苦、甘，性温。散瘀止血，舒筋活络 。

【用法用量】内服：煎汤，15—30克；或浸酒，或入丸、散。外用：适量，研粉调敷，或捣敷，或煎水熏洗。

【应用参考】

1.腰肌劳损、关节疫痛：扶芳藤30克，大血藤15克，或加梵天花根15克，水煎，冲红糖、黄酒服。

2.慢性腹泻：扶芳藤30克，白扁豆30克，红枣10粒，水煎服。

3.跌打损伤：扶芳藤茎60克。泡酒服。

4.癞头：扶芳藤嫩叶尖30克。捣烂，调煎鸡蛋1—2个，摊纸上，做成帽样，戴头上；3天后，又将扶芳藤嫩叶尖混合核桃肉捣烂包于头上，1天换1次。

5.咯血：扶芳藤18克。水煎服。

6.风湿疼痛：扶芳藤泡酒，日服2次。

7.骨折（复位后小夹板固定）：扶芳藤鲜叶捣敷患处，1—2天换药1次。

8.创伤出血：扶芳藤茎皮研粉撒敷。

杠 板 归
Polygonum perfoliatum L

【地方名】蛇倒退、犁头刺、河白草、蚂蚱簕、急解素、老虎脷、猫爪刺、蛇不过、蛇牙草、穿叶蓼。

【形态特征】一年生蔓性草本，长达2米。茎具4棱，棱上生有倒生的钩状刺。叶互生，近三角形，盾状着生，叶柄长，有钩刺，叶背主脉疏生小钩刺；托叶呈叶状，圆形。花白色或淡红色，成穗状花序生于顶端和上部叶腋，通常包于托叶鞘内。瘦果球形，黑色，成熟后完全包于蓝色多汁的花被内。5—7月开花，8—9月结果。

【分布与生长环境】常成片生在沟边、溪边、田野路边及荒地上

【采集加工】夏秋植株生长茂盛时采集，晒干。

杠板归

【性味功效】味酸苦，性平。利水消肿，清热，活血，解毒。

【用法用量】内服：15—25克（鲜品35—75克）。外用：捣敷、研末调敷或煎水熏洗。

【应用参考】

1.湿疹：杠板归全草煎浓汁搽洗，或捣烂外敷；或全草15克，萹蓄根9克，水煎服，并同时煎汁外洗患处。

2.急性扁桃体炎：石豆兰（兰科麦斛）30克，杠板归75克，一枝黄花15克。水煎，分2次服，日1剂。

3.治缠腰火丹（带状疱疹）：鲜杠板归叶，捣烂绞汁，调雄黄末适量，涂患处，1日数次。

4.蛇咬伤：杠板归叶不拘多少，捣汁酒调，随量服之，用渣搭伤处。

5.附骨疽：杠板归21—30克，酒水各半煎2次，分服；以渣捣烂敷患处。

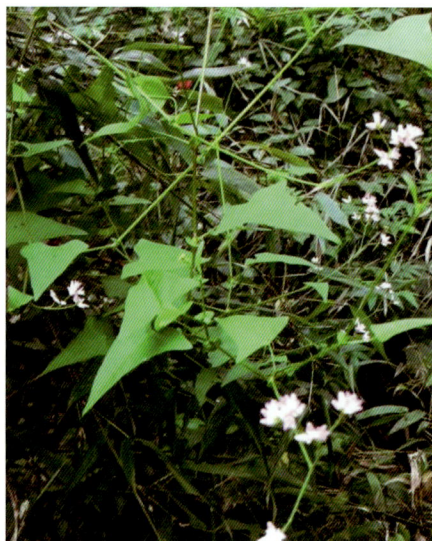

6.痔漏：杠板归30克，猪大肠不拘量，同炖汤服。

7.下肢关节肿痛：鲜杠板归全草60—90克。水煎服。

8.慢性湿疹：鲜杠板归240克。水煎外洗，每日1次。

9.瘰疬：杠板归21克，野南瓜根60克，猪瘦肉120克炖汤，以汤煎药。孕妇忌服。

10.痈肿：鲜杠板归全草60—90克。水煎，调黄酒服。

11.乳痈痛结：鲜杠板归叶洗净杵烂，敷贴于委中穴；或与叶下红共捣烂，敷脚底涌泉穴，右痛敷左，左痛敷右。

12.坐板疮：乌贼骨15克，杠板归9克。共为细末擦之，干则以菜油调敷。

何 首 乌
Fallopia multiflora（Thunb.）Harald.

【别名】夜交藤、首乌藤、夏首乌、金首乌、野番薯、猢狲鼓、多花蓼、紫乌藤、九真藤。

【形态特征】多年生缠绕草本。地下有棕色至棕黑色肥大不规则的块根。茎绿色带紫红色，无毛。叶互生，狭卵形至心脏形，长4—5厘米，宽2—4.5厘米，顶端渐尖，基部常心形或箭形，边缘略呈波状，光滑无毛；托叶鞘薄膜质，抱茎。花小形多数，绿白色，排列成顶生或腋生的圆锥花序。瘦果卵形至椭圆形，周围有膜质翅。8—10开花，11月结果。

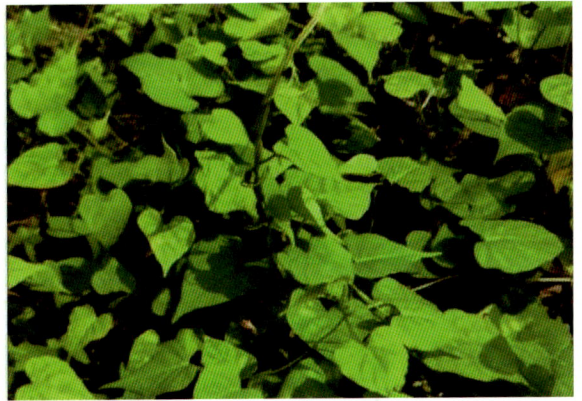

何首乌

【分布与生长环境】生在路边、墙边、山坡林缘及山野沟旁石缝中。

【采集加工】春采根，秋采花。九蒸九晒，乃可服。

【性味功效】苦、甘，涩，微温。养血滋阴，润肠通便，截疟，祛风，解毒。

【用法用量】内服：10—20克熬膏、浸酒或入丸、散。外用：适量，煎水洗、研末撒或调涂。

【应用参考】

1.神经衰弱、失眠：茎枝15—30克，加络石30克、合欢皮（中药）9克，水煎服。

2.疥癣满身，不可治：何首乌、艾叶等分。水煎浓汤洗浴。甚能解痛，生肌肉。

3.自汗不止：何首乌末，水调。封脐中。

4.大肠风毒，泻血不止：何首乌60克，捣细为散，每于食前，以温粥饮调下3克。

鸡 冠 花
Celosia cristata L.

【别名】鸡公花、鸡髻花、鸡冠头。

【形态特征】一年生草本，高30—80厘米，全体无毛。茎直立，粗壮，稀分枝，近上部扁平，绿色或带红色，有棱纹凸起。单叶互生，有柄；叶片长椭圆形至卵状披针形，长5—13厘米，宽2—6厘米，先端渐尖或长尖，基部渐窄成柄，全缘。夏、秋开花，穗状花序扁平，顶生，如鸡冠状，中部以下多花，颜色多变，淡红色至紫红色，黄白或白色；苞片、小苞片和花被片干膜质，宿存；花被片5片，椭圆状卵形，端尖；雄蕊5个，花丝下部合生成杯状。胞果卵形，长约3毫米，熟时盖裂，包于宿存花被内。

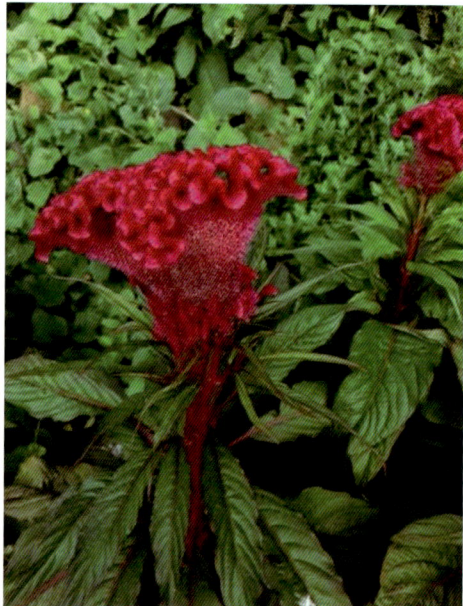

鸡冠花

【分布与生长环境】栽培品。

【采集加工】9—10月剪取花序，晒干。

【性味功效】味甘、涩，性凉。收敛止血，止带，止痢。

【用法用量】内服：5—9克；或入丸、散。外用：煎水熏洗。

【应用参考】

1.经水不止：红鸡冠花一味，晒干为末。每服6克，空腹酒调下。忌鱼腥猪肉。

2.赤白带下：鸡冠花、椿树根皮各15克。水煎服。

3.腹泻、痢疾：鸡冠花15克，石榴果皮9克，刺黄柏6克。水煎服。

4.遗精：鲜白鸡冠花30克，金丝草、金樱子各15克。水煎服。

5.青光眼：鸡冠花、艾根、牡荆根各15克。水煎服。

鸡 矢 藤
Paederia foetida L.

【别名】斑鸠饭、女青、却节、主屎藤。

【形态特征】藤本，茎长3—5米，无毛或近无毛。叶对生，纸质或近革质，形状变化很大，卵形、顶端急尖或渐尖，基部楔形或近圆或截平，有时浅心形，两面无毛或近无毛；叶柄长1.5—7厘米；托叶长3—5毫米，无毛。圆锥花序式的聚伞花序腋生和顶生，扩展，分枝对生，末次分枝上着生的花常呈蝎尾状排列；花冠浅紫色。果球形，成熟时近黄色，有光泽，平滑，直径5—7毫米，顶冠以宿存的萼檐裂片和花盘；小坚果无翅，浅黑色。花期5—7月。

【分布与生长环境】喜温暖湿润的环境。土壤以肥沃、深厚、湿润的砂质壤土较好。

生于丘陵、平地、林边、灌丛及荒山草地。

【采集加工】根或全草入药。夏季采全草，秋冬采根，洗净晒干。

【性味功效】味甘、微苦，性平。祛风利湿，止痛解毒，消食化积，活血消肿。用于风湿筋骨痛，跌打损伤，外伤性疼痛，肝胆及胃肠绞痛，消化不良，小儿疳积，支气管火，放射反应引起的白血球减少症；外用皮炎，湿疹及疮疡肿毒。

【用法用量】15—30克。外用：适量，捣烂敷患处。

【应用参考】

1.风湿关节痛：鸡矢藤、络石藤各30克。水煎服。

2.食积腹泻：鸡矢藤30克。水煎服。

3.慢性气管炎：鸡矢藤30克，百部15克，枇杷叶10克。水煎，加盐少许内服。

4.带状疱疹、热疖肿毒、跌打肿痛、毒蛇咬伤：鲜鸡矢藤嫩叶捣烂敷患处。

5.跌打损伤：鸡矢藤根、藤30克，酒水煎服。

6.气郁胸闷、胃痛：鸡矢藤根30—60克。水煎服。

7.小儿疳积：鸡矢藤干根15克，猪小肚1个。水炖服。

8.妇女虚弱咳嗽，白带腹胀：鸡矢藤根120克，红小芭煎头120克。炖鸡服。

9.红痢：鸡矢藤根120克，路边姜60克。炖肉服。

10.小儿脱肛：鸡矢藤近根之头，老者，酒蒸晒10次，和羊肠食之。

11.关节风湿痛：鸡矢藤根或藤30—60克。酒水煎服。

12.阑尾炎：鲜鸡矢藤根或茎叶30—60克。水煎服。

13.背疽：鲜鸡矢藤60克，酒水煎服；渣或另用鲜叶捣烂敷患处。

14.有机磷农药中毒：鸡矢藤90克，绿豆30克。水煎成3大杯，先服1大杯，1—3小时服1次。药后有呕吐腹泻反应。

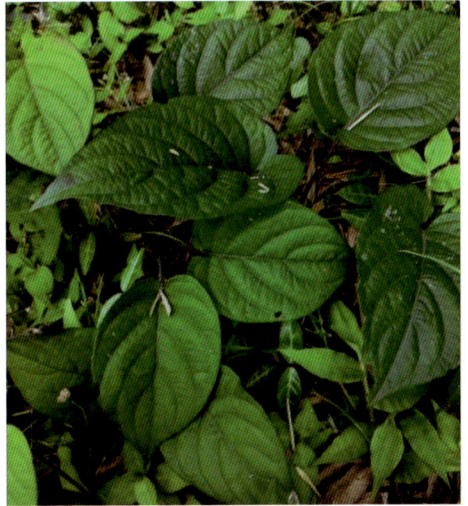

鸡矢藤

苣 荬 菜
Sonchus wightianus DC.

【别名】荬菜、野苦菜、野苦荬、苦葛麻，苦荬菜、取麻菜。

【形态特征】多年生草本，全株有乳汁。茎直立，高30—80厘米。叶互生，披针形或长圆状披针形。长8—20厘米，宽2—5厘米，先端钝，基部耳状抱茎，边缘有疏缺刻或浅裂，缺刻及裂片都具尖齿；基生叶具短柄，茎生叶无柄。头状花序顶生，单一或呈伞房状，直径2—4厘米，总苞钟形；花全为舌状花，黄色；雄蕊5个，雌蕊1个，子房下位，花柱纤细，柱头2裂。瘦果长椭圆形，具纵肋，冠毛细软。花期7月至翌年3月。果期8—10月至翌年4月。

【分布与生长环境】生于路边、田野。

【采集加工】夏秋采割全草，洗净，鲜用或晒干备用。

【性味功效】性寒，味苦。清热解毒，补虚止咳。

【用法用量】内服：煎汤，15—30克。外用：煎水熏洗。

【应用参考】

1.急性细菌性痢疾：苣荬菜30克，水煎服。

2.急性咽炎：鲜苣荬菜30克（切碎），灯芯草3克。水煎服。

3.内痔脱出发炎：苣荬菜60克。煎汤，熏洗患处，每天1—2次。

4.阑尾炎：苣荬菜15—30克，红藤60克。水煎服。

5.烈日热引起的口苦，发烧，食物消化时胃痛，胸肋刺痛：苣荬菜制成煮散剂。每次3—5克，每日2—3次，水煎凉服。

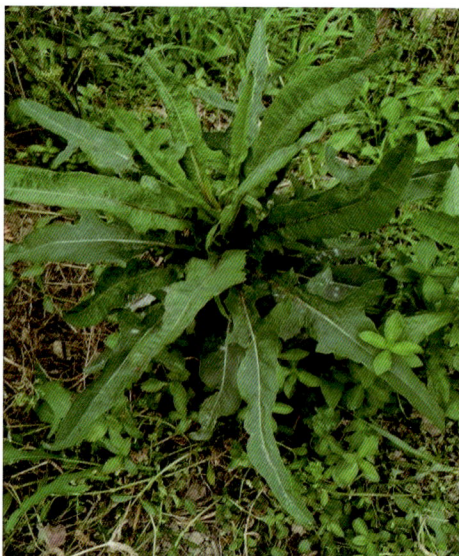
苣荬菜

芥 菜
Brassica juncea（L.）Czern.

【别名】盖菜、芥、挂菜。

【形态特征】一年生草本植物，高可达150厘米，幼茎及叶具刺毛，有辣味。茎直立，叶片柄具小裂片；茎下部叶较小，边缘有缺刻或牙齿，茎上部叶窄披针形，边缘具不明显疏齿或全缘。总状花序顶生，花后延长；花黄色，萼片淡黄色，长圆状椭圆形，直立开展；花瓣倒卵形，长角果线形，种子球形，紫褐色。3—5月开花，5—6月结果。

【分布与生长环境】芥菜喜冷凉湿润的环境，忌炎热干旱，不耐霜冻，需较强光照条件。

【采集加工】根、茎、叶、种子均入药。

【性味功效】味辛，性温。宣肺豁痰，温中利气，利膈开胃，利窍明目。

【用法用量】内服：煎汤或捣汁。外用：烧存性研末撒或煎水洗。

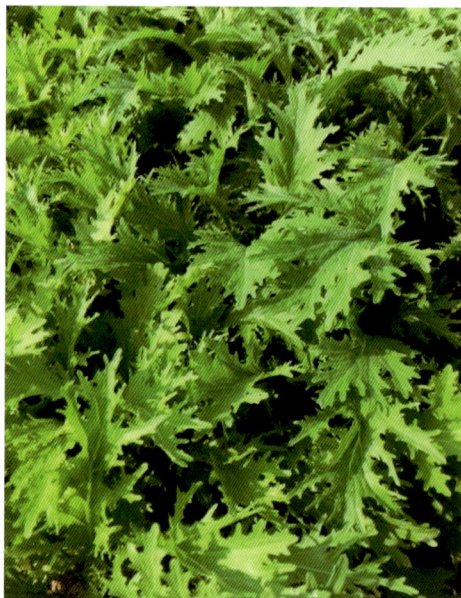
芥菜

【应用参考】

1.牙根肿烂出臭水者：芥菜杆，烧存性，研末，频敷之。

2.漆疮瘙痒：芥菜煎汤洗之。

3.痔疮肿痛：芥叶，捣饼，频坐之。

连 钱 草

Gechoma longituba（Nakai）Kupr.

【别名】活血丹、金钱草、落地金钱、肺风草、透骨消。

【形态特征】多年生匍匐草本，高5—20厘米。茎细长，四棱形，有分枝，节着地生根，枝梢直立，被短柔毛。叶对生，有柄；叶片圆形或肾形，长1—3厘米，宽1.5—3厘米，基部心形，边缘有圆齿，两面脉上均有短柔毛。春、夏开花，轮伞花序腋生，每轮有花2—6朵。花冠二唇形，紫红色或淡紫色。小坚果长圆形，褐色。

【分布与生长环境】喜生于潮湿荫蔽的沟边、山野、草丛及林缘。

【采集加工】全年可采，以夏季为佳，洗净，鲜用或晒干。

【性味功效】味辛、性微苦，微寒。利湿通淋，清热解毒，散瘀消肿。

【用法用量】15—30克。外用：适量，煎水洗。

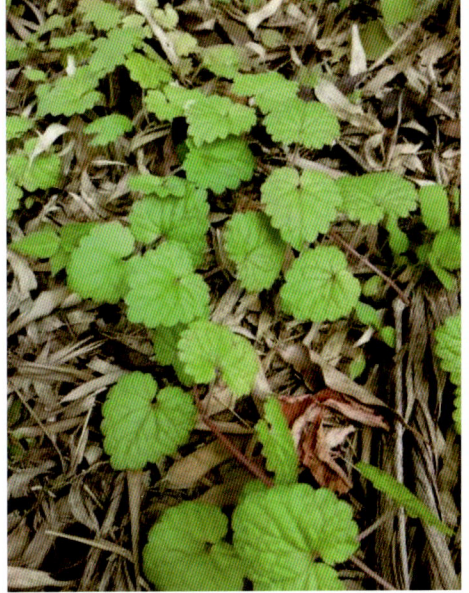

连钱草

【应用参考】

1.黄疸、鼓胀：连钱草24克，白茅根、车前草各15克，荷包草15克。共煎服。

2.肾炎水肿：连钱草、萹蓄草各30克，荠菜花15克。煎服。

3.利小便，治膀胱结石：连钱草、龙须草、车前草各15克。煎服。

4.疟疾：（1）疟发前用连钱草七叶为丸塞鼻中。（2）连钱草45—60克。水煎，分两次服，每日1剂，连服3天。

5.伤风咳嗽：鲜连钱草15—25克（干者9—15克）（洗净），冰糖15克。酌加开水，炖1小时，日服2次。

6.疮疥：连钱草，加盐少许，搓熟频搽，全化，然后洗浴。若用煎洗，反不见效。

7.白带：连钱草15克，杜仲9克，木通3克。煎水加白糖服。

8.月经不调，小腹作胀：连钱草、对叶莲各9克，大叶艾6克。泡酒吃。

9.风湿性关节炎：连钱草，捶绒酒炒热，外敷。

10.小儿疳积：连钱草9克，加动物肝脏适量，炖汁服。

11.疮疖、腮腺炎、皮肤撞伤青肿：鲜连钱草捣烂外敷。

12.湿疹、脓疱疮。稻田皮炎：鲜连钱草、野菊花各250克。加水煮沸，乘热反复擦洗患处（有脓疱者必须挑破脓疱），再用痱子粉或牙粉撒布溃破处，每天1次。如3次见效不显，可加木槿皮或叶250克同煎洗。

灵 芝
Ganoderma Lucidum（Leyss. ex Fr.）Karst.

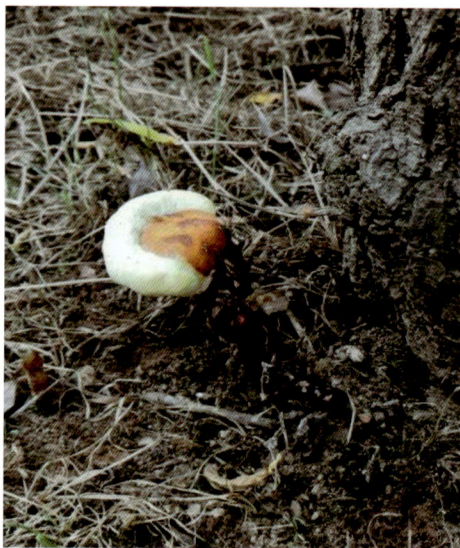

灵芝

【别名】紫芝、赤芝、木灵芝、菌灵芝、万年蕈、灵芝草。

【形态特征】外形呈伞状，菌盖肾形、半圆形或近圆形，直径10—18厘米，厚1—2厘米。皮壳坚硬，黄褐色至红褐色，有光泽，具环状棱纹和辐射状皱纹，边缘薄而平截，常稍内卷。菌肉白色至淡棕色。菌柄圆柱形，侧生，少偏生，长7—15厘米，盲径1—3.5厘米，红褐色至紫褐色，光亮。孢子细小，黄褐色。气微香，味苦涩。

【分布与生长环境】野生于栎、柞、枫香、板栗等腐木树桩旁。

【采集加工】以子实体入药。全年可采，洗净，晒干。赤芝菌盖上表面为黄棕色至红褐色；紫芝菌盖上表面为紫黑色，两者菌柄均有近似菌盖颜色的漆样光泽。

【性味功效】味甘，性平。补气安神，止咳平喘。

【用法用量】6—12克，研末或浸酒服。

【应用参考】

1.眩晕失眠：灵芝10克，研末，1日1剂，睡前温开水送服。

2.慢性支气管炎：灵芝10克，匍伏堇10克，平地木10克。加水煎煮，分2次服用。

3.冠心病心绞痛、胸闷、气短：灵芝（薄片）50克，丹参50克，麦冬50克，五味子10克，党参50克，浸泡白酒、黄酒各500毫升，1日2次，每次饮30毫升。

4.积年胃病：木灵芝20克，切碎，用老酒（黄酒）浸泡服用。

芦 荟
Aloe vera

【别名】卢会、讷会、象胆、奴会、劳伟。

【形态特征】常绿、多肉质的草本植物。茎较短。叶近簇生或稍二列（幼小植株），肥厚多汁，条状披针形，粉绿色，长15—35厘米，基部宽4—5厘米，顶端有几个小齿，边缘疏生刺状小齿。花葶高60—90厘米，不分枝或有时稍分枝；总状花序，具几十朵花；苞片近披针形，先端锐尖；花点垂，稀疏排列，淡黄色而有红斑；花被长约2.5厘米，裂片先端稍外弯；雄蕊与花被近等长或略长，花柱明显伸出花被外。

【分布与生长环境】庭院盆景有栽培。喜高温湿润气候，喜光，耐旱，忌积水，怕寒冷。在潮湿肥沃土壤中叶片肥厚浓绿。

【采集加工】全年可采，割取植物的叶片，收集流出的汁液，置锅内熬成稠膏，倾入容器，冷却凝固，即得。

【性味功效】味苦，性寒。泻火，解毒，化瘀，杀虫。

【用法用量】入丸散服，每次1—2克。外用：适量。

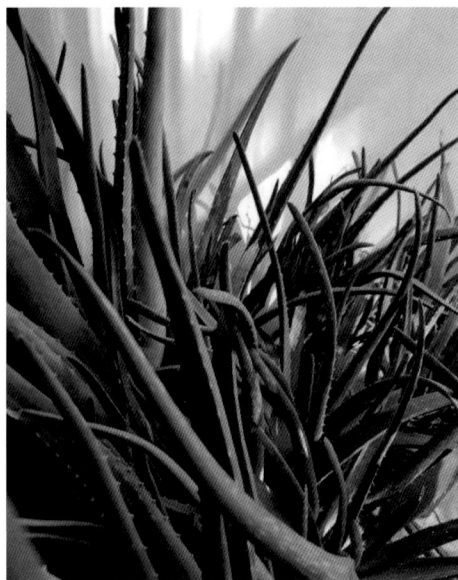
芦荟

【应用参考】

1.外伤出血：芦荟50克，研成细粉，装瓶备用。取芦荟粉少许，撒于伤口处。适用于外伤出血。

2.蜂螫伤：鲜芦荟叶适量，捣烂敷于患处。适用于蜂螫。

3.白浊：鲜芦荟叶，挤汁6—7茶匙，加淡瓜子仁30枚，稍炖温，饭前服，日两次。

4.血尿：芦荟叶15克。生捣汁，加白糖30克，米泔水冲服。

5.咳嗽痰血：芦荟鲜叶15—30克。去外皮，水泡去粘汁，水煎服。

6.轻度汤火烫伤：鲜芦荟叶，以冷开水洗净，挤汁遍涂伤部，日敷2—3次。

7.去瘀散毒：芦荟叶和盐捣烂，敷疮即穿。

8.胖胝初起：鲜芦荟叶浸尿半天，加热敷贴；或取鲜叶焙焦，加些黄酒，捣烂加热敷贴，日换2次。

9.烧烫伤：新鲜芦荟叶1片（可根据伤面大小酌情加减），以冷开水洗净，挤汁遍涂伤部，每日敷2—3次。具有泻火、凉血、止痛的功效。适用于烧烫伤。

10.刀伤擦伤：芦荟叶适量，用热水消毒，洗净，切开，用分泌液涂于伤处。适用于刀伤、擦伤。轻者数次可止血止痛。重者先洗净伤口，再涂以芦荟胶状物，用消毒纱布、绷带包扎固定。当胶状物干后再滴入芦荟汁。约7—10天即可治愈。

【使用禁忌】孕妇忌服，脾胃虚弱者禁用。

芦 苇

Phragmites australis（Cav.）Trin. ex Stend.

【别名】芦、苇、葭、蒹。

【形态特征】多年生禾本，根状茎十分发达。秆直立，高1—3 米，直径1—4厘米，具20多节。叶片披针状线形，长30厘米，宽2厘米，无毛，顶端长渐尖成丝形。圆锥花序大型，长20—40厘米，宽约10厘米，分枝多数，长5—20厘米。颖果长约1.5毫米。

【分布与生长环境】生于江河湖泽、池塘沟渠沿岸和低湿地。

【采集加工】1.芦叶：春、夏、秋均可采取。2.芦花：秋后采取。3.芦茎：夏、秋采取。4.芦根：春、夏、秋挖取。

【性味功效】味甘，性寒，无毒。清热，生津，除烦，止呕，解鱼蟹毒，清热解表。

【用法用量】1.芦叶：内服煎汤，50—100克；或烧存性研末。外用研末撒。2.芦花：内服煎汤，25—50克。外用烧存性研末吹鼻。3.芦茎：内服煎汤，25—50克（鲜者100—200克）。4.芦根：内服煎汤，25—50克（鲜者100—200克）。

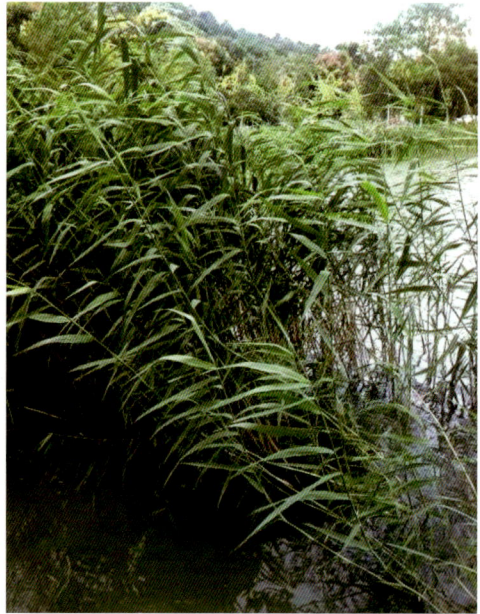

芦苇

【应用参考】

1.发背溃烂：陈芦叶为末，以葱、椒汤洗净，敷之。

2.诸般血病：水芦花、红花、槐花、白鸡冠花、茅花等分，水400毫升，煎200毫升服。

3.干霍乱病心腹胀痛：芦蓬茸1把，水煮浓汁，顿服1000毫升。

4.霍乱烦闷：芦根9克，麦门冬3克。水煎服，

5.五噎心膈气滞，烦闷吐逆，不下食：芦根250克。锉，以水750毫升，煮取500毫升，去滓，不计时，温服。

6.呕哕不止厥逆：芦根1500克，切，水煮浓汁，频饮。

7.牙龈出血：芦根水煎，代茶饮。

8.食鱼中毒，面肿，烦乱，及食触鱼中毒欲死：芦根汁，多饮良，并治蟹毒。

牡 丹
Paeonia suffruticosa Andr.

【别名】丹皮、粉丹皮、木芍药、条丹皮、洛阳花。

【形态特征】落叶灌木，高1—2米。树皮黑灰色，分枝短而粗。叶纸质，通常为2回3出复叶；夏季开花，花单生枝顶，大，直径10—20厘米；萼片5片，绿色，花瓣5瓣，或为重瓣，白色、红紫色或黄色，倒卵形，顶端常2浅裂；雄蕊多数，花药黄色；花盘杯状，红紫色，包住心皮，在心皮成熟时裂开；心皮5片，密生柔毛，蓇葖果卵形，密被褐色毛。花期5月，果期6月。

【分布与生长环境】广有栽培。

【采集加工】栽培3—4年，于秋季叶枯萎时挖根，除去木心，晒干。

【性味功效】苦、辛，微寒。清热，凉血，和血，消瘀。

【用法用量】5—9克；或入丸、散。孕妇慎用。

【应用参考】

1.痛经：牡丹6—9克，仙鹤草、六月雪、槐花各9—12克，水煎，冲黄酒、红糖，经行时早晚空腹服。忌食酸、辣、芥菜。

2.过敏性鼻炎：牡丹9克，水煎服。连服10天为1疗程。

3.金疮内漏，血不出：牡丹为散，水服6克。

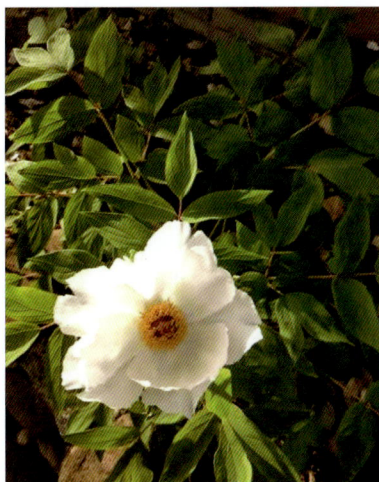
牡丹

苏 铁
Cycas revoluta Thunb.

【别名】铁树、辟火蕉、凤尾蕉、凤尾松。

【形态特征】常绿木本植物，树干粗壮，圆柱形、不分枝，高1—4米，密被宿存的叶基和叶痕，羽状叶从茎的顶部生出，条形，厚革质，先端锐尖，边缘显著向下卷曲，基部狭，两侧不对称，上面深绿色，有光泽，中央微凹，下面浅绿色，中脉显著隆起。雌雄异株，雄球花圆柱形，长30—70厘米，直径8—15厘米；小孢子叶长方状楔形，长3—7厘米，有急尖头，下面中肋及先端密生褐色或灰黄色长绒毛；大孢子叶扁平，长14—22厘米，密生淡黄色或淡灰黄色绒毛，上部顶片宽卵形，边缘羽状分裂，其下方两侧着生数枚近球形的胚珠。种子卵圆形，微扁，顶凹，长2—4厘米，直径1.5—3厘米，熟时朱红色，花期6—7月，种子10月成熟。

【分布与生长环境】喜湿润气候。以露地栽培于庭院和公园为主。

【采集加工】根、叶、花及种子入药。根、叶四季可采，花夏季采集，种子秋冬采集，晒干。

【性味功效】味甘、淡，性平。根：祛风活络。种子：补肾固精。叶：消肿止痛。花：息风镇痉。

【用法用量】根、叶9—15克，花5—10克，种子1—3枚。水煎服。

【应用参考】

1.小儿高热抽搐：铁树花10克，金银花10克，三叶青5克，香茶菜根6克。

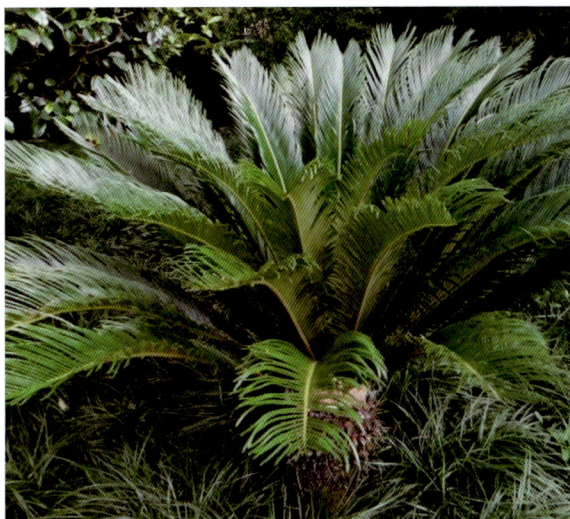
苏铁

水煎服，1日1剂，分2次服。

2.跌打损伤：铁树根30克，猪瘦肉125克，炖汤，食肉喝汤；如有吐血，可配用华紫珠干燥叶5克研末，肉汤送服。

3.疮疖肿毒：铁树叶烧灰适量，麻油调和，外搽。

4.宫颈癌：铁树叶125克，红枣12枚，水煎服。数剂后，改服赤地利125克，茅莓60克，椰榆根30克，蛇床子12克，水煎服。

5.女子腹痛带下：铁树种子1枚，龙芽草15克，扶芳藤15克，蔓茎鼠尾草15克，菜头肾15克，野荞麦根15克。水煎服。

6.胃痛：铁树叶15克，水煎服。

7.难产：铁树叶3片，煎水1碗服。

8.妇女经闭：铁树叶晒干烧存性研末，每次取6克，用红酒送下，日服1次。

9.吐血：铁树叶、紫金牛各15克，加糯米饭草12克，青石蚕9克。煎服。

10.吐血咳血：凤尾蕉花，1—3朵，酌冲开水和冰糖炖服。

杉 木
Cunning hamia lanceolata（Lamb.）Hook.

【别名】杉树、真杉。

【形态特征】常绿乔木，高20—25米，有尖塔形的树冠。外皮鳞片状，淡褐色，内皮红色。枝平伸，短而广展。叶线状披针形，长2.5—6厘米。花单性，同株；雄花序圆柱状；雌花单生或3—4朵簇生枝梢，球状，每鳞片有倒垂的胚珠3颗。球果圆卵形，长2.5—5厘米，鳞片革质，淡褐色，顶锐尖。种子有狭翅。花期春夏。

【分布与生长环境】生长于温暖湿润的丘陵、坡地，以人工栽培造林为主。

【采集加工】杉根、杉树皮、杉叶、杉果可入药。全年可采，鲜用或晒干。

【性味功效】（1）杉叶：味辛，性温。止咳祛痰，解毒敛疮。（2）杉根皮、杉树皮、杉木炭：味辛，性温。活血祛瘀，消肿止痛。

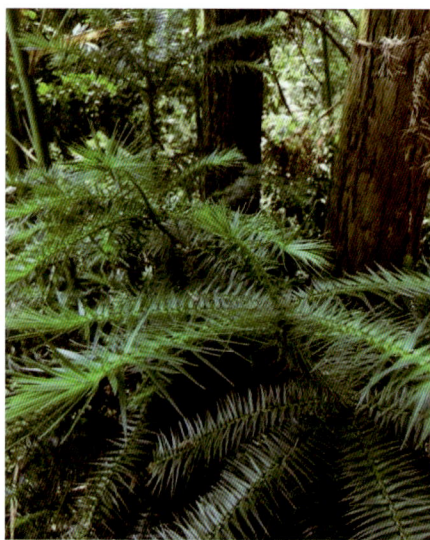
杉木

【用法用量】杉叶30—90克。外用：鲜叶捣烂敷于患处。

【应用参考】

1.慢性气管炎：鲜杉叶50克，白木槿花15克，匍伏堇15克，车前草15克。水煎服，1日1剂，分2次服。

2.天疱疮：鲜杉叶适量，捣汁外搽。

3.跌打损伤、风湿性关节炎：杉根皮适量，白酒少许，捣烂外敷。

4.脚气水肿：杉树皮30克，薏苡仁30克，防己15克，红藤15克，五加皮12克。水煎服，1日1剂。

5.漆疮：杉树皮适量，水煎洗患处。

6.整骨复位：用杉树皮固定伤处，具活血祛瘀止痛良效。

7.烫伤：杉树皮或杉木烧炭存性，研粉，麻油或鸡蛋清适量调匀，涂搽患处，1日数次。

吴 茱 萸
Tetradium ruticarpum（*A. Juss.*）*T. G. Hartley*

【别名】吴萸、茶辣、辣子、臭辣子、吴椒、臭泡子。

【形态特征】落叶灌木或小乔木，高3—10米，幼枝、叶轴及花序轴均被锈色长柔毛。树皮暗红色，有光泽；小枝紫褐色，初被毛，后渐脱落，具白色椭圆形皮孔。单数羽状复叶对生，小叶5—9片。夏、秋开黄白色花，单性，雌雄异株，多数小花密集成聚伞圆锥花序顶生，花轴粗壮，密被黄褐色长柔毛，雄花萼片、花瓣、雄蕊均5数；雌花较雄花大，花瓣通常长达5毫米，质较厚。种子1粒，卵圆形，黑色，有光泽。

【分布与生长环境】生于温暖地带的山地、疏林下或林缘空旷地。

【采集加工】8—11月果实尚未开裂时，剪下果枝，晒干或低温干燥，除去枝、叶、果梗等杂质。

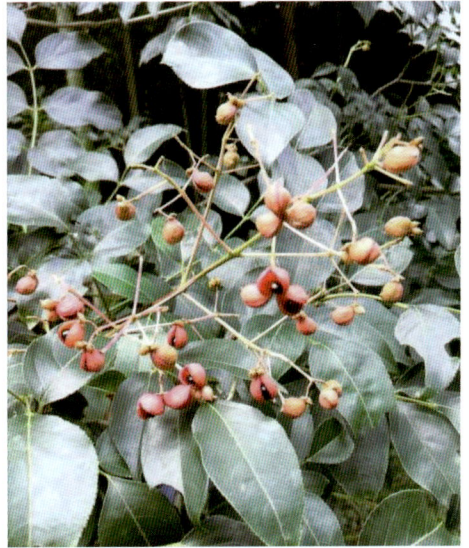
吴茱萸

【性味功效】味辛、苦，性热。散寒止痛，降逆止呕，助阳止泻。

【用法用量】2—6克；或入丸、散。外用：蒸热熨，研末调敷或煎水洗。

【应用参考】

1.蛔心痛：吴茱萸（水浸1宿，焙半干）15克，鹤虱（微炒）45克。上为细散。每服6克，空心温病调下。

2.赤白带下：吴茱萸、石菖蒲等分，为末。每日盐酒温服6克，

3.口疮口疳：吴茱萸末，醋调涂足心。亦治咽喉作痛。

芫 花
Daphne genkwa Sieb. et Zucc.

【别名】南芫花、芫花条、药鱼草、莞花、头痛花、闷头花。

【形态特征】落叶灌木，高可达1米。茎细长而直立，幼时有绢状短柔毛。叶通常对生，偶为互生，椭圆形至长椭圆形，长3—5.5厘米，宽1—2厘米，略为革质，全绿，先端尖，幼时两面疏生绢状细柔毛，脉上较密，老时上面渐脱落；叶柄短，密布短柔毛。花先叶开放，淡紫色，通常出于枝顶叶腋，3—7朵簇生；花醮性，无花瓣；核果肉质，白色。种子1粒，黑色。花期2—4月。果期5月。

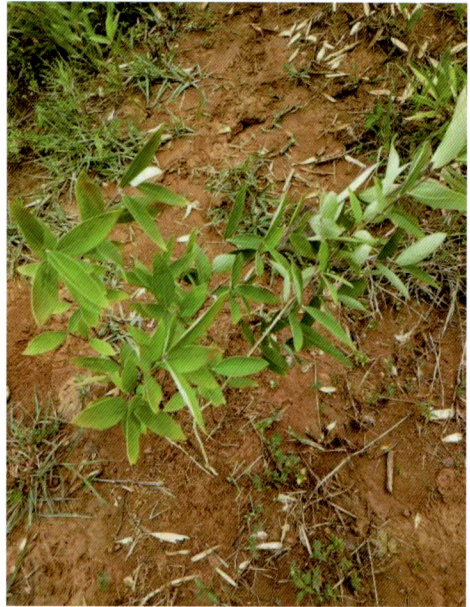

芫花

【分布与生长环境】生于路旁、山坡，或栽培于庭园。

【采集加工】花蕾与其根白皮（2层皮）供药用。春季花未开放时采收，除去杂质，干燥。

【性味功效】味辛、苦，性温，有毒。逐水，涤痰。

【用法用量】煎汤，2—3克；或入丸、散。外用：研末调敷或煎水含漱。

【应用参考】

1.痛：芫花为末，胶和如粥敷之。

2.急性乳腺炎，兼治深部脓肿：芫花6—30克，鸡蛋3—5，每天1—2次，每次1—2个。服后有头昏、恶心者，可吃蛋不喝汤。如反应甚者，以菖蒲煎服解之。孕妇忌服。勿与甘草同服。

3.白秃头疮：芫花末，猪脂和涂之。

4.小瘤：先用甘草煎膏，笔蘸妆瘤傍四围，干后复妆，凡3次，然后以药：大戟、芫花、甘草（等分），上为末，米醋调，别笔妆敷其中，不得近著甘草处。次日缩小，又以甘草膏妆小晕3次，中间仍用大戟、芫花、甘草如前法，自然焦缩。

5.诸般气痛：芫花（醋煮）15克，延胡索（炒）45克。为末，每服3克。疟疾，乌梅汤下；妇人血气痛，当归酒下；诸气痛，香附汤下；小肠气痛，茴香汤下。

6.一切菌毒：芫花生研，新汲水服3克，以利为度。

7.咳嗽有痰。用芫花30克（炒），加水200毫升，煮开4次，去渣，再加入白糖250克。每服约1个枣子大的量。忌食酸咸物。

8.干呕胁痛（伤寒有时头痛，心下痞满，痛引两胁，干呕短气，汗出而不恶寒）：用芫花（熬过）、甘遂、大戟，等分为末。以大枣10枚、水300毫升，煮成八合后，去渣纳药。体壮者服3克，弱者1.5克，清晨服下。能下泻则病除，否则次晨再服药。此方名"十枣汤"。

9.水肿：用上方（十枣汤）加大黄、甘草2物各30克，大枣10枚，同煮，如法服。另方：药中再加硭硝30克。

10.子宫结块，月经不通：用芫花根90克，锉细，炒黄，研为末。每服3克，桃仁煎汤调下。泻下恶物即愈。

11.牙痛难忍，诸药不效：用芫花末搽牙热。痛定后，以温水漱口。

12.痔疮：用芫根1把，捣烂，慢火煎成膏，将丝线于膏内度过，以线系痔，当有微痛的感觉。等痔疮干落后，即以纸捻蘸膏纳入肛门中，可以使痔疮断根。另方：只捣汁浸1夜即用，不必熬膏。

【使用禁忌】体质虚弱及孕妇禁服。

辛 夷
Yulania biondii（Pampanini）D. L. Fu

【别名】望春花、春花。

【形态特征】（1）望春玉兰：落叶乔木，高达12米，胸径达1米；树皮淡灰色，平滑。小枝较细，无毛。顶芽卵形，长1.7—3厘米，密被淡黄色长柔毛。叶长圆状披针形或卵状披针形，长10—18厘米，宽3.5—6.5厘米，先端尖，基部宽楔形或圆钝，上面暗绿色，下面淡绿色。花先叶开放，径6—8厘米，芳香，白色，外面基部带紫红色。3月开花，聚合果圆柱形，稍扭曲，长8—14厘米；果梗长约1厘米，残留长绢毛；蓇葖果黑色，球形，两侧扁，密生凸起小瘤点。

（2）玉兰（白玉兰）：落叶小乔木，高可达6米。嫩枝及芽有柔毛。单叶互生，具柄，叶片膜质，倒卵形至倒卵状长圆形，先端宽而突尖，基部宽楔形，下面及脉上有细柔毛。春季开大型白色花，花先叶开放，钟状，有香气，萼片与花瓣大小近于相等，且无显著区别。蓇葖果。

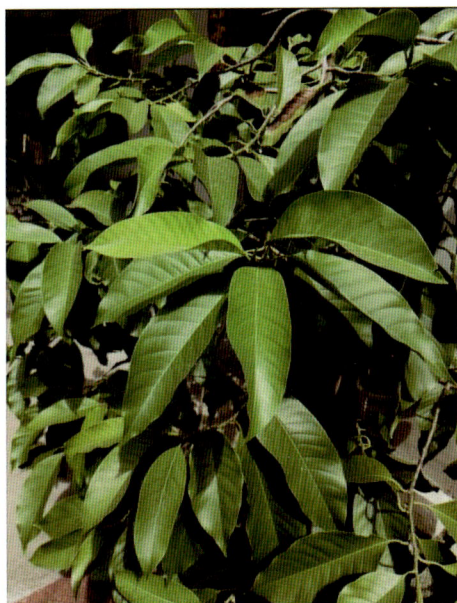

辛夷

【分布与生长环境】（1）望春玉兰：生于微酸性褐色土或棕色森林土上。（2）玉兰：野生分布和栽培。野生于灌木林中。

【采集加工】1—2月采剪未开放的花蕾，将花蕾晒至半干，堆起待内部发热后再晒至全干。

【性味功效】味辛，性温。散风寒，通鼻窍。

【用法用量】3—10克，包煎。外用：适量。

【应用参考】

1.鼻渊：辛夷15克，苍耳子78克，香白芷3克，薄荷叶2克。上并晒干，为粗末。每服6克，用葱、茶清食后调服。

2.鼻尖微赤及鼻中生疮：辛夷碾末，入脑（龙脑）、麝（麝香）少许。绵裹纳之。

3.鼻内窒塞不通，不得喘息：辛夷、川芎各30克。细辛（去苗）23克，木通15克。上为细末，每用少许，绵裹塞鼻中，湿则易之，五七日愈。

4.鼻塞不知香臭味：皂角、辛夷、石菖蒲等分。为末，绵裹塞鼻中。

5.齿牙作痛，或肿或牙龈浮烂：辛夷30克，蛇床子60克，青盐15克。共为末掺之。

苋 菜
Amaranthus tricolor L.

【别名】青香苋、红苋菜、千菜谷、汉（汗）菜、红菜。

【形态特征】一年生草本，高80—150厘米。茎粗壮，绿色或红色，常分枝，幼时有毛或无毛。叶片卵形、菱状卵形或披针形，长4—10厘米，宽2—7厘米，绿色或常成红色，紫色或黄色，或部分绿色加杂其他颜色。花簇腋生，直到下部叶，或同时具顶生花簇，成下垂的穗状花序，花簇球形，直径5—15毫米；雄花和雌花混生。种子近圆形或倒卵形，直径约1毫米，黑色或黑棕色，边缘钝。花期5—8月，果期7—9月。

【分布与生长环境】苋菜的抗性强，易生长，耐旱，耐湿，耐高温，加之病虫害很少发生。

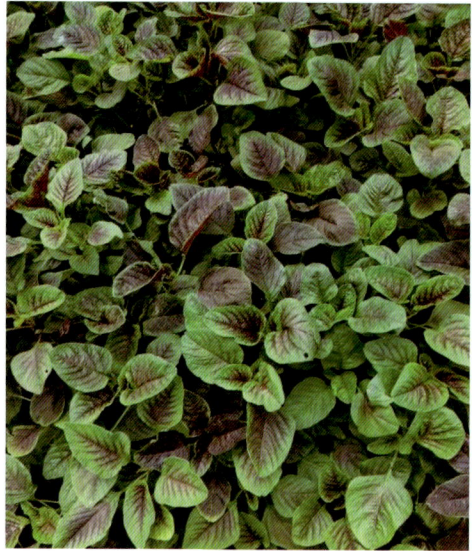
苋菜

【采集加工】果实及全草入药。常年可采。

【性味功效】性凉，味微甘。清热利湿，凉血止血。种子：清肝明目。根：凉血解毒，止痢。

【用法用量】子15—20克；根25—50克。

【应用参考】种子：清肝明目。根：凉血解毒，止痢。

苋菜能补气、清热、明目、利大小肠，且对牙齿和骨骼的生长可起到促进作用，并能维持正常的心肌活动，防止肌肉痉挛。还具有促进凝血、增加血红蛋白含量并提高携氧能力、促进造血等功能。也可以减肥清身，促进排毒，防止便秘。

杏香兔耳风
Ainsliaea fragrans Champ.

【别名】一支香、兔耳风、兔耳一支香、朝天一支香、四叶一支香。

【形态特征】多年生草本。根状茎短或伸长，有时可离地面近2厘米，圆柱形，直或弯曲，直径1—3毫米。叶聚生于茎的基部，莲座状或呈假轮生，叶片厚纸质，卵形、狭卵形或卵状长圆形，长2—11厘米，宽1.5—5厘米。花葶状，高25—60厘米，被褐色长柔毛。瘦果棒状圆柱形或近纺锤形，栗褐色，略压扁，长约4毫米，被8条显著的纵棱，被较密的长柔毛。花期11—12月。

【分布与生长环境】生长在山坡灌木林下或路旁、沟边草丛中。

【采集加工】全草可入药。夏秋采收，洗净，鲜用或晒干备用。

【性味功效】味甘，性寒。清热解毒，消积散结，止咳，止血。

【用法用量】内服：煎汤，9—15克。外用：捣敷或捣烂塞鼻。

【应用参考】用于上呼吸道感染，肺脓疡，肺结核咯血，黄疸，小儿疳积，消化不良，乳腺炎；外用治中耳炎，毒蛇咬伤。

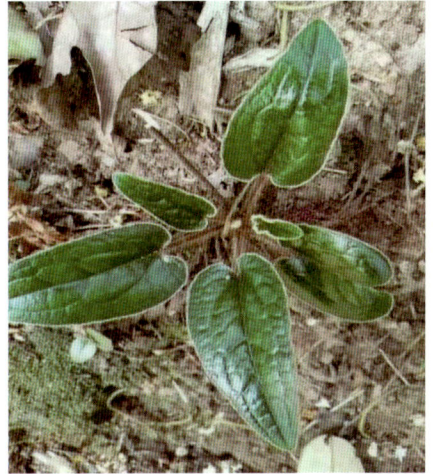

杏香兔耳风

杨 梅
Myrica rubra Siebold et Zuccarini

【别名】山杨梅。

【形态特征】常绿乔木，高可达15米以上。叶互生，常密集在小枝顶端，倒卵状长椭圆形或倒披针形，长达16厘米以上，宽1—4厘米，顶端钝，基部狭楔形，全缘或顶端有几对钝锯齿，叶背中脉显著并有显明黄色腺点。花雌雄异株，雄花序圆柱状，雌花序卵状长椭圆形，均生于叶腋。核果球形，径1—2厘米，成熟时呈暗红色（即杨梅）。4月开花，6—7月结果。

【分布与生长环境】常栽培或野生在山坡杂木林中，适于温暖湿润肥沃的酸性土壤。

【采集加工】果实6—7月采，可加工成罐头。根皮全年可采。

【用法用量】果实即食或浸白酒。根、皮煎汤服鲜品30—60克；或研末外用；煎水含漱，熏洗或烧存性研末调敷。

【性味功效】味甘、酸，性温。散瘀活血，收敛止血。生津解渴和胃消食。

【应用参考】

1.跌打损伤、骨折：鲜根皮和糯米饭同捣烂，外敷伤处；另取鲜根30—60克，水煎，冲黄酒，分3次，饭前服，1日服完。

2.烫伤：树干切片，炒焦，研细末，用植物油调匀，敷伤处。

3.外伤出血：根皮研细末，敷伤处。

4.痢：杨梅烧服之。

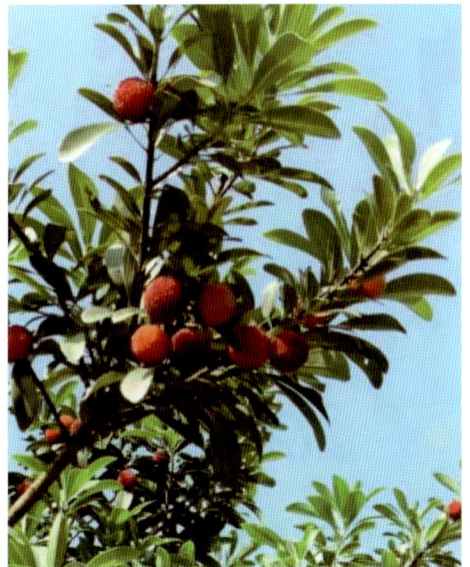

杨梅

5.预防中暑：杨梅浸白酒服。或煎服。

6.腹泻，痧气腹痛：杨梅用高粱酒浸，每次食30克枚，一日2次。

7.牙床溃疡：杨梅树皮6克，水煎服。

8.胃气痛：杨梅根（白色品种）30克，洗净切碎，鸡1只（去头脚、内脏），水酌量，炖2小时服。

9.痔疮出血：杨梅根皮120克，炖老鸭1只连汤服用。

苎　麻
Boehmeria nivea（L.）Gaudich.

【别名】学麻、野芋麻、野苦麻、麻叶、上青下白、苎麻、白麻、圆麻、家苎麻。

【形态特征】多年生草本或灌木，高0.5—1.5米。茎直立，多分枝，青褐色，密生粗长毛。叶互生，卵圆形阔卵圆形，长6—15厘米，边缘有粗锯齿，表面绿色，背面密生白毛。花雌雄同株，淡绿色，雄花成长形下垂的圆锥花序，雌花簇球形。5—6月开花，9—10月结果。

【分布与生长环境】生在温暖湿润的山沟、路边或栽培于菜圃、屋旁或旱地上。

【采集加工】根可供药用。

【性味功效】性凉，味甘。清热，利尿，解毒，安胎，止血。

【用法用量】鲜根皮60—90克，水煎服。

【应用参考】

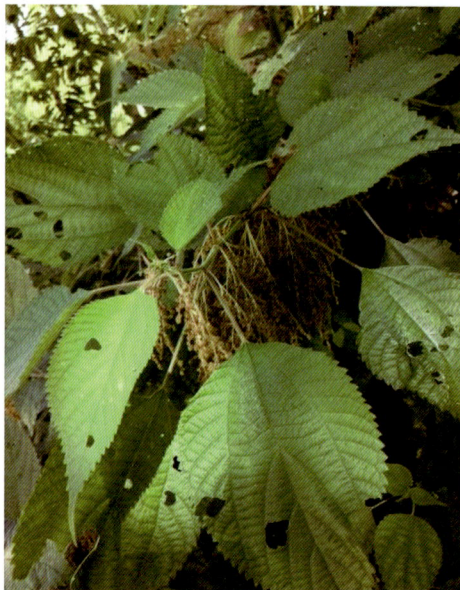
苎麻

1.孕妇劳累腹痛，阴道出血：鲜根皮60—90克，水煎冲黄酒加红糖，饭前服。

2.妇女胎动血崩：鲜根皮鲜根皮60—90克，水煎服。

3.痈疽初期、痔疮肿痛或脱肛不收：鲜根皮（根如萝卜状者为佳）洗净捣烂，敷患处，每日换两次，待炎症消退后改为1日1换，到痊愈为止。

4.麻疹高热，疹色红紫：鲜根60克，洗净捣烂绞汁，用开水等量隔汤炖，然后服下。

5.毒蛇、毒虫咬伤：叶捣烂绞汁1杯，加黄酒适量内服；渣敷患处。

败 酱 草
Patrinia scabiosifolia Link

【别名】苦菜、叶菜、苦叶菜、野苦菜、四季菜、萌菜、真萌菜、癞头婆草、梅树草、火罐草。

【形态特征】多年生草本，高0.5—1米，根部有强烈的臭黄豆气。茎直立，上部稍有分枝，被倒生的白色粗毛。叶对生，卵形，或3裂而基部裂片很小，两面均有粗毛；下部叶有翼柄，上部叶近无柄。花排列为聚伞花序，多分枝，集成伞房状的圆锥花丛；花冠白色5裂，凋谢时局部变黄色。果实倒卵形，背部有1小苞片所成圆翼。8—10月开花，10—12月果熟。

【分布与生长环境】生于向阳山坡疏林下和林缘、溪谷两旁、郊野路边草丛中。

【采集加工】夏、秋季采收全草，干燥，切碎，贮存备用。

【性味功效】性寒，味微苦。清热解毒，消肿排脓。

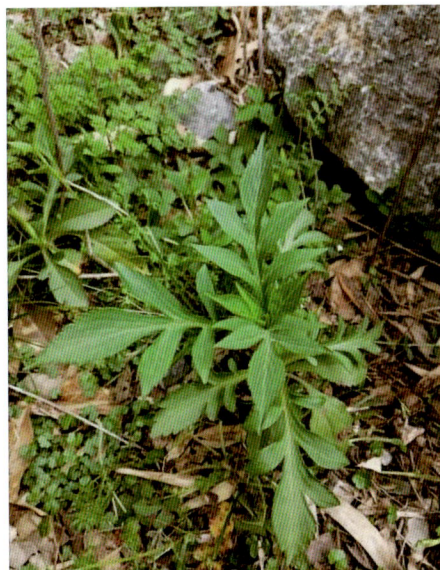
败酱草

【用法用量】9—15克（鲜者60—120克）。外用：捣敷。

【应用参考】

1.阑尾脓肿：败酱全草、银花、蒲公英、紫花地丁、马齿苋、制大黄各15克，水煎服。

2.盆腔脓肿：败酱全草、大血藤各12克，水煎服。连服12剂至排黄水为止；若排血，继续服药，一般在经期前3—5天开始服药。

3.转氨酶增高：败酱全草45克，白英、六月雪各30克，水煎服。

4.多发性脓肿：败酱鲜全草60—120克水煎，冲黄酒服。或配大血藤60克，马鞭草30克，水煎服。

5.肾盂肾炎：败酱全草、车前草各12克，金银花、灯芯草、鱼腥草各15克，芦竹根30克，杨柳根9克，水煎服。

6.肠炎：败酱全草120克，水煎服。

板 栗
Castanea mollissima BL.

【别名】栗、魁栗、毛栗、风栗、锥栗。

【形态特征】高达20米的乔木，胸径80厘米，叶椭圆至长圆形，长11—17厘米，宽稀达7厘米。雄花序长10—20厘米，花3—5朵聚生成簇，雌花1—3（5）朵发育结实，壳斗连刺径4.5—6.5厘米；坚果高1.5—3厘米，宽1.8—3.5厘米。花期4—6月，果期8—10月。

【分布与生长环境】平地至山地，有栽培。

【采集加工】秋季果熟打落于地，踩踏去壳斗采收果实。

【性味功效】性甘、温，无毒。补脾健胃、补肾强筋、活血止血。

【用法用量】可每日早晚食用风干栗子数颗，也可用鲜栗子煨熟食用，用于老人肾虚；跌打损伤、淤血肿痛时，可用生栗子肉碾成泥状，涂于患处。

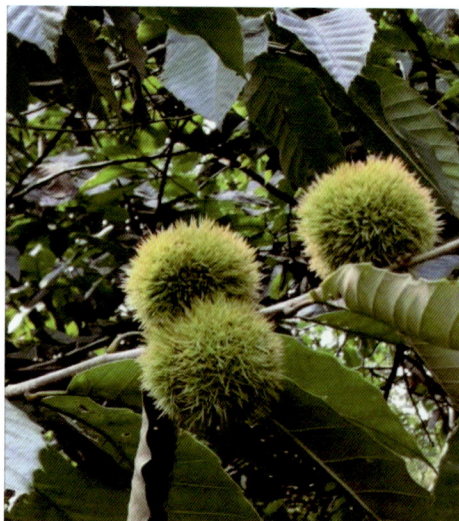

板栗

【应用参考】

1.赤白痢疾：板栗10克、马齿苋10克、枣儿红10克，水煎服。

2.栗子炖排骨：栗子肉50克、燕麦50克、红豆25克、排骨150克、生姜适量（2人量）。栗子去壳去皮（栗子肉表面的绒毛皮可用开水泡发后去除），燕麦米、红豆洗净（可提前用清水泡发1小时），排骨洗净切块并余水去掉血污，在炖盅加入800毫升清水，将以上食物全部放入炖盅，武火炖开后改文火继续炖1小时，最后调味食用。养胃健脾、补肾强筋。

3.栗子花生鸡脚汤：栗子100克，花生50克，红枣6只，鸡脚12只，蜜枣3只，盐5克。栗子去硬壳，沸水略烫，去红色软皮，洗净。花生洗净，浸泡。红枣去核，浸泡。蜜枣洗净。鸡脚用沸水略烫，去黄色表皮及指甲硬壳，洗净，飞水。将清水2000毫升放入瓦煲内，煮沸后加入以上用料，武火煲滚后，改用文火煲2个小时，加盐调味。益气养血、除湿通络。

【使用禁忌】1.脾胃虚寒者，不宜生吃栗子，应该煨食、炒食，也可用栗子、大枣、茯苓、大米煮粥喝。2.患血症者，如吐血、便血等，宜生吃栗子。3.因其含碳水化合物较多，糖尿病人吃栗子应适可而止。4.产妇、小儿便秘者不宜多吃栗子。

板 蓝 根
Isatis tinctoria L.

【别名】菘蓝、山蓝、大蓝根、马蓝根、蓝龙根、土龙根，大靛。

【形态特征】二年生草本，植株高50—100厘米。光滑被粉霜。根肥厚，近圆锥形，直径2—3厘米，长20—30厘米，表面土黄色，具短横纹及少数须根。基生叶莲座状，叶片长圆形至宽倒披针形，长5—15厘米，宽1.5—4厘米，先端钝尖，边缘全缘，或稍具浅波齿，有圆形叶耳或不明显；茎顶部叶宽条形，全缘，无柄。总状花序顶生或腋生，在枝顶组成圆锥状，花瓣4瓣，黄色，宽楔形。果瓣具中脉。种子1颗，长圆形，淡褐色。花期

4—5月，果期5—6月。

【分布与生长环境】耐严寒，喜温暖，怕水渍。生于山地林缘较潮湿的地方，野生或栽培。

【采集加工】初冬采挖，除去茎叶，洗净晒干。

【性味功效】味苦，性寒，无毒。清热解毒，凉血消斑，利咽止痛。

【用法用量】煎汤，15—30克。

【应用参考】

1.流行性感冒：板蓝根30克，羌活15克。煎汤，1日2次分服，连服2—3日。

2.大头天行，初觉憎寒体重，次传头面肿盛，目不能开，上喘，咽喉不利，口渴舌燥：黄芩（酒炒）、黄连（酒炒）各15克，陈皮（去白）、甘草（生用）、玄参各6克，连翘、板蓝根、马勃、鼠粘子、薄荷各3克，僵蚕、升麻2克，柴胡、桔梗各6克。为末汤调，时时服之，或蜜拌为丸，含化。

3.预防流行性腮腺炎：板蓝根、山慈菇各30克，连翘24克，甘草18克，青黛3克（冲服）。上药用水浸泡半小时，放入大砂锅内，放清水800—1000毫升，煎成500毫升，分为10份，装入小瓶。4岁以上儿童每天服1次，每次15毫升；1—3岁每次服10毫升，每天1次，温服。

4.肝炎：板蓝根30克。水煎服。

5.肝硬化：板蓝根30克，茵陈12克，郁金6克，苡米9克。水煎服。

6.痘疹出不快：板蓝根30克，甘草1克（锉，炒）。上同为细末，每服2—3克，取雄鸡冠血90克，同温酒少许，食后，同调下。

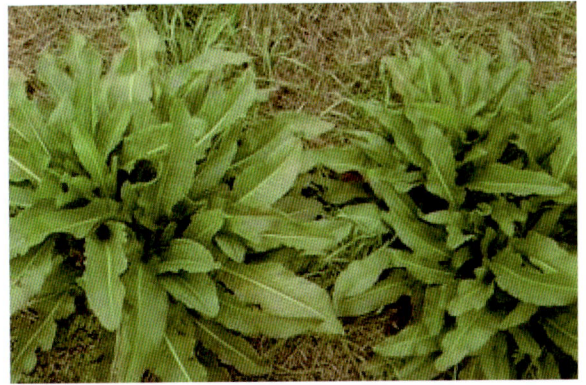

板蓝根

抱 石 莲
Lemmaphyllum drymoglossoides（Baker）Ching

【别名】金丝鱼鳖草、龙鳞草、岩瓜子、地鳖草。

【形态特征】多年生蔓性草本。根状茎细弱，长而横走，疏生淡棕色的鳞片。叶肉质，有两型：营养叶卵形或卵状椭圆形，长约1—2厘米；孢子叶细长如舌形或匙形，也有与营养叶同形，长约3—6厘米，宽不及1厘米。孢子囊群生于叶片中脉两侧，各排一行。孢子期5—11月。

【分布与生长环境】生于山谷、溪边等阴湿的岩壁上、老树干上。

【采集加工】全草入药，以鲜用为好，亦可晒干用。

【性味功效】性平，味淡。无毒、清热解毒，祛风化痰。

【用法用量】内服：煎汤，9—15克；鲜品，15—30克。

【应用参考】

1.肺痨咳嗽咯血：全草30克水煎服，或抱石莲、蛇根草、杏香兔耳风各15克，水煎服，每日1剂。

2.膝关节疯痛：全草15克，黄酒适量炖服（外用鲜抱石莲）。

3.各种疔疮：鲜抱石莲适量，捣烂如泥，加白酒少许，调敷患处，1日换药2次。

4.淋巴结炎：抱石莲、凤尾蕨各15克，水煎服。

5.鼓胀：抱石莲、龙芽草、过路黄各15克，水煎服。

6.胆囊炎：鲜抱石莲60克、豆腐120克，水炖服。

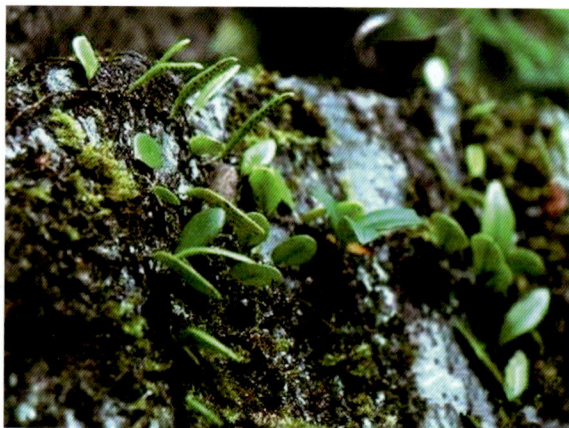

抱石莲

侧 柏
Platycladus orientalis（L.）Franco

【别名】扁柏（通称）、柏子仁（种子的通称）。

【形态特征】常绿乔木，树皮褐色，呈鳞片剥落。小枝扁平，不下垂，羽状排列，侧生。叶细小，鳞片状，交互对生，紧贴于小枝上。花雌雄同株，雄花多生在下部小枝上，雌花生在上部小枝上，球形，无柄。球果卵圆形，肉质，淡蓝色，成熟后变木质而硬，成暗褐色，裂开，种子长方状卵形，灰褐色。4—5月开花，10—11月结果。

【分布与生长环境】多栽培于农舍庭园、山坡、寺庙附近。

【采集加工】叶及种仁入药，叶全年可采，种子11月收。

【性味功效】叶：味甘、苦、涩，性寒。凉血止血，止咳平喘。种子：味甘，性平。养心安神，润肠通便。

【用法用量】侧柏叶6—12克（止血须炒炭用）单用30—45克，水煎服；外用鲜叶煎汤熏洗。柏子仁3—9克，水煎服或入丸剂。

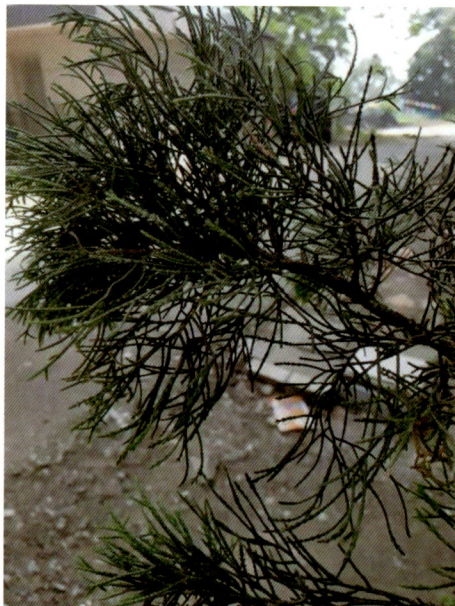

侧柏

【应用参考】

1.咯血、鼻出血、血尿、便血、月经过多：鲜叶60—120克，捣烂，水煎，冲白糖服。

2.烫伤：干叶研末，用植物油调匀，敷伤处。

3.百日咳：用鲜叶连幼枝30克，煎汁100毫升，加蜂蜜20毫升；2岁以下每次服15—25毫升，1—3次，其余按年龄增减。

4.脱发：（1）内服法：用侧柏叶120克，全当归60克，焙干研末，水泛为丸，每晨淡盐汤送下9克，20日为1疗程。（2）外用法：侧柏叶浸泡于60%浓度酒精中，将滤液涂擦毛发脱落部位，1日3次。

5.鹅掌风：侧柏叶250克，煎汤洗手，每日3次，连续7—15日。

6.水火烫伤：湿侧柏叶捣烂，冷水调作膏，涂敷于伤处，用纱布系定，2—3日疮当敛，仍灭瘢。

7.高血压：侧柏叶15克、切碎，水煎代茶饮，至高血压正常为止。

8.流行性腮腺炎：侧柏叶适量，洗净捣烂，加鸡蛋清调成泥状外敷，每天换药2次。

9.小便尿血：柏叶、黄连等份焙干，酒服15克。冬青叶30克，侧柏叶30克，煎服，治失眠，鲜叶效佳。

侧 耳
Pleurotus ostreatus（Jacq. ex Fr.）Qeul

【别名】平菇、北风菌、青蘑、桐子菌、粗皮侧耳。

【形态特征】菌盖直径5—21厘米，白色至灰白色，青灰色，有纤毛，水浸状，扁半球形，后平展，有后沿。菌肉白色，厚，菌褶白色，稍密至稍稀，延生，在柄上交织。柄侧生，短或无，内实，白色，长1—4厘米，粗1—2厘米，基部常有绒毛。孢子印白色，光滑，近柱形。

【分布与生长环境】侧耳系木材腐朽菌，在自然条件下，侧耳一般于冬春季簇生于杨、柳、榆、栋等多种阔叶树种的枯木或活树的朽木或伐桩上。侧耳的生活力强，对营养的要求比较广泛，因此还可以木屑、稻草、棉子屑、阔叶树叶、玉米芯、甘蔗渣等进行人工栽培。

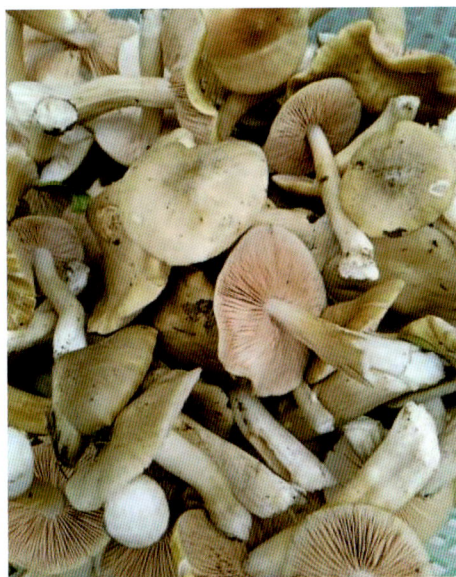

侧耳

【采集加工】夏、秋季采收子实体，除去杂质，晒干。

【性味功效】味微咸、辛、甘，性温。追风散寒，舒筋活络，补肾壮阳。

【用法用量】内服：煎汤，6—9克。

【应用参考】主腰腿疼痛；手足麻木；筋络不舒；阳痿遗精，腰膝无力。多用于滋补品。《广菌谱》：侧耳主补胃理气、治反胃、吐痰，用5—7个煎汤服即愈。

垂　柳
Salix babylonica L.

【别名】 柳树、清明柳、吊杨柳、线柳、倒垂柳。

【形态特征】乔木，高达12—18米，树冠开展而疏散。树皮灰黑色，不规则开裂。枝细，下垂，淡褐黄色、淡褐色或带紫色，无毛。芽线形，先端急尖。叶狭披针形或线状披针形，长9—16厘米，宽0.5—1.5厘米，先端长渐尖，基部楔形两面无毛或微有毛，上面绿色，下面色较淡，锯齿缘。花序先叶开放，或与叶同时开放；花药红黄色；子房椭圆形，无毛或下部稍有毛，无柄

垂柳

或近无柄，花柱短，柱头2—4深裂；苞片披针形，长约1.8—2（2.5）毫米，外面有毛；腺体1个。蒴果长3—4毫米，带绿黄褐色。花期3—4月，果期4—5月。

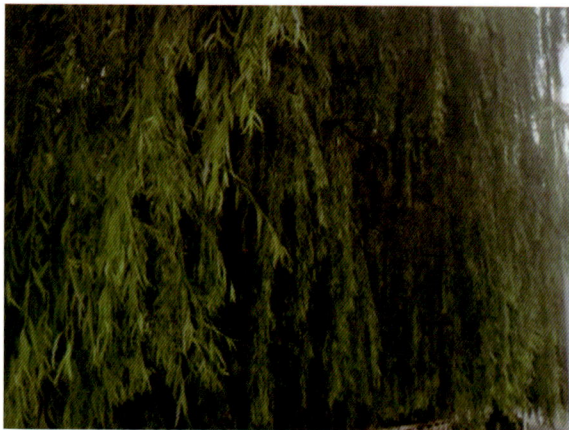

【分布与生长环境】喜光，喜温暖湿润气候及潮湿深厚之酸性及中性土壤。较耐寒，特耐水湿。

【采集加工】根、枝、叶、皮、花等均可入药，可以说全身上下都是宝。3—4月花未开时，折取细嫩枝叶，阴干。

【性味功效】根及根须：味苦，性寒，利水、通淋、祛风、除湿。

柳枝：味苦，性寒，无毒，祛风、利尿、止痛、消肿。

柳叶：味苦，寒，无毒。清热、透疹、利尿、解毒。

【用法用量】叶15—30克；外用适量，鲜叶捣烂敷患处。枝、根皮9—15克；外用研粉，香油调敷。须根12—24克，水煎服，泡酒服或炖肉服。

【应用参考】

1.垂柳的根及根须，可用以治疗痔疮、淋病、白浊、水肿、风湿疼痛、黄水湿疮、烫伤等。

2.垂柳枝可用于治疗牙疼、黄疸、风湿痹痛、淋病、白浊、小便不通、风肿、疔疮、丹毒等症。历代多有柳枝入药之方。

3.柳叶可用于治瘰疬透发不畅、白浊、疔疮疖肿、乳腺炎、甲状腺肿、丹毒、烫伤、牙痛等症。

垂 盆 草
Sedum sarmentosum Bunge

【别名】狗牙半支莲、石指甲、半支莲、养鸡草、狗牙齿、瓜子草。

【形态特征】多年生肉质草本，高9—18厘米，茎平卧或上部直立，接近地面部分的节上易生不定根，光滑无毛。3叶轮生，无柄，叶片倒披针形至长圆形，长1.5—2.5厘米，宽0.3—0.5厘米，先端近急尖，基部有距，全缘。夏季开黄色花，蓇葖果。

【分布与生长环境】生于山坡岩石、沟边，路旁湿润处。

【采集加工】四季可采，鲜用或晒干。

【性味功效】味甘、淡，性凉。归肝，胆，小肠经。清热利湿；解毒消肿。

【用法用量】15—30克；鲜草30—120克，捣汁服。外用：适量，鲜品捣烂敷患处。

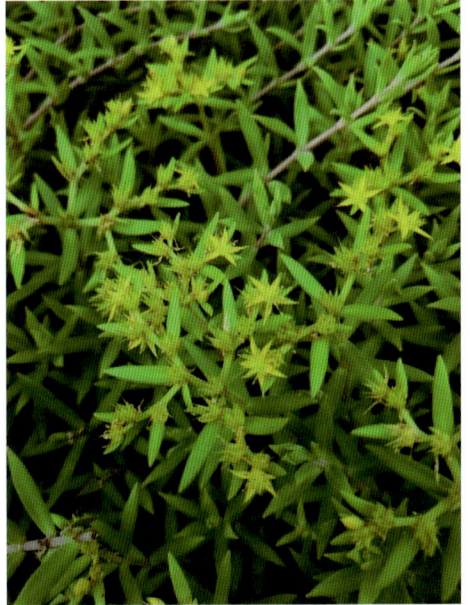

垂盆草

【应用参考】

1.急性黄疸型肝炎：垂盆草30克；茵陈蒿30克；板蓝根15克。水煎服。

2.腹泻、痢疾：垂盆草30克；马齿苋30克。水煎服，每日1剂。

3.无名肿毒；创伤感染：鲜垂盆草配等量鲜大黄、鲜青蒿，共捣烂敷患处。

4.咽喉肿痛：垂盆草15克；山豆根9克。水煎服。

5.烫伤，烧伤：鲜垂盆草适量；捣汁涂患处；或用垂盆草12克；瓦松9克；共研细末，菜油调敷。

刺 儿 菜
Cirsium setosum var. integrifolium C. Wimm. et Grabowski

【别名】小蓟、青青草、蓟蓟草、刺狗牙、刺蓟、枪刀菜、小恶鸡婆。

【形态特征】多年生草本，具匍匐根茎。茎有棱，高30—80厘米，基生叶和中部茎叶椭圆形、长椭圆形或椭圆状倒披针形，长7—15厘米，宽1.5—10厘米。头状花序单生茎端。瘦果淡黄色，椭圆形或偏斜椭圆形，压扁，长3毫米，宽1.5毫米。花、果期5—9月。

【分布与生长环境】分布平原、丘陵和山地。

【采集加工】全草可入药。5—6月盛开期，割取全草晒干或鲜用。

【性味功效】味甘、苦，性凉。凉血止血，祛瘀消肿。

【用法用量】5—9克。外用：鲜品适量，捣烂敷患处。

【应用参考】

1.小蓟根汁：鲜小蓟根150克，捣烂绞取汁液服，或沸水冲服。鲜根凉血止血作用较强。用于血热所致的衄血、吐血、便血，或血热所致的月经先期、月经过多。

2.凉血五汁饮：鲜藕、鲜地黄、鲜小蓟根、鲜牛蒡根各等分。绞汁，每次1杯，加蜂蜜1匙，搅和均匀，不拘时少少饮之。

鲜藕、地黄和牛蒡根能清热生津止渴，而除牛蒡外，余药又均能凉血止血。适用于血热吐血，口干而渴。

3.小蓟饮：小蓟（全草）、益母草各60克。加水煎汤，去渣再煎至浓稠服。该品与祛瘀止血要药益母草配伍，共奏祛瘀止血之效。用于胎堕后或产生瘀血不尽，出血不止。

4.小蓟鲜品适量洗净，捣烂或晒干研末，外敷，治创伤出血。

5.高血压：单味或配枸杞根，夏枯草或豨莶草，钩藤等日用。

6.临床用小煎药膏治疗外伤感染和疮伤有效。

【使用禁忌】脾胃虚寒而无瘀滞者忌服。

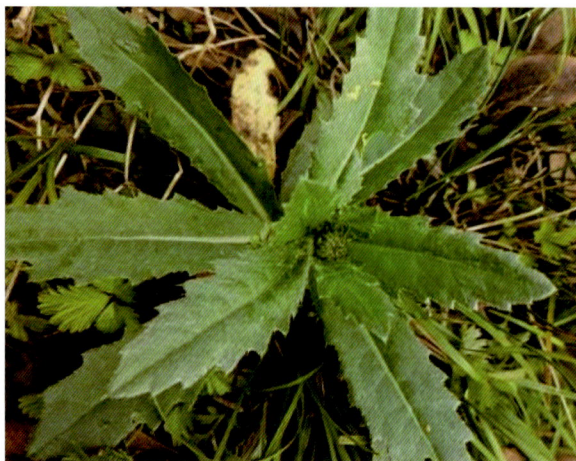

刺儿菜

单叶铁线莲
Clematis henryi Oliv.

【别名】地雷根、雪里开、拐子药。

【形态特征】木质藤本。主根下部膨大成瘤状或地瓜状，粗1.5—2厘米，表面淡褐色，内部白色。单叶；叶片卵状披针形，长10—15厘米，宽3—7.5厘米，基部浅心形，边缘具刺头状的浅齿，基出弧形中脉3—7条，在表面平坦，在背面微隆起；叶柄长2—6厘米。聚伞花序腋生，常只有1花，稀有2—5花，花序梗细瘦，无毛；花钟状，直径2—2.5厘米；花白色，有滑香，单生于叶腋，外面密被短茸毛。瘦果卵形，被短细毛。11—12月开花，次年3—4月结果。

【分布与生长环境】生在阴山坡林缘或溪边灌木丛深厚肥沃的沙质土壤上。

【采集加工】以膨大的根入药。秋冬采集，洗净晒干。

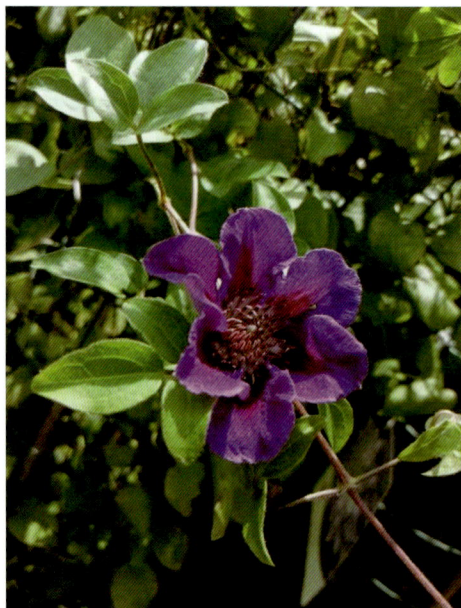

单叶铁线莲

【性味功效】味辛，性平。行气止痛，活血消肿。

【用法用量】2—6克。外用：适量，磨汁涂患处。

【应用参考】用于胃痛，腹痛，跌打损伤，跌仆晕厥，支气管炎；外用治腮腺炎。

1.小儿高热惊风：根2—3克，水煎服。或加三叶青块根2—3克，水煎服。

2.急、慢性气管炎：根9克，加白英全草9克，马蹄金全草9克，水煎服。热盛者另加三叶青块根9克同煎服。

构 树
Broussonetia papyrifera（Linn.）L'Hér. ex Vent.

【别名】楮实（果）、谷树。

【形态特征】落叶乔木，树皮暗灰色而光滑。小枝有毛，具乳汁。叶互生，长柄，叶片阔卵形至长圆状卵形，先端渐尖，基部圆形，或稍心脏形，边缘有粗齿。花小，单性，雌雄异株，雄花成腋生的葇荑花序，圆柱状，下垂；雌花序成球形的头状花序，有射出的红紫色花柱。椹果成熟时鲜红色。4—5月开花，8—9月果熟，果名楮实了，为中药。

【分布与生长环境】生于丘陵、山坡、路边、河岸，村舍附近常有栽培。

【采集加工】根全年可采，果实在9月（白露前后）乘未熟时摘下晒干，置石臼中推擦，使外皮脱出，筛取小坚果，并簸去膜质，晒干备用。

【性味功效】性寒，味甘。镇咳定喘，补肾，强筋骨，利尿消肿。

【用法用量】内服、外用15—50克。

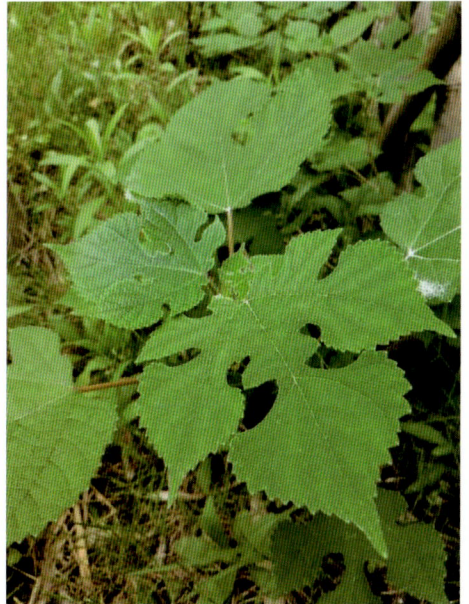
构树

【应用参考】

1.急、慢性支气管炎：构树根皮15—30克，水煎服。

2.神经性皮炎及癣症：割伤构树皮取鲜浆汁外擦。

3.水肿、筋骨酸痛：构树根白皮9—15克，水煎服。或构树根白皮18—21克，牯岭勾儿茶、六月雪各15克，水煎，冲黄酒、红糖，早晚各服1次。

4.痢疾：构树鲜叶30克，水煎服。

5.附（1）谷树叶：即构树叶，可治阴性风湿性关节炎，用嫩叶30克油盐炒当菜吃，勿煎服。外用谷树鲜叶打汁，涂顽癣及虫咬。

（2）谷树浆：即构树干用小刀割划后有白色浆汁流出，浆汁可治臀部顽癣、颈部神经性皮炎及下肢湿疹等，通常直接将浆涂于患处，或制成10%的酒精浓液，或与凡士林配成10%的软膏涂用。

构 棘
Maclura cochinchinensis（Lour.）Corner

【别名】柘根、川破石、地棉根、山黄箕、铁篱根、黄龙脱皮、刺楮、野黄芪、千层皮、葨芝根。

【形态特征】直立或攀援状灌木，具粗壮弯曲无叶的腋生刺，刺长约1厘米。叶革质，椭圆状披针形或长圆形，长3—8厘米，宽2—2.5厘米，全缘，先端钝或短渐尖，基部楔形，两面无毛，侧脉7—10对；叶柄长约1厘米。花雌雄异株，雌雄花序均为具苞片的球形头状花序，每花具2—4个苞片，苞片锥形，成熟时橙红色，核果卵圆形，成熟时褐色，光滑。花期4—5月，果期6—7月。

【分布与生长环境】生于山坡。溪边灌丛中或山谷、林缘等处。

【采集加工】农村常作绿篱用；木材煮汁可作染料，茎皮及根皮药用，称"黄龙脱壳"。

【性味功效】味微苦、淡，性凉。健脾益胃，舒筋活络，祛风湿，去瘀血。

【用法用量】内服：煎汤，9—30克，鲜者可用至120克；或浸酒。外用：适量，捣敷。

【应用参考】

1、肺痨，风湿：穿破石、铁包金、甘草。同煎服。

2、体虚白带：构棘根30克。水煎服。

3、挫伤：构棘根和糯米捣敷。

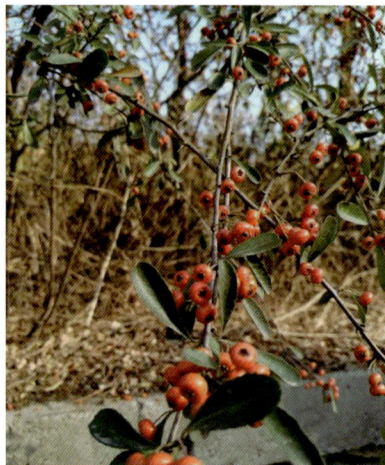

构棘

拐 枣
Hylomecon japonica（Thunb.）Prantl et. kundig

【别名】大叶老鼠七、乌筋七、荷青花根、刀豆三七、水菖三七、补血草。

【形态特征】多年生草本，高15—40厘米，具黄色液汁。茎直立，散生卷曲柔毛。基生叶为单数羽状复叶，具长柄；小叶5片，宽披针形、长倒卵形或菱状卵形，长2—12厘米，宽1.5—5厘米，边缘具不整齐的重锯齿。夏季开金黄色花，直径3—4厘米，聚伞花序或1—2朵由顶部之叶腋抽出；萼片窄卵形，长1—1.5厘米，外面被有卷缩的柔毛或无毛；花瓣近圆形，长约2厘米。蒴果细圆柱形，长5—8厘米。种子扁卵形，长约2毫米，具鸡冠状附属物。花期4—7月，果期5—8月。

【分布与生长环境】生于山坡阴湿处或林下。

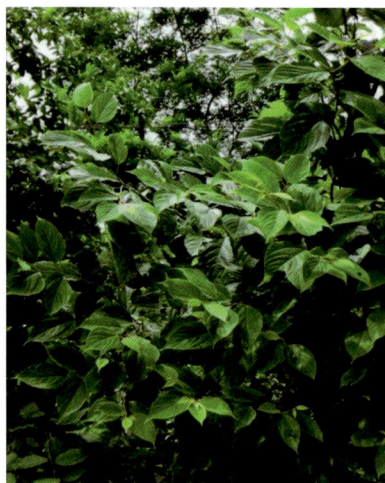

拐枣

【采集加工】夏季采挖，切片，阴干。

【性味功效】味苦，性平。祛风通络；散瘀消肿。主风湿痹痛；跌打损伤。

【用法用量】内服：煎汤，3—10克；或泡酒。

【应用参考】劳伤过度，四肢乏力，面黄肌瘦：荷青花根（去毛切片）9—12克，加红糖、黄酒蒸熟。每日早晚饭前各服1次。忌食芥菜、萝卜及茶水。

杭 白 芷

Angelica dahurica Hangbaizhi Yuan et Shan

【别名】白芷、泽芬、苻蓠、白茝、川白芷、会芷、香棒、芳香。

【形态特征】为伞形科当归属白芷的变种。多年生高大草本，高1—2.5米。根圆锥形，有分枝，径3—5厘米，外表皮黄褐色至褐色，有浓烈气味。茎及叶鞘多为黄绿色。花序下方的叶简化成无叶的、显著膨大的囊状叶鞘，外面无毛。复伞形花序顶生或侧生，直径10—30厘米，花序梗长5—20厘米，花序梗、伞辐和花柄均有短糙毛。果实长圆形至卵圆形，黄棕色，有时带紫色，长4—7毫米，宽4—6毫米，无毛，花期7—8月，果期8—9月。

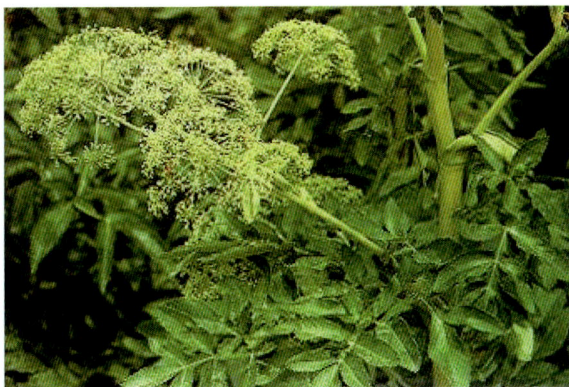

杭白芷

【分布与生长环境】喜温暖湿润气候、耐寒。宜在阳光充足，土层深厚，疏松肥沃，排水良好的砂质壤土栽培。种子在恒温下发芽率低，在变温下发芽较好，以10—30摄氏度变温为佳。本地有种植。

【采集加工】秋季种植的，次年7—9月间茎叶黄时采挖。春季种植的，当年10月采挖。洗净，晒干或微火烘干。夏、秋间叶黄时采挖，除去须根及泥沙，晒干或低温干燥。

【性味功效】味辛，性温。散风除湿，通窍止痛，消肿排脓。

【用法用量】内服：煎汤，3—10克；或入丸、散。外用：适量，研末撒或调敷。

【应用参考】

1.半边头痛：白芷、细辛、石膏、乳香、没药（去油）。上各味等分，为细末，吹入鼻中，左痛右吹，右痛左吹。

2.便秘：香白芷炒为末，每服6克，米饮入蜜少许，连进2服。

3.痔疮肿痛：先以皂角（猪牙皂）烟熏之，后以鹅胆汁调白芷末涂之。

4.溃疡病胃痛：白芷、白芍、白及各10—30克，白豆蔻6—12克。每日1剂，水煎分服。

5.诸鱼骨鲠：半夏150克（洗），白芷150克。上二物，捣筛。服2克，则呕出。忌羊肉、糖。

虎 刺
Damnacanthus indicus（L.）Gaertn.F

【别名】绣花针、蛇不过、朝天刺、鸟不停、铜针木、虎叶老鼠楂、伏牛花。

【形态特征】常绿小灌木，高0.3—1米。根粗大分枝，或缢缩呈念珠状，根皮淡黄色。茎多分枝，有直刺，长1—3厘米，对生于叶柄间。叶对生，卵形或阔椭圆形，长1—3厘米，表面有光泽，革质，全缘。花小，1—2朵生于叶腋，萼筒倒卵形，宿存；花冠漏斗状，白色，顶端4—5裂。核果球形，熟时红色。4—5月开花，11—12月果熟。

【分布与生长环境】生于阴山坡竹木林下和溪谷两旁草灌丛中。

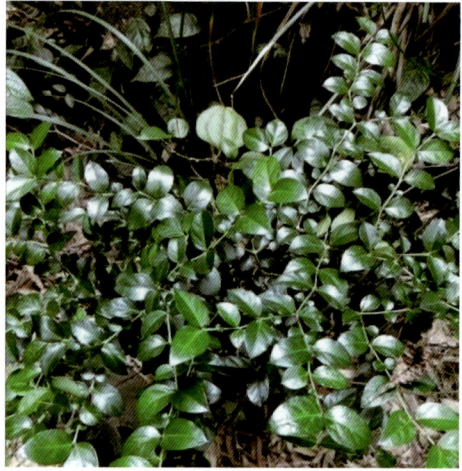
虎刺

【采集加工】根或全株全年可采，采后洗净，切碎，晒干备用。

【性味功效】性平，味甘、苦。清热利湿，舒筋活，祛风止痛。

【用法用量】内服：煎汤，9—15克（鲜用30—60克）；或入散剂。外用：捣敷、捣汁潦或研末撒。

【应用参考】

1.急、慢性传染性肝炎：虎刺全株或根、海金砂藤、棉茵陈、丹参、凤尾草各15克，红枣60克，水煎服。

2.坐骨神经痛、关节风痛：虎刺全株、稳木各30克，钩藤、桑寄生、锦鸡儿根、卫矛、络石藤各15克，威灵仙9克，水煎服。

3.跌打损伤：虎刺根15—30克，用黄酒适量煎服，连服1周。

4.空洞型肺结核：虎刺全株90—120克，黄堇、杏香兔耳风各60克，肺形草、空沙参、白芨各30克（均为鲜品），水煎服，连服1—2月。

5.月经不调、闭经：虎刺根9克，天青地白、长梗南五味子藤各6克，梵天花根15克，水煎服。

6.咽喉炎：虎刺鲜根60—90克，水煎加蜜糖服。

7.荨麻疹：虎刺鲜根60—90克，水煎冲黄酒服。

8.痛风：虎刺鲜根或花30克（干根9—15克）。煎汁用酒冲服。

9.风湿关节、肌肉痛：绣花针全草30—90克。酒、水各半煎2次，分服。

10.痰饮咳嗽：虎刺鲜根60—90克。水煎服。

11.肺痈：虎刺90克，猪肚炖汤，以汤煎药服。每日1剂。

12.脾虚浮肿：绣花针干根30克，毛天仙果干根60克，陈皮9克。水煎服。

虎 耳 草
Saxifraga stolonifera Curt.

【别名】石荷叶、金线吊芙蓉、老虎耳、金丝荷叶、耳朵红。

【形态特征】多年生草本，高8—45厘米。鞭匐枝细长，密被卷曲长腺毛，具鳞片状叶，表面淡绿色，背面粉红色。茎被长腺毛，具1—4枚苞片状叶。叶片近心形、肾形至扁圆形，长1.5—7.5厘米，宽2—12厘米，聚伞花序圆锥状，花白色，长7.3—26厘米。花、果期4—11月。

【分布与生长环境】生于林下、灌丛、草甸和荫湿岩隙。

【采集加工】全年可采，但以花后采者为好。

【性味功效】味微苦、辛，性寒，有小毒。祛风，清热，凉血解毒。

【用法用量】鲜草15—30克，外用适量。

【应用参考】

1.中耳炎：鲜虎耳草叶捣汁滴入耳内。

2.荨麻疹：虎耳草、青黛。煎服。

3.风丹热毒，风火牙痛：鲜虎耳草50克，水煎服。

4.风疹瘙痒、湿疹：鲜虎耳草15—50克。煎服。

5.湿疹、皮肤瘙痒：鲜虎耳草500克，切碎，加95%酒精拌湿，再加30%酒精1000毫升浸泡1周，去渣，外敷患处。

6.肺热咳嗽气逆：虎耳草9—18克，冰糖50克。水煎服。

7.百日咳：虎耳草3—9克，冰糖3克。煎服。

8.肺痈吐臭脓：虎耳草12克，忍冬叶50克。水煎2次，分服。

9.吐血：虎耳草9克，猪皮肉4两。混同剁烂；做成肉饼，加水蒸熟食。

10.血崩：鲜虎耳草50—100克，加黄酒、水各半煎服。

11.痔疮：虎耳草50克，水煎，加食盐少许，放罐内，坐熏，1日2次。

12.冻疮溃烂：鲜虎耳草叶捣烂敷患处。

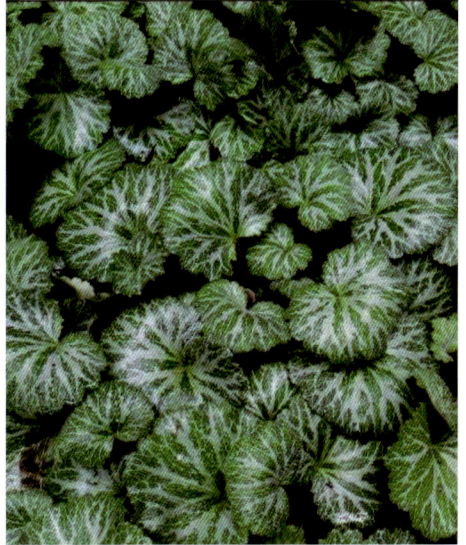
虎耳草

虎 杖
Reynoutria japonica Houtt.

【别名】苦杖、大虫杖、斑杖、酸杖、活血龙。

【形态特征】多年生灌木状草本，高达1米以上。茎直立，圆柱形，丛生，无毛，中空，散生紫红色斑点。叶互生；叶柄短；托叶鞘膜质，褐色，早落；叶片宽卵形或卵状椭圆形，长6—12厘米，宽5—9厘米，先端急尖，基部圆形或楔形，全缘，无毛。花单性，白色。雌雄异株，成腋生圆锥花序；花梗细长，上部有翅；花被5深裂，裂片2轮，外轮3片，在果时增大，背部生翅；雄花雄蕊8，雌花花柱3。瘦果椭圆形，有3棱，黑褐色。花期6—8月。果期9—10月。

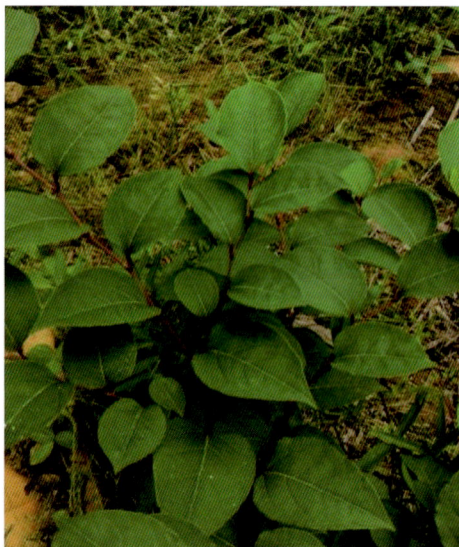

虎杖

【分布与生长环境】多生于山沟、溪边、林下阴湿处。

【采集加工】春、秋均可采挖，除去须根、尾梢，洗净后切片，晒干。

【性味功效】性微寒，味微苦。祛风利湿、散瘀止痛、止咳化痰。属利水渗湿药下分类的利湿退黄药。

【用法用量】煎服，9—15克。外用适量。

【应用参考】

1.小便五淋：苦杖为末。每服6克，用饭饮下。

2.月水不利：虎杖90克，凌霄花、没药各30克。为末。热酒每服3克。

3.火烫伤：虎杖根煨炭（烫伤严重的加地榆和金刚刺根等量）研成极细粉末，用鸡蛋白或熟食油调匀涂伤处。

4.一切风气痛：虎杖根500克切碎，浸烧酒1000克，浸1个月后，分20天服完。

5.慢性肝炎：虎杖根9—15克，水煎服。

6.产后瘀血血痛，及坠扑昏闷：虎杖根，研末，酒服。

7.急性黄疸型传染性肝炎：虎杖30克，鸡眼草60克。每日1剂。

8.湿热黄疸：虎杖、金钱草、板蓝根各30克。水煎服。

9.痔疮出血：虎杖、银花、槐花各9克，水煎服。

10.皮肤湿疹：虎杖、算盘子根各24克，水煎服。

金 鸡 脚
Phymatopsis hastata（Thunb.）Kitagana

【别名】鹅掌金星、鸭脚草、鸡脚叉、七星草。

【形态特征】植株高10—35厘米。根茎细长，横生，与叶柄基部密被红棕色、狭披针形鳞片，先端长，渐尖，基部近圆形，盾状着生，边缘略有齿。叶疏生；叶柄长5—20厘米，禾秆色；叶片厚纸质，通常3裂，偶有5裂或2裂，长5—15厘米，宽4—l0厘米，基部圆楔形或圆形；裂片披针形，长5—l0厘米，宽1—2厘米，中间1片最长。孢子囊群圆形，沿中脉两侧各成1行，位于中脉与叶边之间。

【分布与生长环境】生长在林下、岩石上及村落老墙石缝中。

【采集加工】春、夏、秋三季拔取全草，洗净，鲜用或晒干备用。

【性味功效】味微苦，性平。祛风清热，利湿解毒。

【用法用量】内服：煎汤，15—30克，大剂量可用至60克，鲜品加倍。外用：适量，研末撒；或鲜品捣敷。

【应用参考】

1.痢疾腹泻：金鸡脚30克，黄毛耳草30克。水煎取汁，1日1剂，分2次服。

2.肝胆湿热，小儿小便短赤：金鸡脚30克，海金沙全草30克，白马骨（茜草科）30克，栀子根30克。水煎取汁，1日1剂，分2次服。

3.小儿惊风：金鸡脚15克，毛乌口树根15克，香茶菜根10克，山羚羊根（毛冬青）10克，丹参6克，徐长卿根3克。水煎取汁，1日1剂，分2次喂服。

4.预防中暑：金鸡脚30克，冲开水代茶。

5.毒蛇咬伤：金鸡脚30克，加甜米酒适量煎服，药渣捣烂外敷。

6.脉管炎：鲜金鸡脚全草30克，鲜抱石莲15克，水煎服，1日1剂。另用鲜金鸡脚和抱石莲适量捣烂外敷患处。每日1换。

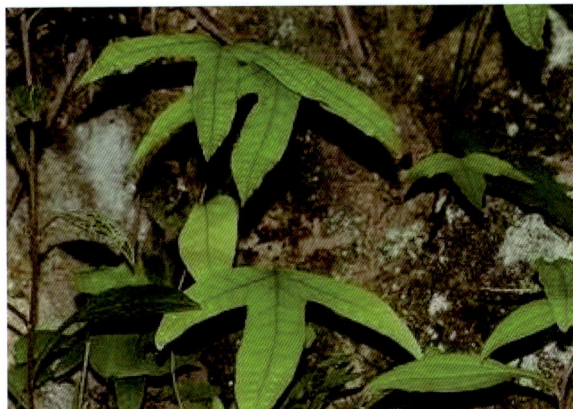
金鸡脚

金 锦 香
Osbeckia chinensis L. ex Walp

【别名】朝天石榴、向天金钟、天香炉、朝天罐、七孔莲。

【形态特征】多年生草本或亚灌木，高10—35厘米。茎四棱形，贴生粗毛。叶对生，具短柄，线形、线状长圆形或披针形，长2—5厘米，先端尖锐，基部圆钝，有纵脉3—5条，两面均被粗毛。花红紫色，成顶生无梗的头状花序，苞片卵形。蒴果包于萼内，卵圆形4裂。7—8月开花，9—10月果熟。

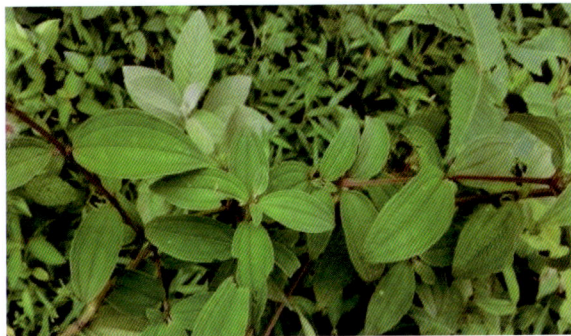
金锦香

【分布与生长环境】生于山坡林边与山脚田沟边草丛中。

【采集加工】春末至秋季采全草，洗净，晒干备用。根全年可采。

【性味功效】性温，味微辛。渚肺解毒，止痢止血。

【用法用量】外用：25—50克新鲜全草捣烂敷患处。

【应用参考】

1.肺脓疡：金锦香全草、狗舌草各15克，加烧酒250克，密闭，隔水炖服，每天1剂，痊愈为止。此方使用数十例，效果良好。

2.细菌性痢疾、小儿腹泻：金锦香根或全草50克，水煎服。或全草15克，凤尾蕨、福氏星蕨、金鸡脚各15克，水煎服。

3.咽喉炎、扁桃体炎：金锦香鲜全草50—100克，水煎服。

4.九子疡初起：金锦香根15克，切细炖猪肉吃，连用5剂。另用糯米藤根50克，捣烂外敷。

5.虚弱咳嗽：金锦香15克，杏仁15克，桃仁9克。炖猪肉或煎水服。

6.筋骨拘挛，下肢酸软，风湿关节痛：金锦香9—15克，酒水各半煎服。

7.小便失禁：金锦香根15克，响铃草根15克。炖猪尿泡吃。

8.白浊：金锦香9—15克，水煎服。

9.白带：金锦香根15克，蒸酒内服。

金 钱 松
Pseudolarix amabilis（J. Nelson）Rehder

【别名】金松、土槿皮（中药名）。

【形态特征】乔木，高可达50米以上，胸径可达1.2米。树干通直，树皮粗糙，灰褐色，裂成不规则的鳞状块片；大枝不规则轮生，平展；二、三年生枝淡黄灰色或淡褐灰色。叶线形，扁平而柔软，镰状弯曲或直，长2—5.5厘米，宽1.5—4毫米，下面蓝绿色，中脉明显，长枝上的叶辐射伸展，平展呈圆盘形，秋季呈金黄色。球果卵圆形成倒卵圆形，长6—7.5厘米，直径4—5厘米，有短梗，熟时褐黄色；苞鳞卵状披针形，边缘有细齿；种子倒卵形或卵圆形，淡黄白色，种翅三角状披针形。花期4月，球果10月成熟。

【分布与生长环境】生于坡地、林缘及杂木林中。为本县特产。

【采集加工】立夏以后在树干近根部65厘米以下剥取树皮及根皮，晒干入药。

金钱松

【性味功效】味辛，性温，有毒。杀虫，止痒，疗癣。

【用法用量】外用：适量，水煎或酒浸搽患处。

【应用参考】

1.各种浅表真菌：以金钱松粉50克，85%乙醇加至100毫升，制成土荆皮酊，外搽患处。

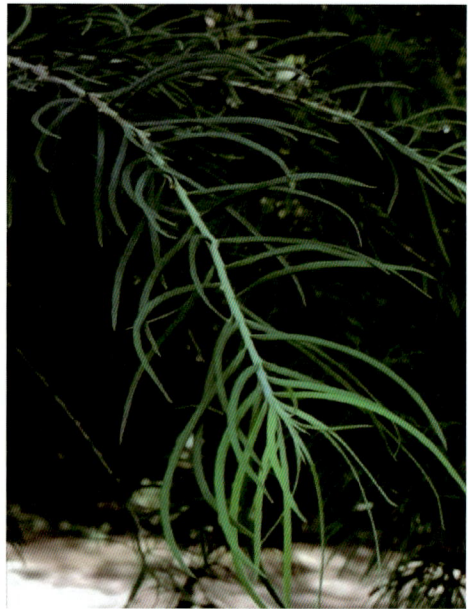

2.神经性皮炎（顽癣、厚皮癣及各种癣疮）：以金钱松粉22克，斑蝥0.35克，蜈蚣0.5克，樟脑0.8克，薄何脑0.2克，冰醋酸3.5毫升，乙醇加至100毫升制成神经性皮炎酊，涂搽患处。

金 荞 麦
Fagopyrum dibotrys（D. Don）Hara

【别名】苦荞麦、野桥荞麦、天荞麦。

【形态特征】多年生草本。根状茎木质化，黑褐色。茎直立，高50—100厘米，分枝，具纵棱，无毛。有时一侧沿棱被柔毛。叶三角形，长4—12厘米，宽3—11厘米，顶端渐尖，基部近戟形，边缘全缘，两面具乳头状突起或被柔毛；叶柄长可达10厘米；托叶鞘筒状，膜质，褐色，长5—10毫米，偏斜，顶端截形，无缘毛。花序伞房状，顶生或腋生，白色。瘦果宽卵形，具3锐棱，长6—8毫米，黑褐色，花期7—9月，果期8—10月。

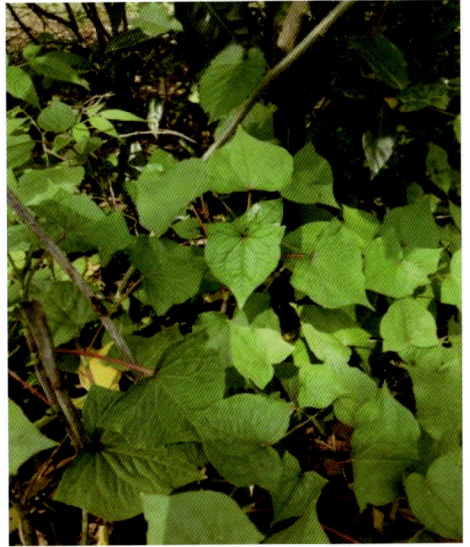

金荞麦

【分布与生长环境】金荞麦适应性较强，对土壤肥力、温度、湿度的要求较低，耐旱耐寒性强。生于山坡、旷野、路边及溪沟较阴湿处。

【采集加工】冬季采挖，除去茎及须根，洗净，晒干。

【性味功效】性凉，味涩、微辛。清热解毒。清肺排痰，排脓消肿，祛风化湿。

【用法用量】内服：煎汤，15—30克；或研末。外用：适量，捣汁或磨汁涂敷。

【应用参考】用于肺脓疡，麻疹肺炎，扁桃体周围脓肿。

金 丝 桃
Hypericum monogynum L.

【别名】金丝海棠、木本黄开口。

【形态特征】半常绿灌木，高约1米，小枝圆筒形，褐色。叶对生，无柄，长椭圆状披针形，长4—9厘米，先端钝，基部楔形，全缘，密生透明小点。花鲜黄色，成顶生的聚伞花序，花瓣、萼片均5数，雄蕊多数，雌蕊花柱细长，先端5裂。蒴果圆卵形，先端室间5裂。6—7月开花，8—9月果熟。

【分布与生长环境】多栽培作观赏用。

【采集加工】根全年可采，鲜用或晒干，切片研粉备用。叶夏、秋季采，鲜用。

【性味功效】性温，味苦、涩。消热解毒，祛风湿，消肿。

【用法用量】内服：煎汤，15—30克。外用：鲜根或鲜叶适量，捣敷。

【应用参考】

1.蝮蛇、银环蛇咬伤：金丝海棠鲜根加食盐适量，捣烂，外敷伤处。1天换1次。

2.疔肿：金丝海棠鲜叶加食盐适量，捣烂，外敷患处。

3.漆疮、蜂螫伤：金丝海棠根磨粉，用麻油或烧酒调敷局部。

4.风湿性腰痛：金丝海棠根50克，鸡蛋两只，水煎2小时，吃蛋和汤，1天2次分服。

5.急性咽喉炎、眼结膜炎：金丝桃根3—9克水煎服。

6.肺病：金丝桃果实3—9克，麦冬9克，阿胶5克，淫羊藿9克水煎服。

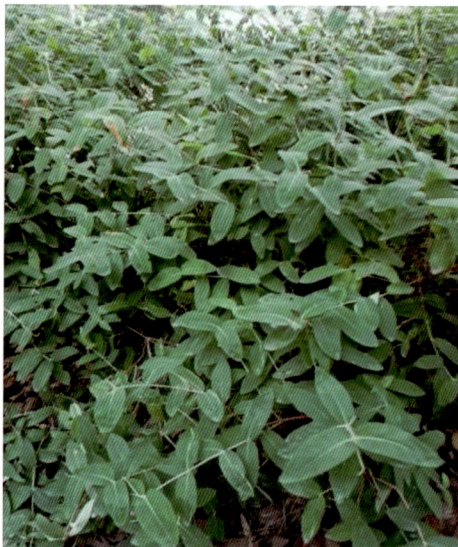

金丝桃

金 银 花
Lonicera Japonica Thunb

【别名】忍冬、金银藤、银藤、双宝花（中药名）。

【形态特征】半常绿缠绕灌木。茎空心，藤为褐色至赤褐色。叶卵形，对生，枝叶均密生柔毛和腺毛。果实圆形，直径6—7毫米，熟时蓝黑色，有光泽；种子卵圆形或椭圆形，褐色，长约3毫米，中部有1凸起的脊，两侧有浅的横沟纹。花期4—6月（秋季亦常开花），果熟期10—11月。

【分布与生长环境】金银花适应性很强，喜阳、耐阴、耐寒性强，也耐干旱和水湿，每年春夏两次发梢。生于山坡灌丛或疏林中、路旁及村庄篱笆边，海拔最高达1500米。

【采集加工】5、6月间采收，择晴天早晨露水刚干时摘取花蕾，开晾晒或通风阴干，以1—2天内晒干为好。至九成干，忌在烈日下曝晒。

【性味功效】性寒，味甘，入肺、心、胃经，具有清热解毒、抗炎、补虚疗风的功效。

【用法用量】生药10—30克；炒药10—20克；炭药10—15克。

【应用参考】

1.预防乙脑、流脑：金银花、连翘、大青

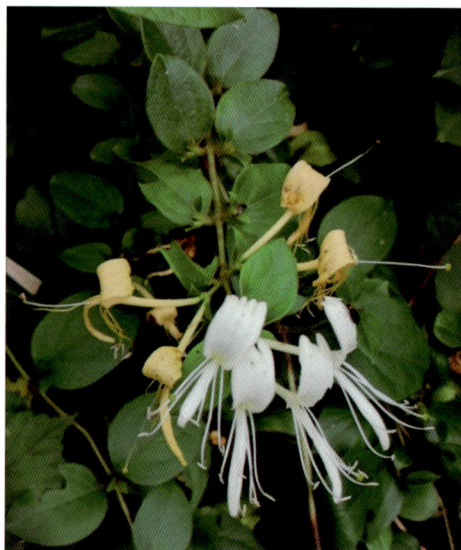

金银花

根、芦根、甘草各15克。水煎代茶饮，每日1剂，连服3—5天。

2.痢疾：金银花（入铜锅内，焙枯存性）25克。红痢以白蜜水调服，白痢以沙糖水调服。

3.胆道感染、创口感染：金银花50克，连翘、大青根、黄芩、野菊花各25克。水煎服，每日1剂。

4.痈疽发背初起：金银花250克，水10碗煎至2碗，入当归100克，同煎至1碗，一气服之。

5.一切内外痈肿：金银花200克，甘草150克。水煎顿服，能饮者用酒煎服。

金 樱 子
Rosa laevigata Michx.

【别名】金樱子、糖罐头、糖糖瓶、鸡屙糖梨、糖梨花、长糖棣。

【形态特征】常绿攀援状灌木，高1—3米。枝条青褐色或者红褐色，有刺。复叶通常有3片小叶，边缘有锯齿；叶柄有刺。花单生在叶腋，白色，花瓣5片，少有6片。果梨形或椭圆形，有刺，成熟时橙黄色。4—5月开花，9—10月果熟。

【分布与生长环境】生在溪沟边、山谷岩石旁、山坡灌木丛中或路旁。

【采集加工】果熟时采收，打去果柄和毛刺，洗净晒干。

【性味功效】味甘、涩，性平。固精缩尿，固崩止带，涩肠止泻。

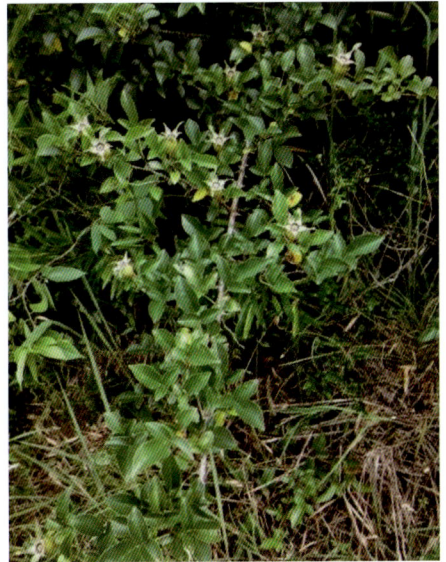
金樱子

【用法用量】煎服9—15克，可单用熬膏，内服1茶匙1日3次，开水冲服。

【应用参考】

1.子宫脱垂：金樱子根60—90克，水煎服。

2.烧伤、烫伤：金樱子叶炒焦，研细粉，用植物油调匀，敷伤处。

3.崩漏、白带过多：金樱子根45克，加地榆根（醋炒过）15克，水煎服。

4.小便频数，多尿小便不禁：金樱子（去净外刺和内瓤）和猪尿泡1个。水煮服。

5.遗精：金樱子成熟果实（去外刺、内瓤）60—90克或根60克，水煎服。小儿慢性腹泻：成熟果实（去外刺、内瓤）15克，加牛膝根9克，水煎服。

6.久虚泄泻下痢：金樱子（去外刺和内瓤）30克，党参9克。水煎服。

7.久痢脱肛：金樱子（去外刺、内瓤）30克，鸡蛋1枚炖服。

金 针 菇
Flammulina velutiper

【别名】冬菇、朴菇、构菌、青杠菌、毛柄金线菌。

【形态特征】菌类、口蘑科金针菇子实体一般比较小，多数成束生长，肉质柔软有弹性；菌盖呈球形或扁半球形，直径1.5—7厘米，菌盖表面有胶质薄层，湿时有粘性，色白至黄褐；菌肉白色，中央厚，边缘薄，菌褶白色或象牙色，较稀疏，长短不一，与菌柄离生或弯生；菌柄中生，长3.5—15厘米，直径0.3—1.5厘米，白色或淡褐色，空心。

【分布与生长环境】金针菇在自然界广为分布。

【采集加工】菌盖开伞度30%，菌盖直径0.8—1.5厘米，菌柄长度15—20厘米时可以采收。手握菌柄，轻轻地整丛拔下，勿折断菌柄。

【性味功效】性寒，味甘。具有补肝益肾、宽肠胃、益智健脑、调脂降胆固醇、抗癌防疲劳等功效。

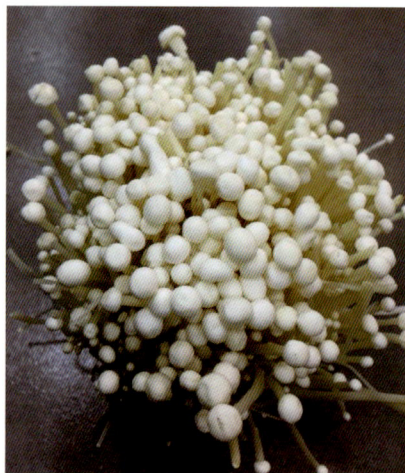

金针菇

【用法用量】盐水浸泡法：鲜菇用0.5%—1.0%的食盐水浸泡15—30分钟，捞起，沥干，用无毒塑料袋密封包装。可保鲜3—5天。

盐渍法：将金针菇清洗、去根除杂后，用食盐水腌渍处理，然后煮制10—15分钟。再用食盐水腌3—6天。此法可基本保持金针菇原有的色、香、味和营养成分。

【应用参考】

1.抑制癌细胞：金针菇与豆腐搭配。

2.防治中暑和肠炎：金针菇与绿豆芽搭配，具有清热消毒的作用。

3.减轻胃肠负担，防治胃肠疾病：金针菇适合和鸡肉搭配食用，还能够促进蛋白质的吸收和脂肪的消化。

4.降低血压：金针菇富含钾，可以抑制血压升高，降低胆固醇，防治心脑血管疾病；菠菜中的镁可以减少应激诱导的去甲肾上腺素的释放。

5.治疗高血压：金针菇与番茄都含有钾和维生素，有助于维持体内盐的平衡，促进血液循环。

【使用禁忌】金针菇性寒，故平素脾胃虚寒、腹泻便溏的人忌食。此外，金针菇不宜生吃，宜在沸水中烫过烹调成各种熟食。

卷 柏
Selaginella tamariscina（*P. Beauv.*）*Spring*

【别名】九死还魂草、还魂草、见水还魂、见水还阳、铁拳头、大头松、岩松、不死草、七死八活。

【形态特征】土生或石生复苏植物，高4.5—13.5厘米。须根细长、多数。主茎粗短直立，分枝丛生，干后卷曲如拳，各枝常为二歧扇状分枝至二至三次羽状分枝。叶二型，复瓦状密生，侧叶斜卵状钻形或长圆状卵形。孢子囊穗着生枝顶。

【分布与生长环境】常喜生在较阴湿的山坡、山谷林下或溪边岩石上。

【采集加工】全草入药，全年可采。去泥杂洗净，鲜用或晒干备用。

【性味功效】性温、微寒，味辛、苦。收敛止血，散瘀活血。

【用法用量】9—30克，水煎或酒浸。

【应用参考】治各种出血，水火烫伤。

1.咯血、鼻出血、月经过多、便血、血尿：卷柏全草30克，加白茅根30克，地榆根15克（炒焦）水煎服。

2.闭经、跌打损伤：卷柏全草9—15克水煎服。

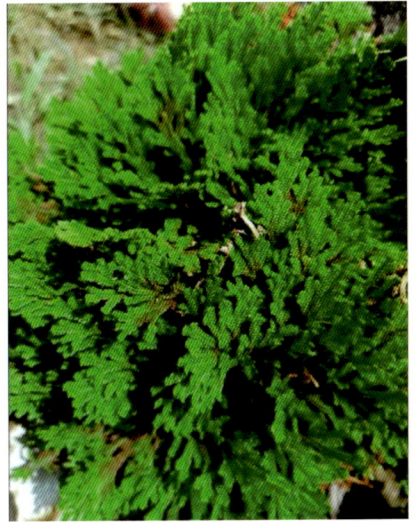

卷柏

苦 楝

Melia azedarach L.

【别名】楝、楝树（通称）

【形态特征】落叶乔木，高10余米。树皮灰褐色，表面有皮孔，嫩枝上有毛。二至三回羽状复叶，长20—40厘米，小叶片卵圆形或披针形。圆锥花序生在小枝的顶端；花淡紫色。果球形或长椭圆形，长约6分，黄色。5到6月开花，10到11月结果。

【分布与生长环境】生在田野路边、河边、村庄附近或山坡上。多数是栽培。

【采集加工】其花、叶、果实、根皮均可入药，

【性味功效】性微寒，味苦，有毒。杀虫，止痒，治疥癣。

【用法用量】15—30克，早晚空腹煎服。

【应用参考】

1.驱杀蛔虫、蛲虫、绦虫：苦楝根皮（去皮面一层薄的黑皮）6—9克，水煎服。

2.膀胱炎及疝气等症：苦楝果实9—15克，捣烂，水煎服。

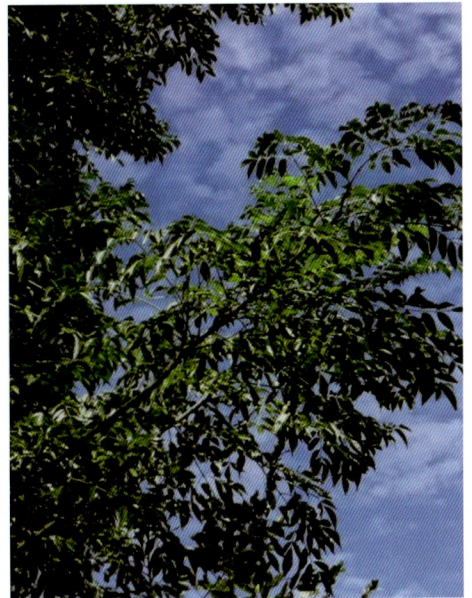

苦楝

3.秃疮、疥疮：苦楝根皮烧灰，调猪油外涂。

【使用禁忌】本植物有毒，不可随意增加用量。在采集前2周，树皮上横砍数刀，使它的树汁流去，减少毒性再采用，以防中毒。

苦 参
Sophora flavescens Alt.

【别名】野槐、苦骨、地槐、山槐子。

【形态特征】草本或亚灌木，高1—3米。根圆柱形，外面浅棕黄色。茎直立，多分枝，有不规则的纵沟。单数羽状复叶，互生，长达25厘米。顶生总状花序，长约18厘米，约有花30朵；花萼钟状，蝶形花冠淡黄色，长约1.5厘米。荚果条形，长5—12厘米，先端具长喙，节间紧缩不甚规则。种子3—7粒，近球形，棕褐色。花期6—8月，果期7—10月。

【分布与生长环境】生于山坡、灌丛及河岸沙地等处。

【采集加工】栽培2—3年收获，在秋后或早春新芽未出土前除去枯枝，将全株挖起，按根的自然生长情况，用刀分割成为单根，去残茎及细小侧根，粗根晒或炕干即成，也可加工成苦参片。以无芦头，无细小支根，外观形状以色黄、味苦、粗壮、质坚实、无枯心为佳。

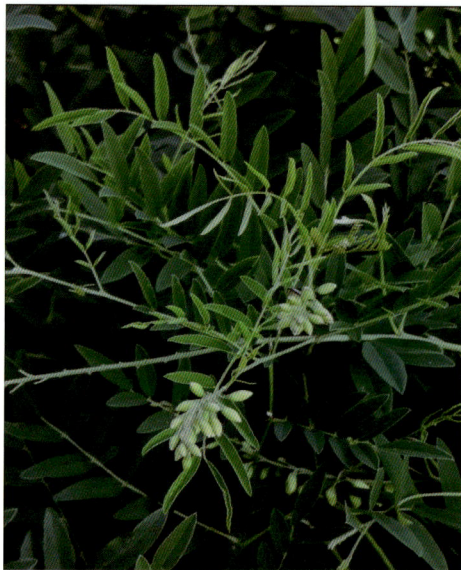

苦参

【性味功效】味苦，性寒。清热利湿，抗菌消炎，健胃驱虫之效

【用法用量】内服：水煎5—9克。外用：适量，煎水洗患处。不宜与藜芦同用。

【应用参考】

1.血痢不止：苦参炒焦为末，水丸梧桐子大。每服15丸，米汤饮下。

2.齿缝出血：苦参30克，枯矾3克。为末，日三揩之。

3.疥疮：苦参、蛇床子、白矾、荆芥穗各等分。上四味煎汤，放温洗。

4.瘰疬结核：苦参120克捣末，牛膝汁丸如绿豆大。每温水下20丸，日3服。

5.脂溢性皮炎，脓疮：苦参120克，配当归60克，研匀成细末，炼蜜为丸。每服6克，开水送服，每天2次。

轮叶沙参
Adenophora tetraphylla（Thunb.）Fisch.

【别名】四叶沙参、泡参、南沙参。

【形态特征】多年生草本，含有白色乳汁，茎高大，可达1.5米，不分枝，无毛，少有毛。茎生叶3—6枚轮生，无柄或有不明显叶柄，叶片卵圆形至条状披针形，长2—14厘米，边缘有锯齿。花序狭圆锥状，花序分枝（聚伞花序）大多轮生，细长或很短，生数朵花或单花。蒴果球状圆锥形或卵圆状圆锥形，长5—7毫米，直径4—6毫米。种子黄棕色，矩圆状圆锥形，稍扁，有一条棱，并由棱扩展成一条白带，长1毫米。轮叶沙参根入药。7—9月开花。

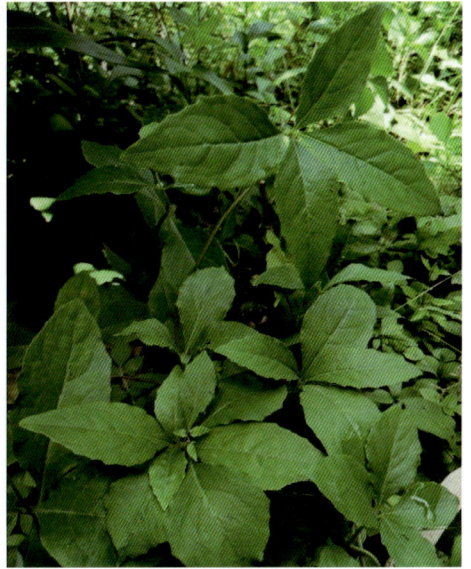

轮叶沙参

【分布与生长环境】生于草地和灌丛中，本地高山上有野生四叶沙参。也有山农移栽。

【采集加工】轮叶沙参于移栽2年后收获。在秋冬季10—11月，地上茎叶枯萎后，顺行依次挖取全根，抖去泥沙，除掉枯残茎叶及须根，留芦头。然后置于清水中，用竹刀或碗片刮去外层栓皮，随即晒干或用文火烘干即成商品。以色黄白，条粗而长者为佳。

【性味功能】味甘、微苦，性微寒。清肺养阴，祛痰，止咳。

【用量用法】中药9—15克，水煎服，或入丸散剂。

【应用参考】

1.慢性支气管炎，咳嗽，痰不易吐出，口干：南沙参9克，麦冬9克，生甘草6克，玉竹9克。水煎服。

2.肺热咳嗽：沙参15克，水煎服之。

3.虚火牙痛：沙参根15—60克，煮鸡蛋服。

4.产后无乳：沙参根12克，煮猪肉食。

5.睾丸肿痛：沙参60克，猪肚1个，炖服，也可加豆腐同煮服。

茅 膏 菜
Drosera peltata Smith

【别名】捕蝇草、落地珍珠、一粒金丹。

【形态特征】多年生小草本，高5—25厘米，球茎直径约1厘米，植物体干后易变浅黑色。茎直立，单一或上部分枝。叶互生，有细柄，盾状着生；叶片半月形，边缘密生紫红色长腺毛，能分泌黏液，捕捉小虫。蝎尾状聚伞花序生于茎或分枝的顶端，具少数花。花萼钟形，裂片5片，花瓣5瓣，白色；雄蕊5个，子房1室，花柱3，各深4裂。果室背开裂。花期5—6月。

【分布与生长环境】生于向阳山坡草丛中。

【采集加工】地下球茎或全草入药。夏季采集球茎藏于沙内防止腐烂，全草晒干。

【性味功效】味甘，性温，有毒。外用活血止痛。

【用法用量】内服：煎汤，3—9克；研末或浸酒。外用：捣敷。

【应用参考】

1.感冒发热：鲜茅膏菜10株，水煎服。

2.吐血及胃气痛：茅膏菜1把，煎汤服。

3.咽喉痛，痢疾：茅膏菜9—15克，水煎服。

4.刀砍斧伤：茅膏菜、白花草研粉调开水服。

5.瘰疬：鲜茅膏菜捣烂，敷患处。

6.小儿疳积：茅膏菜1—2克，水煎服。

7.关节酸痛、扭挫伤和腱鞘囊肿：茅膏菜干燥块根研细粉，将药粉放在胶布上贴处，数小时发泡后取下。此外，茅膏菜还可治间日疟（道陶穴发泡）、目生翳障（太阳穴发泡）等。

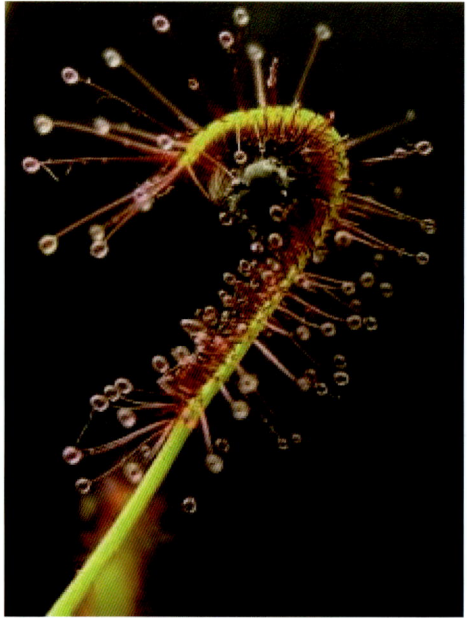

茅膏菜

茅 莓
Rubus parvifolius L.

【别名】天青地白草、拦路虎、种田红、酸磨子、红梅消、酸秧泡、天青地白、耘田。

【形态特征】落叶灌木，茎较矮。叶互生，三出复叶，顶生小叶菱状卵形至阔卵形，侧生小叶较小。花粉红色或紫色，数朵在枝顶成伞房花序或短总状花序，部分花腋生。果实为多数小核果，集成球形，红色。5—6月开花，7—8月果熟。

【分布与生长环境】多生长在向阳山坡或山沟两侧及路边、田岸、河岸、竹园边。

【采集加工】采集处理全年采根，春至秋季采枝叶，鲜用或晒干备用。

【性味功效】性平，味苦。滋阴壮阳，清热除湿，止血解毒。

【用法用量】内服，外用：50—100克。

【应用参考】

1.糖尿病：茅莓根60克，玉米须30克，猪尿泡1只，水煮服。或根、铁扫帚、玉米须各60

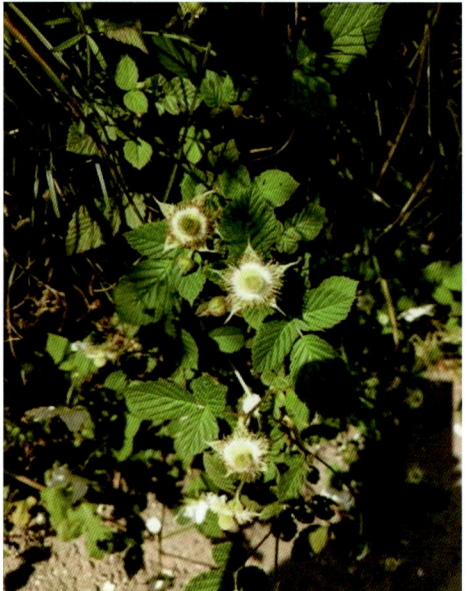

茅莓

克，楤木根15克，水煎服。或根60克，节节草30克，沙氏鹿茸草15克，水煎服。

2.阳萎：茅莓根60克，锦鸡儿根30克，金灯藤12克，水煎服。

3.白带过多、血尿：茅莓根60克，红枣10个，酒酿10—60克，水煮服。

4.肠炎：茅莓根、白茅根、苞蔷薇根、山楂根各9—12克，水煎服。

5.乳腺炎：茅莓根60克，水煎冲黄酒服。

6.外伤出血：茅莓鲜叶捣烂外敷。

7.急性黄疸型传染性肝炎：茅莓全草60克，黄毛耳草、胡颓子根、白茅根各30克，水煎服。

【使用禁忌】全体均含鞣质，叶约40％，根皮约13％。本品煎液体外试验，对金黄色葡萄球菌有一定的抑制作用。

玫 瑰 茄
Hibiscus sabdariffa L.

【别名】洛神花、洛神葵、洛神果、山茄、洛济葵。

【形态特征】一年生草本。原锥状根系，主根略细，入土较深，无毛。叶异型，下部的卵形，不分裂，上部的掌状3—5裂，具锯齿，先端钝或渐尖，基部圆至宽楔形，无毛，主脉3—5条。托叶条形，疏被柔毛。花生于叶腋，黄色，内面基部为深红色，每株一般开50—100朵花，多者近300朵，花萼杯状，红色，肉质，味酸。蒴果卵球形，内有种子20—30粒，种子肾形，深灰褐色。

【分布与生长环境】原产于东半球热带地区，本地也有栽培。

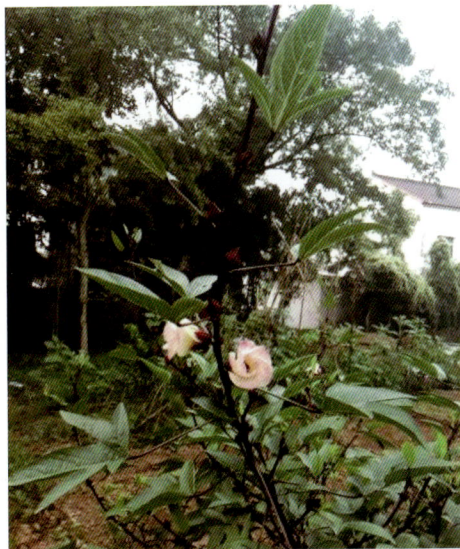

玫瑰茄

【采集加工】玫瑰茄的根、种子入药。11月中、下旬采收。

【性味功效】敛肺止咳，降血压，解酒。

【用法用量】9—15克，或开水泡。

【应用参考】玫瑰茄根、种子有利尿，强壮功效。

食疗：1.玫瑰茄3—5克，温开水冲泡，加入适量的冰糖或蜂蜜，代茶饮。长期饮用，有助于降低人体血液中的总胆固醇值和甘油三酯值，达到防治心血管疾病和减肥的功效。

2.玫瑰茄1克，菊花3朵，枸杞子5粒，胖大海1个，开水冲泡5—10分钟，加入冰糖适量调味即得。此茶可清咽利喉，润燥。

明 党 参
Changium smyrnioides Wolff

【别名】明沙参、粉沙参、山花、土人参。

【形态特征】多年生草本，高达1米，全体无毛。根肥厚，圆柱形或粗短纺锤形，外表土黄色，内部为粉质。茎直立，中空，上部分枝，灰绿色，有细纵条纹。基生叶具长柄，为三出二至三回羽状复叶，茎上部的叶呈鳞片状或叶鞘状。夏日开白色小花，为顶生复伞形花序，侧枝花序雌蕊常不育。双悬果广椭圆形而扁。花期4月。

【分布与生长环境】野生于山地疏林下土壤肥沃的地方或岩石山坡上。亦有栽培。

【采集加工】野生品于春季采挖；栽培品于播后第3年春季采挖，洗净，在沸水中煮数分钟，捞出，刮去外皮，晒干。

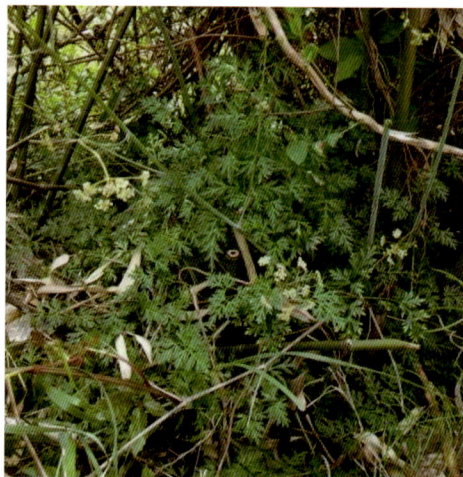
明党参

【性味功效】味甘、微苦，微寒。清肺，化痰，平肝，和胃，解毒。

【用法用量】内服：煎汤6—12克；或熬膏。

【应用参考】

1.脱力劳伤，贫血头晕：明党参30克（切细），鸡蛋2只，打碎和匀，饭锅上蒸熟食。

2.高血压：明党参15克，怀牛膝15克。水煎服。

3.白带初起：明党参（切片）90克，用陈绍酒饭上蒸熟，分作3次服。

4.疔疮肿毒：明党参9克，蒲公英、紫花地丁各15克。水煎服。

5.补阴虚：明党参，对配茯苓。熬膏。

6.杨梅结毒：明党参，酒煎服。

苜 蓿
Medicago Sativa L.

【别名】紫苜蓿、蓿草、牧蓿、连枝草、金花菜、草头、母齐头、黄花草子、磨盘草子。

【形态特征】一年生或多年生草本，稀灌木，无香草气味。羽状复叶，互生，托叶部分与叶柄合生，侧脉直伸至齿尖。总状花序腋生，有时呈头状或单生，花小，一般具花梗；花冠黄色，紫苜蓿及其他杂交种常为紫色、堇青色、褐色等，旗瓣倒卵形至长圆形。荚果螺旋形转曲、肾形、镰形或近于挺直，比萼长，背缝常具棱或刺；有种子1至多数，种子小，通常平滑，多少呈肾形，无种阜。花期6—7月，果期6—8月。

【分布与生长环境】耐干旱，耐冷热，产量高而质优，又能改良土壤，因而为人所知，广泛栽培。

【采集加工】一般在始花期，也就是开花达到1/10时开始收割，最晚不能超过盛花期。

【性味功效】味甘、淡，性微寒。能清胃热，利尿除湿，清脾胃；清湿热，消肿。

【用法用量】内服：捣汁，150—250克；研末，10—15克。

【应用参考】

1.风湿筋骨痛、神经痛：苜蓿15克，水煎，1日分2次服。

2.黄疸型肝炎：苜蓿、茵陈各15克，水煎，1日分2次服。

3.白血病：苜蓿25克，水煎，1日分2次服

4.毒蛇咬、蜈蚣及黄蜂蜇螫：鲜苜蓿捣烂，涂敷伤口。

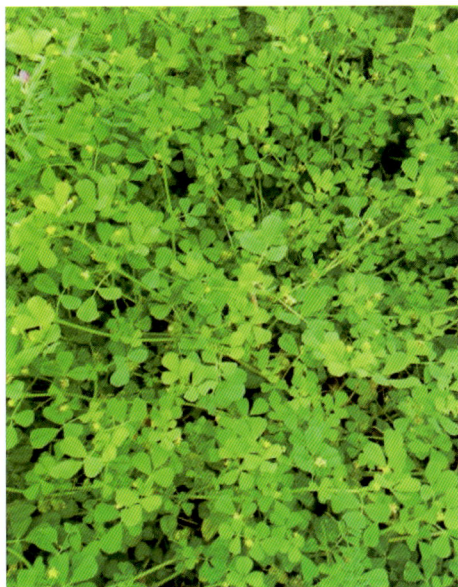
苜蓿

爬 山 虎
Parthenocissus tricuspidata（Sieb. et Zucc.）Planch

【别名】大枫藤、三角枫藤、爬墙虎、野枫藤、枫藤、爬龙藤。

【形态特征】多年生大型落叶攀援木质藤本，具有与叶对生的卷须，卷须小形分枝，枝端有圆形吸盘。叶有柄、互生、阔卵形，先端通常3裂，基部为狭心脏形，边缘具粗锯齿，秋季叶变红色和橙黄色。花小，黄绿色，在短枝顶端成短的聚伞花序。浆果小球形，成熟后紫黑色。6—7月开花，9月果熟。

【分布与生长环境】常借吸盘攀附在岩石或墙壁上。

【采集加工】夏秋季采藤茎、秋冬季采根、切片、晒干备用。

【性味功效】性温，味甘、微涩。祛风湿、通经络、破血、活血、止血、消肿毒。

【用法用量】10—500克。

【应用参考】

1.风湿性关节炎：爬山虎藤茎或根30克、石吊兰30克，炖猪脚爪连服3—4次。或爬墙虎藤茎、卫茅、高粱根各30克，水煎用黄酒冲服。

2.偏头痛：爬山虎根30克、防风9克、川芎6克，水煎服，连服3—4剂。

3.便血：爬山虎藤茎、黄酒各500克，加适量水煎，1天服4次，分2天服完。

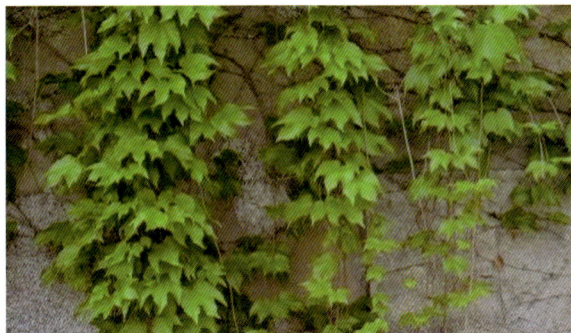
爬山虎

4.疖子、损伤：爬山虎鲜根捣烂，和酒酿拌匀敷患处；另取爬墙虎根15—30克，水煎服。

5.带状疱疹：爬山虎根磨汁外搽。

枇 杷
Eriobotrya japonica（Thunb.）Lindl.

【别名】枇杷（通称）、芦橘、金丸、芦枝。

【形态特征】常绿小乔木，高3—10米。小枝密被锈褐色绒毛。叶互生，革质，长倒卵形至长椭圆形，长12—30厘米，宽3—9厘米，顶端短尖或渐尖，基部楔形，下延成柄，叶面深绿色具光泽，叶背密被绒毛。浆果近圆形，熟时橙黄色。10—12月开花，次年5—6月结果。

【分布与生长环境】有零星栽培。园林，住宅旁有种植。

【采集加工】5—6月果子成熟期收获。除了鲜吃外，亦有以枇杷肉制成糖水罐头，或以枇杷酿酒。

【性味功效】枇杷性凉，味甘、酸，有润肺止咳、止渴、和胃的功效，常用于咽干烦渴、咳嗽吐血、呃逆等症。

【用法用量】吃枇杷时要剥皮。

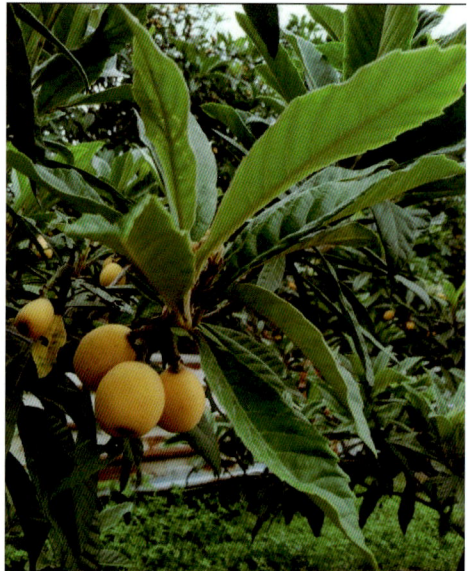
枇杷

【应用参考】

1.预防流行性感冒：枇杷叶（去毛）9—15克，水煎，连服3天。

2.急、慢性支气管炎：枇杷叶（去毛）5—7片，加一枝黄花全草30克，水煎服。

3.回乳：枇杷叶（去毛）5片，加牛膝根9克，水煎服（不影响以后生育乳汁分泌）。

青 葙 子
Celosia argentea L.

【别名】百日红、野鸡冠花、狗尾花、狗尾苋。

【形态特征】1年生草本，高30—90厘米，全体无毛。茎直立，通常分枝，绿色或红紫色，具条纹。单叶互生，披针形或椭圆状披针形，先端尖或长尖，基部渐狭且稍下延，全缘。夏季开花，着生甚密，初为淡红色，后变为银白色，穗状花序单生于茎顶或分枝顶，呈圆柱形或圆锥状，长3—10厘米。种子肾状圆形，黑色，光亮，在扩大镜下观察，可见有矩形网状花纹，呈同心环状排列。

【分布与生长环境】生于坡地、路边、较干燥的向阳处。

【采集加工】秋季种子成熟时，割取果穗，晒干，打下种子，除去杂质；茎叶及花序分别收存。

【性味功效】味苦，性微寒。全草：清热利湿。种子：清肝，明目，退翳。

【用法用量】9—15克。青光眼患者禁服。

【应用参考】

1.夜盲目翳：青葙子15克，乌枣30克。开水冲炖，饭前服。

2.视物不清：青葙子6克，夜明砂60克。蒸鸡肝或猪肝服。

3.头昏伴有眼蒙、眉棱骨痛：青葙子9克，平顶莲蓬5个。水煎服。

4.白带、月经过多：青箱子18克，响铃草15克。配猪瘦肉炖服。

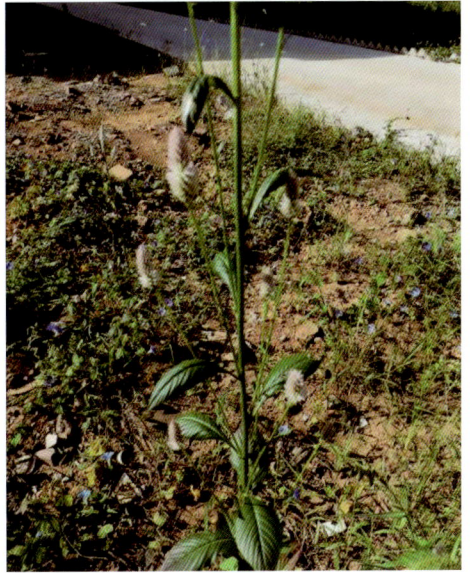

青葙子

青 蒿

Artemisia carvifolia Buch.–Ham. ex Roxb.

【别名】草蒿、廪蒿、茵陈蒿、邪蒿、香蒿、苹蒿。

【形态特征】一年生草本，植株有香气。主根单一，垂直，侧根少。茎单生，高30—150厘米，上部多分枝，幼时绿色，有纵纹，下部稍木质化，纤细，无毛。叶两面青绿色或淡绿色，无毛，花期叶凋谢。头状花序半球形或近半球形，直径3.5—4毫米，具短梗，下垂，基部有线形的小苞叶，在分枝上排成穗状花序式的总状花序，并在茎上组成中等开展的圆锥花序，花序托球形，花淡黄色；瘦果长圆形至椭圆形。花果期6—9月。

【分布与生长环境】常星散生于湿润的河岸边砂地、山谷、林缘、路旁等。

【采集加工】秋季花盛开时采割，除去老茎，阴干。

【性味功效】味苦、辛，性寒。清透虚热，凉血除蒸，解暑，截疟。

【用法用量】内服：煎汤，6—15克，治疟疾可用20—40克，不宜久煎；鲜品用量加倍，水浸绞汁饮或入丸、散。外用：适量，研末调敷；或鲜品捣敷；或煎水洗。

【应用参考】

1.虚劳盗汗、烦热、口干：青蒿500克，取汁

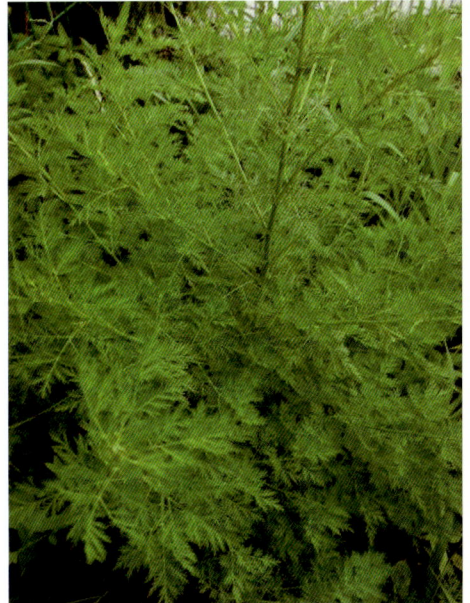

青蒿

熬膏入人参末、麦冬末各30克，熬至成丸，如梧桐子大。每食后米饮下20丸。

2.赤白痢下：青蒿、艾叶等分。同豆豉捣作饼，日干。每用1饼以水400毫升煎服。

3.暑毒热痢：青蒿叶30克，甘草3克。水煎服。

4.聤耳脓血出不止：青蒿捣末，绵裹纳耳中。

5.疟疾寒热：青蒿一握以水200毫升渍，绞取汁尽服之。

6.温病夜热早凉，热退无汗，热自阴来：青蒿6克，鳖甲15克，细生地12克，知母6克，丹皮9克，水5杯，煮取2杯日再服。

7.鼻中衄血：青蒿捣汁服之，并塞鼻中。

8.酒痔便血：青蒿（用叶不用茎 用茎不用叶）为末，便前（便血用）冷水、便后（便血用）水酒调服。

9.蜂螫：青蒿捣敷之。

10.少阳三焦湿遏热郁，气机不畅，胸痞作呕，寒热如疟：青蒿脑5—6克，淡竹茹9克，仙半夏5克，赤茯苓9克，青子芩5—9克，生枳壳5克，陈广皮5克，碧玉散（包）9克。水煎服。

11.阑尾炎、胃痛：青蒿、毕拨等量。先将青蒿焙黄，共捣成细末。早、午、晚饭前白开水冲服，每次2克。

12.温疟痰甚，但热不寒：青蒿60克（童子小便浸焙），黄丹15克。为末。每服6克，温开水调下。

13.牙齿肿痛：青蒿1握，煎水漱之。

14.金疮扑损：（1）青蒿捣封之。（2）青蒿、麻叶、石灰等分。捣和晒干，临时为末搽之。

【使用禁忌】脾胃虚寒者慎服。

兔 儿 伞
Syneilesis aconitifolia（Bange）Maxim.

【别名】铁雨伞、破阳伞、一把伞、铁凉伞、雨伞草、鬼督邮。

【形态特征】多年生草本，高70—120厘米（或以上），根茎短而匍匐，细根条状，质坚韧。茎直立，粉绿色，初有绢毛，略带棕褐色。基生叶有长柄，叶片圆形，直径20—30厘米，盾状着生，7—9掌状深裂，裂片常2回中裂；茎生叶2—3片稀疏着生，中部叶较小而有短柄，裂片4—5片。近花序的叶为披针形，无柄。头状花序多数，排列成伞房状，花两性，花冠全为管状，带

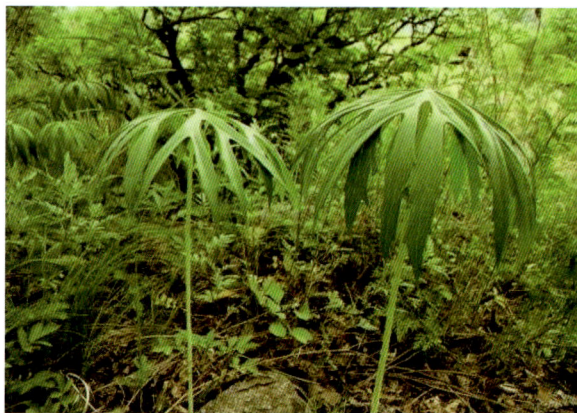

兔儿伞

红色。瘦果圆柱形，有棱线，冠毛多数。7—8月开花，9—10月果熟。

【分布与生长环境】生于向阴山坡、丘陵地杂木林下和山谷草丛中。

【采集加工】夏、秋季采全草或根供药用。

【性味功效】性微温，味辛，有小毒。舒筋活血，消肿解毒。

【用法用量】内服：水煎，10—25克；或浸酒。外用：捣烂敷上。

【应用参考】

1.跌打损伤：兔儿伞全草或根捣烂，加烧酒或75%酒精适量，外敷伤处。

2.颈部淋巴结炎：兔儿伞根6—12克，水煎服。

3.毒蛇咬伤：兔儿伞根捣烂加黄酒适量，外敷伤处。

4.风湿麻木，全身骨痛：兔儿伞12克，刺五茄根12克，白龙须9克，小血藤9克，木瓜根9克。泡酒1000毫升。每日服2次，每次30—45克。

5.四肢麻木，腰腿疼痛：兔儿伞根60克，用白酒200毫升浸泡后，分3次服。

6.肾虚腰痛：兔儿伞根，泡酒服。

7.痈疽：兔儿伞全草，捣，鸡蛋白调敷。

8.颈部淋巴结炎：兔儿伞根6—12克。水煎服。

9.跌打损伤：兔儿伞全草或根捣烂，加烧酒或75%酒精适量，外敷伤处。

夜 明 睛

Eriocaulon buergerianum Koern

【别名】谷精草、耳朵刷子、挖耳朵草、珍珠草、鼓扑草、衣钮草。

【形态特征】一年生草本。须根细软、稠密，无茎。叶丛生，条状披针形，长8—18厘米，基部最宽可达8厘米，叶片有明显横隔。6—8月开花，花葶比叶长，从叶丛中生出，纤细，直立，干后有光泽，花单性，生于苞片腋内，雌雄花同生于头状花序之上。雄花少数，生于花序中央，有短花梗，雄蕊6个，花药黑色；雌蕊多数，生于花序周围，几无花梗。蒴果3裂。

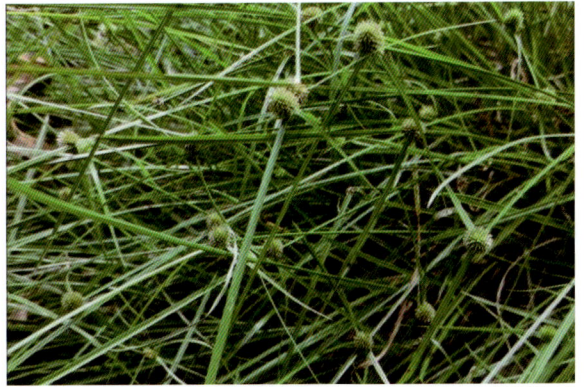

夜明睛

【分布与生长环境】多生于水稻田中或浅水池沼边。分布于湿地和水田、池塘等地。

【采集加工】秋季开花结实时，拔取全草，剪下花序部分，除净杂质，晒干。

【性味功效】味辛、甘，性平。祛风散热，明目退翳。

【用法用量】内服：9—12克；或入丸、散。外用：烧存性研末撒。

【应用参考】

1.目赤肿痛：夜明睛15克，荠菜15克，紫金牛15克。水煎服。

2.疳积：夜明睛15克，高天青地白15克。水煎服。

3.鼻衄：用夜明睛捣为末，以热面汤调下6克。

4.小儿中暑吐泻：夜明睛全草30—60克，鱼首石9—15克。水煎内服，每日服2次，连服数次可愈。

5.感冒发热头痛、咽炎：夜明睛9—12克。水煎服。

泽 兰
Eupatorium japonicum Thunb.

【别名】白头婆、大消食草、小将军、八月白、一枝香、双叶对、地瓜儿苗、地笋、甘露子、方梗泽兰。

【形态特征】多年生草本，高1.5—2米，根茎短，细根丛生。茎直立，多分枝，密被短毛，表面有纵沟和紫色斑点。叶对生，有短柄，卵形或卵状椭圆形至卵状披针形，先端尖，基部楔形，并有腺点，边缘有粗锯齿。头状花序有短梗，在枝顶排列成伞房状；总苞圆筒状，全为管状花，白色或有时淡紫色。瘦果圆筒形，常有分棱。7—8月开花，9—11月果熟。

【分布与生长环境】生于丘陵、低山坡疏林下、农垦地上和山谷潮湿处草丛中及郊野路边、水沟边。

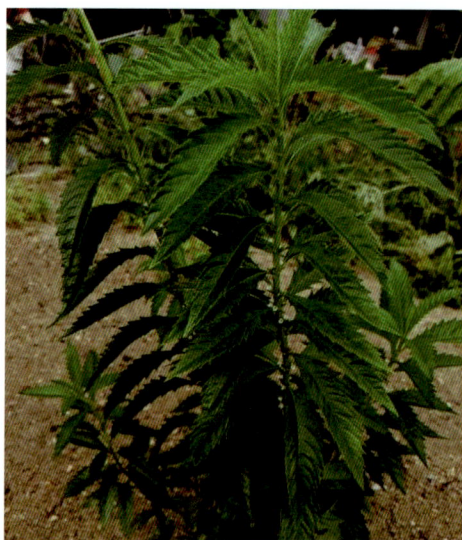
泽兰

【采集加工】夏、秋季采全草或根，晒干备用。

【性味功效】性平，味辛、苦。开胃温中，祛瘀调经，清热解毒。

【用法用量】内服：煎汤，5—9克；或入丸、散。外用：捣敷或煎水熏洗。

【应用参考】

1.消化不良、中暑、腹泻：泽兰花60克或全草15—30克，水煎服。

2.咽喉炎、扁桃体炎：泽兰根15克，水煎服。另取根加醋磨汁含漱。

3.痛经、胃痛：泽兰根15克，水煎冲红糖黄酒服。

4.跌打损伤：泽兰根研粉，1天2次，每次3—9克，用黄酒冲服。

5.防治流感：泽兰全草15—30克，一枝黄花15克，水煎服。

泽 漆
Euphorbia helicscopia L.

【别名】五朵云、猫眼草、五凤草、灯台草、倒毒伞、五点草。

【形态特征】一年生或二年生草本，高达30厘米，全体略带肉质，光滑无毛。茎单一或基部分枝多而倾斜，下部淡紫红色，上部淡绿色。叶互生，无柄，倒卵形或匙形，长2—3厘米，宽1—1.8厘米，先端钝圆或微凹，基部广楔形或突然狭窄而成短柄状；茎顶部具5片轮生叶状苞，与下部叶相似。春夏之交，多歧聚伞花序顶生，有5伞梗，每伞梗再生3小伞梗，每小伞梗又第3回分为2叉；杯状花序钟形，黄绿色，总苞顶端4浅裂。蒴果无毛。种子卵形，表面有凸起的网纹。

【分布与生长环境】生于路旁、田野、沟边等处。

【采集加工】全草入药。春、夏采集全草，晒干。

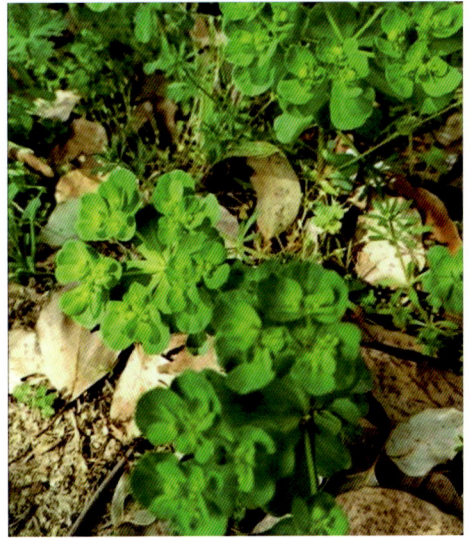

泽漆

【性味功效】味辛、苦，性微寒，有毒。行水消肿，化痰止咳，解毒杀虫。

【用法用量】内服：3—9克。外用：适量，熬膏外涂；并可灭蛆、孑孓。

【应用参考】

1.癣疮有虫：泽漆，晒干为末，香油调搽。

2.神经性皮炎：鲜泽漆白浆敷癣上或用椿树叶捣碎同敷。

3.牙痛：用泽漆研为末，开水泡汁漱口。

4.肺原性心脏病：鲜泽漆茎叶60克。洗净切碎，加水500克，放鸡蛋2只煮熟，去壳刺孔，再煮数分钟。先吃鸡蛋后服汤，1日1剂。

5.脚气赤肿，行步作疼：泽漆不以多少（锉碎），入鹭鸶藤、蜂窠各等分。每服30克，水5碗，煎至3碗，趁热熏洗。

6.癣疮有虫：泽漆晒干为末，香油调搽。

7.神经性皮炎：鲜泽漆白浆敷癣上或用楮树叶捣碎同敷。

知 母
Anemarrhena asphodeloides Bunge

【别名】蚳母、连母、野蓼、地参。

【形态特征】多年生草本。根状茎粗0.5—1.5厘米，为残存的叶鞘所覆盖。叶长15—60厘米，宽1.5—11毫米。花葶比叶长得多；总状花序通常较长，可达20—50厘米；苞片小，卵形或卵圆形，先端长渐尖；花粉红色、淡紫色至白色；花被片条形，长5—10毫米，中央具3脉，宿存。蒴果狭椭圆形，长8—13毫米，宽5—6毫米，顶端有短喙。种子长7—10毫米。花、果期6—9月。

【分布与生长环境】野生于向阳山坡地边。草原和杂草丛中。

【采集加工】春秋两季可采挖，以秋季采收较佳，除掉茎苗及须根，保留黄绒毛和浅黄色的叶痕及根茎，晒干为"毛知母"。趁鲜剥去外皮，晒干为"知母肉"。

【性味功效】味苦，性寒。滋阴降火，润燥滑肠。治烦热消渴，骨蒸劳热，肺热咳嗽，大便燥结，小便不利。

【用法用量】煎汤，6—12克；或入丸、散。

【应用参考】

1.伤寒狐惑，咽喉涩痛，口唇破，吐脓血：知母（焙）50克，石膏50克，黄芩（去黑心）、甘草（炙、锉）各12克。上4味，粗捣筛。每服15克，水600克，糯米1匙，煎至8分，去滓。食前温服。

2.久嗽气急：知母（去毛切）25克（隔纸炒），杏仁（姜水泡、去皮尖、焙）25克。以水600克，煎400克，食远温服。次以萝卜子、杏仁等分为末，米糊丸，服50丸，姜汤下，以绝病根。

3.肺家受燥，咳嗽气逆：知母、石膏、桔梗、甘草、地骨皮，水煎服。

4.伤寒胃中有热，心觉懊恼，六脉洪数，或大便下血：知母10克，黄芩10克，甘草5克。水煎热服。

5.肺劳有热，不能服补气之剂者：知母（炒）、贝母（炒）等分。为末服。

6.气虚劳伤，面黄肌瘦，气怯神离，动作倦怠，上半日咳嗽烦热，下午身凉气爽，脉数有热：知母15克，黄柏15克，人参10克，麦冬25克，广皮5克，甘草3克。水煎服。

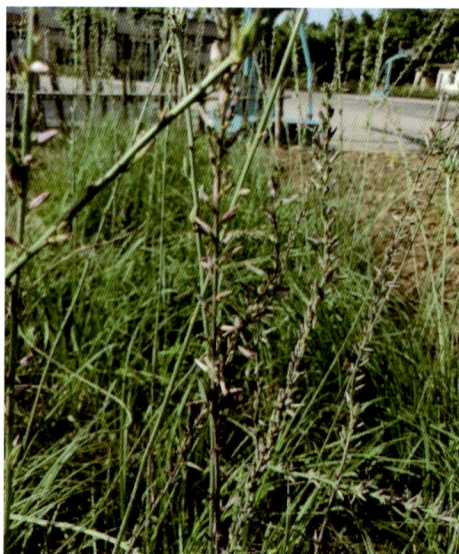

知母

九　画

扁　豆
Lablab purpureus（L.）Sweet

【别名】月亮菜、白扁豆、蛾眉豆、眉豆、鹊豆、南扁豆、羊眼豆、南豆、藤豆。

【形态特征】一年生缠绕草质藤本，长达6米。三出复叶；小叶片阔卵形，长5—9厘米，宽6—10厘米，先端尖，基部广楔形或截形，全缘，两面被疏毛，侧生小叶较大，斜卵形；叶柄长4—12厘米，托叶细小，披针形。总状花序腋生，通常2—4朵聚生于花序轴的节上，小苞片2片，早落；花萼钟状，萼齿5个，边缘密被白色柔毛，花冠蝶形，白色或淡紫色，旗瓣卵状椭圆形，基部两侧有2附属体，并下延为2耳，翼瓣斜椭圆形，龙骨瓣舟状；雄蕊10个，2束；子房线形，被柔毛，基部有腺体，柱头头状，疏生白色短毛。荚果长椭圆形，扁平，微弯，长5—8厘米，先端具弯曲的喙。种子2—5粒，长方状扁圆形，白色、黑色或红褐色。花期7—8月。果期9月。

【分布与生长环境】均为栽培品。

【采集加工】果期成熟，晒干收藏。

【性味功效】味甘，微温，平，无毒。健脾和中，消暑化湿。花：止泻，止带。

【用法用量】内服：煎汤，9—18克；或入丸、散。

【应用参考】

1.霍乱：扁豆200克，香薷200克。以水1200毫升煮取400毫升分服。单用亦得。

2.消渴饮水：白扁豆浸去皮，为末，以天花粉汁同蜜和丸如梧子大，金箔为衣。每服20—30丸，天花粉汁下，日2服。

3.水肿：扁豆1500克，炒黄，磨成粉。每早中晚饭前，大人用9克，小儿用3克，灯芯草汤调服。

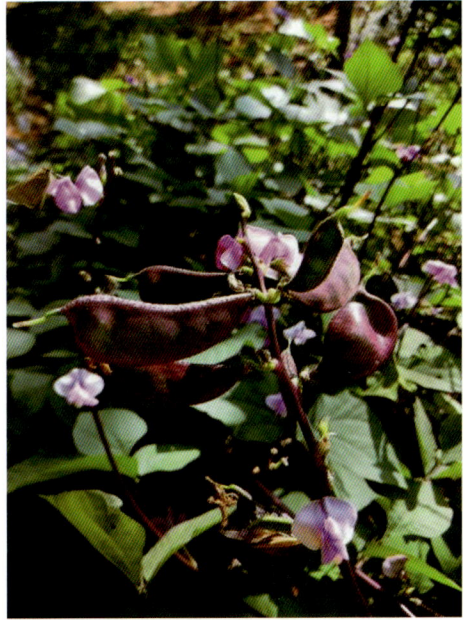

扁豆

4.赤白带下：白扁豆炒为末，用米饮每服6克。

5.中砒霜毒：白扁豆生研，水绞汁饮。

6.恶疮连痂痒痛：捣扁豆封，痂落即差。

7.脾胃虚弱，饮食不进而呕吐泄泻：白扁豆750克（姜汁浸，去皮，微妙），人参（去芦）、白茯苓、白术、甘草（炒）、山药各1000克，莲子肉（去皮），桔梗（炒令深黄色）、薏苡仁、缩砂仁各500克。上为细末，每服6克，枣汤调下，小儿量岁数加减服。

8.妇人白崩：白扁豆花（紫者勿用）焙干为末，炒米煮饮入烧盐，空心服。

9.一切泄痢：白扁豆花正开者，择净勿洗，以滚汤渍过，和猪里脊肉1条，葱1根，胡椒7粒，酱汁拌匀，就以渍豆花汁和面包作小馄饨，炙熟食之。

扁　蓄

Polyg aviculare

【别名】萹蓄、萹竹、道生草、地蓼、粉节草、百节、野铁扫把。

【形态特征】一年生草本，高15—50厘米，茎匍匐或斜上。叶互生，叶柄短，约2—3毫米，亦有近于无柄者，叶片披针形至椭圆形，长5—16毫米，宽1.5—5毫米，先端钝或尖，基部楔形，全缘，绿色，两面无毛。托鞘膜质，抱茎，下部绿色，上部透明无色，具明显脉纹，其上之多数平行脉常伸出成丝状裂片。花6—10朵簇生于叶腋，花梗短，苞片及小苞片均为白色透明膜质。花被绿色，瘦果包围于宿存花被内，仅顶端小部分外露，卵形，具3棱，长2—3毫米，黑褐色，具细纹及小点。花期6—8月。果期9—10月。

【分布与生长环境】生长于田野、路旁以及潮湿阳光充足之处。

【采集加工】芒种至小暑间，茎叶生长茂盛时采收。割取地上部分，晒干。

【**性味功效**】性微寒，味苦。利尿通淋、杀虫、止痒。

【**用法用量**】用量9—15克，治疗膀胱热淋、小便短赤、淋沥涩痛、皮肤湿疹、阴痒带下。外用：适量，煎洗患处。

【**应用参考**】

1.痔发肿病：用扁蓄捣烂取汁服200毫升。不效可再服。另取扁蓄汁和面作饼，1日3次。

2.恶疮痂痒：用扁蓄捣烂封患处，痂落病愈。

3.热淋涩痛：扁蓄煎汤频服。

4.疝疾：扁蓄取汁顿服200毫升，多年者再服之。

5.小儿蛲虫攻下部痒：扁蓄、竹叶1握。切，以水200毫升；煎取100毫升，去滓，空腹饮之，虫即下，用其汁煮粥亦佳。

6.肛门湿痒或痔疮初起：扁蓄100—150克。煎汤，趁热先熏后洗。

7.腮腺炎：取鲜扁蓄30克，洗净后切细捣烂，加入适量生石灰水，再调入蛋清，涂敷患处。

8.鞘膜积液：扁蓄30克，生苡仁30克，水煎服，日1剂。7天为1疗程。

9.牙痛：取扁蓄50—100克（鲜品不拘多少）水煎，分2次服。

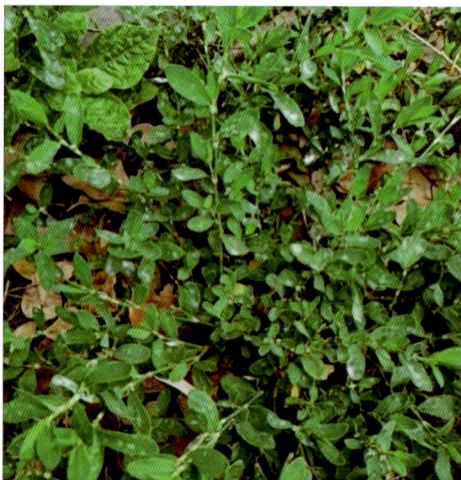

扁蓄

草 珊 瑚
Sarcandra glabra（Thunb.）Nakai

【**别名**】野青靛、山野靛、九节茶、接骨金粟兰。

【**形态特征**】常绿小灌木。茎丛生，高50—120厘米，绿色，稍呈革质，节膨大。叶对生，有短柄，叶片卵状长椭圆形（长6—17厘米），先端尖锐，基部楔形，边缘下部1/3以上有锯齿。花细小，黄绿色，成顶生2—3分歧的复穗状花序，花无花被，雄蕊1个，沿子房外壁着生。果实为小球形核果，熟时红色。6月开花，8—9月果熟。

【**分布与生长环境**】生于向阳山地林下草丛中。

【**采集加工**】全株春季至秋季采集，去净泥沙，晒干备用。

【**性味功效**】性温，味苦、辛。祛风活血，清热解毒，止痛。

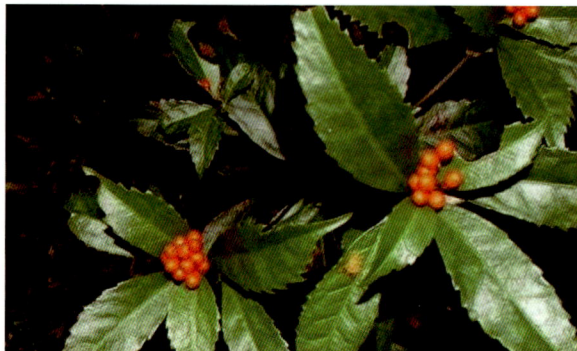

草珊瑚

【用法用量】内服：9—15克；或浸酒。外用：适量，捣敷，研末调敷或煎水熏洗。

【应用参考】

1.风湿性关节炎：草珊瑚全草60—90克，水煎服。

2.阑尾炎、胆囊炎、十二指肠溃疡病：草珊瑚全草90克，水煎服。

3.牙痛：草珊瑚全草15克，水煎服。

4.闭经：草珊瑚根9—15克，水煎服。

【附注】本品水煎液体外试验，对金黄色葡萄球菌、钩端螺旋体、大肠杆菌、变形杆菌、福氏痢疾杆菌、伤寒杆菌均有良好的抑制作用。

本品鲜叶含挥发油0.2%—0.3%，油中主成分为乙酸芸荽酯。

茶
Camellia sinensis（L.）*O. Kuntze*

【别名】茶叶、槚、茗、荈、茶树、元茶。

【形态特征】落叶灌木或小乔木，高1—6米。多分枝，嫩枝无毛，单叶互生，有短柄。叶片薄革质，椭圆状披针形或倒卵状披针形，长5—10厘米，宽2—4厘米，先端急尖或钝，基部楔形，边缘有锯齿，上面深绿色，有光泽，下面幼时有短柔毛。秋、冬开白色花，1—4朵成聚伞花序腋生，花梗下弯，萼片5片，果时宿存，花瓣5—8瓣；雄蕊多数，外轮花丝合成短管；子房3室，花柱顶端3裂。蒴果近圆形或扁三角形。种子卵形，淡褐色。

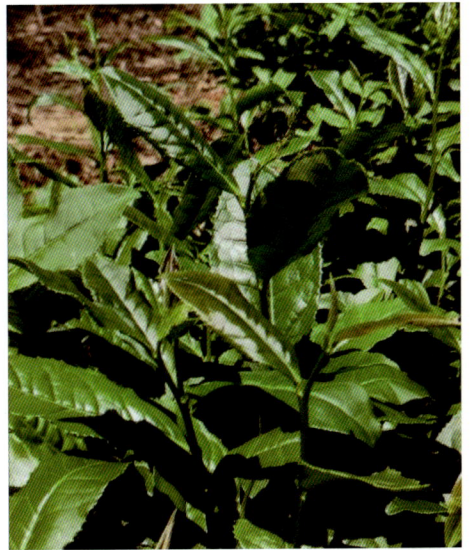

【分布与生长环境】栽培。

【采集加工】茶树通常种植三年以上即可采叶。以清明前后枝端初发嫩叶时，采摘其嫩芽最佳（清明前采摘者称"明前"，谷雨前采摘者称"雨前"）。此后约一个月，第二次采收其成长之嫩叶，再一月第三次采收。亦有在立秋后第四次采收者，惟采摘时间愈迟，品质愈次。鲜叶采集后，经过杀青、揉捻、干燥、精制等加工过程，则为成品"绿茶"。若鲜叶经过萎雕、揉捻、发酵、干燥、精制等加工过程，则为成品"红茶"。本品宜密藏于干燥处，以防发霉变质。根全年可采。

【性味功效】叶：味苦、甘，性微寒。子：味苦，性寒。根：味苦，性平。强心利尿，抗菌消炎，收敛止泻。

叶：用于肠炎，痢疾，小便不利，水肿，嗜睡症；外用治烧烫伤。根：用于肝炎，心脏病水肿。

【用法用量】叶：9—15克。外用：适量研末，加麻油调敷患处。根：9—18克。

茶

【应用参考】

1.痢疾：绿茶细末2克。每日4次。

2.心力衰竭：老茶树根30—60克。加糯米酒，清水适量，小火煎，睡前服。

3.急性肠炎，水泻不止：茶叶9克，生姜6克，加水2碗，浓煎半碗，1次服下。本方适用于泄泻清稀、面色萎黄、舌淡苔白等症。

4.牙本质过敏症：红茶50克，水煎。先用煎液含漱，然后饮服。每日至少2次，直至痊愈，不可中断。不宜服用二煎。

5.慢性肝炎和急性黄疸型肝炎：采用茶根和生姜配制成100%姜蜜糖浆，每次2毫升，每日3—4次，或取去皮姜10片，茶叶7克，煮汁饭后饮用。急性黄疸型肝炎，内服绿茶丸每日3—4次，每次3克，连服2—3周。

穿龙薯蓣
Dioscorea nipponica Makino

【别名】竹根薯、黄雷藤、风湿药、曲薯、鞭薯、穿山龙、龙萆薢。

【形态特征】多年生缠绕性草本，根状茎横走，接近地面，鞭状，常呈片状脱落，露出黄色中柱部，质坚硬。茎细长。叶互生，有长柄，叶片变化较大，茎下部及中部叶心脏形，长10—15厘米，掌状浅裂，至顶端叶形变小，裂更浅。花小，雌雄异株；花被6片，黄绿色，雄花为穗状花序，雄蕊6枚；雌花为单穗花序，下垂。蒴果倒卵形，具3翅，以向上的方向着生于下垂的果穗上。6—7月开花，8—9月果熟。

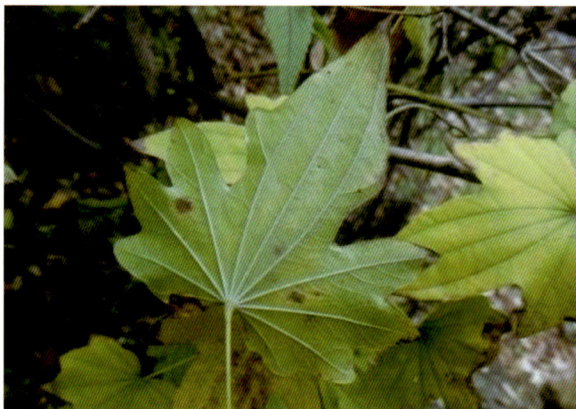
穿龙薯蓣

【分布与生长环境】常生于山腰以上沟旁的落叶灌丛中或山坡草丛中。

【采集加工】秋季掘起根茎，去须根，洗净，切成约三分厚的小块，晒干备用。

【性味功效】性平，味苦。祛风，去湿，活血，舒筋。

【用法用量】内服：水煎，9—15克。

【应用参考】

1.风湿痛：穿龙薯蓣根茎15克，水煎服。效好。

2.劳损：穿龙薯蓣根茎15克，水煎冲红糖、黄酒，每日早晚各服1次。

3.慢性气管炎、跌打损伤、咳嗽：穿龙薯蓣水煎服。

费 菜
Phedimus aizoon（L.）t Hart

【别名】景天三七、墙头三七。

【形态特征】多年生草本。根状茎粗而带木质，茎高15—50厘米，下部匍匐，上部上升。叶互生，几无柄；叶片深绿色，倒披针形至狭匙形，长2.5—5厘米，顶端钝，基部渐狭。聚伞花序顶生，平展；花多数，密集；萼片肉质，5枚，线形；花瓣5瓣，橙黄色，披针形，长约8毫米。花期6—8月，果期7—9月。

【分布与生长环境】民间常栽培于墙头、缸钵内。

【采集加工】全草入药。鲜用。

【性味功效】味甘、微酸，性平。养心安神，止血化瘀。

【用法用量】30—90克，捣碎煎服。外用：鲜叶捣敷。

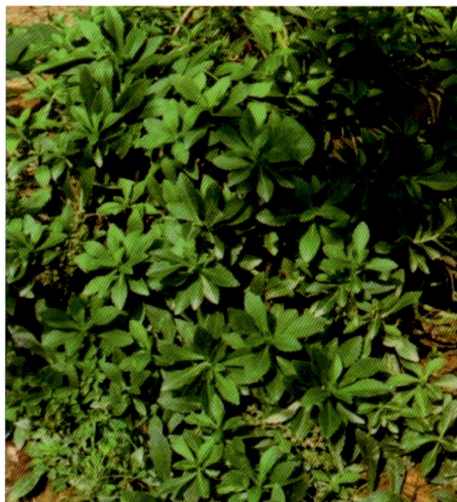
费菜

【应用参考】

1.各种出血：费菜鲜全草60—90克，水煎服；或捣汁，每次服50—100毫升，1日2—3次，连服数日；或制成糖浆，每次服30—50毫升，1日3—4次。

2.跌打损伤：费菜鲜草捣敷，能止血、消肿；重者加用鲜根4—5条煎汤，加黄酒、红糖适量服用。

3.崩漏、白带：费菜鲜草60—90克，水煎服，1日1剂或做菜佐餐。

4.神经官能症：费菜30克，猪心1个（猪心不剖开，保留内部血液），蜂蜜30克同煮熟，去草，分2次服食，适用于失眠烦躁者。

5.白细胞减少症：费菜鲜草45克，榆蕨、虎杖各15克，当归20克，水煎1日1剂。

柑 橘
Citrus reticulata Blanco

【别名】铃铛花、包袱花、早橘、蜜橘、瓯柑。

【形态特征】小乔木，分枝较多，枝扩展或略下垂，刺较少。单身复叶。翼叶通常狭窄，或仅有痕迹，叶片披针形。椭圆形或阔卵形，大小变异较大。花单生或2—3朵簇生，花曹不规则5—3浅裂，花瓣通常长1.5厘米以内。果形种种，通常扁圆形至近圆球形，果皮甚薄而光滑，或厚而粗糙，淡黄色、朱红色或深红色。花期4—5月，果期10—12月。

【分布与生长环境】本地区有种植，性喜温暖湿润。

【采集加工】全果可入药。橘皮晒干放1年以后称陈皮。

【性味功效】味甘、酸，性温。橘络能通络化痰，顺气活血。对慢性支气管炎，冠心病患者有好处。

【用法用量】3—9克。吃柑橘1日不超过3个。吃多了对口腔，牙齿有害。

【应用参考】

1.便秘调理。橘皮粥：粳米100克，陈皮30克，白砂糖5克。

2.橘皮茶：（1）止咳化痰，理气和胃：茶叶2克，干橘皮2克。上二味，用沸水冲泡10分钟即可。（2）舒肝、解郁、止痛：橘皮姜茶。把橘皮洗净，用刀刮去内层白膜，切细丝备用；嫩姜洗净切细丝，加2碗水煮，大火开后转小火，约煮5分钟，再放入橘皮煮20秒，即可熄火。（3）化痰除湿、健脾养胃、利咽宣肺、瘦体去油：橘皮，茯苓，薏苡仁，香橼。

柑橘

3.橘皮菜：把新鲜的橘皮收集起来，清洗干净，在清水中浸泡2天，然后切成细丝，再用白糖腌20天。五香橘皮：将干净的橘子皮在清水中泡一昼夜，除去蒂、头和霉烂的部分，挤干后放在开水锅里煮沸30—40分钟，然后挤去水分沥干，再切成1厘米见方的小块，按500克湿橘皮加20克食盐的比例再在锅中煮沸30分钟，捞出后，趁湿撒上一层甘草粉，每500克用甘草粉15克左右，晒干后即成。

4.健脾和胃，止咳化痰：将橘果划成4—5个深度为1厘米左右的小裂，压出种子及部分果汁，并使果呈扁形状，然后置于清水中浸泡两个昼夜，每24小时换一次清水。去涩后的橘果，放进已烧沸的开水中煮软果皮，时间视情况而定。老树的橘果需煮沸10分钟左右；幼树橘果需煮6—7分钟。将软化的橘果捞起沥干后，经1—2天后即可进行糖渍。将沥干的橘果装进清洁缸中，一层橘果一层红糖（红糖块研碎），依次排列，橘果和糖量的比例为2：1。装满缸后，最上面一层用糖盖实橘果。约2天后，全部取出，放进锅中加热至沸，捞出橘果置于缸中。约两天后，复将缸中橘果再倒入原有糖汁的锅中，经加热煮沸至橘果的果面变金黄色泽时，应即捞起橘果，沥干糖液。沥干糖液后，将橘果置于清洁的簸箕或其他器具上日晒。待晒至果面干燥时，再加细白糖拌匀便成为爽口的橘饼。

5.治腰痛。橘核杜仲粉：橘核、杜仲各100克，盐、酒各少许。然后将上两味研末，然后盐酒送下。

6.脾胃气滞，脘腹胀满，呕恶纳呆：陈皮8克，枳壳8克，木香6克，生姜3片。水煎服，1日1剂。

7.痰湿壅滞，喘咳痰多：陈皮8克，法半夏9克，茯苓9克，甘草4克。水煎服，1日1剂。

8.脾胃虚弱，气滞脘胀：陈皮8克，党参10克，白术10克，茯苓10克，甘草3克。

9.咳嗽痰多，胸胁作痛：橘络9克，白前9克，桑白皮10克，姜皮10克，橘梗9克，浙贝母10克，甘草5克。水煎服。

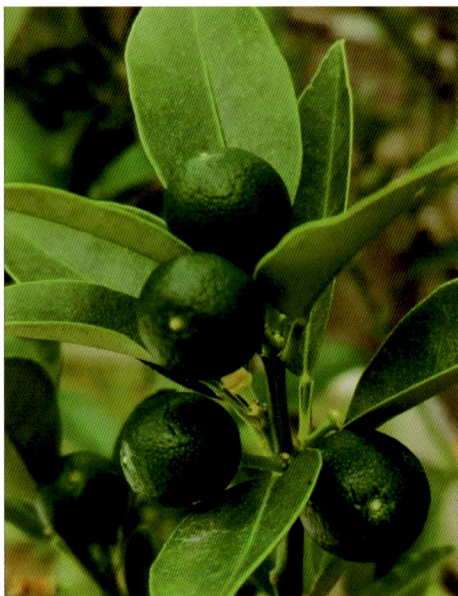

10.寒凝气滞疝气痛：橘核9克，小茴香5克，荔枝核9克，吴茱萸3克，金铃子9克。水煎服，1日1剂。

11.燥湿化痰，理气和中：橘红9克，法半夏9克，茯苓10克，甘草5克（此方用橘红，因橘红比陈皮力大而效速）。

12.心胃久痛不愈，得饮食米汤即痛极：青皮9克，延胡索15克，甘草5克，大枣3枚，水煎服。

13.乳房结节，两胁胀痛：橘叶（鲜）60克，柴胡8克，青皮8克，瓜蒌皮12克。水煎服，1日1剂。

【附注】

1.橘核：药用其核，苦温。理气，散结止痛，用于疝气，睾丸肿痛，用量3—9克。

2.橘叶：药用其叶，苦平：行气，散结。主治乳痈、乳房结块等症，用量5—9克。

钩 藤
Uncaria rhynchophylla（Miq.）Miq. ex Havil.

【别名】金沟吊、金钩藤、吊钩藤、吊藤、钩丁、鹰爪风。

【形态特征】常绿攀援灌木，长可达10米，全体光滑。枝条褐色，方形，嫩枝被白粉。叶对生，卵形，长5—12厘米，顶端渐尖，基部面和被白粉，脉腋内有簇生毛，叶脉干后呈褐红色，叶腋有一对由小枝变成的弯钩，少有单钩，钩长1.2—2.4厘米。花成球形的头状花序，单生于叶脉或枝顶，花冠淡黄绿色，先端5裂。蒴果倒卵状椭圆形，熟时2裂，5—6月开花，10—11月果熟。

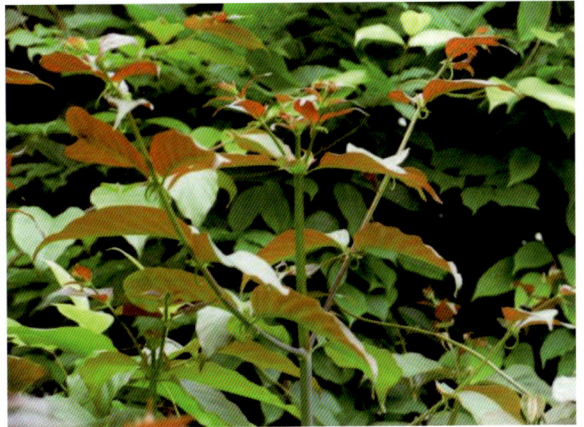

钩藤

【分布与生长环境】生于向阴山坡杂木林下、溪谷两旁、山脚路边灌丛中，喜蔽荫的坏境。

【采集加工】夏、秋季采收老枝条上带构的短枝，切段，晒干，秋、冬季采根，洗净，切片，晒干备用。

【性味功效】性寒，味甘，无毒。平肝息风，止痉，泻火除烦。

【用法用量】内服：煎汤（不宜久煎），5—9克；或入散剂。

【应用参考】

1.高血压病：钩藤30克（后下），夏枯草、地骨皮、侧柏叶各15克，水煎服。

2.小儿夜啼、惊厥：钩藤3克，灯芯草7条（用水浸湿蘸硃砂三分），水煎服。

3.关节风痛：根250克，加烧酒适量，浸1天后，分3天服。

4.面神经麻痹：钩藤60克，鲜何首乌藤120克，水煎服。

5.钩吻（断肠草）中毒：大剂量钩藤煎服，并用中西医结合综合治疗。48小时内连续服钩藤1500克（水煎服），症状逐渐消失。

6.小儿高热惊厥：钩藤3克，鸭跖草全草15克，水煎服。或钩藤6克，桑叶3克，蝉蜕3克，水煎服。

枸 骨
Ilex cornuta Lindl. et Paxt.

【别名】功劳叶、老鼠刺、六角茶、苦丁茶、猫儿刺、老虎刺。

【形态特征】常绿灌木或小乔木，高3—4米，可达11米。树皮灰白色，平滑，枝广展密生。叶形奇实：单叶互生，有短柄；叶片硬革质而厚，四角状矩形，顶端宽，具3个硬而尖的刺齿，基部平截，各边亦有同样尖刺1—2个，但在老树的叶先端或基部无刺，上面深绿色有光泽，下面黄绿色。夏季开黄绿色小花，雌雄异株，多数簇生于二年生的枝上。核果球形，熟时鲜红色，直径8—10毫米。种子4粒。

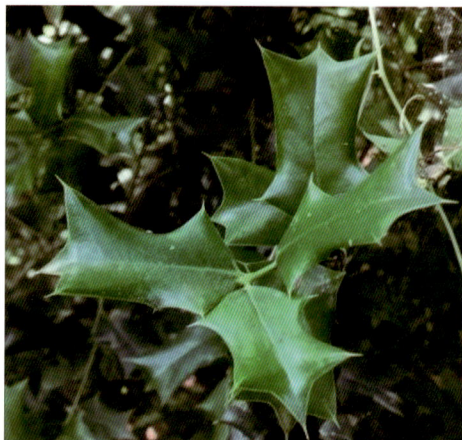

枸骨

【分布与生长环境】生于山坡、山谷、溪涧、路旁的杂木林或灌丛中。

【采集加工】叶（功劳叶）、根皮全年可采，果实（功劳子）成熟时采，分别洗净，晒干。嫩叶加工成苦丁茶。

【性味功效】性凉，味苦。清热养阴，平肝，益肾。

【用法用量】用量9—15克，水煎服。脾胃虚寒及肾阳不足者慎服。

【应用参考】

1.肺痨：枸骨嫩叶30克，烘干，开水泡、当茶饮。

2.风湿性关节炎：鲜枸骨嫩枝叶120克（捣烂），加白酒360克浸1天。每晚睡前温服15—30克。

3.痈疖疮毒：鲜枸骨叶切碎，加酒糟捣烂外敷，干则换。

4.白癜风：鲜枸骨叶绞汁或浓煎收膏，涂搽患处。

5.劳伤失血瘘弱：每用（枸骨叶）1500克，去刺，入红枣1000—1500克，熬膏蜜收。

6.肝肾阴虚，头晕，耳鸣，腰膝酸痛：枸骨叶、枸杞子、女贞子、旱莲草各9—15克，水煎服。

7.腰肌劳损、腰骶疼痛：枸骨叶15克，桑寄生15克，猪肾1对，水炖去药渣，兑黄酒适量，食肉喝汤。

枸 橘
Citrus trifoliata L.

【别名】铁篱寨、臭橘、枸橘李、枳、臭杞。

【形态特征】落叶灌木或小乔木，高5—7米，全株无毛。小枝分枝多，稍扁平，有棱角，密生粗壮硬刺，基部扁平。复叶互生，由3小叶组成，柄长1—3厘米，具翼状的翅；小叶无柄，叶纸质或近革质，椭圆形、长1.5—5厘米，宽1—3厘米。 4—5月开黄白色花，单生或成对生于前年小枝的叶腋，常先叶开放，直径约3.5—5厘米，有特殊气味。 柑果球形，直径3—5厘米，熟时橙黄色，具茸毛，有香味。

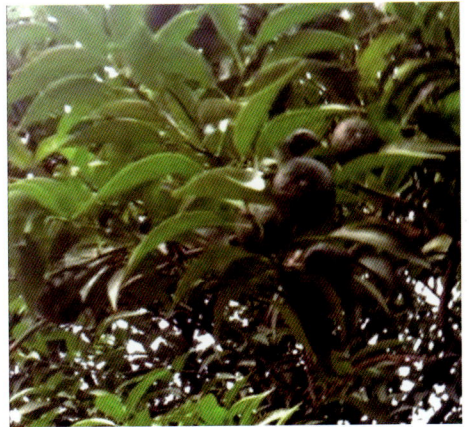

枸橘

【分布与生长环境】常栽培于路旁、田边、庭园作绿篱。

【采集加工】枸橘的果实10月成熟，待果实全部变成金黄色即可采摘。阴干或晾晒，至半干后剖开，继续晒至果皮干燥为止。

【性味功效】味辛、苦，性温。舒肝止痛，破气散结，消食化滞，除痰镇咳。

【用法用量】果：9—15克，最多可用至30克。叶：6—15克。

【应用参考】治肝、胃气、疝气等多种痛症。

1.胃脘胀痛，消化不良：枸橘9克，水煎服或煅存性研粉，温酒送服。

2.疝气：枸橘6个，用250克白酒泡7天。每服药酒2盅，日服3次。

3.牙痛：枸橘6克，小茴香9克。水煎服。

4.咽喉痛，扁桃体炎：枸橘4个，竹叶7片，槐娥1块；或加望江南3—6克。水煎，代茶饮。

5.内伤诸痛：枸橘，醋浸熬胶，摊贴。贴即痛止，但须久贴，方不复发。

枸 杞 子
Lycium chinense Miller

【别名】甘枸杞、杞子。

【形态特征】灌木，高50—150厘米，树冠圆形，直径约2米。主茎数条，粗壮，分枝细长，先端通常弯曲下垂，常成刺状，外皮淡灰黄色，无毛。叶互生或数片簇生于短枝上；叶柄短；叶片卵状披针形或窄倒卵形，长2—8厘米，宽0.5—3厘米，全缘，无毛。秋季开花，腋生，常单一或2—6朵簇生于短枝上；花梗细，粉红色或淡紫红色。 浆果味甜，呈卵圆形或椭圆形，长1—2厘米红色或橘红色，干品有呈土黄色者。种子多数，棕黄色。花、果期6—11月。

【分布与生长环境】多生于潮湿、强日照、土层深厚的黄土沟岸及山坡。

【采集加工】枸杞果实7—10月陆续红熟，要随熟随摘成熟的果落，晾晒时厚度不超过3厘米，不要用手翻动，不能在中午阳光下曝晒。

【性味功效】味甘，性平。滋肾，润肺，补肝，明目。补益精气，强盛阴道。

【用法用量】内服：煎汤，6—12克；熬膏、浸酒或入丸、散。

【应用参考】

1.男子肾脏虚耗，水不上升，眼目昏暗，远视不明，渐成内障：枸杞子（酒蒸）120克，白茯苓（去皮250克），当归60克，菟丝子（酒浸，蒸）120克，青盐（另研）30克。上为细末，炼蜜和丸，如桐子大。每服70丸。食前用白汤送下。

2.肾虚腰痛：枸杞子、地骨皮各500克，川萆薢、川杜仲各310克。俱晒燥，微炒，以黄酒6000毫升，净坛内浸之，煮1日，滤出渣。早晚随量饮之。

3.痹证属风湿：枸杞子500克，汉防己120克（俱用酒拌炒），羌、独活各30克，川牛膝、木瓜各15克。俱微炒，研为末，蜜丸梧子大。每早服9克，温开水下。

4.虚劳烦渴不止：枸杞子（酒拌微炒）250克，地骨皮（微炒）310克，共研为末，麦门冬（去心）、熟地黄各120克，酒煮捣膏，和前药共为丸，如梧子大。每早晚各服12克，白酒下。

5.虚劳，下焦虚伤，微渴，小便数：枸杞子30克：黄芪（锉）45克，人参（去芦头）30克，桂心1克，当归30克，白芍药30克。捣筛为散。每服9克，以水120毫升，入生姜1.5克，枣3枚，钖1.5克，煎至六分。去滓，食前温服。

6.目赤生翳：枸杞子捣汁，日点3—5次。

7.疰夏虚病：枸杞子、五味子。研细，滚水泡封3日，代茶饮。

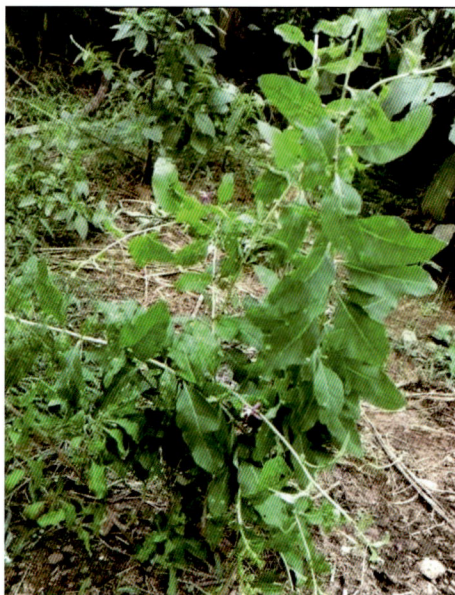

图注：枸杞子

贯 众
Dryopteris setosa

【别名】两色鳞毛蕨，贯节、虎卷、凤尾草。

【形态特征】蕨类植物，高30—80厘米。根状茎粗短，直立或倾斜。叶丛生；叶柄长15—25厘米，禾杆色，叶柄基部有黑褐色大鳞片；叶片阔披针形或矩圆披针形，一回羽状，纸质，长25—45厘米，沿叶轴和羽柄有少数纤维状鳞片，羽片镰状披针形，基部上侧稍呈耳状凸起，下侧圆楔形，边缘有缺刻状细锯齿；叶脉网状，有内藏小脉1—2条，孢子囊群生于内藏小脉顶端，在主脉两侧各排成不整齐的3—4行，囊群盖大，圆盾形，全缘。孢子期5—11月。

【分布与生长环境】生于山地林下较阴湿地带，以溪沟边石隙中、路边、墙脚及竹园内为多。

【采集加工】根茎入药。全年可采，挖取根茎洗净，切片晒干备用。

【性味功效】味苦，性微寒；有小毒。清热解毒，杀虫，止血。

【用法用量】内服：煎汤，5—9克；或入丸、散。外用：研末调涂。

【应用参考】

1.预防呼吸道感染、流行性感冒：贯众根茎1250克、金银花60克、黄芩120克、甘草30克，水煎代茶饮，供100人预防用。贯众、一枝黄花各15克，野菊花9克水煎服。（此方1人量）

2.预防流脑：贯众2500克，板蓝根1500克，煎浓汁代茶。此方供100人预防用。预防麻疹，配丝瓜络，煎汤代茶；预防肠道传染病，用贯众浸水缸中，作饮水消毒。

3.肠道寄生虫病（蛔虫、钩虫病）：贯众30克，配苦楝皮15克，水煎服；蛲虫病，贯众适量水煎，临睡前洗肛门；虫积腹痛，贯众配乌梅、大黄煎服。

4.吐血衄血及子宫出血：吐血、衄血，贯众配白茅根、生地，水煎服；功能性子宫出血，贯众（炒炭）30克，乌贼骨12克，共研细末，每服6克，1日3次。

此外，贯众还可用于痢疾、白带等。

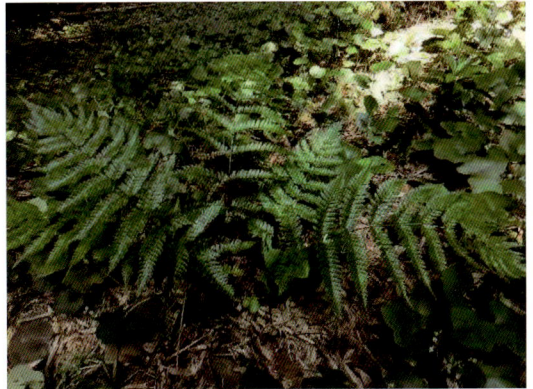
贯众

鬼 箭 羽
Euonymus alatus（Thunb.）Sieb.

【别名】卫矛、四方柴、风车叶、四面箭、篦箕柴、四角风箱。

【形态特征】落叶灌木，高达3米，全株光滑无毛。小枝通常呈四棱，带绿色，斜出，有2—4条木栓质的阔翅，棕褐色，常生于健壮的枝上，花枝上少见。叶对生，叶片倒卵形至椭圆形。花淡黄绿色。蒴果椭圆形。4—6月开花，8—10月结果。

【分布与生长环境】常生在湿润的阔叶混交林中、林缘或山坡草地。

【采集加工】七月采，阴干。8月、11月、12月采条茎，阴干。其木亦名狗骨。

【性味功效】味苦、辛，性寒。活血散瘀，杀虫，解毒消肿。

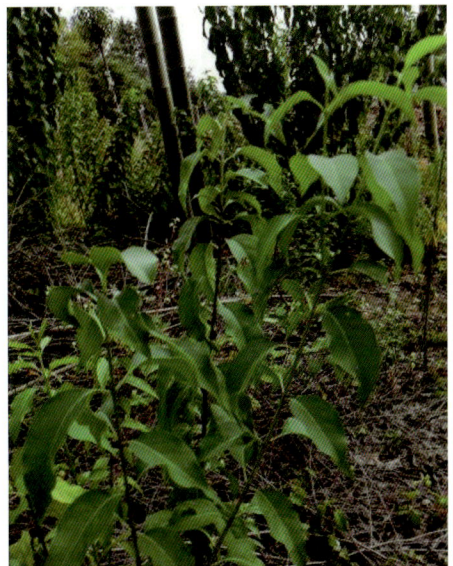
鬼箭羽

【用法用量】4—9克；或浸酒或入丸散。外用：适量，研末敷；或煎水涂；或鲜品捣敷。

【应用参考】

1.风湿痛：鬼箭羽茎（连翅）60—90克，水煎服。

2.产后腹痛、闭经：鬼箭羽茎（连翅）15克，加虎杖、茜草根各15克，水煎服。

3.小儿感冒发热：鬼箭羽根15克，加白英全草6克，水煎服。

4.肾炎：鬼箭羽茎皮60克。水煎取汁，用药汁打鸡蛋茶喝。

鬼 针 草
Bidens pilosa L.

【别名】鬼钗草、虾钳草、对叉草、粘人草、粘连子、豆渣草。

【形态特征】一年生草本。茎直立，高30—100厘米，基部直径可达6毫米。茎下部叶较小，3裂或不分裂，通常在开花前枯萎。头状花序，直径8—9毫米，有长1—6（果时长3—10）厘米的花序梗。瘦果黑色，条形，略扁，具棱，长7—13毫米，宽约1毫米，具倒刺毛。花、果期8—10月。

【分布与生长环境】生于村旁、路边及荒地中。喜长于温暖湿润气候区，以疏松肥沃、富含腐殖质的砂质壤土及黏壤土为宜。

【采集加工】全草可入药。除去杂质，抢水洗净，稍润，切成1—2厘米小段，干燥。

【性味功效】味甘、淡、苦，性微寒。清热解毒，散瘀消肿。

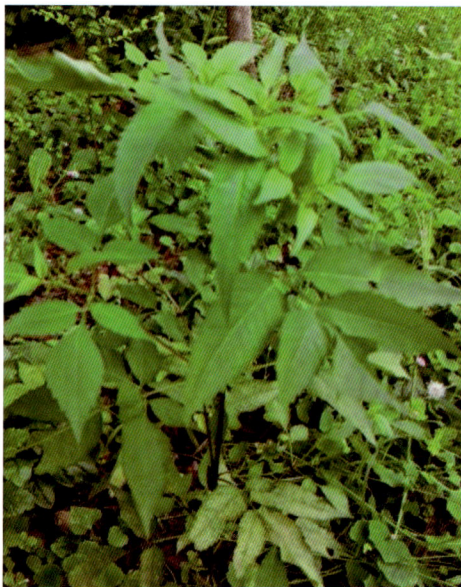
鬼针草

【用法用量】内服：15—30克，鲜品倍量；或捣汁。外用：适量，捣敷或取汁涂；或煎水熏洗。

【应用参考】

1.疟疾：鲜鬼针草400—600克。煎汤，加入鸡蛋1个煮汤服。

2.痢疾：鬼针草柔芽1把。水煎汤，白痢配红糖，红痢配白糖，连服3次。

3.黄疸：鬼针草、柞木叶各15克，青松针50克。煎服。

4.肝炎：鬼针草、黄花棉各45—60克。加水1000毫升，煎至500毫升。1日多次服，服完为止。

5.急性肾炎：鬼针草叶15克（切细），煎汤，和鸡蛋1个，加适量麻油或茶油煮熟食之，日服1次。

6.跌打损伤：鲜鬼针草全草50—100克（干者减半）。水煎，另加黄酒50克，温服，日服1次，一般连服3次。

7.蛇伤、虫咬：鲜鬼针全草100克，酌加水，煎成半碗，温服，渣捣烂涂贴伤口，日如法2次。

8.损伤性腰痛症：本品有活血散瘀作用，治损伤腰痛，可用鲜草100—150克（干草50克），加红枣、红糖、黄酒适量，炖汁服。

【使用禁忌】孕妇忌服。

胡 颓 子
Elaeagnus pungens Thunb.

【别名】牛奶子根、半春子、四枣、柿模、羊奶奶、甜棒锤。

【形态特征】常绿灌木，有刺，高达4米。根木质，黄白色。枝开展，质刚硬，小枝灰褐色。单叶互生，有叶柄；叶片椭圆形或长圆形，长4—10厘米，宽2—5厘米，先端尖或钝，基部楔形或圆，全缘或波状，常反卷，上面绿色，有光泽，初时有鳞片，后脱落，下面银白色杂有褐色鳞片。冬季开银白色花，芳香，1—4朵簇生于叶腋，下垂。果实浆果状，长椭圆形，长约1.5厘米，成熟时棕红色，味酸甜。

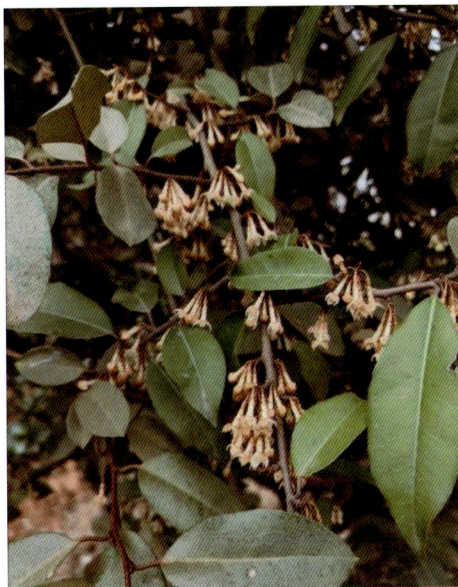
胡颓子

【分布与生长环境】生于山坡疏林下或林边灌丛中。

【采集加工】夏季采叶，四季采根，立夏果实成熟时采果。分别晒干。

【性味功效】味苦、酸，性平。根：祛风利湿，解毒消肿，行瘀止血。

叶：止咳平喘；果：消食止痢。

【用法用量】内服：9—15克。外用：适量，煎水洗。

【应用参考】

1.一切肺喘剧甚者：胡颓叶焙干研为细末。米饮调酒服6克，并服取瘥。

2.肺虚喘咳气短：胡颓子叶焙干碾细末，每次6克，米汤调和，加饴糖适量温服。

3.支气管哮喘：胡颓子叶15克，紫苑6克，百部9克。水煎服。

4.肺痨咳血：鲜胡颓子叶24克（或干品15克），冰糖15克。开水冲炖，饭后服，每日2次，连服1星期。

5.痈疽发背，金创出血：鲜胡颓叶捣烂敷患处。

6.咯血咽喉肿痛：胡颓子根9—12克煎服。

7.皮肤疮癣：胡颓子根，适量煎汤熏洗。

胡 枝 子
Lespedeza bicolor Turcz

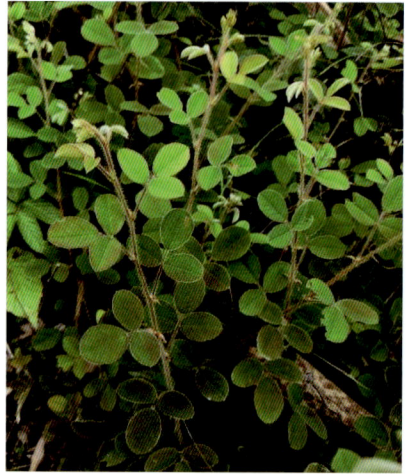

胡枝子

【别名】随军茶、扫皮、胡枝条、野花生、过山龙、羊角梢、豆叶柴、夜合草、假花生横条。

【形态特征】灌木，高0.5—2米。三出复叶，小叶狭卵形、倒卵形或椭圆形，顶端小叶长1.5—7厘米，宽1—4厘米。侧小叶较小。总状花序腋生，成圆锥花序状，总花梗长4—15厘米；萼长4.5—5毫米；雄蕊10，两体；雌蕊1个，花柱内弯。荚果斜倒卵形，有子房柄及短尖，多少被柔毛。花期7—8月。果期9—10月。

【分布与生长环境】生于山地灌木林下。

【采集加工】茎、叶入药。夏、秋季采。鲜用或切断晒干。

【性味功效】味甘，性平，无毒。润肺清热，利水通淋。治肺热咳嗽，百日咳，鼻衄，淋病。

【用法用量】内服：煎汤，9—15克（鲜者30—60克）。

【应用参考】

1.肺热咳嗽，百日咳：胡枝子鲜全草30—60克，冰糖15克。酌冲开水炖1小时服，日服3次。

2.鼻衄：胡枝子和冰糖炖服。

3.小便淋沥：胡枝子鲜全草30—60克，车前草15—25克，冰糖30克。酌加水煎，日服2次。

荩 草
Arthraxon hispidus（Trin.）Makino

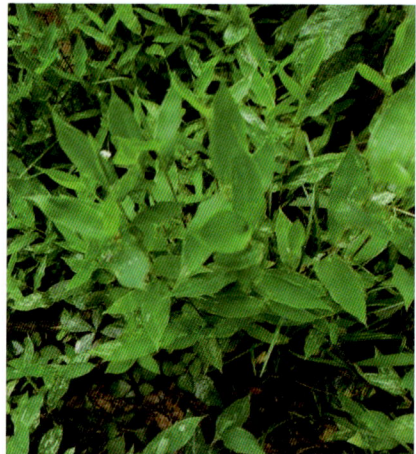

荩草

【别名】绿竹、马耳草、马耳朵草、中亚荩草。

【形态特征】一年生草本。秆细弱，无毛，基部倾斜，高30—45厘米，多节，常分枝。叶鞘短于节间；叶舌膜质，边缘具纤毛；叶片卵状披针形，长2—4厘米，宽8—15毫米。总状花序细弱，长1.5—3厘米，2—10枚；雄蕊2个，花药黄色或紫色，长0.7—1毫米。颖果长圆形，与稃体几等长。花、果期8—10月。

【分布与生长环境】生长山坡草地和阴湿处。

【采集加工】全草入药，秋季采收。

【性味功效】味苦，性平，无毒。清热，降逆，止咳平喘，解毒，祛风湿。主治肝炎，久咳气喘，咽喉炎，口腔炎，鼻炎，淋巴腺炎，乳腺炎。外用治疥癣，皮肤瘙痒，痈疖。

【用法用量】15—30克，水煎服。外用：鲜荩草60克，水煎外洗。

【应用参考】

1.气喘上气：马耳草12克。水煎，日服2次。

2.恶疮疥癣：马耳草捣烂敷患处。

姜 黄
Curcuma longa L.

【别名】黄姜、毛姜黄、宝鼎香、黄丝郁。

【形态特征】株高1—1.5米，根茎很发达，成丛，分枝很多，椭圆形或圆柱状，橙黄色，极香。根粗壮，末端膨大呈块根。叶每株5—7片，叶片长圆形或椭圆形，长30—45厘米，宽15—18厘米，顶端短渐尖，基部渐狭，绿色，两面均无毛；叶柄长20—45厘米。花葶由叶鞘内抽出，总花梗长12—20厘米；穗状花序圆柱状，长12—18厘米，直径4—9厘米；苞片卵形或长圆形，长3—5厘米，淡绿色，顶端钝，上部无花的较狭，顶端尖，开展，白色，边缘染淡红晕；子房被微毛。花期8月。

【分布与生长环境】喜温暖湿润气候，阳光充足，雨量充沛的环境，怕严寒霜冻，怕干旱积水。

【采集加工】秋，冬采挖，洗净，煮熟至透心为度，晒干，撞去外皮，再晒干。浙江地区将郁金根茎在鲜时切片晒干，名"片姜黄"。

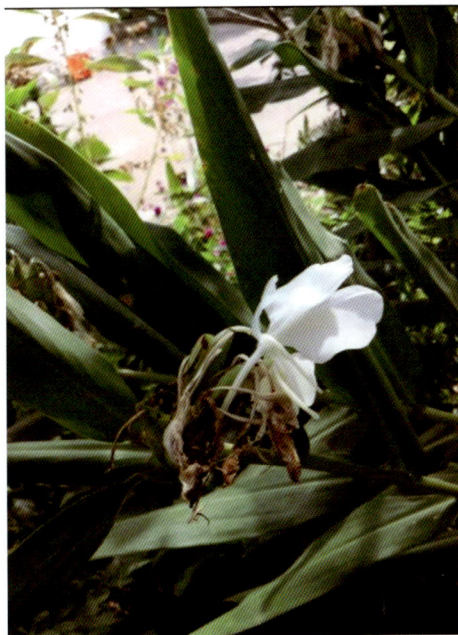

姜黄

【性味功效】味辛、苦，性温。破血，行气，通经，止痛。

【用法用量】3—9克；或入丸，散。外用：研末调敷。

【应用参考】

1.心痛不可忍：姜黄（微炒）、当归（切，焙）各30克，木香、乌药（微炒）各15克。上四味，捣罗为散，每服3克，煎茱萸醋汤调下。

2.九种心痛，发作无时，及虫痛不可忍：姜黄1克，槟榔15克，干漆（捣碎，炒令烟出）15克，石灰（炒令黄色）30克。上药为细末，每服6克，温酒调下，不拘时候。

3.胃炎、胆道炎、腹胀闷、疼痛、呕吐、黄疸：姜黄4.5克，黄连1.8克，肉桂1克，延胡索3.6克，广郁金4.5克，绵茵陈4.5克。水煎服。

4.臂背痛，非风非痰：姜黄、甘草、羌活各30克，白术60克。每服30克，水煎。腰以下痛，加海桐皮、当归、芍药。

5.妇女月水滞涩，调顺营气：姜黄、丁香、当归（切，焙）、芍药各15克。上四味，捣细为散，每服3克，温酒调下。经脉欲来，先服此药，不拘时候。

6.产后腹痛：姜黄8克，没药4克。上为末，以水及童子小便各250毫升，入药煎至400毫升，分作3服，通口服，约人行5—7里，再进1服。

7.牙痛不可忍：姜黄、细辛、白芷等分。上为细末，并揉2—3次，盐汤漱。

8.诸疮癣初生时痛痒：姜黄敷之。

9.胎寒腹痛（婴儿啼哭吐乳，大便色青，状如惊风，出冷汗）：用姜黄3克，没药、乳香各6克，共研为末，加蜜调成丸子，如芡子大。每服1丸，钩藤煎汤化下。

10.产后血痛（腹内有血块）。用姜黄、桂心，等分为末，酒冲服1匙，血下尽后即愈。

绞 股 蓝
Gynostemma pentaphyllum（Thunb.）Makino

【别名】七叶参、七叶胆、小苦药、甘茶蔓、公罗锅底。

【形态特征】多年生草质藤本。根状茎细长横走，长50—100厘米，直径粗者可达1厘米，有分枝或不分枝，节上生须根。茎细长，节部具疏生细毛。叶互生，通常由5小叶组成鸟趾状复叶，有时为3片或7片，小叶片卵状长椭圆形或卵形，有小叶柄，中间小叶片长4—10厘米，宽2—3厘米，先端圆钝或短尖，基部楔形，下面脉上有短毛，两侧小叶成对，着生于同一小柄上，较小。夏季开黄绿色花，浆果圆形，绿黑色，径6—8毫米，上半部具一横纹。种子长椭圆形，长约4毫米，有皱纹。花期3—11月，果期4—12月。

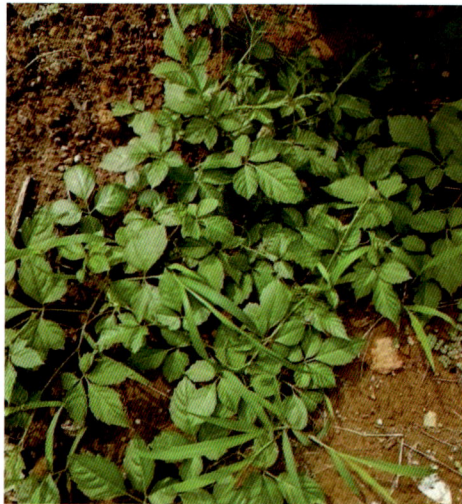

绞股蓝

【分布与生长环境】生于山间的阴湿环境，以山间林下阴湿而有乱石的环境最为常见。

【采集加工】一年中可采收2次，第1次于6月中下旬到7月上旬，剪取地面10厘米以上的茎叶，第2次在11月下旬，可齐地面割取。收种的植株可待果实变黑后采收。洗净，晒干。

【性味功效】味苦、微甘，性凉。益气健脾，化痰止咳，清热解毒。

【用法用量】内服：煎汤，15—30克，研末，3—6克；或泡茶饮。外用：适量，捣烂涂擦。

【应用参考】

1.高血脂症、动脉硬化症：绞股蓝30克，山楂15克，决明子15克，水煎服。

2.糖尿病：绞股蓝15克，黄精15克，地骨皮15克，太子参15克，天花粉15克，山茱萸

10克，玄参10克，水煎服。

3.劳伤虚损、遗精：绞股蓝全草3—6克，水煎服。

4.慢性胃炎：绞股蓝根、砂仁、制香附各6克，甘草3克，水煎服。

结 香
Edgeworthia chrysantha（Lindl.）

【别名】打结花、打结树、黄瑞香，家香、喜花、梦冬花。

【形态特征】灌木，高约0.7—1.5米，小枝粗壮，褐色，常作三叉分枝，幼枝常被短柔毛。叶在花前凋落，长圆形，披针形至倒披针形，长8—20厘米，宽2.5—5.5厘米，两面均被银灰色绢状毛，下面较多。头状花序顶生或侧生；花萼长约1.3—2厘米，宽约4—5毫米；雄蕊8，2列。子房卵形，长约4毫米，直径约为2毫米。果椭圆形，绿色，长约8毫米，直径约3.5毫米，顶端被毛。花期冬末春初，果期春夏间。

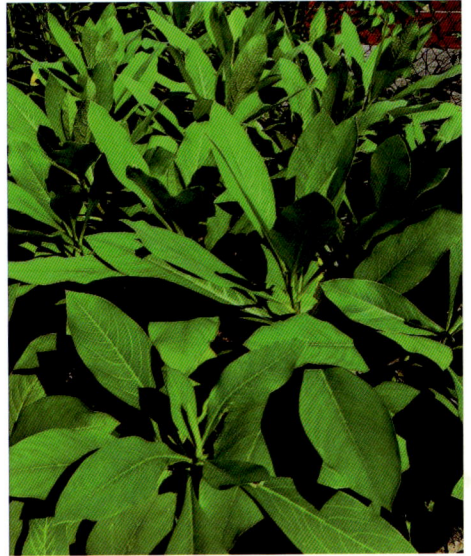

【分布与生长环境】性喜半湿润，喜半阴，防晒。

【采集加工】根、花入药。夏秋采根；春季采花，晒干或鲜用。

结香

【性味功效】味甘，性温。根：舒筋活络，消肿止痛。用于风湿性关节痛，腰痛；外用治跌打损伤，骨折。花：祛风明目。用于目赤疼痛，夜盲。

【用法用量】根9—15克；花6—9克。外用：适量，捣烂敷患处。

【应用参考】

全株入药能舒筋活络，消炎止痛，可治跌打损伤，风湿痛；也可作兽药，治牛跌打。亦可栽培供观赏。

韭 菜
Allium tuberosum Rottler ex Sprengle

【别名】韭、久菜。

【形态特征】多年生宿根草本植物，高20—45厘米。弦线根的须根系，没有主侧根，主要分布于30厘米耕作层，下部生根，上部生叶。茎分为营养茎和花茎，一、二年生营养茎短缩变态成盘状，称为鳞茎盘，鳞茎盘下方形成葫芦状的根状茎。根状茎为贮藏养分的重要器官。叶片簇生叶短缩茎上，扁平带状，可分为宽叶和窄叶；表面有蜡粉，气孔陷入角质层。锥型总苞包被的伞形花序，内有小花20—30朵。花两性，花冠白色，异花授粉。果实为蒴果，子房3室，每室内有胚珠两枚。成熟种子黑色，盾形，千粒重为4—6克。花、果期7—9月。

【分布与生长环境】多年生宿根蔬菜，适应性强，抗寒耐热。

【采集加工】秋季成熟时采收果序，晒干，搓出种子，除去杂质。

【性味功效】全菜：性温，味辛。补肾温阳，散瘀解毒，益肝健胃，行气理血，润肠通便。种子：性温，味辛、甘。温补肝肾，壮阳固精。

【用法用量】内服：捣汁饮，30—60克；或炒熟作菜食。外用：捣敷、取汁滴注、炒热熨或煎水熏洗。

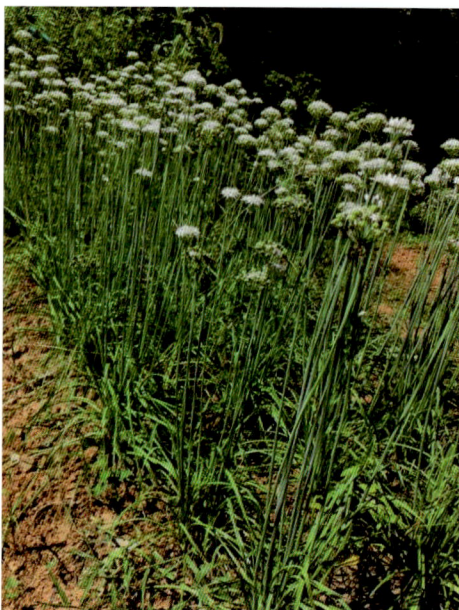

韭菜

【应用参考】

1.阳虚肾冷，阳道不振，或腰膝冷疼，遗精梦泄：韭菜白240克，胡桃肉（去皮）30克。同脂麻油炒熟，日食之，服1月。

2.翻胃：韭菜汁60克，牛乳250毫升。上用生姜汁15克，和匀，温服。

3.喉卒肿不下食：韭菜1把，捣熬敷之，冷则易。

4.下肠中瘀血：韭汁冷饮，甚验。

5.过敏性紫癜：鲜韭菜500克，洗净，捣烂绞汁，加健康儿童尿50毫升。日1剂，分2次服。

6.脱肛不缩：生韭菜500克。细切，拌炒令熟，分为两处，以软帛裹，更互熨之，冷即再易，以入为度。

7.金疮出血：韭菜汁和风化石灰，日干，每用为末，敷之。

8.耳出水：韭菜汁日滴3次。

9.百虫入耳不出：捣韭菜汁，灌耳中。

10.跌打损伤：鲜韭菜3份，面粉1份。共捣成糊状。敷于患处，每日2次。

11.荨麻疹：韭菜、甘草各15克，煎服；或用韭菜炒食。

12.子宫脱垂：韭菜250克。煎汤熏洗外阴部。

13.中暑昏迷：韭菜捣汁，滴鼻。

14.耳聋：韭菜子4克（微炒），头发4克（烧灰），巴豆2克（去心皮）。上药，用研令细，绵裹塞耳中，1日1换。

15.顽固性呃逆：韭菜子干品或炒后研末服，每次9—15克，每日2次。

16.白痢、赤痢：（韭菜子）研末。治白痢白糖拌，治赤痢黑糖拌，陈米饮下。

17.慢性胃炎及消化性溃疡：韭菜子12克，猪肚1个。韭菜子洗净，纱布袋装好，放入猪肚内，隔水蒸至烂熟，取出药袋，取食猪肚。

18.神经衰弱：韭菜子、丹参各9克，茯神、何首乌各12克，五味子6克，煎服。

19.腰痛脚弱：韭菜子，研粉，每服10克，开水送服。有补肾强腰之功。

20.白浊经痛：韭菜子15克，车前子9克。白酒煎，露1宿，空心热服。

21.玉茎强硬不痿，精流不住，时时如针刺，捏之则痛，其病名强中，乃肾滞漏疾也：韭菜子、补骨脂各30克，为末。每服9克，水250毫升，煎服，日3次。

22.失精：韭菜子200毫升，龙骨90克，赤石脂90克。3物以水1400毫升，煮取500毫升，分3服。

23.烟熏虫牙：瓦片煅红，放韭菜子数粒，清油数点，待烟起，以筒吸，引至痛处。良久，以温水漱吐。

24.小儿遗尿：韭菜子、面粉各适量，韭菜子研细和面粉制成面饼，蒸熟，日服2次。

25.韭菜子粥：韭菜子10克，大米100克，细盐少许。将韭菜子择净，研为细末备用。先将大米淘净，加清水适量煮粥，待熟时，调入研细的韭菜子、细盐等，煮为稀粥服食，每日1剂。补肾助阳，固精止遗，健脾暖胃。适用于脾肾阳虚所致的腹中冷痛，泄泻或便秘，虚寒久痢，噎膈反胃，阳痿，早泄，遗精，白浊，小便频数，小儿遗尿，女子白带过多，腰膝酸冷，月经痛，崩漏不止，等。

26.韭菜子用于肝肾不足，肾阳虚衰所致的阳痿，腰膝酸软疼痛。韭菜子有补肝肾、暖腰膝、壮肾阳的功能。韭菜子可单味用，或与菟丝子、补骨脂、淫羊藿等补肾壮阳之品配合使用。

姜
Zingiber officinale Rosc.

【别名】生姜、白姜、川姜。

【形态特征】株高0.5—1米；根茎肥厚，多分枝，有芳香及辛辣味。叶片披针形或线状披针形，长15—30厘米，宽2—2.5厘米，无毛，无柄；叶舌膜质，长2—4毫米。总花梗长达25厘米；穗状花序球果状，长4—5厘米；苞片卵形，长约2.5厘米，淡绿色或边缘淡黄色，顶端有小尖头；花萼管长约1厘米；花冠黄绿色，管长2—2.5厘米，裂片披针形，长不及2厘米；唇瓣中央裂片长圆状倒卵形，短于花冠裂片，有紫色条纹及淡黄色斑点，侧裂片卵形，长约6毫米；雄蕊暗紫色，花药长约9毫米；药隔附属体钻状，长约7毫米。花期：秋季。

【分布与生长环境】普遍栽培。

【采集加工】10—12月茎叶枯黄时采收。挖起根茎，去掉茎叶、须根。

姜

【性味功效】味辛、性微。发汗解表，温中止呕，温肺止咳，解鱼蟹毒，解药毒。

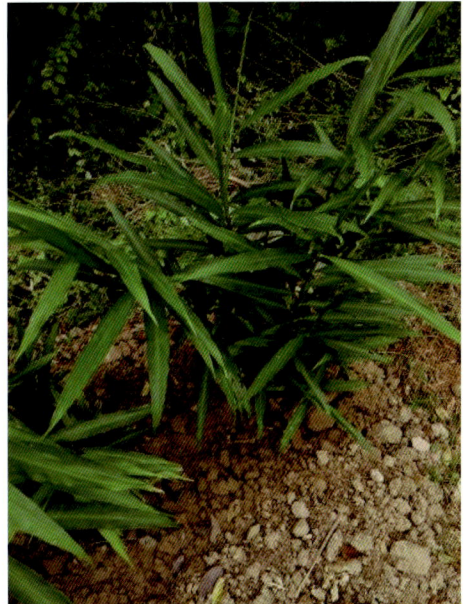

【用法用量】煎汤，绞汁服，或作调味品；子姜多作菜食。

【应用参考】适用于外感风寒、头痛、痰饮、咳嗽、胃寒呕吐；在遭受冰雪、水湿、寒冷侵袭后，急以姜汤饮之，可增进血行，驱散寒邪。

1.子姜30—60克，切成细丝，加醋、盐适量拌食；亦可再加适量白糖、芝麻油。该品以醋、盐等拌食有很好的开胃和中，止呕作用；味微辛辣而酸，但不甚温热。用于胃气不和而偏寒的呕逆少食。

2.生姜半夏汤：半夏12克，煎汤取汁，加生姜汁适量，一同煎沸。分4次服用。源于《金匮要略》。半夏、生姜汁均善止呕，合用益佳；并有开胃和中之功。用于胃气不和，呕哕不安。

3.生姜饴糖汤：生姜30—60克，饴糖30克。加水煎成浓汤，趁温热徐徐饮。源于《本草汇言》。本方以生姜温肺化痰、止咳，饴糖润肺补虚。用于虚寒性咳嗽咯痰。

4.紫苏生姜汤：紫苏叶30克，生姜9克。煎汤饮。源于《本草汇言》。本方取紫苏叶发汗、解表散寒，用生姜以增强其作用。不仅便于服用，且有益胃气、助发汗的作用。

5.大便不通：生姜梢，长2寸，涂盐内下部，立通。

6.腋下狐臭：姜汁频涂，绝根。

荔 枝 草
Saluia plelieia R. Br

【别名】雪见草、过冬青、天明清、雪里青、猪婆菜、野芥菜、癞蛤蟆草、野薄荷、水薄荷、白根野芥菜、牛不吃、水荆芥。

【形态特征】一年生或二年生草本。主根肥厚，多须根，淡黄白色。根叶贴地丛生，有长柄，长椭圆形或长圆形，表面深绿色，有显著皱缩，边缘有钝锯齿。茎从叶间抽出，高30—60厘米（或以上），方形，多分枝，疏生灰色短柔毛。茎生叶较小，对生，长卵圆形或阔披针形，背面有黄色腺点，腺上有短柔毛。花2—6朵成轮伞花序，集成多轮的穗形总状花序，花冠淡紫色。小坚果倒卵圆形，褐色。4—5月开花，5—7月果熟。

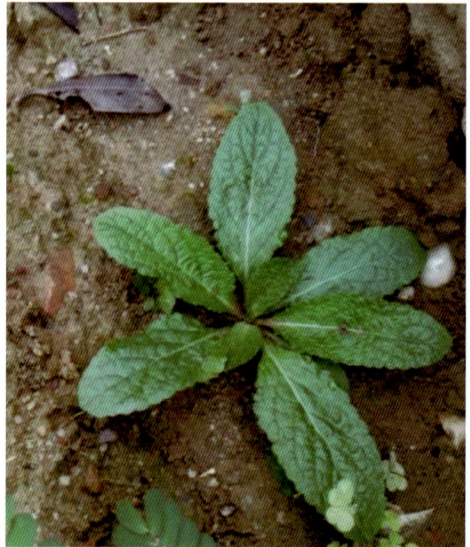

荔枝草

【分布与生长环境】生于旷野、水沟边、溪滩边、河岸、田埂边及路边草地上。

【采集加工】根或全草4—6月采收。

【性味功效】性凉，味苦。逐水，降压，消肿，解毒。

【用法用量】内服：煎汤，9—30克（鲜者15—60克）；或入丸、散。外用：捣敷，捣汁含漱、滴耳或煎水洗。

【应用参考】

1.慢性肾炎、尿潴留：荔枝草鲜全草加食盐捣敷脐部，每日1次。或同时另取鲜车前草、苎麻根各60克，水煎服，或荔枝草全草30克，马蹄金6克，过路黄、细柱五加根皮各15克，水煎服。

2.肝硬化腹水：荔枝草全草60克，锦鸡儿根30克，鲜紫藤花6克，红枣5个，水煎服；另用荔枝草全草捣烂敷脐部。

3.急性扁桃体炎：荔枝草鲜全草（大2株，小4株），捣烂挤汁内服。此方使用10例，疗效显著，一般服后3小时脓性分泌物显著减少，体温下降，2天治愈。或全草30克，水煎服。

4.指头炎：荔枝草全草浸桐油，捣烂外敷患处，外用油纸包扎。

5.小儿高热：荔枝草全草15克，鸭跖草30克，水煎服。

6.阴囊湿疹：荔枝草全草60—90克，煎汤熏洗，洗后搽蛋黄油。

7.胃肠炎：荔枝草全草、杠板归各30克，艾叶15克，水煎服。

8.高血压病：荔枝草全草、棕榈子、爵床各30克，海州常山叶15克，水煎服。连服1星期就可降压，续服1—2个月，可以基本巩固。

络 石 藤
Trachelospeimum jasminoides（Lindl.）Lem.

【别名】爬墙虎、石龙藤、感冒藤。

【形态特征】常绿攀缘木质藤本。茎圆柱形，赤褐色，节稍膨大，多分枝，有气根，散生点状皮孔，新枝带绿色，密被褐色短柔毛。叶对生，具短柄；叶片老时革质，椭圆形至卵状披针形，长5—10厘米，宽2—4.5厘米，先端短尖或钝，基部楔形，全缘，无毛或下面有毛。夏季开白花，有香气，子房上位，心皮2。蓇葖果2个，圆柱状，长10—18厘米，近于水平开展，成熟时开裂。种子多数，有许多白色种毛。

【分布与生长环境】常附生于岩石墙壁或其他植物上。

【采集加工】秋末冬初叶未脱落前采收，鲜用或晒干。

【性味功效】味苦，性微寒。祛风通络，凉血消肿。

【用法用量】6—15克（大剂量30克）；浸酒30—60克；或入丸、散。外用：适量，研末调敷或捣汁涂。

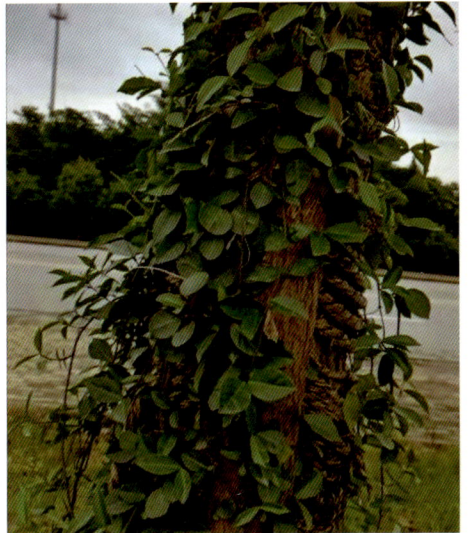

络石藤

【应用参考】

1.坐骨神经痛：络石藤60—90克。水煎服。

2.关节炎：络石藤，五加皮各30克，牛膝根15克。水煎服，白酒引。

3.咳嗽喘息：络石藤茎、叶15克。水煎服。

4.白癜疬疡及风恶疮癣：用络石藤、木连藤取汁，敷疮上。

5.腹泻：络石藤60克，红枣10个。水煎服。

南岭尧花
Wikstroemia indica（L.）A. Mey.

【别名】埔仑、山埔仑、山埔银、九信药、了哥王。

【形态特征】落叶灌木，高0.5—1.5米。枝柔韧，常带深褐色或红褐色。叶对生，叶片纸质，长圆形或椭圆状长圆形，全缘。由数朵组成的伞形式短总状花序，顶生。花萼管状，黄绿色，裂片4。果卵形或椭圆形，长约6毫米，红色至紫黑色。花期5—10月，果期8—11月。

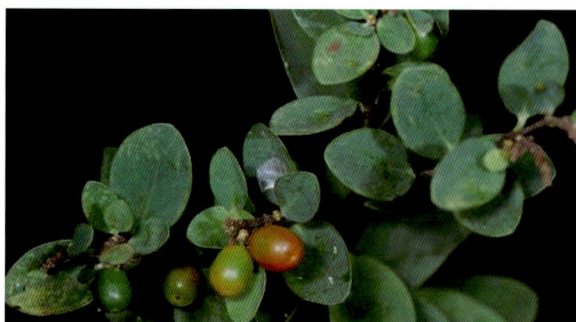

南岭尧花

【分布与生长环境】生于山脚及山坡潮湿的灌木丛中，路旁和村边。

【采集加工】根皮、茎、叶、果实有毒。茎、叶全年可采，洗净，切段，晒干或鲜用。

【性味功效】味苦、辛，性寒。根主治跌打、花柳病。新近发现尚可治关节炎、结核病、百日咳。叶捣碎敷用消肿毒。

【用法用量】煎服：3—5克，宜久煮4小时以上。

【应用参考】

1.痰火疬（腋下鼠蹊生核疮或四肢掣挛疼痛）：南岭尧花叶15克，加入食盐少许，共捣烂敷患处。

2.鹤膝风：南岭尧花、接骨草。水煎，对酒服。

3.疗疮肿毒：跌打损伤，蛇虫咬伤，小儿头疮：鲜南岭尧花茎叶，捣烂外敷或挤汁外涂。

4.疮疡，乳痈：南岭尧花叶适量，捣烂敷患处。

5.无名肿毒：南岭尧花叶，捣烂，加米酒少量，敷患处。

【使用禁忌】误食茎、叶会有头痛、头晕、腹痛、腹泻等现象。内服需久煎（小时以上），可减低其毒性。

南梗五味子
Kadsura longipedunculata Finet et Gagnep.

【别名】山饭藤（山饭团）、大活血（茎的中药名），红木香（根的中药名），紫金皮（根皮的中药名）。

【形态特征】常绿木质藤本，小枝紫褐色，有白色皮孔。叶椭圆形或椭圆状披针形，长5—10厘米，有光泽，先端渐尖，基部楔形，边缘疏生锯齿。花单性，雌雄异株，单生叶腋，有长梗，花后下垂；黄色；雄蕊群近球形；雌蕊群椭圆形。聚合果肉质，近球形，成熟时深红色至紫红色。花期7—8月，果期8—10月。

【分布与生长环境】生于山坡杂木林中或林缘及山谷溪边灌丛中。

【采集加工】根、根皮、茎、果入药。根、茎全年可采。根挖后洗净切片筛去末屑；根皮趁鲜捣裂剥取晒干；茎拣其粗壮紫色；果10月采后。

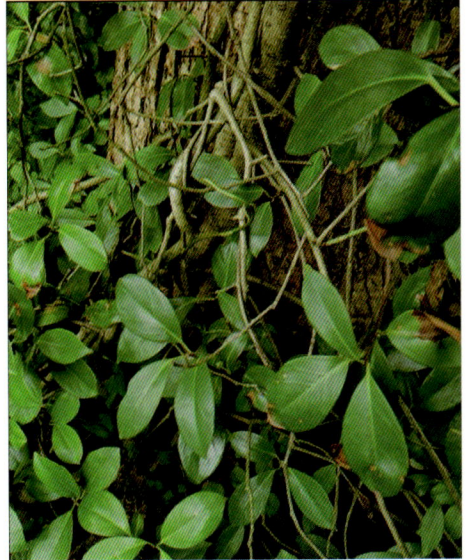
南梗五味子

【性味功效】根味苦、微辛、涩，性温，有香气。行气开膈，活血止痛。果（山饭团）味甘、酸，性温。补心肾。

【用法用量】根：9—15克，水煎服；外用根皮捣粉调敷。果：15—30克，水煎服，或晒干研末9—15克吞服。

【应用参考】

1.吐血、衄血、盗汗、遗精：南梗五味子鲜根180克水煎服。

2.痔疮：南梗五味子鲜根120克水煎，冲红糖温服。忌食大蒜。

3.阳痿、白浊：南梗五味子30—60克用黄酒送服；或用蜜浸后蒸服或研细末，每次服15克。

4.腹痛：重用南梗五味子15克，并酌情加味。如胃、十二指肠溃疡，则配楤木、马兰根各15克，水煎服，或配诃子15克，甘草3克，水煎取汁调白及粉6克，蜂蜜30克成膏，1日分3次服；急性胃肠炎，配铁冬青树皮9克，樟树皮6克，香附3克，水煎服；慢性痢疾，配石榴皮45克，风尾草15克，水煎服；消化不良，配山楂、麦芽各9克，陈皮3克，水煎服。

5.跌打损伤、骨折或关节脱位：南梗五味子、防己、朱砂根各60克，及己30克，共研末，每服15克，1日2次。另用南梗五味子·根皮500克，桃仁60克，分别研粉，拌匀再研，另取糯米粉适量，开水调成糊状，再入上药，做成药饼敷患处，3—4日换1次。骨折、脱臼应先行整复固定，然后敷药；夏季宜加入白糖以免皮肤起泡。

南 蛇 藤
Celastrus orbiculatus Thunb.

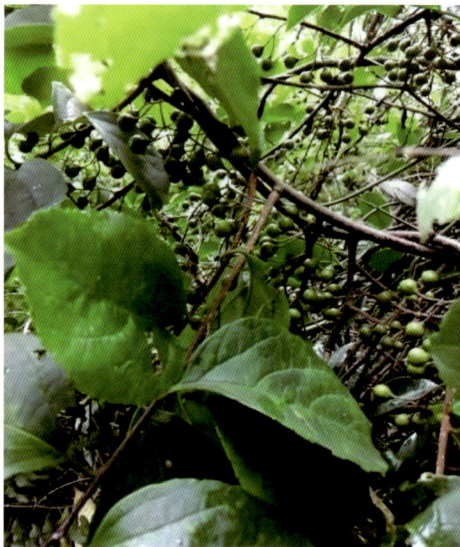

南蛇藤

【**别名**】南蛇风、黄果藤、金银柳、过山风、大南蛇。

【**形态特征**】藤状灌木，长达8米。根粗长，暗褐色。茎多分枝，小枝灰白色至灰褐色，有多数皮孔。单叶互生；叶柄长达2厘米；叶片宽椭圆形、倒卵形或近圆形，长60—10厘米，宽5—7厘米，先端钝或急尖，基部楔形至近圆形，边缘有粗钝锯齿。夏季开黄绿色花，聚伞花序腋生或顶生有5—7花，花梗短，花杂性，花萼5裂，花瓣5瓣。雄蕊5个，着生于花盘的边缘，柱头3裂。蒴果黄色，球形，3裂。种子每室2粒，有红色肉质假种皮。

【**分布与生长环境**】生于山沟灌木丛中。

【**采集加工**】全年采根、藤，夏季采叶，秋季采果。晒干用或鲜用。

【**性味功效**】藤茎、根：辛，温。祛风活血，消肿止痛。果：甘、苦，平安神镇静。叶：苦，平。解毒，散瘀。

【**用法用量**】根、藤9—15克；果6—15克；叶外用适量，研末调敷或捣烂敷患处。内服：煎汤，15—30克；捣汁冲酒。孕妇忌服。

【**应用参考**】

1.风湿性筋骨痛、腰痛、关节痛：南蛇藤，凌霄花各120克，八角枫根60克。白酒250毫升，浸7天。每日临睡前服15克。

2.筋骨痛：南蛇藤15—30克。水煎服。

3.小儿惊风：南蛇藤9克，大青根4.5克。水煎服。

4.一切痧症：南蛇藤15克。水煎兑酒服。

5.痢疾：南蛇藤15克。水煎服。

6.肠风，痔漏、脱肛：南蛇藤、槐米，煮猪大肠食。

7.经闭：南蛇藤15克，当归30克，佩兰9克，金樱子根15克。水煎，1日2次分服。

南 天 竹
Nandina domestica Thunb.

【**别名**】天竹、天竹子（通称）、南竹、春竹叶。

【**形态特征**】常绿灌木，高达2米。根及茎内层黄色。茎直立，少分枝，幼嫩部分常呈红色，光滑无毛。叶互生，2—3回羽状复叶，总叶柄具关节，叶脱落后，此总叶柄残留在叶丛下方；小叶近无柄，狭卵形至披针形，全缘。花白色，成顶生圆锥花序。浆果球形，熟时鲜红色。5—6月开花，9—10月结果。

【分布与生长环境】生在湿润的山谷，山坡杂木林下、竹林下、溪边及灌木丛中，各地庭园常有栽培作观赏用。

【采集加工】南天竹栽后4—5年，冬季可砍收部分较老茎干。6—7年后可全株挖起，抖去泥土，除去叶片，把茎干和根砍成薄片，晒干备用。10—11月果实变红或黄白色时采收晒干备用。

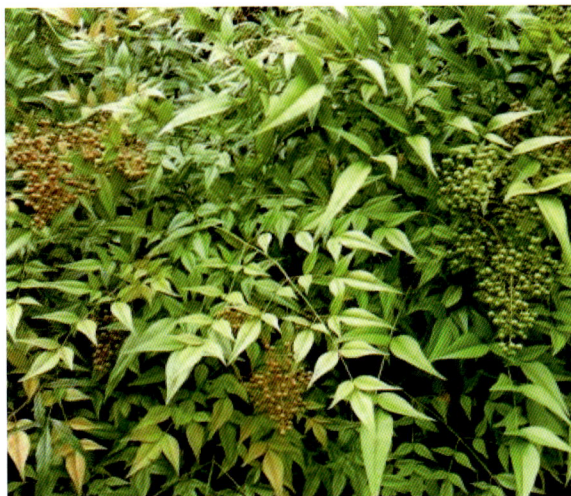

南天竹

【性味功效】果：苦，平，有小毒。止咳平喘，活血，止痛，消炎。果实：有毒，镇咳止喘，兴奋强壮。根、茎：清热除湿，通经活络。

【用法用量】根、茎15—50克；果9克。

【应用参考】南天竹根、茎：用于感冒发热，眼结膜炎，肺热咳嗽，湿热黄疸，急性胃肠炎，尿路感染，跌打损伤。南天竹果：用于咳嗽，哮喘，百日咳。

1.咳嗽气喘、百日咳：南天竹子（果实）3—6克（小儿服3克），加球子草全草6克，研粉吞服或水煎服。

2.结膜炎：南天竹叶30克，煎汁洗眼。

3.消化不良腹泻：南天竹根30—60克，水煎服。

南 烛 叶
Vaccinium bracteatum Thumb.

【别名】南烛、乌米饭草。

【形态特征】常绿灌木或小乔木，高2—6米。多分枝，幼枝被短柔毛，老枝紫褐色。叶柄长2—8毫米，通常无毛或被微毛。叶片薄革质，椭圆形，长4—9厘米，宽2—4厘米，边缘有细锯齿表面平坦有光泽。总状花序顶生或腋生，长4—6厘米，有多数花，花冠白色，筒状，浆果直径5—8毫米，熟时紫褐色。花期6—7月，果期8—10月。

果实成熟后酸甜，可食；采摘枝、叶渍汁浸米，煮成"乌饭"，江南一带民间在寒食节（农历四月）有煮食乌饭的习惯；果实入药，名"南烛子"，有强筋益气、固精之效；江西民间草医用叶捣烂治刀斧砍伤。

【分布与生长环境】喜生于丘陵地带或山地，常见于山坡林内或灌木丛中。

【采集加工】8—9月采收，拣净小枝及杂质，晒干。贮藏干燥处。

【性味功效】味酸、涩，性平。益精气，强筋骨，明目，止泄。

【用法用量】内服：煎汤，6—9克；熬膏或入丸、散。

【应用参考】

1.一切风疾，久服明目：南烛树（春、夏取枝叶，秋、冬取根及皮，拣择细锉）2500克。以水10000毫升。慢火煎取4000毫升，去滓，别于净锅中，慢火煎如稀汤，即以瓷瓶盛。每服，以温酒调下1茶匙，日3服。

2.助阳补阴，发白变黑：春间采南烛嫩叶，约10千克。用蒸笼在饭锅蒸之，蒸熟晒干为末（阴干者无用），大约500克南烛叶末，加入桑叶500克，熟地1000克，山茱萸500克，白果500克，花椒90克，白术1000克；为末，蜜丸。温开水送下30克，每日早晨服之。

3.南烛叶同旱莲草、没食子、地黄、桑椹、枸杞、山茱萸、何首乌、白蒺藜，为乌须发之圣药，气味和平，性平无毒。

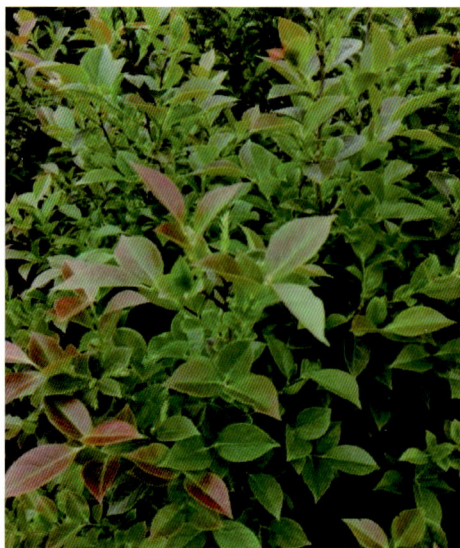

南烛叶

匍 伏 堇
Viola diffusa Ging.

【别名】抽脓白、王瓜草、天罗白、勒瓜香、白鸡公花。

【形态特征】一年生草本，通常具白色柔毛。匍匐茎由基部叶丛抽出，随处生根，并发出新叶丛。叶片圆卵形或卵状椭圆形，边缘具圆钝锯齿，先端圆钝，基部狭楔形；叶柄扁平，两侧具狭翅和白毛。花淡紫色或白色，花柄基出，中部有线状苞片2枚。蒴果长椭圆形。4—11月开花结果。

【分布与生长环境】生在路边及林下湿润的地方。

【采集加工】以全草入药。春末或秋末采集全草，晒干。

【性味功效】味苦、微辛，性寒。清肺化痰，消肿排脓。

【用法用量】内服：水煎，15—30克。外用：适量，鲜品捣烂敷患处。

【应用参考】用于肝炎，百日咳，目赤肿痛；外用治急性乳腺炎，疔疮，痈疖，带状疱疹，毒蛇咬伤，跌打损伤。

1.一切疔痈已成脓：取匍伏堇鲜全草1把，洗净，捣烂，外敷患处，每日1换。

2.小儿久咳音嘶：匍伏堇鲜全草15

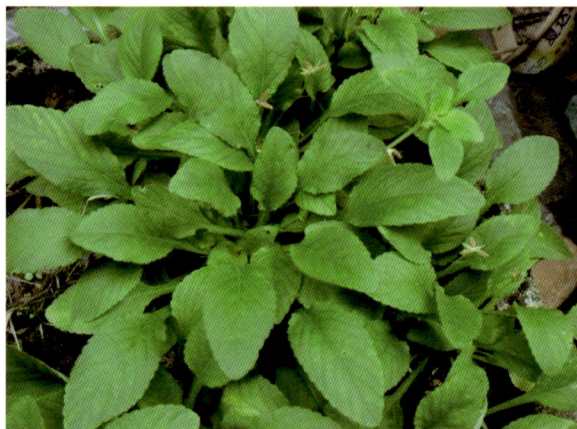

匍伏堇

克，加冰糖炖服。

3.睑缘炎：匐伏董鲜全草30克，洗净，切碎加鸡蛋一个同煮食，每天1次，续服2—3天。

荠 菜
Capsella bursa-pastoris（L.）Medic

【别名】香善菜，清明草儿，饭金秋头草，香芹娘，香料娘，香田荠。

【形态特征】一年生或越年生草本，高18—36厘米，全株有毛。茎直立，单一或下部分枝，表面有棱。基部叶丛生，叶片大头状羽状深裂，少有全缘；茎生叶长椭圆形或披针形，基部耳形半抱茎。花白色，呈十字形开放，成总状花序顶生及腋生。果为短角果，倒三角形，扁平。花、果期1—6月。

【分布与生长环境】常生在旷野草地、耕地及路边，屋旁草丛中。

【采集加工】以全草入药。春末夏初采集，晒干。

【性味功效】味甘、淡，性微寒。凉血止血，利尿除湿，清肝明目。

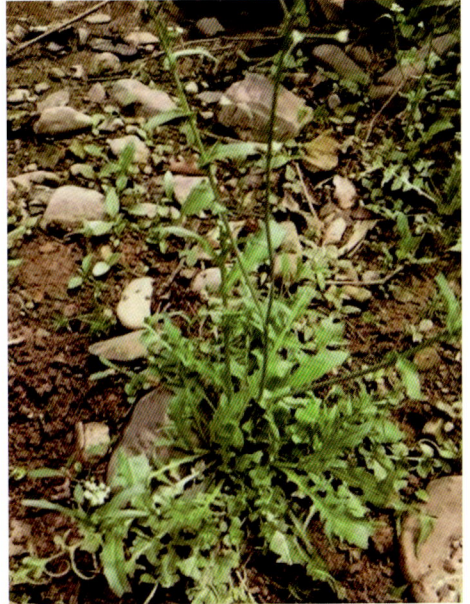
荠菜

【用法用量】煎汤，绞汁，炒食，作馅。

【应用参考】用于治疗痢疾、水肿、淋病、乳糜尿、吐血、便血、血崩、月经过多、目赤肿疼等。

1.产后子宫出血、月经过多、咯血、鼻出血：荠菜全草60克，加龙芽草全草60克，水煎服。

2.乳糜尿、高血压：荠菜鲜全草120—500克，水煎服。

3.小儿腹泻：荠菜鲜全草30克，加白茅根60—90克，水煎服。

4.预防流脑：荠菜30克煎服。

牵 牛 子
Ipomoea nil（L.）Roth

【别名】黑丑、白丑、二丑、喇叭花、牵牛。

【形态特征】一年生缠绕草本，茎上被倒向的短柔毛及杂有倒向或开展的长硬毛。叶宽卵形或近圆形，深或浅的3裂，偶5裂，长4—15厘米，宽4.5—14厘米，基部圆，心形，中裂片长圆形或卵圆形，渐尖或骤尖，侧裂片较短，三角形，裂口锐或圆，叶面或疏或密被微硬的柔毛；叶柄长2—15厘米，毛被同茎。花腋生，单一或通常2朵着生于花序梗顶，花序梗长短不一，长1.5—18.5厘米，通常短于叶柄，有时较长，毛被同茎；花冠蓝紫色或紫红色，花冠管色淡；蒴果近球形，直径0.8—1.3厘米，3瓣裂。种子卵状三棱形，长约6毫米，黑褐色或米黄色，被褐色。

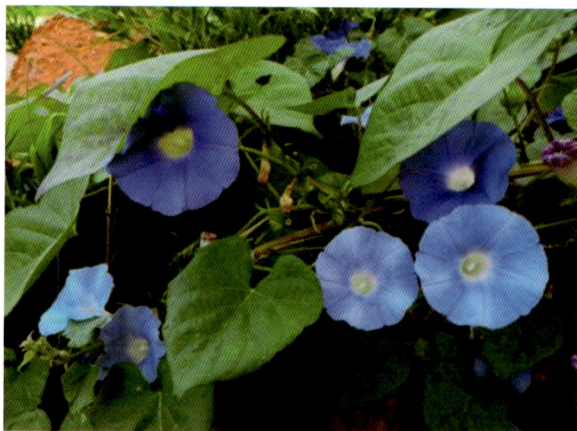

牵牛子

【分布与生长环境】多生于路旁、田间、墙脚下，或灌丛中。

【采集加工】为旋花科植物牵牛或毛牵牛等的种子。7—10月间果实成熟时，将藤割下，打出种子，除去果壳杂质，晒干。

【性味功效】苦辛，性寒，有毒。泻水，下气，杀虫。治水肿，喘满。

【用法用量】内服：入丸、散，1—2克；煎汤，5—9克。

【应用参考】

1.水气蛊胀满：白牵牛、黑牵牛各6克。上为末，和大麦面120克，为烧饼，临卧用茶汤1杯下，降气为验。

2.小儿腹胀，水气流肿，膀胱实热，小便赤涩：牵牛子生研3克。青皮汤空腹服下。

3.四肢肿满：厚朴（去皮，姜汁制炒）15克，牵牛子150克（炒取末60克）。上细末。每服6克，煎姜、枣汤调下。

4.脚气胫已满，捏之没指者：牵牛子，捣，蜜丸，如小豆大5丸，吞之。

5.一切虫积：牵牛子60克（炒，研为束），槟榔30克，使君子肉50个（微炒）。俱为末。每服6克。沙糖调下，小儿减半。

6.肾气作痛：黑、白牵牛等分。炒为末，每服9克，用猪腰子切，入茴香百粒，川椒50粒，掺牵牛末入内扎定，纸包煨熟，空腹食之，酒下。

7.梅毒，横痃：白牵牛仁，每次15—18克，煎汤内服。

8.风热赤眼：黑牵牛为末，调葱白汤敷患处。

前 胡
Peucedanum praeruptorum Dunn

【别名】前胡、鸡脚前胡、官前胡、山独活。

【形态特征】多年生草本，高0.6—1米。根颈粗壮，径1—1.5厘米，灰褐色。伞形花序，直径3.5—9厘米；花序梗上端多短毛，总苞片无或1至数片，线形，伞辐6—15毫米；果实卵圆形；胚乳腹面平直。花期8—9月，果期10—11月。

【分布与生长环境】生长于山坡林缘，路旁或半阴性的山坡草丛中。

【采集加工】为伞形科植物白花前胡和紫花前胡的根。冬季至次春茎叶枯萎或未抽花茎时采挖。

【性味功效】味苦、辛，性微寒。降气化痰，散风清热。

【用法用量】5—10克；或入丸、散。

【应用参考】

1.骨蒸劳伤：猪脊髓1条，猪胆1枚，童便250毫升，柴胡、前胡、胡黄连、乌梅各3克，韭白7根，同煎七分，温服。不过3服，见效。

2.小儿夜啼：前胡捣筛，蜜丸小豆大。日服1丸，熟水下，至5—6丸，以愈为度。

3.痫后虚肿：小儿痫病愈后，血气上虚，热在皮肤，身面俱肿。葳蕤、葵子、龙胆、茯苓、前胡等分，为末。每服3克，水煎服。

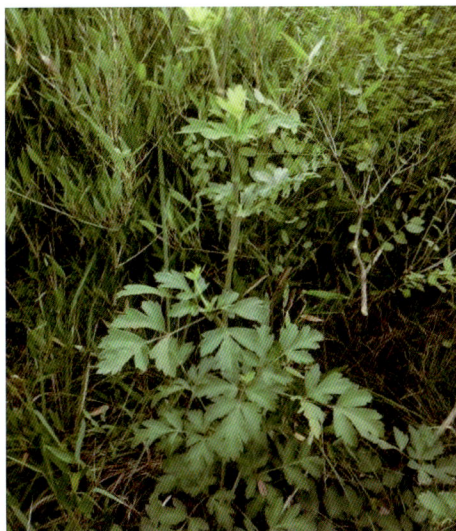

前胡

茜 草
Rubia cordifolia L.

【别名】过山龙，红茜草、血茜草、血见愁、活血草，红卵草。

【形态特征】多年生攀援藤本，长1米多。根赤黄色。茎细长，四方形，生有倒刺。叶4片轮生，卵圆形至卵状长圆形，长1.8—4厘米，宽0.9—2.7厘米，边缘有锯齿状刺，叶背面无毛而有刺，叶脉上较密；叶柄有棱角，棱上生有倒刺。开绿白色或黄色的小花。果子球形，成熟时橘黄色。7—9月开花，8—10月结果。

【分布与生长环境】常常生长在山沟边，路边，山坡及草丛中。

【采集加工】根：洗净，切断晒干防霉。藤：晒干、切断、防霉蛀。

【性味功效】性寒，味苦。凉血止血，活血去瘀。

【用法用量】10—15克；或入丸、散；或浸酒。

【应用参考】

1.闭经：茜草干根30克，水煎冲黄酒服。

2.月经过多：茜草干根6—9克，水煎服，连服3天。

3.睾丸跌伤：茜草干根9克加黄酒适量煎，冲白糖服。

4.风湿痛：茜草干根150克，烧酒500克浸10天（密闭），分10天服完，或配其他风湿药一起酒浸更好。

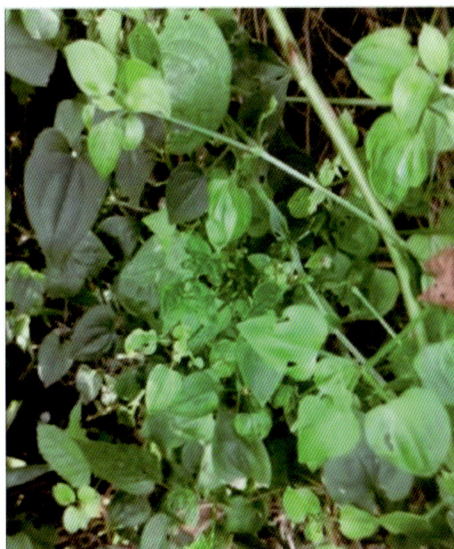

茜草

【附注】茜草藤（又名过山龙）：系茜草的茎叶，有活血消肿的功效，治跌打损伤痈肿用量9—15克，可用新鲜茎叶洗净捣烂外敷痈肿。

荞 麦
Fagopyrum esculentum Moench

【别名】甜荞。

【形态特征】一年生草本。茎直立，高30—90厘米，上部分枝，绿色或红色，具纵棱，无毛或于一侧沿纵棱具乳头状突起。叶三角形或卵状三角形，长2.5—7厘米，宽2—5厘米，顶端渐尖，基部心形，两面沿叶脉具乳头状突起；下部叶具长叶柄，上部较小近无梗；托叶鞘膜质，短筒状，长约5毫米，顶端偏斜，无缘毛，易破裂脱落。花序总状或伞房状，顶生或腋生，花序梗一侧具小突起；苞片卵形，长约2.5毫米，绿色，边缘膜质，每苞内具3—5花；花梗比苞片长，无关节，花被5深裂，白色或淡红色，花被片椭圆形，长3—4毫米；雄蕊8个，比花被短，花药淡红色；花柱3个，柱头头状。瘦果卵形，具3锐棱，顶端渐尖，长5—6毫米，暗褐色，无光泽，比宿存花被长。花期5—9月，果期6—10月。

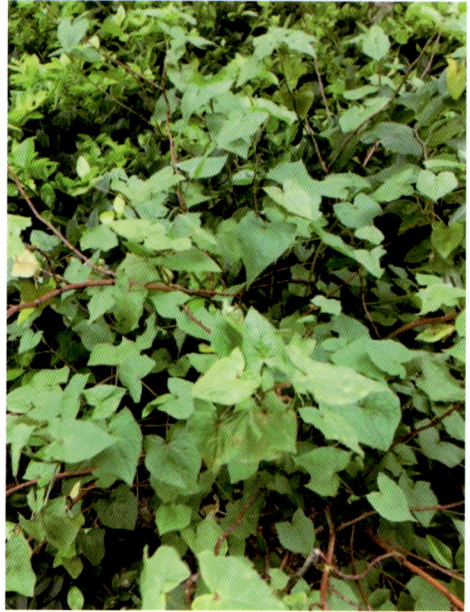

荞麦

【分布与生长环境】生荒地、路边。荞麦喜凉爽湿润，不耐高温旱风，畏霜冻。

【采集加工】6—10月份果实成熟后收割，晒干，储藏。

【性味功效】味甘，性凉。开胃宽肠，下气消积。实肠胃，益气力，续精神，能炼五脏滓秽。解酒积。

【用法用量】30—60克。入丸、散。外用：研末掺或调敷。

【应用参考】

1.绞肠痧痛：荞麦面1撮。炒黄，水蒸服。

2.禁口痢疾：荞麦面每服6克。砂糖水调下。

3.男子白浊，女子赤白带下：荞麦炒焦为末，鸡子白和，丸梧子大。每服50丸，盐汤下，日3服。

4.小儿油丹赤肿：荞麦面醋和敷之。

5.痘疹溃烂，脓汁淋漓，疼痛：荞麦，磨取细面，痘疮破者，以此敷之；溃烂者，以此遍扑之。

6.汤火烧：荞麦面炒黄色，以井水调敷。

7.鸡眼：以荸荠汁同荞麦调敷脚鸡眼。3日，鸡眼疔即拔出。

8.疮头黑凹：荞麦面煮食之，即发起。

9.痈疽发背，一切肿毒：麦面、硫黄各60克。为末，井水和作饼晒收。每用1饼，磨水敷之，痛则令不痛，不痛则令痛。

秋 葵
Abelmoschus esculentus（L.）Moench

【别名】黄秋葵、羊角豆、补肾菜、金秋葵、黄蜀葵、洋辣椒。

【形态特征】一年生草本植物。根系发达，吸收力强，直根性，根深达1米以上。主茎直立，高1—2.5米，粗5厘米，赤绿色，圆柱形。叶互生，叶之上下两面被有粗毛，掌状3—5裂或浅裂。花腋生，花为完全花，花瓣黄色，通常是5片，基部暗红色，花期仅有数小时，当天午后即萎谢，花谢后3—4天左右便可采收嫩果，花直径4—8厘米。果实为蒴果，果长10—25厘米、横径1.9—3.6厘米。

【分布与生长环境】宜在疏松肥沃和排水良好的沙壤土中生长。

【采集加工】根于11月到翌年2月前挖取，抖去泥土，晒干或炕干。叶于9—10月采收，晒干。花于6—8月采摘，晒干。种子于9—10月果成熟时采摘，脱粒，晒干。根、叶、花或种子可入药。

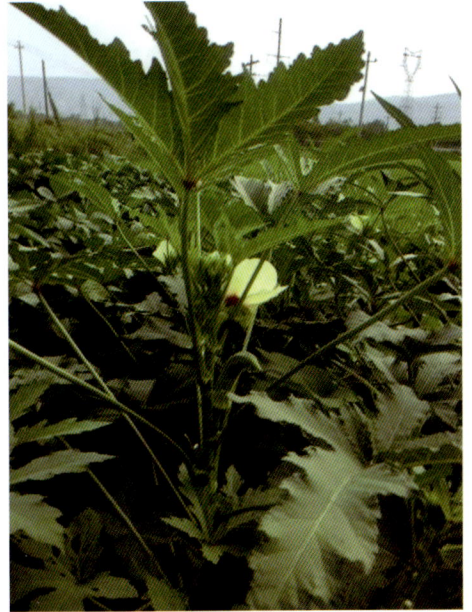
秋葵

【性味功效】味淡，性寒。利咽，通淋，下乳，调经。

【用法用量】内服：煎汤，9—15克。

【应用参考】

1.咽喉热痛：秋葵花、辛夷花（包）各6—9克，薄荷3克，水煎服。

2.热淋涩痛：秋葵根、白茅根、车前草各10—15克，水煎服。

树 舌
Ganoderma applanatum（Pers. ex Wallr.）Pat.

【别名】赤色老母菌、扁芝、树耳朵、平盖灵芝、扁木灵芝。

【形态特征】子实体多年生，侧生无柄，木质或近木栓质。菌盖扁平，半圆形、扇形、扁山丘形至低马蹄形，（5—30）厘米×（6—50）厘米，厚2—15厘米。菌管多层，在各层菌管间夹有一层薄菌丝层。孢子卵圆形，一端有截头壁双层，外壁光滑，无色，内壁有刺状突起，褐色，（6.5—10）微米×（5—6.5）微米。

【分布与生长环境】生于多种阔叶树的树干上。

【采集加工】夏、秋季采成熟子实体，除去杂质，切片，晒干。民间常用生皂角树上者。

【性味功效】味微苦，性平。消炎抗癌。

【用法用量】内服：煎汤，10—30克。

【应用参考】

1.食管癌：赤色老母菌（生于皂角树上者）30克，炖猪心、肺服，每日2—3次。

2.鼻咽癌：树舌、蒲葵子各30克。水煎分3次服。

3.慢性咽喉炎：树舌90克，蜂蜜60毫升。水煎分3次缓缓饮下。

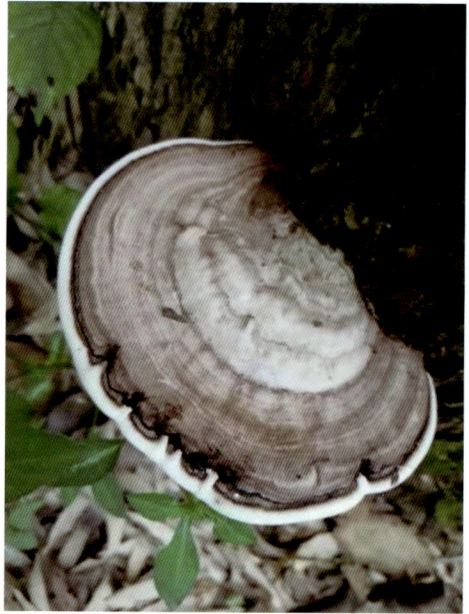

树舌

柿 子
Diospyros Kaki Thunb.

【别名】红嘟嘟、朱果、红柿。

【形态特征】落叶乔木，上冬芽先端钝落，小枝密被褐色毛。叶阔椭圆形，表面深绿色、有光泽，革质，入秋部分叶变红，叶痕大、红棕色，维管束痕呈凹入状。花雌雄异株或杂性同株，单生或聚生于新生枝条的叶腋中，花黄白色。果形因品种而异，橙黄或红色，萼片宿存大，先端钝圆。花期5—6月，果熟期9—10月。柿已有300年栽培历史，其栽培品种约有900个以上，都是作为果树栽培的。在绿化造林中也作为观果树和色叶树应用。

【分布与生长环境】强阳性树种，耐寒。喜湿润，也耐干旱，能在空气干燥而土壤较为潮湿的环境下生长。

【采集加工】霜降至立冬间采摘，经脱涩红熟后，食用。

【性味功效】味甘、涩，性寒。涩肠止痢、健脾益胃。清热，润肺，生津，解毒。柿饼：涩肠、润肺、止血、和胃。

【用法用量】内服：适量，作食品；或煎汤；或烧炭研末；或在未成熟时，捣汁冲服。

【应用参考】根主治血崩、血痢、便血。

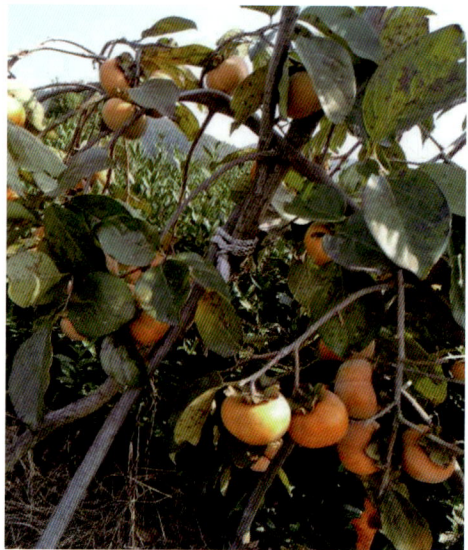

柿子

1.寒泻、水泻：柿饼2个，放饭上蒸熟食。

2.高血压、慢性支气管炎干咳、咽痛：柿饼3枚（去蒂），清水和冰糖适量，蒸至柿饼绵软后食用。

3.干咳咯血、久痢便血、小便带血：柿饼3枚去蒂切小块，大米100克，同煮粥，用冰糖或白糖调味食用。

4.泌尿道感染、血尿：柿饼2枚，灯芯草6克，同煮汤，加白砂糖调味饮用，每日2次。

5.小儿百日咳：柿饼1枚，去皮生姜4克，先将柿饼横切成两半，生姜切碎夹在柿饼内，以文火焙熟，去姜吃柿饼或用柿饼15克，罗汉果1个，水煎服，每日2—3次。

6.吐血咳血：柿饼3个焙焦研末，冲开水服下。

7.消化道溃疡出血：柿饼焙焦研末，每服1.5克，1日3次，开水送服。

8.柿蒂5个，烧炭存性研末，用黄酒冲服，治血崩（忌食辣椒、酒等）。

9.血淋、尿血：柿饼烧炭存性，研末，每次6克，用陈米汤送服。

10.痔疮出血：柿蒂6个，水煎服，1日2次，治呃逆或顽固性呃逆，若加地榆炭15克，同煎服。

11.泄泻腹痛：柿蒂烧成炭研末，成人每服2克（小儿减半），1日3次，开水送服。

12.小儿脐中流水：柿蒂焙干研末，搽患处。

13.疮：鲜柿叶烧炭存性和川椒，共研细末，搽患处。

14.柿饼粥：柿饼2—3枚去蒂切小块，大米100克，同煮粥，用冰糖或白糖调味食用。有健脾润肺，涩肠止血作用，适用于体虚吐血、干咳咯血、久痢便血、小便带血、痔疮下血等出血症。有胃寒病的老人忌服；忌与螃蟹同食。

15.冰糖蒸柿饼：柿饼3枚（去蒂），清水和冰糖适量，蒸至柿饼绵软后食用。有润肺、化痰、止血作用。适用于高血压、痔疮出血、慢性支气管炎干咳、咽痛等症。柿子食疗方推荐。

16.灯心柿饼汤：柿2枚，灯芯草6克，同煮汤，加白糖调味食用。有清热止血，利尿通淋作用。适用于尿道炎、膀胱炎、小便黄赤短少、排尿不畅、尿道刺痛、血尿等症。

17.血小板减少性紫癜：柿叶3克，花生衣少许，研末，用温开水送服，连服两个月。

18.反胃呕吐：柿饼30克，捣成泥状，每次10克，开水送服，或蒸熟连食数日。脾胃消化功能正常的人适合食用。

19.枣柿饼：软红柿子肉100克，红枣30克，白面粉200克，植物油少许。红枣洗净去核。将柿肉、红枣碾烂，与面粉混匀，加清水适量，制成小饼。用植物油将小饼烙熟即可。可作早、晚餐食用，1—2次/周。作用：清热解毒，生津止渴，润肺通便，用于辅治肝阴不足导致的耳鸣、耳聋、口苦目眩、食少、倦怠、乏力等症。

茼 蒿
Glebionis coronaria（L.）Cass. ex Spach

【别名】蓬蒿、蒿菜、菊花菜、塘蒿、芝麻菜、蒿子。

【形态特征】一年生或二年生草本，株体光滑无毛或几光滑无毛。茎高达70厘米，不分枝或自中上部分枝。基生叶花期枯萎；中下部茎叶长椭圆形或长椭圆状倒卵形，长8—10厘米，无柄，二回羽状分裂，一回为深裂或几全裂，侧裂片4—10对，二回为浅裂、半裂或深裂，裂片卵形或线形，上部叶小。头状花序单生茎顶或少数生茎枝顶端，花梗长15—20厘米。总苞径1.5—3厘米，总苞片4层，内层长1厘米，顶端膜质扩大成附片状。舌状花瘦果有3条突起的狭翅肋；肋间有1—2条明显的间肋。管状花瘦果有1—2条椭圆形突起的肋，及不明显的间肋。花、果期6—8月。

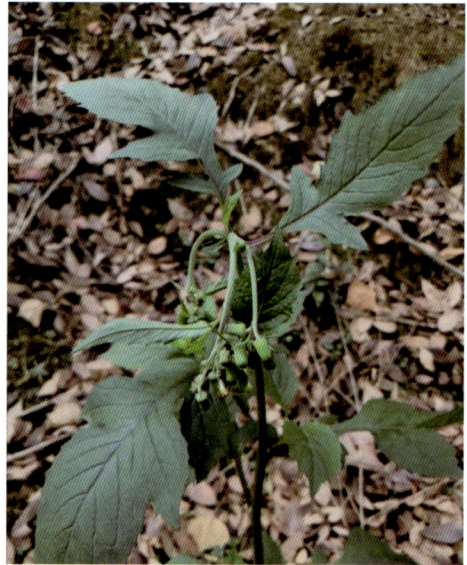

茼蒿

【分布与生长环境】半耐寒性蔬菜，对光照要求不严，一般以较弱光照为好。

【采集加工】茎叶嫩时可食，亦可入药。

【性味功效】味甘、辛，性平，无毒。安心气，养脾胃，消痰饮，利肠胃。消食开胃，通便利肺。清血养心，润肺化痰。

【用法用量】当蔬菜食用。

【应用参考】

1.痈疽疔肿、丹毒等症：茼蒿20克、野菊花15克连茎捣烂，加入适量酒煎，趁热服下，将所剩药渣外敷患处。或与苍耳子10克一同捣烂，加入酒一碗，绞汁服。或与蒲公英15克，金银花20克，紫花地丁15克，紫背天葵子15克配伍煎汤内服。

2.热毒上攻所致的咽喉肿痛：茼蒿15克，蒲公英15克，紫花地丁15克，连翘10克配伍煎汤内服。

3.风火相煽所致的目赤肿痛等证：茼蒿15克，金银花15克，密蒙花9克，夏枯草6克等配伍煎汤内服或外用熏眼。

4.湿疹、皮肤瘙痒等，可适量煎汤外洗。

5.高血压头痛、眩晕、失眠及动脉硬化、冠心病等：茼蒿15克，桑叶12克，山楂10—20克，金银花15克，用沸滚开水冲泡10—15分钟，代茶饮。

威 灵 仙
Clematio chinensis Osleck

【别名】百条根、老虎须、铁扇扫。

【形态特征】藤本，新鲜茎纹。茎叶干后变黑色。羽状复叶对生，粉绿色，光滑；小叶3—5，狭卵形至三角状卵形，长3—7厘米，宽1.5—3.6厘米，先端钝或渐尖，基部楔形或圆形，全缘，上面沿脉有毛；叶柄长4.5—6.5厘米。圆锥花序腋生或顶生；花被片一，白色，外面边缘密生白色短柔毛。瘦果狭卵形而扁，疏生柔毛。花期6—8月，果期9—10月。

【分布与生长环境】生于山坡、山谷或灌丛中。

【采集加工】9月末—12月，采根阴干。拣净杂质，除去残茎，用水浸泡，捞出润透，切段，晒干。

【性味功效】味苦，性温，无毒，祛风止痛、抗菌消炎。

【用法用量】内服：煎汤6—9克；浸酒或入丸散。外用：适量捣散。

【应用参考】

1.角膜炎：威灵仙鲜叶2—3张，搓成黄豆大小，贴"太阳"穴，右眼贴左穴，左眼贴右穴，40分钟至1小时取下。

2.肺炎：威灵仙根10—15克，加鱼腥草全草30克，水煎服。

3.鱼刺梗喉：威灵仙根60克水煎浓汁，慢慢咽服。

4.风湿性关节炎、跌打损伤：威灵仙根10—15克，水煎服。

5.小儿龟头炎：威灵仙根15克，加水适量，煎半小时，用棉花蘸洗患处，每日3—5次。

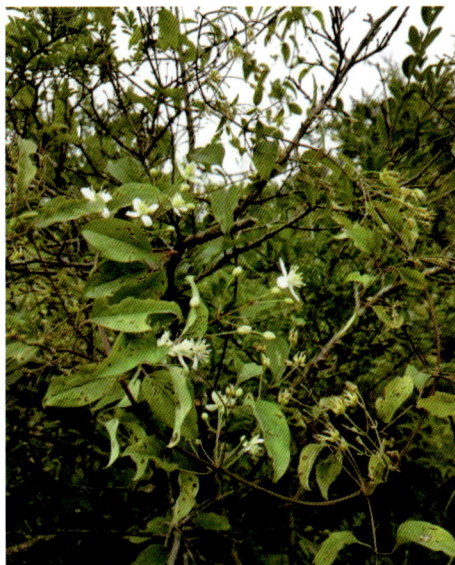

威灵仙

栀 子
Ciandenia jasminaideo Ellis

【别名】黄栀子、黄果树、山棚子、山桓、红枝子。

【形态特征】常绿灌木，高可达2米，根淡黄色，茎多分枝。叶对生或3叶轮生，披针形，长7—14厘米，革质，光亮；夏初开花，花单生于枝端或叶腋，较大，花萼绿色，圆筒状，基部渐窄，先端有数裂片，筒部与裂片近于等长；蒴果倒卵形或椭圆形，秋季果熟时金黄色或橘红色，长2.5—4.5厘米，有翅状纵棱5—8条，顶端有5—8条窄披针形宿存花萼，长与果体几相等。

【分布与生长环境】喜生于低山坡温暖阴湿处。

【采集加工】9—11月间摘取果实，蒸至上气或置沸水中略烫，取出，干燥。果实不易干燥，故应经常翻动使通风良好，以免发霉变质。

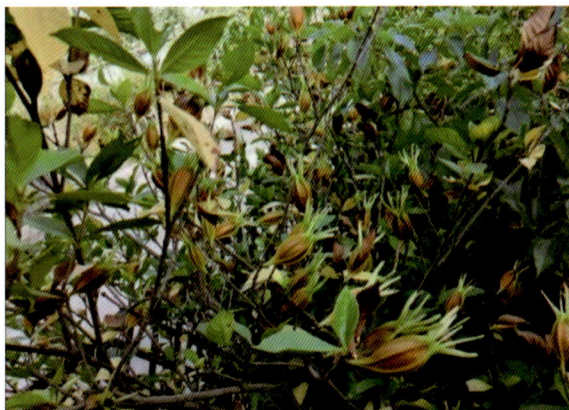

栀子

【性味功效】味苦，性寒。清热，泻火，凉血。

【用法用量】果实6—10克，根30—60克。外用：生适量，研末调敷。

【应用参考】

1.伤寒身黄发热：肥栀子15个（剖），甘草30克（炙），黄柏60克。上三味，以水800毫升，煮取200毫升，去滓，分温再服。

2.湿热黄疸：山栀15克，鸡骨草、田基黄35克。水煎日分3次服。

3.尿淋、血淋：鲜栀子60克，冰糖30克。煎服。

4.小便不通：栀子仁2—7枚，盐花少许，独颗蒜1枚。上捣烂，摊纸花上贴脐，或涂阴囊上，良久即通。

5.口疮、咽喉中塞痛，食不得：大青120克，山栀子、黄柏各30克，白蜜250克。上切，以水500毫升，煎取200毫升，去滓，下蜜更煎30克沸，含之。

6.眉中癣：用栀子烧过，研为末，调油敷涂。

7.鼻中衄血：山栀子烧灰吹之。

8.疮疡肿痛：山栀、蒲公英、银花各12克。水煎，日分3次服。另取生银花藤适量，捣烂，敷患处。

9.烧伤：栀子末和鸡子清浓扫之。

10.下泻鲜血：用栀子仁烧灰，水送服1匙。

11.小儿狂躁（蓄热在下，身热狂躁，昏迷不食）：用栀子仁7枚、豆豉15克，加水1碗，煎至七成服下，或吐或不吐，均有效。

【附注】1.生用清热解毒，效果较好，炒炭用于凉血止血。

2.据报导山栀有抗皮肤真菌作用，药理试验，山栀能增加胆汁分泌量有利胆作用。

香 茶 菜
Isodon amethystoides（Benth.）H. Hara

【别名】蛇总管、蛇通管、小叶蛇总管、母猪花头、铁棱角。

【形态特征】多年生草本，高50—150厘米，全株被短柔毛。茎4棱，中空，多分枝，节明显，基部木质化，暗灰色，上部淡紫色或绿色，有条纹。叶对生，有短柄或上部叶近无柄；叶片卵形、卵状菱形至卵状披针形，长4—6厘米，宽5厘米，边缘有钝齿，基部常下延，两面被柔毛。夏季顶生聚伞圆锥花序，分枝疏散成窄圆锥形，花淡紫色，二唇形，唇较短，直立，下唇平展、较长，花冠管基部向上肿胀。小坚果圆形，褐灰色。

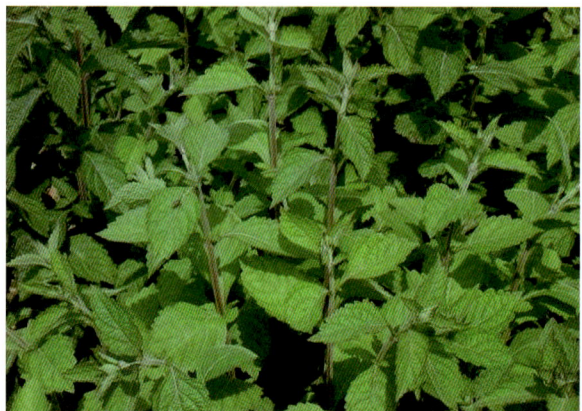
香茶菜

【分布与生长环境】多生于山坡、山谷湿润而向阳的地方。

【采集加工】10月中旬，花苞刚长出时采收。沿地面割下整株，晒干。

【性味功效】味辛、苦，性凉。清热利湿，活血散瘀，解毒消肿。

【用法用量】内服：15—30克。外用：适量，鲜叶捣敷；或煎水洗。

【应用参考】

1.肝硬化，肝炎，肺脓肿：香茶菜茎叶15—30克。水煎服。

2.乳痈，发背已溃：香茶菜全草、野荞麦、白英各15—30克，水煎服。

3.淋巴腺炎：香茶菜鲜叶、米酒各适量。捣烂拌匀敷患处。

4.关节痛：香茶菜、南蛇藤各30克。酒、水各半炖服。

香 薷
Elsholtzia ciliata（Thunb.）Hyland.

【别名】香草头、土薄荷、大叶薄荷、土香薷、土红藿香、半边苏、偏枝花、半边花、野薄荷。

【形态特征】一年生草本，高21—45厘米，全体芳香。茎直立，方形，多分枝，红紫色，外被白色柔毛。叶对生，卵形或卵状椭圆形，表面暗绿色，有白色柔毛，背面略带紫色，沿叶脉上疏生柔毛，并散布黄色腺点。花排列为轮伞花序，密集于枝端呈穗状，偏向一侧，紫红色；苞片宽卵形，顶端有刺状长芒，边缘生短毛，花萼5齿裂，有黄色腺点；花冠上部4裂，呈2唇形，密被白色长柔毛。小坚果椭圆形。9—10月开花，10—11月果熟。

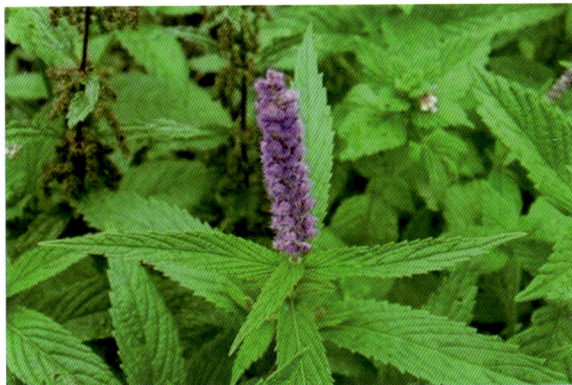
香薷

【分布与生长环境】生于丘陵低山坡草丛中、山脚村旁、郊野路边、田边及水沟边。

【采集加工】7—8月间割取地上部分，扎成小把干备用（不可曝晒），不宜久贮。

【性味功效】性微温，味辛。利尿，止咳，驱暑解毒。

【用法用量】内服：煎汤，3—9克，或研末。

【应用参考】

1.暑热口臭：香薷鲜全草30克，水煎服。或全草、佩兰、藿香各3克，水煎服。

2.指头炎：香薷鲜全草捣烂外敷，每日1次。

3.霍乱吐利，四肢烦疼，冷汗出，多渴：香薷60克，蓼子30克。上二味粗捣筛。每服3克，水250毫升，煎七分，去渣温服，日3次。

4.脾胃不和，胸膈痞滞，内感风冷，外受寒邪，憎寒壮热，身体疼痛，肢节倦怠，霍乱呕吐，脾疼翻胃，中酒不醒，四时伤寒头痛：香薷去土60克，甘草（炙）15克，白扁豆（炒）、厚朴去皮、姜汁、茯神各30克。上为细末。每服6克，沸汤入盐点服。

5.鼻血不止：用香薷研细，水冲服3克。

6.舌上忽出血如钻孔：香薷汁服200毫升，日3次。

7.心烦胁痛：用香薷捣汁200—400毫升服。

香 橼
Citrus Medica L.

【别名】枸橼、枸橼子、香水柠檬。

【形态特征】不规则分枝的灌木或小乔木。新生嫩枝、芽及花蕾均暗紫红色，茎枝多刺，刺长达4厘米。单叶，稀兼有单身复叶，无翼叶；叶柄短，叶片椭圆形或卵状椭圆形，长6—12厘米，宽3—6厘米，或有更大，顶部圆或钝，稀短尖，叶缘有浅钝裂齿。总状花序有花达12朵，有时兼有腋生单花；花两性，有单性花趋向，则雌蕊退化；花瓣5片，长1.5—2厘米。果肉无色，近于透明或淡乳黄色，爽脆，味酸或略甜，有香气；种子小，平滑，子叶乳白色，多或单胚。花期4—5月，果期10—11月。

【分布与生长环境】喜温暖湿润气候，怕严霜，不耐严寒。以土层深厚、疏松肥沃、富含腐殖质、排水良好的砂质壤上栽培为宜。

【采集加工】全果可入药。可制干片。

【性味功效】味略苦而微甜，性温，无毒。理气宽中，消胀降痰。

【用法用量】煎汤，3—6克；或入丸、散。

【应用参考】

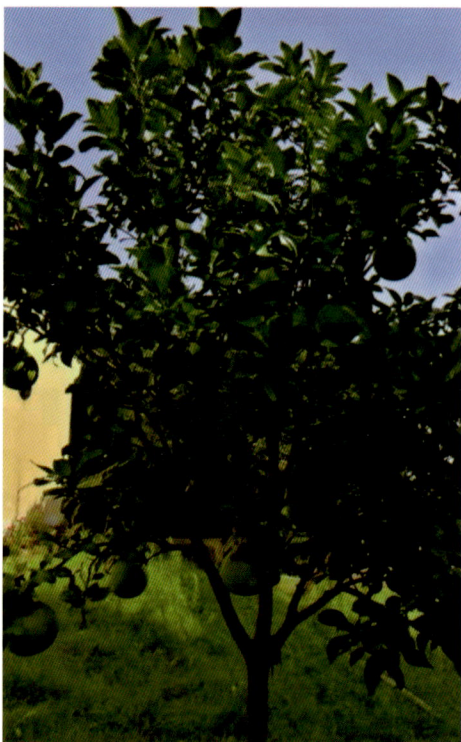
香橼

1.鼓胀：陈香橼1枚（连瓤），大核桃肉2枚（连皮），缩砂仁6克（去膜）。各煅存性为散，砂糖拌调，空腹顿服。

2.咳嗽：香橼（去核）薄切作细片，以酒同入砂瓶内，煮熟烂，自昏至五更为度，用蜜拌匀。当睡中唤起，用匙挑服。

3.气逆不进饮食或呕哕：陈香橼2个，川贝150克（去心），当归65克（炒黑），白通草（烘燥）50克，陈西瓜皮50克，甜桔梗9克。共研细末，用白檀香劈碎煎浓汁泛为丸，如桐子大。每服9克，开水送下。大虚者酌用。

4.理气宽胸，解郁宁神：香橼浆。鲜香橼1—2只，麦芽糖适量。制作时，先将枸橼洗净切碎，同麦芽糖一起放入带盖的小碗中，隔水蒸数小时，以香橼稀烂为度。

5.宽胸顺气化痰，利膈健脾开胃：香橼露。陈香橼50—60克。制作时，先将枸橼放入烧瓶内，加清水适量，盖上瓶盖，连接好冷凝管，用酒精炉或其他加热炉加热，烧开后，收取蒸馏液，装瓶备饮。

6.理气化痰止咳作用，治疗久咳：香橼蜜酒。取新鲜香橼100克，蜂蜜50毫升，白酒200毫升。将鲜枸橼洗净，切碎，加水200毫升放铝锅内煮烂后，加蜂蜜及白酒至煮沸停火，待凉后装入瓶中，密闭贮存，1月后即可饮用。

【使用禁忌】阴虚血燥及孕妇气虚者慎服。

星 宿 菜
Lysimachia fortunei Maxim.

【别名】假辣蓼、红根草。

【形态特征】多年生草本根茎长出匐枝。茎常分枝，有黑色细点，基部带红色，高30—70厘米。叶互生；阔披针形，或倒披针形，长4—9厘米，宽1—2厘米，先端短尖或渐尖，基部渐狭，近于无柄，表面具黑褐色腺，干后凸起。花序长总状，稍有腺毛；花梗长1—3毫米；花冠白色，长约3毫米。蒴果球形，径约2—2.5毫米。花期7月，果熟期9月。

【分布与生长环境】生于水边、路旁、湿地。本地少有分布。

【采集加工】全草或带根全草。

【性味功效】味苦、涩，性平。活血散瘀，利水化湿，和中止痢。

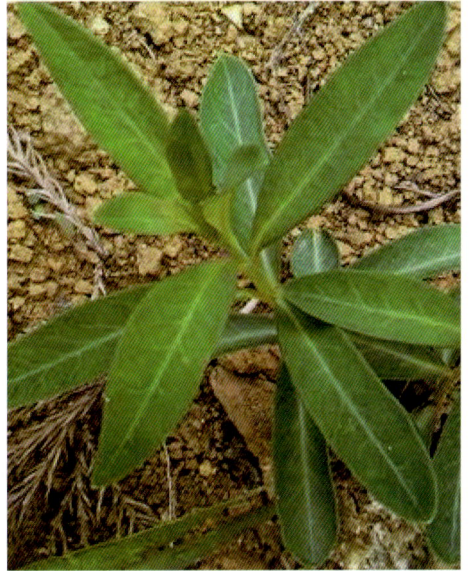

星宿菜

【用法用量】内服：煎汤，9—15克鲜者30—60克。外用：捣敷或煎水熏洗。

【应用参考】

1.水肿：星宿菜、爵床、丁香蓼各15克，地胆草、葫芦茶各12克，水煎服。

2.感冒、喉痛：干星宿菜15—30克，垂盆草、岗梅各20克，水煎服。

3.白带、淋证：星宿菜鲜草30—60克，爵床30克，水煎服。

4.风湿性腰膝酸痛：星宿菜鲜根60克，淡水鳗鱼1尾，炖服。

5.疝气、睾丸炎：星宿菜干全草60克，炖鸡蛋服。

6.跌打损伤：星宿菜鲜全草60克，捣烂加酒250毫升，炖服，渣敷伤处。

茵 陈 蒿
Artemisia capillaris Thunb.

【别名】草茵陈、白蒿、细叶青蒿、土茵陈、松毛艾、山茵陈。

【形态特征】多年生草本，高0.27—1米。茎直立，上部多分枝，基部木质化。一年生幼枝上，生有柄的2回羽状全裂叶，小裂片细线形，两面密被绵毛；在成熟枝或花枝上的叶为2回或1回羽状分裂，裂片呈毛管状，无柄，基部抱茎。头状花序多数，稍下垂，密集排列成圆锥花丛；花托球形，上生两性花及雌花，管状花绿黄色。瘦果长圆形。9—11月开花，10—11月果熟。

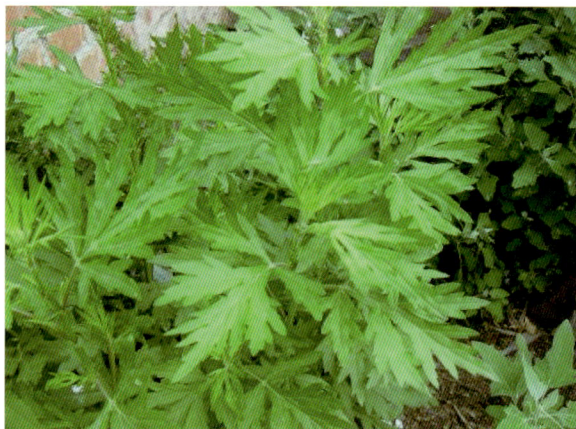
茵陈蒿

【分布与生长环境】生于向阳丘陵、低山坡裸岩旁、山脚、路边、郊野溪沟边草丛中。

【采集加工】于4月上、中旬当苗高10—15厘米时割取，去净泥土、杂质，晒干备用。过早过迟均不宜药用。

【性味功效】性微寒，味苦、辛。清热利湿，退黄疸。

【用法用量】内服：煎汤，9—15克。外用：煎水洗。

【应用参考】

1.急性黄疸型传染性肝炎：茵陈蒿全草60克，黄毛耳草、摩来卷柏、乌韭各30克，水煎服。

2.慢性黄疸型传染性肝炎：茵陈蒿全草、紫金牛、阴石蕨各15克，红枣5枚，水煎服。或茵陈蒿全草、木槿皮15克，姜黄12克，土茯苓20克，水煎服。

3.胆囊炎、胆石症：茵陈蒿全草、活血丹、过路黄各30克，海金沙藤60克，红枣7枚，水煎服。

4.胆道蛔虫症：茵陈蒿全草30—60克，水煎服。

【附注】

1.据报道，茵陈中含挥发油，对于皮肤病的病原性丝状菌，有很强烈的抑制及杀菌作用。

2.本品煎剂对人型结核杆菌有抑制作用；对枯草杆菌并有强烈的抗菌作用。

3.茵陈蒿有利胆作用，但在幼嫩的茵陈蒿中，其利胆成分量微。

柚
Citrus maxima（Burm.）Merr.

【别名】气柑、朱栾、文旦、柚子。

【形态特征】常绿乔木，高5—10米，树皮褐色平滑。小枝扁，被柔毛，有刺。叶互生，叶柄有倒心形宽翅；叶片宽卵形或椭圆状卵形，长8—20厘米，先端渐尖，顶部浑圆或微凹入，生于幼枝上的渐狭成一钝尖头，边缘有钝锯齿，下面脉上有时被疏毛。春季开白色花，单生或通常为腋生花束，极香，花瓣反曲，雄蕊20—25个；子房圆球形，有一圆柱状花柱，柱头头状。果极大，球形至扁球形或梨形，果皮平滑。淡黄，肉瓤约12瓣，尚易分离。花期4—5月，果期9—12月。

【分布与生长环境】广泛有栽培。

【采集加工】叶全年可采，鲜用或晒干。果皮于果熟时收集，剖成5—7瓣，晒干或阴干。

【性味功效】果皮：味甘、辛，性平；消食化痰止痛。

【用法用量】果皮、叶均为9—15克。果皮可入散剂。叶外用适量捣敷或煎水洗。

【应用参考】

痰气咳嗽：用柚去核切，砂瓶内浸酒，封固一夜，煮烂，蜜拌匀，时时含咽。

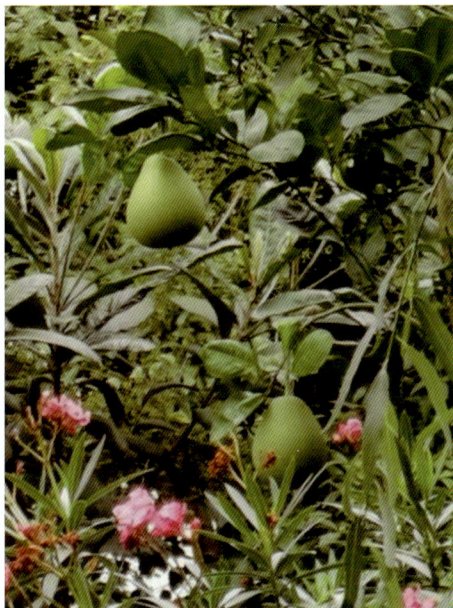

柚

珍 珠 菜
Lysimachia barystachys Bunge

【别名】红根草、狼尾花、珍珠花菜、田螺菜、扯根菜、虎尾。

【形态特征】多年生草本，高34—67厘米。根茎细长，棕红色。叶互生，也有对生，叶片披针形或倒披针形，长3—7厘米，宽0.9—1.5厘米。总状花序顶生，细长，上生多数有柄的白色小花。6—7月开花，8—10月结果。

【分布与生长环境】生在山坡、园地、田塍边及荒山上。

【采集加工】以根及全草入药。夏秋采收，洗净，切细，鲜用或晒干。

【性味功效】性微温，味辛、微涩。活血调经，消肿散瘀。

【用法用量】内服：煎汤15—30克。外用：适量，鲜品捣烂敷患处。孕妇忌服。

【应用参考】

1.闭经：珍珠菜鲜根30克，茜草15克，水煎，冲黄酒、红糖服。

2.腰部扭伤疼痛：珍珠菜鲜根30克，鸡蛋2个，将根切碎，加入鸡蛋煮熟，加盐少许连渣

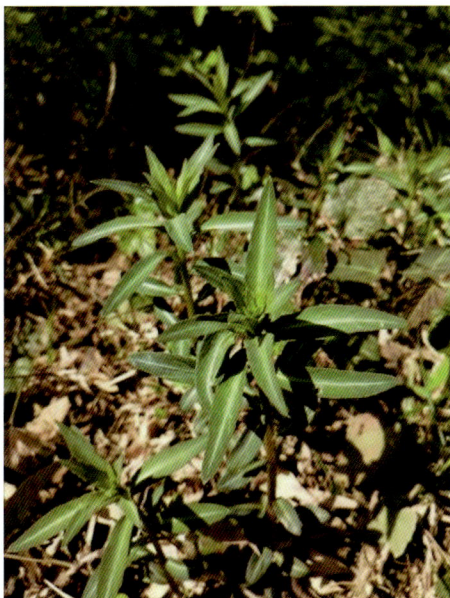

珍珠菜

食之。

3.流火肿痛：珍珠菜根15—30克，金银花藤30克，煎汤冲黄酒红糖服，渣外敷。或加用蛇根草15克，服法同上。

柞 树
Quercus mongolica Fisch. ex Ledeb.

【别名】橡树、蒙栎、柞树、蒙古柞、青冈柞。

【形态特征】落叶乔木，高达30米。树皮暗灰色，纵深裂；幼枝平滑具棱，紫褐色。单叶互生，多集生于小枝顶端；叶片倒卵形至长椭圆状倒卵形，长7—17厘米，宽4—10厘米，先端钝或急尖，基部耳形，边缘具披状钝牙齿，通常8—9对，幼时叶脉有毛，老时变无毛，侧脉7—11对；叶柄长2—5毫米。花单性，雌雄同株；坚果卵形至长卵形，直径1.3—1.8厘米，长2—2.3厘米，无毛。花期5、6月。果期8—10月。

【分布与生长环境】生于山坡向阳干燥处的疏林中。

【采集加工】皮供药用。春、秋季采，刮去外层粗皮，晒干或煅炭。

叶：6—8月采摘鲜嫩的柞树叶，阴干后碾成极细粉末，用文火炒焦，供口服。

【性味功效】叶：微苦、涩，性平。清热止痢，止咳，解毒消肿。

皮：微苦、涩，平。清热利湿，解毒。

【用法用量】叶：煎汤，3—10克；研末，每次1—2克，小儿酌减。外用：适量，捣敷。

皮：煎汤，6—9克。外用：捣敷或煎水洗足。

【应用参考】

1.痢疾，肠炎，腹泻：柞树皮15克。水煎，日服3次。

2.黄疸：柞树皮，煅炭研末。每次6克，日服3次。

3.痔疮：鲜柞树皮捣烂，敷患处。或鲜柞树叶30克，捣敷患处。

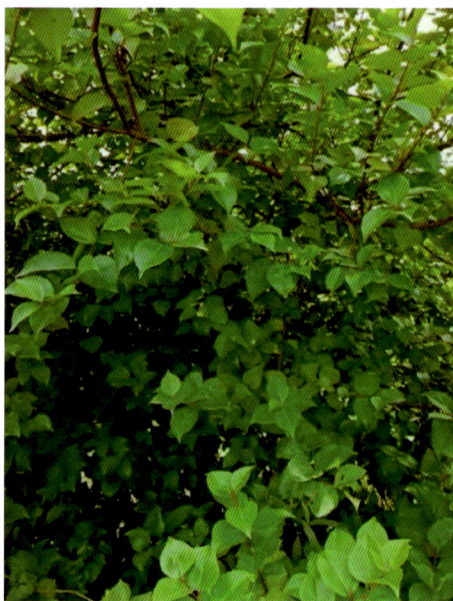
柞树

荸 荠
Eleocharis dulcis（Burm.f.）Trin. ex Hensch.

【别名】马蹄、乌芋、地栗、地梨、芍荠、通天草。

【形态特征】水生草本，高15—60厘米。有细长的匍匐根状茎，其顶端生球茎，即荸荠。秆多数，丛生，直立，圆柱状，直径2—5毫米，中空，有多数横膈膜，干后为不明显节状，灰绿色，光滑无毛。叶退化，只在秆的基部有2—3个斜口叶鞘；夏季开花；小穗顶生，圆柱状，长2—4厘米，直径5—7毫米，淡绿色，小穗基部有两片鳞片，中空无花，其余鳞片全有花。小坚果宽倒卵圆形，长约3毫米，被六角形网纹，成熟时棕色。

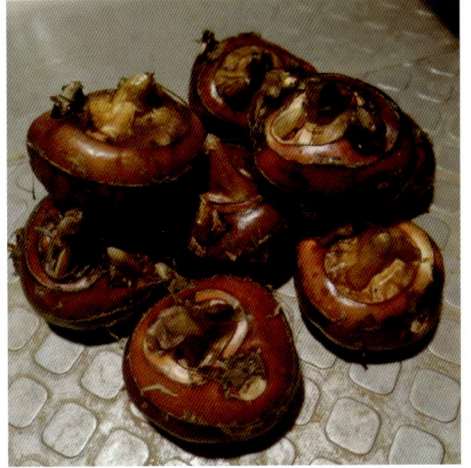

荸荠

【分布与生长环境】栽培于水田中。

【采集加工】秋末割取地上部分，晒干；球茎可鲜用。

【性味功效】球茎：甘、平，入肺胃经。清热，化痰，消积，凉血。

【用法用量】球茎：2—4个；或适量捣汁服。地上全草：15—30克。

【应用参考】热病烦渴，目赤咽喉肿痛，痰热咳喘，痰核瘰疬，黄疸痞积，便血血痢。

【附注】本品含荸荠贡等，荸荠英对金黄色葡萄菌及大肠杆菌等有抑制作用。

柴 胡
Bupleurum scorzonerifolium Willd.

【别名】香柴胡、南柴胡、小柴胡、红柴胡、地熏、茈胡、山菜。

【形态特征】多年生草本，高30—60厘米。叶互生，线形或狭线形，长7—17厘米，宽2—6毫米，先端渐尖，具短芒，基部最窄，有5—7条纵脉，具白色骨质边缘。复伞形花序多数，集成疏松圆锥花序；总苞片1—3，条形；伞幅3—8；小总苞片5，狭披针形；花黄色。双悬果宽椭圆形。花期7—9月，果

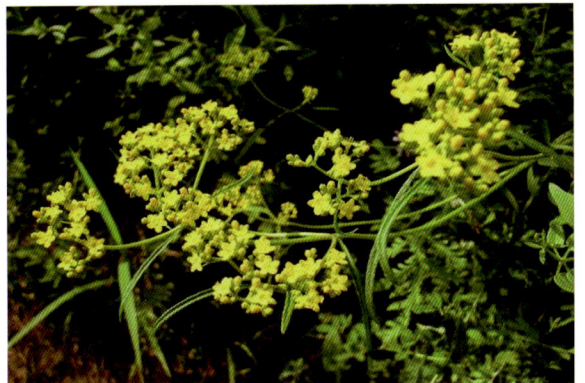

柴胡

期8—10月。

【分布与生长环境】生于山坡、沙质草原、沙丘草甸及阳坡疏林下。

【采集加工】春、秋季采挖根，晒干。

【性味功效】微有香气，味淡。性微寒，味苦、平，无毒。

【用法用量】煎服，3—10克。解表退热用量宜稍重，且宜用生品。疏肝解郁宜醋炙，升阳举陷可生用或醋炙，其用量均宜稍轻。

【应用参考】

1.孕妇寒热头痛，不欲食，胁下痛，呕逆痰气；及产后伤风，热入胞宫，寒热如疟，并经水适来适断；病后劳复，余热不解：柴胡30克，黄芩、人参、甘草（炙）各0.5克（一分半）。上锉如麻豆大。每服15克，水400毫升，煎250毫升，去滓，温服。

2.肺疟，烦热呕逆：知母30克，柴胡60克（去苗），人参30克（去芦头），甘草15克（炙微赤，锉），麦门冬30克（去心），杏仁30克（汤浸，去皮、尖、双仁，麸炒微黄）。上件药，捣为散。每服12克，以水一中盏，煎至六分，去滓，不计时候温服。

3.疟疾，寒多热少，腹胀：柴胡、半夏、厚朴、陈皮各6克。水2碗，煎八分。不拘时候服。

4.胁肋疼痛，寒热往来：柴胡6克，川芎、枳壳（麸炒）、芍药各5克，甘草（炙）2克，香附5克。水一盏半，煎八分。食前服。

5.黄疸：柴胡30克（去苗），甘草0.3克。上都细锉作1剂，以水1碗，白茅根1握，同煎至七分，绞去滓。任意时候服，1日尽。

6.肝黄，面色青，四肢拘急，口舌干燥，言语蹇涩，爪甲青色：柴胡30克（去苗），甘草15克（炙微赤，锉），决明子15克，车前子15克，羚羊角屑15克。上件药，捣为散。每服9克，以水一中盏，煎至五分，去滓，不计时候温服。

【附注】据报道：柴胡有解热利胆及抗脂肪肝作用，又柴胡用量过多易引起呕吐，为需用较大剂量，可配合半夏等止呕药同用。

蚕　豆
Vicia faba L.

【别名】南豆、胡豆、竖豆、佛豆。

【形态特征】一年生草本，全体无毛，高30—180厘米。茎直立，不分枝，方形，中空，表面有纵条纹。双数羽状复叶互生，叶柄基部两侧具大而阴显的半箭头状托叶，先端尖，边缘白色膜质，具疏锯齿，基部下沿呈尖耳状；小叶2—6个，椭圆形或广椭圆形乃至矩形，长5—8厘米，宽2.5—4厘米，先端圆形，具细尖，全缘，基部楔形；顶端小叶中央有很不发达的狭线形卷须。花1至数朵，腋生于极短的总花梗上；萼钟状，无毛，长约1厘米，先端5裂，裂片狭披针形，上面2裂片稍短。荚果长圆形，稍扁，大而肥厚，长5—10厘米，宽约2厘米。种子矩圆形而扁。花期3—5月。

【分布与生长环境】生于温暖湿地，耐—4摄氏度低温，但畏暑。

【采集加工】夏季豆荚成熟呈黑褐色时拔取全株，晒干，打下种子，扬净后再晒干。

【性味功效】味甘、性平。补中益气，健脾益胃，清热利湿，止血降压，涩精止带。

【用法用量】煎汤，煮食，研末，等。

【应用参考】

1.蚕豆散：蚕豆500克，以水浸泡后，去壳晒干，磨粉（或磨浆过滤后，晒干）。每次30—60克，加红糖适量，冲入沸水调匀食。用于脾胃不健，消化不良。

2.蚕豆红糖汤：陈蚕豆120克，红糖适量，加水5杯，以文火煮至1杯，温服。本方有健脾利尿之功。用于脾虚水肿。亦可用慢性肾炎水肿。除上方外，单用陈蚕豆或生虫之蚕豆煎汤，或配冬瓜皮等煎汤亦可。

3.膈食：蚕豆磨粉，红糖凋食。

4.水胀，利水消肿：蚕豆30—240克。炖黄牛肉服。不可与菠菜同用。

5.水肿：蚕豆60克，冬瓜皮克，水煎服。

6.秃疮：鲜蚕豆捣如泥，涂疮上，于即换之。如无鲜者，用干豆以水泡胖，捣敷亦效。

【使用禁忌】脾胃虚弱者不宜多食，一般人也不要吃得过多，以免损伤脾胃，引起消化不良。还有蚕豆不宜生吃。

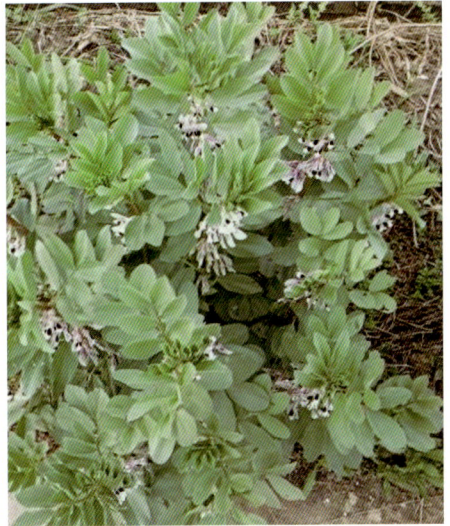

蚕豆

臭 椿
Ailanthus altissima（Mill.）Swingle

【别名】臭椿皮（通称）、椿根皮 、苦木松、野臭椿皮、臭根橱、臭术桐、野红椿、椿花榔头。

【形态特征】落叶乔木，高可达20米。树皮灰白色、不裂，新枝赤褐色，初有细毛。奇数羽状复叶，小叶互生，13—25片，披针状卵形，近基部有2—4个粗齿，背面齿顶有明显大腺体，叶下无毛。花淡黄绿色，成大形的圆锥花序，顶生。果为翅果。5—6月开花，8—10月结果。

【分布与生长环境】常生在村庄附近，路边，溪谷边、山坡疏林内、林缘及灌木丛中。

【采集加工】根皮洗净切块。

【性味功效】味苦、涩，性寒。抗菌消炎，收敛，清湿热，止带痢。

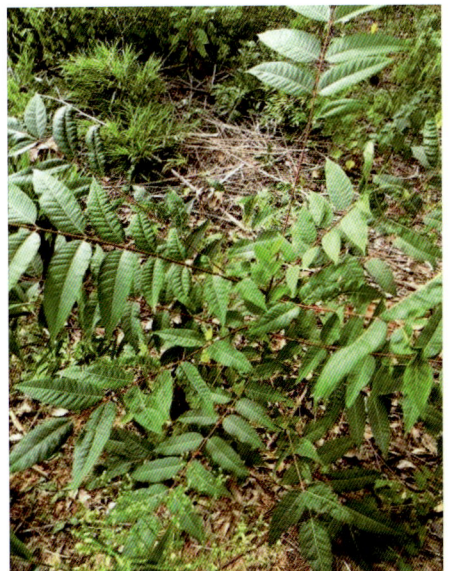

臭椿

【用法用量】9—15克。

【应用参考】

1.痢疾：根皮15—30克，加爵床全草9克、凤尾蕨全草15克，水煎服。

2.滴虫性阴道炎：根皮15克，水煎服。同时用千里光全草30克，水煎汤洗阴道。

【附注】臭椿的果实名"凤眼草"，功用与棒根皮相似，主治痢疾，便血白带，用量4—9克煎服。

臭 牡 丹
Clerodendrum bungei Steud.

【别名】臭树、臭梧桐、臭红花、臭头莲、白蚁草、臭草、臭芙蓉、鸡屎糖树、白蚁树、鸡虱草、龙船花、清盘花。

【形态特征】落叶灌木，高0.6—1.5米。主根粗壮，黄白色。嫩茎被有长柔毛。叶对生，阔卵状，长7.5—15厘米，表面深绿色，疏生短柔毛，背面浅绿色，散布细腺点，沿叶脉有长柔毛，边缘有齿牙状锯齿；叶柄长3—11厘米，幼时有柔毛。花顶生，密集成头状的聚伞花序，有恶臭；苞片、萼片均散布腺点；花冠紫红色，筒部细。采为浆果状的核果，球形，成熟时蓝黑色。5—6月开花，8—9月果熟。

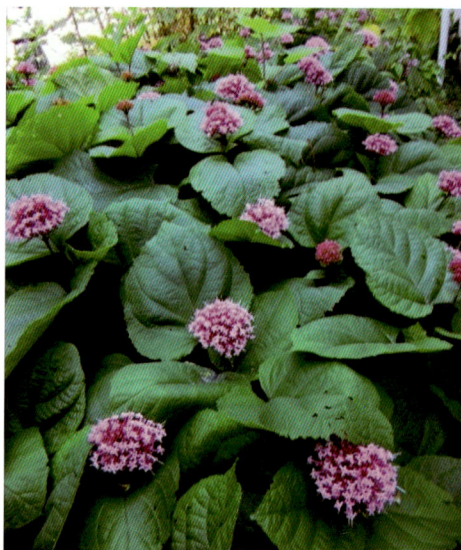
臭牡丹

【分布与生长环境】生于村边园屋角、路边以及低山坡、丘陵地疏林下与溪沟边湿处。

【采集加工】茎叶6—8月采收，根10—12月采收，鲜用或晒干备用。

【性味功效】性平，味辛。清热利湿，消肿解毒，止痛。

【用法用量】内服：9—15克（鲜者30—60克）；捣汁或入丸、散。外用：捣敷、研末调敷或煎水熏洗。

【应用参考】

1.乳腺炎：臭牡丹鲜叶120克，蒲公英9克，麦冬全草120克，水煎冲黄酒、红糖服。

2.荨麻疹：臭牡丹鲜根60克，煎汁加鸡蛋3个，煮食，连服数剂。

3.痢疾、漆疮：臭牡丹根15—30克，水煎服。

4.肺脓疡、多发性疖肿：臭牡丹全草90克，鱼腥草30克，水煎服。

5.关节炎：鲜叶绞汁，冲黄酒服，每天2次，每次1杯，连服20天，如有好转，再续服至痊愈。或根30—60克，水煎服。或配络石藤、汉防己、茜草、虎杖根、卫矛各15克，水煎，黄酒冲服。

6.头痛：叶9克，川芎6克，头花千金藤根3克，水煎服。

高 粱 泡
Rubus lambertianus Ser.

【别名】秧泡于、倒拔千斤、红母子、酸公公、回龙须、寒泡刺、胃莓、八仙飘海、麦扭刺、冬格公、寒苗、冬寒扭。

【形态特征】半常绿披散灌木，高1—1.5米。茎有棱角，散生反曲钩刺。单叶互生，卵形至长椭圆状卵形，长6—9厘米，先端渐尖，基部深心形，边缘有细锯齿及波状缺裂，有时稍为3裂，两面有毛，背面较密。花白色，多花排成顶生的圆锥花序。果实为小核果，卵形，红色，多数集合成球形。8—9月开花，10—11月果熟。

【分布与生长环境】常生于山沟路旁、溪边草丛和旷野、河岸、竹园旁。

【采集加工】全年采根，夏秋采叶，鲜用或晒干备用。

【性味功效】性微温，味酸、涩。疏风解表，活血调经，消肿解毒。

【用法用量】内服：50—200克。

【应用参考】

1.产后腹痛：高粱泡根90—120克，黄酒250克，水煎服，连服3—4剂。

2.月经不调：高粱泡根30克，珍珠菜根、丹参、红木香各15—18克，水煎，黄酒冲服，于经净后连服3剂。

3.肝硬化：高粱泡根60—90克，加猪肝250克，炖服，每星期服1次。

4.感冒：高粱泡根30克或加芦根30克，水煎服。

5.坐骨神经痛：根、络石藤各30克，硃砂根15克，土牛膝9克，红茴香根3克，水煎服。

【附注】全株含鞣质，根皮更多。

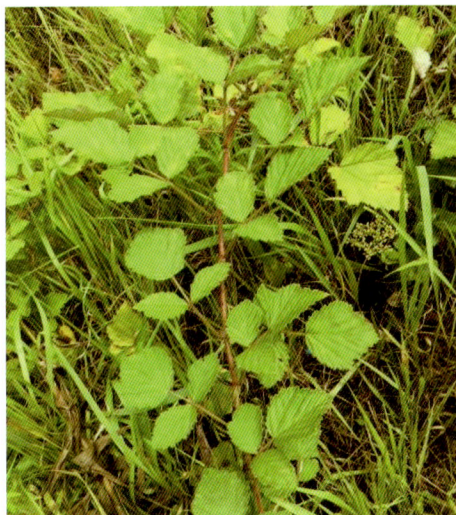

海 金 沙
Lygodium japonicum（Thunb.）Sw.

【别名】蔓篱丝藤、铜丝藤、过篱青、鸡爪藤、老虎中计、海金沙藤、海金沙（孢子的中药名）、轮头福、竹园荽。

【形态特征】草质藤本。根状茎横走，茎细长，黄铜色。叶对生于茎上的短枝两侧，二回羽状，有不育叶和能育叶之分，小羽片边缘有不整齐钝齿；总柄质硬，有光泽，细长，能缠绕他物。孢子囊穗暗褐色，着生在能育叶小羽片边缘，外突成流苏状。孢子期4—11日。

【分布与生长环境】生于山区和半山区的疏林下，或溪沟边灌丛中，常缠绕攀援在树木上。

【采集加工】全草及孢子入药。孢子需在寒露后采集孢子叶晒干，打出孢子，筛净泥屑杂质。全草随时可采，晒干。

【性味功效】味甘，性寒。归膀胱、小肠经。清利湿热，通淋止痛。

【用法用量】内服：孢子（海金沙）3—9克，全草15—30克，水煎服。外用：海金沙藤鲜草适量，捣敷或煎浓汁浸洗。

【应用参考】

1. 上呼吸道感染、扁桃体炎、肺炎、支气管炎：海金沙藤30克，大青叶15克，水煎服。

2. 热淋：鲜海金沙茎叶30克，捣汁，冷开水兑服，海金砂孢子9—15克。

3. 乳腺炎：海金沙根20—30克，黄酒、水各半煎服，暖睡取汗；另用鲜海金沙茎叶、鲜犁头草各等分，捣烂外敷。

4. 尿路感染及结石：海金沙藤30克或孢子15克，白毛鹿茸草、车前草、爵床各15克，水煎服；结石加过路黄15克，延胡索6克；血尿加野豌豆（豆科）15克，抱石莲9克，同煎服。

5. 急性黄疸型肝炎：海金沙藤、车前草、夏枯草各10克，酢浆草、茵陈蒿各30克，每日1—3剂，水煎服。

6. 鼻衄、齿龈出血：海金沙鲜草加白糖捣烂外敷，或藤60克水煎，加白糖温服。

7. 腮腺炎：海金沙根60克，煎服，另用七叶一枝花块茎醋磨汁外搽。

8. 创口感染：海金沙藤、凤尾草、天名精（菊科）、一枝黄花、鸭跖草各15克，水煎服。

9. 妇女白带：海金沙茎30克，猪精肉120克。加水同炖，去渣，取肉及汤服。

10. 小便不利：海金沙全草60—90克。和冰糖，酌加水煎服；或代茶常饮。

11. 赤痢：海金沙全草60—90克。水煎，日服1—3次。

12. 梦遗：海金沙藤烧灰存性。用净灰5—6克，温水冲服。

13. 火烫伤：海金沙鲜叶捣烂。调入乳，外敷火伤处。

14. 缠腰火丹：鲜海金沙叶切碎捣烂。酌加麻油及米泔水，同擂成糊状，涂搽患处。

15. 赘疣：海金沙全草1握，水煎洗；在洗时用其藤擦赘疣处，日洗2—3次。

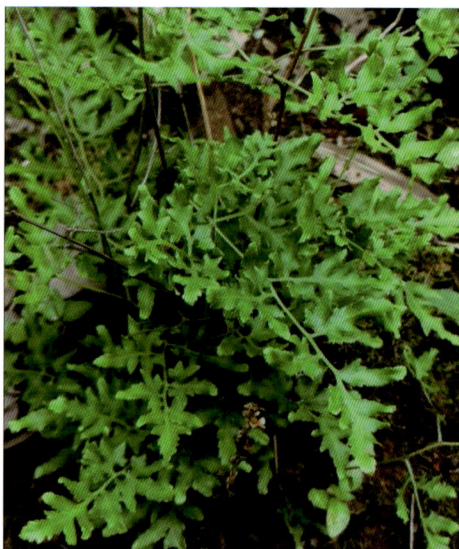

姬 蕨
Hypolepis punctata（*Thunb.*）*Mett.*

【别名】岩姬蕨、冷水蕨。

【形态特征】根状茎被有棕色毛。叶柄略粗曲，长22—25厘米，表面棕褐色。叶片常

海金沙

皱缩，展平后呈长卵状三角形，长35—70厘米，宽20—25厘米，顶部叶片一回羽状深裂，中部以下三至四回羽状深裂；羽片卵状披针形，二回羽状分裂；小裂矩圆形，长约5毫米，边缘有钝锯齿。有时在末回裂片基部两侧或上侧的近缺刻处可见孢子囊群。

【分布与生长环境】丘陵地带有分布。生于潮湿草地、林边，有时生在石隙或墙缝内。

【采集加工】夏、秋季采收，洗净，鲜用或晒干。

【性味功效】味苦、辛，性凉。清热解毒，收敛止血，烫伤，外伤出血。

【用法用量】内服：9—12克，水煎服。外用：适量，鲜草捣敷；或干品研末敷。

【应用参考】

1.烧烫伤：鲜品全草捣烂，用淘米水或冷开水调匀，取汁外涂。

2.外伤出血：鲜嫩叶捣烂敷伤处，或用干叶研粉撒患处。

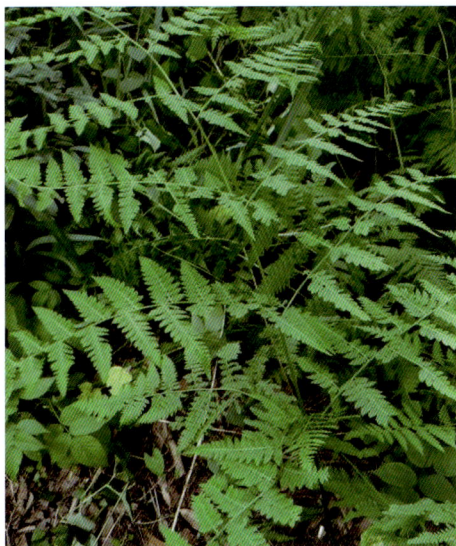

姬蕨

积 雪 草
Centella asiatica（L.）Urb.

【别名】落得打、老鸦碗、刺蟆碗、破铜钱草、金钱草、大蛤蟆碗、铁灯盏、落地梅花。

【形态特征】多年生匍匐草本。茎细长，伏地延伸，绿色或稍带紫红色，节上生须根。叶3—4片集生于节上，有长柄，叶片圆状肾形。直径2.5—6厘米，边缘有钝齿，基部心脏形。花淡红紫色，2—5朵集成头状花序，生于叶腋。果实扁圆形，紫红色。5—6月开花。

【分布与生长环境】山区和平原地区都有分布，生在旷野、路旁、沟边等较阴湿的地方。

【采集加工】洗净，晒干，切断，本品极易发霉应经常翻晒。

【性味功效】性温，味辛、苦。解暑祛瘀，清热解毒。

【用法用量】15—30克。

【应用参考】

1.中暑腹泻：积雪草鲜叶搓成小团，嚼细开

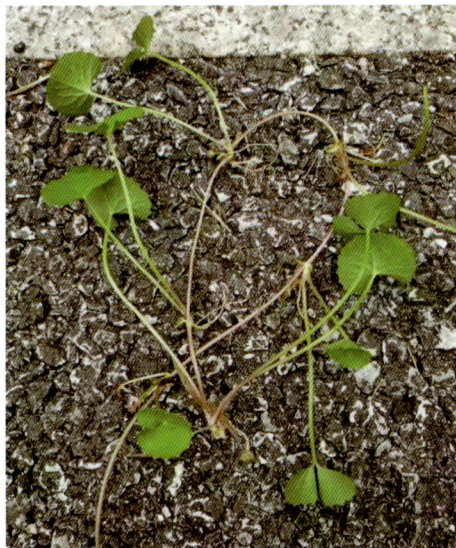

积雪草

水吞服1—2团。鲜全草水煎代茶，可以解暑。

2.疗疮疖毒、麦粒肿：积雪草鲜全草捣烂外敷患处，1日1换，同时鲜全草15—30克（干全草9—15克）水煎服。

3.小儿百日咳：积雪草鲜全草捣烂取汁，加蜂蜜适量调服。服法：1岁以下每日3—9克，早晚2次分服。1—2岁每日15—24克，连服2日，以后隔日1服，2—6岁每日30—60克，连服3天，以后隔日1服，6岁以上每日60—90克，连服3天，以后隔日1服。

4.湿热黄疸（急性传染性肝炎）：每日3次，每次积雪草鲜全草60克（干30克），水煎服，连服10天左右。

桔 梗
Platycodon grandiflorus（Jacq.）A. DC

【别名】包袱花、铃铛花、道拉基。

【形态特征】多年生草本，高30—100厘米，有乳汁，全株光滑，多少带苍白色。根肥大肉质，长圆锥形，外皮黄褐色或灰褐色。茎直立，上部稍分枝。叶近无柄；茎中下部的叶常对生或3—4片轮生，叶片卵形或卵状披针形，长3—6厘米，宽1—2.5厘米，边缘有不整齐的锐锯齿；茎上部的叶互生，较窄。7—8月开花，花冠开扩钟状，鲜蓝紫色或蓝白色。蒴果卵锥形，顶部盖裂为5瓣。种子多数。

【分布与生长环境】喜凉爽气候，耐寒、喜阳光。宜栽培在丘陵地带，半服半阳的砂质壤土中。

【采集加工】一般在播种后2年收获，于10月中下旬当地上部枯黄时或次年春萌芽前挖取。以秋采为好。收挖时要深挖，不要伤根，以免汁液外溢，影响桔梗品质。

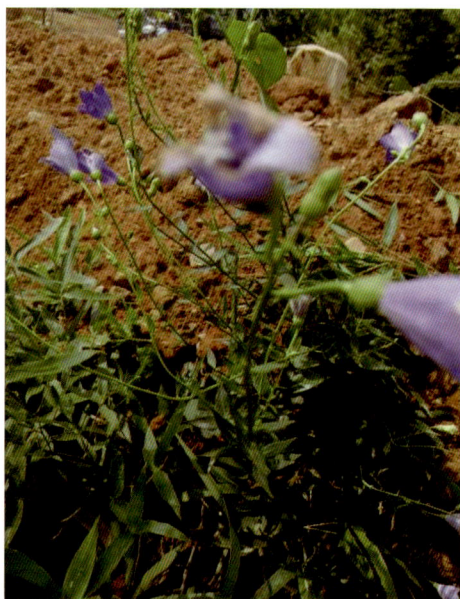

桔梗

【性味功效】味苦、辛，性平。宣肺，利咽，祛痰，排脓。

【用法用量】3—10克。

【应用参考】

1.风热咳嗽痰多，咽喉肿痛：桔梗9克，桑叶15克，菊花12克，杏仁6克，甘草9克。水煎服。

2.风痰壅盛，咳嗽不已：桔梗（炒）、防己、白矾（枯）各30克，雄黄15克（研）。上为末，水浸，蒸饼，丸如鸡头大，每服1粒，绵裹含化。

3.痰嗽喘急不定：桔梗45克。捣为散，用童子小便100毫升，煎取80毫升，去滓温服。

4.肺痈咳而胸满，颤寒脉数，咽干不渴，时出浊唾腥臭，久久吐脓如米粥：桔梗30克，甘草60克。上二味，以水600毫升，煮取200毫升，分温再服。

5.肺痈吐血：桔梗9克，冬瓜仁12克，薏苡仁15克，芦根30克，金银花30克。水煎服。

6.少阴病，咽痛：桔梗3克，甘草60克，以水600毫升，煮取200毫升，去滓，分温再服。

7.喉痹及毒气：桔梗60克。水600毫升，煮取200毫升，顿服之。

8.伤寒痞气，胸满欲死：桔梗、枳壳（炙，去穰）各30克。上锉如米豆大，用水300毫升，煎减半，去滓，分2次服。

9.牙疳臭烂：桔梗、茴香等分。烧研敷之。

【附注】

1.桔梗浸膏对动物有促进气管的分泌，甚祛痰效果与气化铵相似。

2.桔梗含有桔梗皂苷，用量过大会引起恶心、呕吐。

栝 楼
Trichosanthes kirilowii Maxim.

【别名】瓜蒌、吊瓜、栝楼蛋、果裸、王白、天瓜、泽姑、黄瓜、天圆子、柿瓜、大肚瓜、大圆瓜。

【形态特征】攀援藤本，长达10米；块根圆柱状，粗大肥厚，富含淀粉，淡黄褐色。茎较粗，多分枝，具纵棱及槽，被白色伸展柔毛。叶片纸质，轮廓近圆形，长宽均约5—20厘米，叶基心形，弯缺深2—4厘米，上表面深绿色，粗糙，背面淡绿色，叶柄长3—10厘米。花雌雄异株。雄总状花序单生，总状花序长10—20厘米，粗壮，顶端有5—8花，单花花梗长约15厘米，中上部具粗齿，基部具柄，被短柔毛；雌花单生，花梗长7.5厘米，被短柔毛。花期5—8月，果期8—10月。

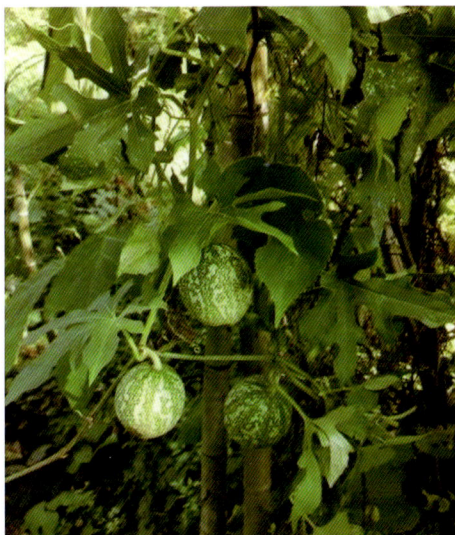

栝楼

【分布与生长环境】喜温暖潮湿气候。较耐寒，不耐干旱。选择向阳、土层深厚、疏松肥沃的砂质壤土地块栽培为好。不宜在低洼地及盐碱地栽培。

【采集加工】当果实表面有白粉，变成淡黄色时，分批采摘，悬通风处晾干，即成全栝楼；将果实从果蒂处剖开，取出瓜和瓢和种子，晒干即成栝楼皮；瓜瓢和种子放入盆内，加草木灰；雄株在栽种后第3年10月下旬挖取块根，去净泥沙，刮去粗皮，小的切成10—20厘米长，大的可纵剖成2—4瓣，晒干或烘干，即成天花粉。

【性味功效】味甘、微苦，性寒。润肺，化痰，散结，滑肠。

【用法用量】内服：煎汤，9—20克；或入丸、散。外用：适量，捣敷。

【应用参考】

1.痰嗽：黄熟栝楼1个。取出子若干枚，照还去皮杏仁于内，火烧存性，醋糊为丸，如梧子大。每服20丸，临卧时，白萝卜汤送下。

2.喘：栝楼2个，明矾1块，如枣子大，入栝楼内，烧煅存性，为末。将萝卜煮烂，蘸药末服之，汁过口。

3.痰咳不止：熟栝楼10个，明矾60克，共捣成饼，阴干，研为末，加糊做成丸子，如梧子大。每服50—70丸，姜汤送下。

4.小便不通，腹胀：用栝楼焙过，研为末。每服6克，热酒送下。服至病愈为止。

【附注】栝楼皮有清肺化痰，宽胸散结的作用，一般大便正常者都用栝楼皮。栝楼仁有润肺化痰、润肠通便之功，皮、仁合用为全栝楼，兼有二药的功效，为大便燥结的用全栝楼或栝楼仁。

莲
Nelumbo.nucifera Gaertn.

【别名】莲肉、莲米。

【形态特征】多年生水生草本。根状茎横走，肥大而多节，白色，中有孔洞，俗称"莲藕"。节上生叶，高出水面，叶柄着生于叶背中央，圆柱形，长而多刺。叶片大，圆形，全缘或稍呈波状，粉绿色。夏季开大花，单生于花梗顶端，复瓣，红色、粉红色或白色，有芳香；雄蕊多数，心皮多数，埋藏于膨大的花托内，子房椭圆形。花后结"莲蓬"，倒锥形，顶部平，有小孔20—30个，每个小孔内有果实1枚。种子称"莲子"。

【分布与生长环境】生于水泽、池塘、湖泊中。

【采集加工】9—10月间果实成熟时，剪下莲蓬，剥出果实，趁鲜用快刀地开，剥去壳皮，晒干。

【性味功效】味甘、涩，性平。补脾止泻，益肾涩精，养心安神。

【用法用量】6—15克。或入丸，散。

【应用参考】

1.久痢不止：老莲子60克（去心）为末。每服3克，陈米米汤调下。

2.下痢饮食不入，俗名噤口痢：鲜莲子30克，黄连15克，人参15克。水煎浓，细细与岬。

3.病后胃弱，不能饮食：莲子、粳米各炒120克，茯苓60克。共为末，砂糖调和。每5—6匙，白滚汤下。

4.小便白浊，梦遗泄精：莲子、益智仁、龙骨（五色者）各等分。上为细末。每服6克，空心，用米汤调下。

5.补益虚损：莲子（去皮）不以多少，用好酒浸一宿，入猪肚内，用水煮熟，取出焙干。上为极细末，酒糊为丸，如梧桐子大。每服50—70丸，食前温酒送下。

【附注】1.莲蓬壳：又名莲房，味苦、涩，性温。功能止血适用于月经过多，血尿、便血等症，烧存性研末，外敷可治湿疹，脓疮等用量3—9克。

2.莲子芯：味苦，性寒。清心安神，适用于心烦失眠用量2—6克。

3.莲须：味甘，性平。固精止血，用治遗精、遗尿、妇女带下、崩漏等症用量3—9克。

4.莲花：味苦，性微温，捣烂外敷天泡疮、湿疹。

5.莲叶：味苦，性平。清暑利湿，用于暑热泻痢等症用量一角至半张（即全叶的1/4—1/2）。

6.莲梗：性味同莲叶。行气宽胸，利小便，用量1—2米。

7.莲蒂：性味同莲叶。和胃止泻，安胎止血，用于久痢久泻、脱肛、胎动不安、呕血、咯血、鼻出血、尿血、便血、子宫出血等，用量3—5只。

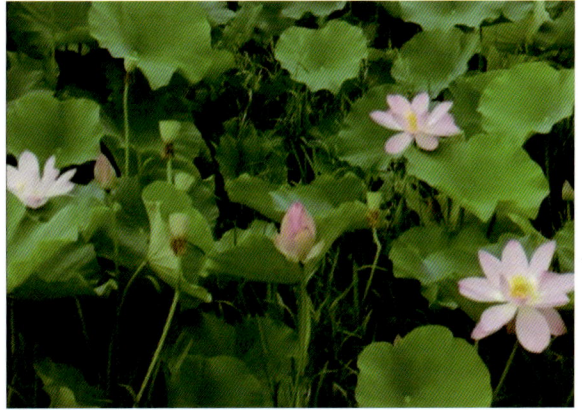

莲

凌 霄
Campsis grandiflora Thunb. Schum.

【别名】紫葳、五爪龙、红花倒水莲、倒挂金钟、上树龙、堕胎花、藤萝花、上树蜈蚣、白狗肠、吊墙花、芰华。

【形态特征】攀援藤本；茎木质，表皮脱落，枯褐色，以气生根攀附于它物之上。叶对生，为奇数羽状复叶。顶生疏散的短圆锥花序，花序轴长15—20厘米。花萼钟状，长3厘米，分裂至中部，裂片披针形，长约1.5厘米。蒴果顶端钝。花期5—8月。

【分布与生长环境】性喜光、宜温暖，幼苗耐寒力较差。要求肥沃、深厚、排水良好的沙质土壤。

【采集加工】花、根可入药。7—9月间采收，择晴天摘下刚开放的花朵，晒干。

【性味功效】花：味甘、酸，性寒。凉血，化瘀，祛风。根：味苦，性凉。活血散瘀，解毒消肿。

【用法用量】花5—9克，根15—50克。外用：鲜根适量，捣烂敷患处。

【应用参考】

1.妇人、室女月候不通，脐腹痛，一切血疾。紫葳散：凌霄100克，当归、蓬莪术各50

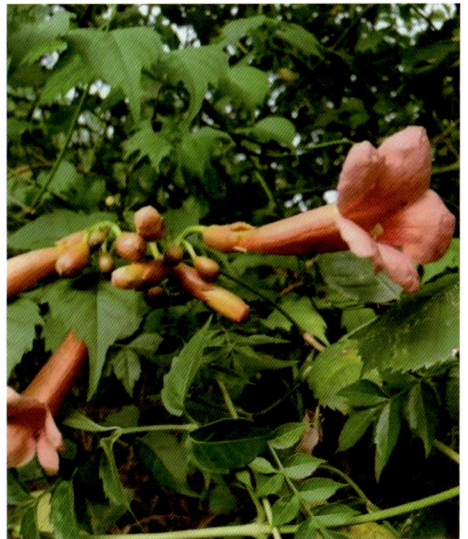

凌霄

克。上为细末。空腹冷酒调下6克，行5千米左右，更用热酒调1服。

2.女经不行：凌霄花为末，每服6克，食前温酒下。

3.崩中漏下血：凌霄花末，温酒服2克，日3次。

4.通身痒：凌霄花为末，酒调服3克。

5.皮肤湿癣：凌霄花、羊蹄根各等量，酌加枯矾，研末搽患处。

6.肺有风热，鼻生疮：凌霄花25克（取末），硫黄50克（别研），腻粉3克，胡桃4枚（去壳）。先将前三味和匀，后入胡桃肉，同研如膏子，用生绢蘸药频频揩之。

7.酒齄鼻：（1）凌霄花、山栀子。上等分，为细末。每服6克，食后茶调下，日进2服。（2）以凌霄花研末，和密陀僧末，调涂。

8.痫疾：凌霄花，为细末。每服9克，温酒调下，空心服。

9.大便后下血：凌霄花，浸酒饮服。

10.瘀血阻滞，月经闭止，发热腹胀：凌霄花9克，赤芍15克，丹皮9克，红花6克，桃仁9克，当归10克。水煎服，每日1剂。

11.皮肤湿癣：凌霄花9克，雄黄9克，白矾9克，黄连10克，羊蹄根10克，天南星10克。研细末，用水调匀外擦患处，每日3次。

12.血热风盛的周身痒症：可单用凌霄花9克，水煎服；或用散剂酒调服。

【使用禁忌】孕妇慎用。

桑
Morus alba L.

【别名】桑树（通称）。

【形态特征】落叶乔木，栽培种可成灌木状，高3—6米。叶广卵形至近圆形，一般不分裂，有时呈多种分裂，表面有光泽，背面叶脉上疏生柔毛或无毛。花雌雄同株而异枝，集合成有柄的柔荑花序。果实由许多卵圆形外部有肉质花被的瘦果组成（即桑椹）。4—5月开花，5—6月结果。

【分布与生长环境】常栽培于村旁田野。

【采集加工】桑椹可供食用、酿酒，叶、果和根皮可入药。

【性味功效】桑椹：味甘，性温，无毒，疏散风热，清肺，明目。桑叶：味苦、甘，性寒，祛风热，明目，清热凉血。

【用法用量】9—15克或外敷适量。桑叶：5—9克。

【应用参考】

1.感冒、流行性感冒：桑树叶9克，加白英全

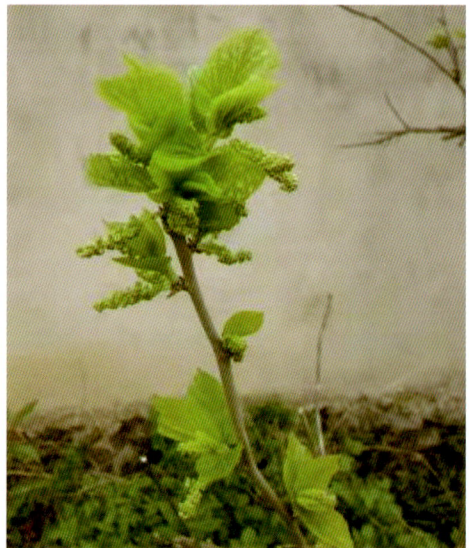
桑

草9克，金银花藤15克，一枝黄花全草9克，野菊花花9克，水煎服。

2.水肿、小儿流涎过多：桑树枝白皮（桑白皮）6—9克，水煎服。

3.神经衰弱：桑椹子9—15克，水煎服。亦可煎成膏，长期服用。

4.扭伤、挫伤：桑树鲜根白皮，加蛇葡萄鲜根，用酒糟或黄酒共捣烂，敷伤处。

5.高血压：桑白皮60—90克，水煎浓汁，头汁与二汁合并1次服。

6.结膜炎：冬桑叶适量，水煎，蒸汽熏眼，待凉后，其汁洗眼（如眼发痒，可加明矾少许）1日1次。

【附注】桑椹：味甘、酸，性温。滋补肝肾，生津。9—15克。

桑枝：味苦，性平。祛风寒，湿痒，诸痛。5—9克。

桑白皮：味甘，性寒。止咳平喘，消肿，降血压。5—9克。

射 干
Belamcanda chinensis（L.）Redouté

【别名】金扁担、铜扁担，铁扁担，黄花蝴蝶、蝴蝶花、黄蝴蝶花、龙尾巴、金刚剑、黄花金交剪、金交剪。

【形态特征】多年生草本，茎高达1.5米。地下有匍匐茎，茎痕处略膨大，全体呈不规则圆柱状，鲜黄色，须根多数，也带黄色。叶扁平，剑形，长18—60厘米，鲜绿，革质，平滑而有光泽，基部抱茎。花茎上部为2—3回叉状分枝，枝端着生有梗的花数朵；花被上面为橘黄色，散布暗红色斑点，下面为淡黄色。蒴果三角状倒卵形，顶端有部分凋萎的花被宿存。种子圆形，黑色，有光泽。7—9月开花结果。

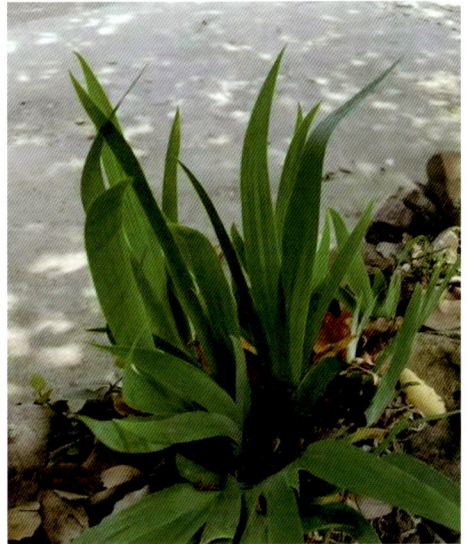
射干

【分布与生长环境】本地山区、半山区均有分布常见于杂木林缘、旷野及溪边草丛中。

【采集加工】秋季掘取根茎，洗净，除去须根，充分晒干备用。

【性味功效】性寒，味苦，有小毒。清热利咽，止咳消痰，法瘀消肿。

【用法用量】内服：3—10克；入散剂或鲜用捣汁。外用：研末吹喉或调敷。

【应用参考】

1.咽喉炎、扁桃体炎、口腔炎：射干根茎9—15克，水煎服。或加朱砂根、夏枯草、望春花各9克，水煎服。或射干根茎6克，半边莲、并头草各9克，一枝黄花15克，水煎服。

2.气管炎、支气管哮喘：射干根茎、羊乳、黄独、桂皮各30克，百部60克，侧柏叶9克，晒干研粉混和，每次1.5—3克，1天3次，吞服。

3.跌打损伤：射干根茎与蝴蝶花根茎各等量，晒干研粉，每次12克，吞服。或两种根荃各15克，水煎用黄酒冲服。

4.黄疸：射干根茎9—12克，水煎服。

5.便秘：射干根茎晒干研粉，每次18克，水冲服。

6.稻田皮炎：射干煎水洗。

【附注】射干在试管内对致病性皮肤癣菌有较强的抗菌作用。

桃
Amygdalus persica L.

【别名】毛桃。

【形态特征】乔木，高3—8米；树冠宽广而平展；树皮暗红褐色，老时粗糙呈鳞片状；小枝细长，无毛，有光泽，绿色，向阳处转变成红色，具大量小皮孔；叶片长圆披针形、椭圆披针形或倒卵状披针形。花单生，先于叶开放，直径2.5—3.5厘米；花梗极短或几无梗。果实形状和大小均有变异，卵形、宽椭圆形或扁圆形，色泽变化由淡绿白色至橙黄色，常在向阳面具红晕；果肉白色、浅绿白色、黄色、橙黄色或红色，多汁有香味，甜或酸甜；核大，种仁味苦，稀味甜。花期3—4月，果实成熟期因品种而异，通常为8—9月。

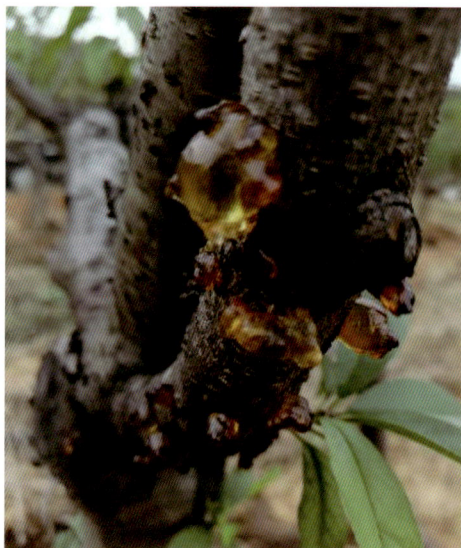
桃

【分布与生长环境】普遍栽培。生于山坡、山谷沟底或荒野疏林及灌丛内。

【采集加工】树皮中分泌出来的树脂入药，药名桃胶。夏季用刀切割树皮，待树脂溢出后收集，水浸，洗去杂质，晒干。

【性味功效】味苦，性平。和血，通淋，止痢。

【用法用量】内服：煎汤，9—15克；或入丸、散。

【应用参考】

1.糖尿病：桃树胶15—24克，玉米须30—48克，枸杞根30—48克。煎服。

2.火烧疮：桃胶15克，松脂、黄柏各15克。上药捣细罗为散，用梨汁生蜜调涂之。

3.疮疹黑痣，发掐危困：桃胶煎汤饮之。一方以水熬成膏，温酒调下，无时。

铁苋菜
Acalynha austzalis L.

【别名】血见愁、凤眼草、海蚌含珠、叶下双桃、叶里仙桃、金畚斗、野络麻、野黄麻、老鼠耳朵草、金盘野苋菜。

【形态特征】一年生草本，高30—60厘米。茎直立，多分枝，有毛。叶互生，卵状菱形或卵状披针形，长2.4—6厘米，叶边有锯齿。穗状花序生在叶腋；花红褐色，雄花多生在雌花的上端，雌花生在叶状苞片内，苞片像一只张开的蛤蚌，故民间有"海蚌含珠"的名称。蒴果三棱状球形，内有种子3粒。6—9月开花，9—10月结果。

【分布与生长环境】生在田边、地边和路边较湿润的地方，是夏季旱地上常见的一种野草。

【采集加工】以全草入药。夏秋采集全草，去泥土，晒干。

【性味功效】性平，味微苦、涩。杀菌，解毒，止血止泻。

【用法用量】15—30克。外用：适量，鲜品捣烂敷患处。

【应用参考】

1.小儿疳积：铁苋菜鲜全草30—60克，和猪肝煎汁服。

2.小儿腹胀、睾丸肿大：铁苋菜鲜全草30—60克，水煎服。

3.痢疾、肠炎、水泻：铁苋菜全草30克（鲜者加倍），赤痢加白糖，白痢加红糖30克，炒4—5分钟，加水600毫升，煎成300毫升，分2次服；或全30—60克，水煎服，忌食荤腥，可配合乌齿苋或地锦草。

4.疮痈肿毒，蛇虫咬伤：鲜铁苋菜适量，捣烂外敷。

5.血淋：鲜铁苋菜50克，蒲黄炭、小蓟、木通各15克，水煎服。

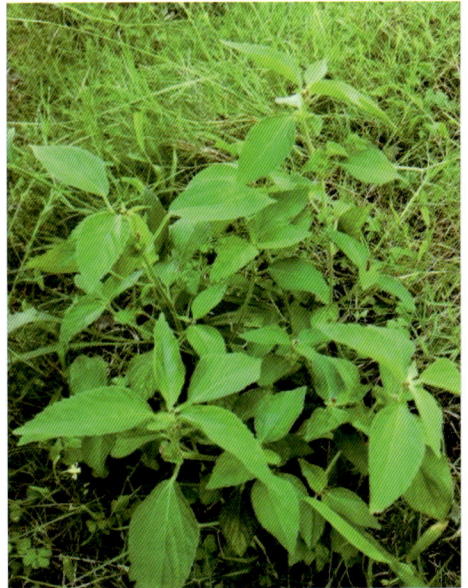

铁苋菜

通 泉 草
Mazus pumilus（N. Burman）Steenis

【别名】猫脚迹、尖板猫儿草、汤湿草、猪胡椒。

【形态特征】一年生草本，高4.5—30厘米，全体疏生短柔毛或光滑。茎直立或倾斜，基部常分枝。叶倒卵形或匙形，基部逐渐下延成翼状。花成顶生和腋生的总状花序；花萼钟形，上部5裂，宿存；花冠淡紫色或蓝色，呈2唇形，喉部有2条黄色隆起，上有短粗毛。蒴果球形，光滑。4—5月开花，一

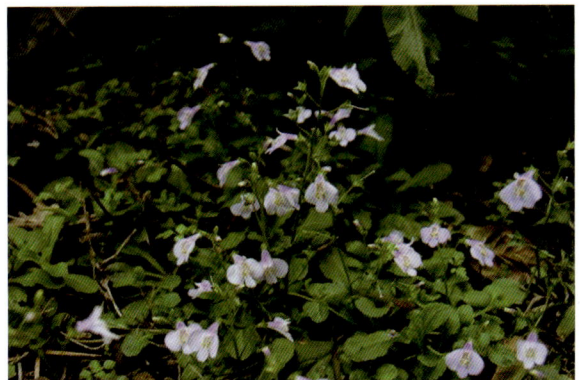

通泉草

直可延长到8—7月，7—9月果熟。

【分布与生长环境】本地生于郊野路边湿润的草地、水田边，为水稻田常见杂草。

【采集加工】全草入药。春夏秋可采收，洗净，鲜用或晒干。

【性味功效】性温，味苦。利尿解毒。

【用法用量】9—15克。外用：适量，捣烂敷患处。

【应用参考】

1.尿路感染：通泉草全草30克，石菖蒲、车前草、小槐花各15克，水煎服。

2.指头炎、疖、痈：通泉草鲜全草捣烂外敷。

3.腹水、水肿（心脏性）：通泉草全草适量和陈萝卜子捣烂加皮硝，包敷肚脐上。

4.痈疽疮肿：干（通泉草）全草。研细末，冷水调敷患处，每日1换。

5.脓疱疮：通泉草适量。研末，调菜油搽患处。

6.乳痈：通泉草30克，蒲公英30克，橘叶12克，生甘草6克。水煎服。

通 脱 木
Tetrapanax papyrifer（Hook.）*K. Koch*

【别名】木通树、通草、天麻子。

【形态特征】五加科常绿灌木或小乔木，高1—3.5米。茎粗壮，不分枝，幼稚时表面密被黄色星状毛或稍具脱落的灰黄色柔毛。茎粗大，白色，纸质；树皮深棕色，略有皱裂；新枝淡棕色或淡黄棕色，有明显的叶痕和大型皮孔。叶大，互生，聚生于茎顶；叶柄粗壮，圆筒形，长30—50厘米。伞形花序聚生成顶生或近顶生大型复圆锥花序，长达50厘米以上。果球形，直径约4毫米，熟时紫黑色。花期10—12月，果期翌年1—2月。

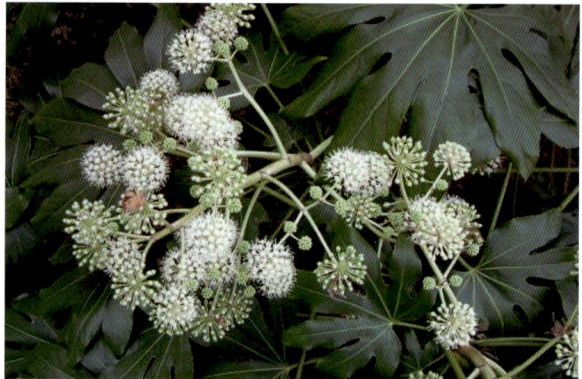

通脱木

【分布与生长环境】喜光，喜温暖。在湿润、肥沃的土壤上生长良好。根的横向生长力强，并能形成大量根蘖。

【采集加工】全木使用，拣去杂质，切片。

【性味功效】味甘、淡，性微寒。清热利水；通乳。

【用法用量】内服：煎汤，2—5克。

【应用参考】

1.一身黄肿透明，亦治肾肿：通脱木（蜜涂炙干）、木猪草（去里皮）各等分。上为细末，并入研细去土地龙、麝香少许。每服2—3克，米饮调下。

2.伤寒后呕哕：通脱木90克，生芦根（切）1500克，橘皮30克，粳米450克。上四味，以水15斤煮，取3斤随便稍饮；不愈，更作，取愈止。

3.催乳：通脱木、小人参，炖猪脚食。

透 骨 草
Phryma leptostachya subsp. asiatica（H. Hara）Kitam.

【别名】剪草、山剪草。

【形态特征】多年生草本，高27—
72厘米。茎植立，四方形，有侧生短
毛，节部膨大。叶对生，卵形至卵状长
椭圆形，先端尖，基部窄铗成翼，边缘
有钝圆锯齿，膜质，两面疏生短毛。花
排列成顶生和腋生的穗状花序，花开时
向上或平展，花后渐向下方；花萼筒状
淡绿色，顶端2唇形，上唇3裂，呈芒状
钩，下唇2浅裂，为三角形；花冠粉红色
或白色，筒状，顶端5裂，呈2唇形。果
为瘦果，外包宿存花萼。6—8月开花，9—10月果熟。

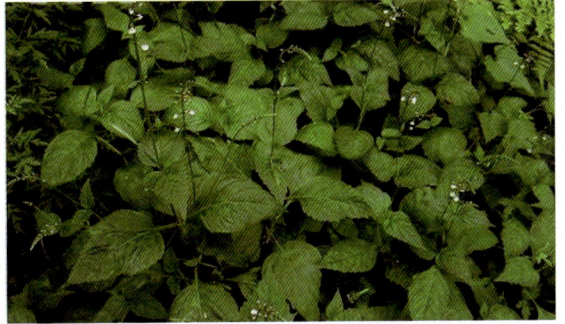

透骨草

【分布与生长环境】生于低山坡溪谷两旁阴湿草丛中、稀疏的竹木林下潮湿处、山
脚、水沟边。

【采集加工】夏、秋季采全草或根，晒干备用。

【性味功效】性凉，味涩。清热利湿，活血消肿止痛。

【用法用量】9—15克。

【应用参考】

1.骨折：透骨草鲜全草、鲜万年青、鲜紫金牛各30克，乳香、没药各3克，捣烂，整
骨后敷伤处，包扎、固定。或全草加野葡萄根、青棉花藤皮、桑白皮各等量，加黄酒适
量，捣烂，外敷伤处，包扎固定。

2.湿疹：透骨草根15克，水煎服。另外鲜叶加白糖捣烂外搽。

3.跌打损伤：透骨草全草、土牛膝、念珠藤各9克，及己3克，水煎服。

4.疮疡肿毒：阴中湿疹透骨草煎水洗。注意：孕妇忌服。

莴 苣
Lactuca saliva L.

【别名】千金菜、莴笋、石苣、青笋、笋菜。

【形态特征】一年生或二年草本，高25—100厘米。根垂直直伸。茎直立，单生，上
部圆锥状花序分枝。基生叶及下部茎叶大，不分裂，倒披针形、椭圆形或椭圆状倒披针
形，长6—15厘米，宽1.5—6.5厘米，顶端急尖、短渐尖或圆形，无柄。在茎枝顶端排成

圆锥花序，舌状小花约15枚，瘦果倒披针形。花、果期2—9月。

【分布与生长环境】生于菜园或田野。

【采集加工】春季嫩茎肥大时采收，多为鲜用。

【性味功效】味苦、甘，性凉。利尿，通乳，清热解毒。

【用法用量】内服：煎汤，30—60克。外用：适量，捣敷。

【应用参考】

1.产后无乳：莴苣3枚。研作泥，好酒调开服。

2.小便不下：莴苣捣成泥，作饼贴脐中。

3.小便尿血：莴苣捣敷脐上。

4.沙虱水毒：敷莴苣菜汁。

5.阴㿗肿缩疼痛：莴苣（切）250克，皂荚（锉碎）三挺，蜀椒（去目及闭口者，炒出汗）30克。上三味，少用水煮，不可太稀。趁热用90克重裹，熨肿处，冷即易，频熨自消。

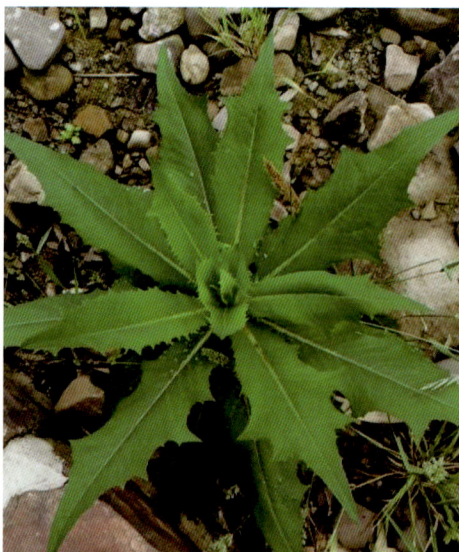

莴苣

夏 枯 草
Prunella vulgaris L

【别名】夏枯花、茶叶草、蒲草、枯草、牛角草、千层楼、红松蒲头草、黄九重楼、花鼓草、大头花、花果槌儿。

【形态特征】多年生草本，有匍匐状的根茎。茎直立或向上倾斜生长，四方形，带紫红色，被有向上的细毛。基生叶有长柄，向上渐无柄，叶片卵形或卵状披针形，全缘或有疏锯齿，表面有细毛，背面有细腺点。轮伞花序密集成顶生的穗状衣序。长2—5厘米；苞片扁圆形，顶端延长成尖尾形，背面及边缘均有长硬毛；花萼长椭圆形，顶端带紫色；花冠下部筒状，上部2唇形，紫红色，少有白色。小坚果长圆形，具3棱，平滑。5—月开花，7—月果熟。

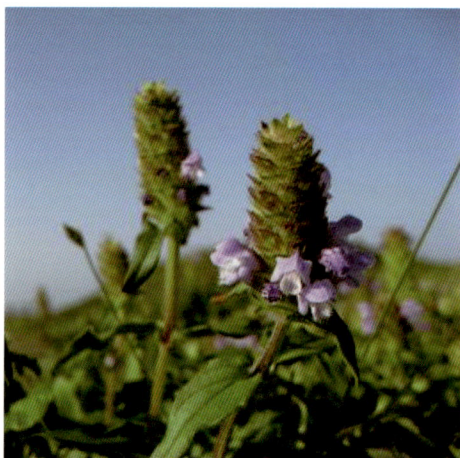

夏枯草

【分布与生长环境】生于向阳的山坡、丘陵及郊野路边、田边、河岸草丛中。

【采集加工】全草春夏季采，鲜用或晒干备用。花穗7—9月呈棕红色时采，晒干备用。

【性味功效】性寒，味辛、苦。清肝明目，降血压，解暑热，散结解毒。

【用法用量】内服：9—20克；熬膏或入丸、散。外用：煎水洗或捣敷。

【应用参考】

1.高血压病引起的头晕、头痛：夏枯草全草、野菊花、车前草各15克，钩藤根30克，水煎服。或夏枯草花穗15—20克，水煎服，长期连服，对老年性高血压有效。

2.淋巴结结核、淋巴结炎：夏枯草花穗60克，荠苨（空沙参）、黄独各30克，天葵子、玄参各9克，水煎2小时服，每天1剂，连服半月至1月。或夏枯草花穗、野菊花各12克，猕猴桃根、野葡萄根各30克，水煎服，连服1月。瘰疬初发时亦可取夏枯草全草60—90克，水煎，黄酒冲服。

3.甲状腺机能亢进：夏枯草全草15克，黄独9克，水煎服。

4.乳腺炎：夏枯草全草30—60克，水煎服。另取鲜全草捣烂外敷患处。

5.胆囊炎、胆石症：夏枯草全草、蒲公英、紫花地丁、金银花、忍冬藤、野菊花、炒白芍、延胡索各9克，水煎服。

6.前列腺肿大：夏枯草全草30克，海藻、昆布、鲜首乌各12克，黄芩、玄参各9克，水煎服。

7.咯血：夏枯草全草、鼠曲草、六月雪各30克，水煎服。

8.鳞状上皮癌：夏枯草全草30克，白芨9克，南瓜蒂3个，水煎服。右眼发现星翳，呈黄豆状凸出，视力障碍，经检查证实为鳞状上皮癌，治疗1月而愈。

9.防治中暑：夏枯草花穗泡开水代茶饮。

徐 长 卿

Cynanchum paniculatum（Bunge）Kitagawa

【别名】一枝香、竹叶细辛、天竹儿、天竹。

【形态特征】多年生草本，高36—40厘米。地下根茎短，簇生多数粗线状须状根。茎直立，光滑无毛。叶对生，披针形至线形，长4.5—6.5厘米，宽3—6毫米，两端渐尖，边缘稍反卷并有短缘毛。花淡黄绿色，圆锥状聚伞花序生于近顶端的叶腋。果实先端渐尖，表面平滑，长约7.2厘米。种子卵形，顶端有一束白毛。7—9月开花，8—10月结果。

【分布与生长环境】本地丘陵多有分布，生在低海拔山坡草丛中。

【采集加工】秋季采挖，除去杂质，阴干。

【性味功效】味辛，性温。祛风活血，利尿消肿，抗毒止痛，镇静。

徐长卿

【用法用量】6—20克。入丸剂或浸酒。外用：捣敷或煎水洗。

【应用参考】

1.水肿、中暑腹痛腹胀：徐长卿根9—15克，水煎服。

2.毒蛇、毒虫咬伤：徐长卿根15克，水煎，趁热服下；渣捣烂，敷伤口周围。

3.跌打损伤、风湿痛：徐长卿根9—15克，加虎杖根15克、黄酒15克，加水5碗，煎成半碗，饭前服。

【附注】另一种柳叶白前，形态与本种相似，但其地下根茎横生，常生在水边，作中药草白前（鹅管白前）收购供药用，应予区别。

鸭跖草
Commelina communis L.

【别名】兰花草、野靛青、竹叶草、挂兰青、鸭脚青、火萤头草、竹节花、晒不死、鸭脚草、竹叶活血丹、日头黄。

【形态特征】一年生草本，高25—45厘米。茎下部匍匐地面，上部直立，节上常生根。叶互生，披针形，长3.6—7.2厘米，全缘，基部成鞘状。花蓝色，成叉状分枝的聚伞花序，上部的分枝有花3—4朵，下部的分枝有花1—2朵，花外面包有心状卵形的绿色苞片。花期5—10月。

【分布与生长环境】生在较阴湿的山沟，溪边，田塍边，屋下及路旁水沟边等地方。

【采集加工】春、秋季采收，晒干，除去杂质，洗净，切段，晒干。

【性味功效】性寒，味甘。清热凉血，利尿解毒。

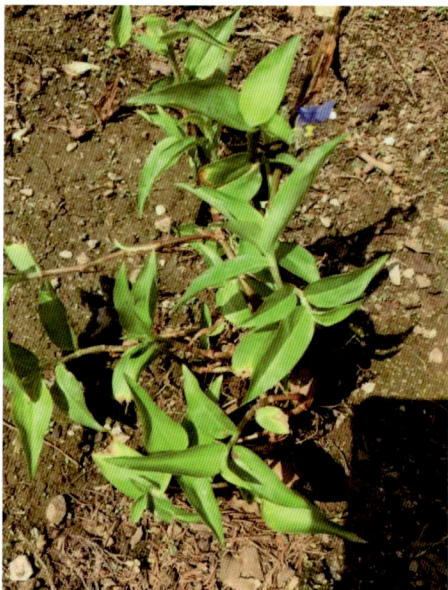
鸭跖草

【用法用量】15—60克。外用：适量。

【应用参考】

1.小儿丹毒、热痢以及作急性热病的退热：鸭跖草鲜全草60—90克（干的30克），重症可用150—200克，或用鸭跖草鲜全草捣汁服，即见效。

2.咽喉肿痛：鸭跖草鲜全草60克，水煎服或捣汁服。

3.水肿、腹水：鸭跖草鲜全草60—90克，水煎服，连服数日。

4.关节肿痛、痈疽肿毒、疮疖脓疡：鸭跖草鲜全草捣烂加烧酒少许敷患处。1日1换。

5.流行性感冒：鸭跖草30克，紫苏、马兰根、竹叶、麦冬各9克，豆豉15克。水煎服。

6.外感发热，咽喉肿痛：鸭跖草30克，柴胡、黄芩各12克，银花藤、千里光各25克，甘草6克。水煎服。

7.高热惊厥：鸭跖草15克，钩藤6克。水煎服。

8.小便不通：鸭跖草30克，车前草30克。捣汁入蜜少许，空腹服之。

9.赤白痢疾：鸭跖草15克，竹叶9克。水煎服。

10.高血压：鸭跖草30克，蚕豆花9克。水煎当茶饮。

烟 草
Nicotiana tabacum L.

【别名】烟、烟叶。

【形态特征】一年生或二至三年生草本，高0.7—1.5米，被黏质柔毛。茎直立，粗壮，基部木质化，上部分枝。单叶互生，叶片极大，椭圆状卵形至矩圆形或倒卵形，长10—50厘米，宽5—25厘米，先端渐尖，基部渐窄，或有下延的翅状柄半抱茎，全缘或微波状，上面深绿色，下面绿色，主脉粗壮。夏秋季开花，花日间开放，为顶生圆锥花序，具梗和苞片；萼长圆形，绿色，长约2厘米，裂片披针形；花冠漏斗状，淡红色，较萼长2—3倍，外面被毛；雄蕊5个。蒴果卵形，长约1.5厘米，与宿萼等长。

烟草

【分布与生长环境】各地均有栽培。

【采集加工】秋季采收，阴干。

【性味功效】性温，味辛、甘，有小毒。消肿、解毒、杀虫。

【用法用量】用鲜草捣烂外敷，或用烟油擦涂患处。除四害（钉螺、蚊、蝇、老鼠）将烟草制成5% 浸出液喷洒，或点烟熏之。

【应用参考】主要用于疔疮肿毒、头癣、白癣、秃疮、毒蛇咬伤等症，还可治疗项疽、背痈、风痰、鹤膝（包括骨结核、慢性化脓性膝关节炎等）等病。

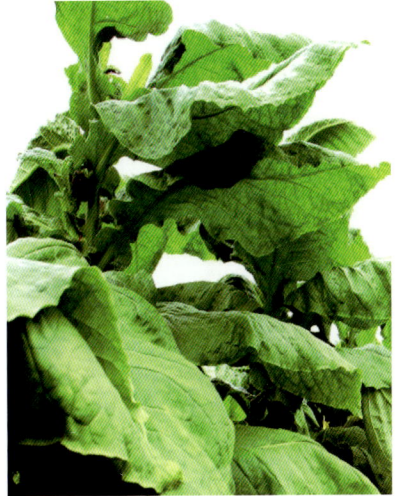

盐 肤 木
Rhus chinensis Mill.

【别名】五倍子树、五倍柴、五倍子。

【形态特征】落叶小乔木或灌木，高可达10米。小枝棕褐色，叶片多形，卵形或椭圆状卵形或长圆形，先端急尖，基部圆形，顶生小叶基部楔形，叶面暗绿色，叶背粉绿色，小叶无柄。圆锥花序宽大，多分枝，雌花序较短，密被锈色柔毛；苞片披针形，花白色，裂片长卵形，花瓣倒卵状长圆形，开花时外卷；花丝线形，花药卵形，子房不育；卵形。核果球形，略压扁，成熟时红色，8—9月开花，10月结果。

【分布与生长环境】生在向阳山坡、沟谷、溪边的疏林或灌丛中。

【采集加工】根全年可采，夏秋采叶，晒干

【性味功效】味酸、咸，性寒。清热解毒，散瘀止血。

【用法用量】根：内服，煎汤，9—15克；鲜品30—60克。外用，适量，研末调敷，或煎水洗，或鲜品捣敷。叶：内服，煎汤，9—15克（鲜品30—60克）。外用，适量，煎水洗；或鲜品捣烂敷；或捣汁涂。花：外用，适量，研末撒或调搽。果实：内服，煎汤，9—15克；或研末。外用，适量，煎水洗；捣敷或研末调敷。

【应用参考】根：治感冒发热，支气管炎，咳嗽咯血，肠炎，痢疾，痔疮出血。根、叶外用治跌打损伤，毒蛇咬伤，漆疮。

1.喉痹：盐肤子，捣为末，以赤糖和丸，如半枣大，含咽津。

2.痛风：盐肤木叶捣烂，桐油炒热，布包揉痛处。

3.鼻疳：盐肤木花或子、硼砂、黄柏、青黛、花椒各等量。共研末，吹患处。

4.痔疮：盐肤木根60克，凤尾草30克。水煎服，每日2剂。体虚者加猪瘦肉30克同煮。

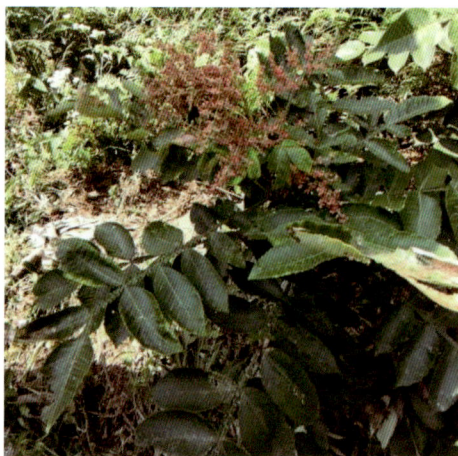

盐肤木

益 母 草
Leonurus japonicus Houttuyn

【别名】益母夏枯、铁麻干、野黄麻、溪麻、六角天麻。

【形态特征】一年生或二年生草本，高30—100厘米。茎直立，四方形，有白色的毛。叶对生，两面都有细毛，根部的叶有长柄，叶片圆形，5—9个浅裂；中部的叶椭圆形，掌状3深裂；上部的叶无柄，线形。花淡红色或紫红色，轮生在上部的叶腋。坚果三菱形，褐色。5—6月开花，7—8月结果。

【分布与生长环境】分布在山野荒地、路旁、田埂边、山坡草地、溪边等土壤贫瘠的干燥的地方。

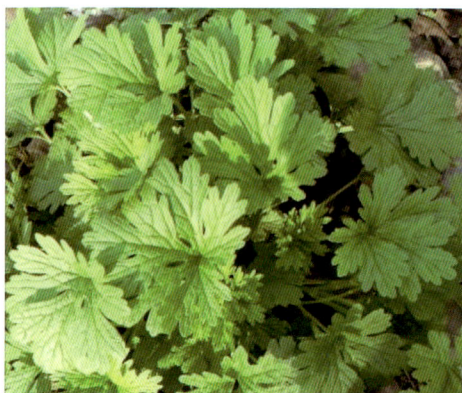

益母草

【采集加工】鲜品春季幼苗期至初夏花前期采割；干品夏季茎叶茂盛、花未开或初开时采割，晒干，或切段晒干。

【性味功效】性寒，味辛、苦。去瘀生新，活血调经。

【用法用量】9—18克；熬膏或入丸、散。外用：煎水洗或捣敷。

【应用参考】

1.产后流血不止、小腹胀痛、月经过多：益母草全草1千克，第一次加水2.5千克，第二次加水1.5千克，煎2次，每次1小时，药汁合并加红糖0.5千克，黄酒250克，再煎成约1千克，1日3次，每次2—3茶匙；或用全草30克，红枣120克，水煎服。

2.胎动不安：益母草全草30克，陈艾（中药）9克，水煎，煮鸡蛋1个、鸭蛋1个（去壳整煮），加红糖服。

3.痛经：益母草15克，元胡索6克。水煎服。

4.闭经：益母草、乌豆、红糖、老酒各30克，炖服，连服1周。

5.瘀血块结：益母草30克，水、酒各半煎服。

6.产后恶露不下：益母草，捣，绞取汁，每服150毫升，入酒20毫升，暖过搅匀服之。

7.妇人分娩后服之，助子宫之整复：益母草27克，当归9克。水煎，去渣，1日3次分服。

8.尿血：益母草汁（服）200毫升。

9.肾炎水肿：益母草30克。水煎服。

10.小儿疳痢，痔疾：益母草叶煮粥食之，取汁饮之亦妙。

浙 贝 母
Fritillaria thunbergii Miq.

【别名】浙贝、大贝、象贝、元宝贝、珠贝。

【形态特征】植株长50—80厘米。鳞茎由2—3枚鳞片组成，直径1.5—3厘米。叶在最下面的对生或散生，向上常兼有散生、对生和轮生的，近条形至披针形，长7—11厘米，宽1—2.5厘米，先端不卷曲或稍弯曲。花1—6朵，淡黄色，有时稍带淡紫色，顶端的花具3—4枚叶状苞片，其余的具2枚苞片。蒴果长2—2.2厘米，宽约2.5厘米，棱上有宽约6—8毫米的翅。花期3—4月，果期5月。

【分布与生长环境】生于海拔较低的山丘荫蔽处或竹林下。喜温和湿润、阳光充足的环境。

【采集加工】初夏植株枯萎时采挖，洗净。

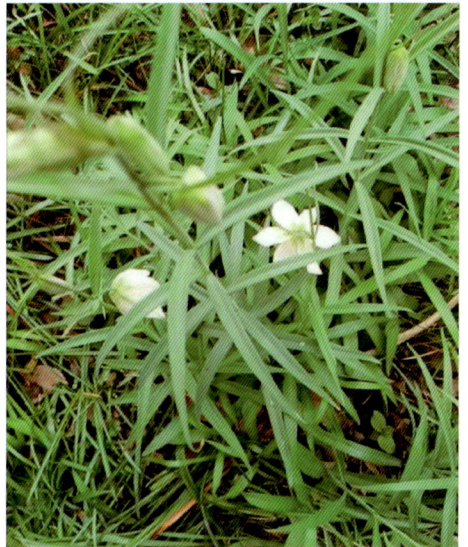

浙贝母

大小分开，大者除去芯芽，习称"大贝"；小者不去芯芽，习称"珠贝"。分别撞擦，除去外皮，拌以煅过的贝壳粉，吸去擦出的浆汁，干燥；或取鳞茎，大小分开，洗净，除去芯芽，趁鲜切成厚片，洗净，干燥，习称"浙贝片"。

【性味功效】味苦，性寒。清热化痰，散结解毒。

【用法用量】内服：煎汤，5—9克；或入丸、散。外用：研末撒。

【应用参考】

1.感冒咳嗽：浙贝母、知母、桑叶、杏仁各9克，紫苏6克，水煎服。

2.痈毒肿痛：浙贝母、连翘各9克，金银花18克，蒲公英24克，水煎服。

3.咽喉十八症：大黑枣每个去核，装入五倍子（去虫，研）1个、浙贝母（去心，研）1个。用泥裹，煨存性，共研极细末，加薄荷叶末少许，冰片少许，贮瓷瓶内。临用吹患处，任其呕出痰涎。

4.对口：浙贝母研末敷之。

十一画

菝葜
Smilax china L.

【别名】金刚藤、铁菱角、马加勒、筋骨柱子、红灯果、土茯苓。

【形态特征】落叶攀缘灌木。地下根茎横生，膨大部分呈不规则的菱角状，木质，坚硬，棕色，味涩。茎枝圆形，坚硬，长达2米余，有散生倒刺，茎上有少数分枝。单叶互生，开花时期叶非常幼小，叶柄长7—20毫米，近中部有卷须2条，下半部具鞘；叶片革质，有光泽，卵圆形或椭圆形，长3—12厘米，宽2—10厘米，先端短尖或圆形而凸出，基部近圆形或心形，全缘，两面无毛，下面微苍白色，有3—5条较明显的主脉。5月间开花，伞形花序腋生，总梗长1—3厘米，花单性，雌雄异株；子房上位，长卵形，3室，柱头3裂，稍反曲。浆果球形，熟时粉红色，直径约8毫米，种子1—3粒。

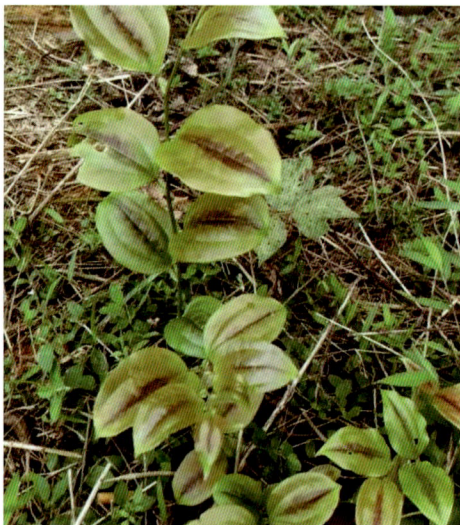
菝葜

【分布与生长环境】本地区分布在山坡、路旁、河谷、林边或山林丛中。

【采集加工】秋末至次年春采挖，除去须根，洗净，晒干或趁鲜切片，干燥；或用盐水浸泡数小时后蒸熟，晒干。

【性味功效】味甘、苦、涩，性平。祛风利湿，解毒消肿。

【用法用量】10—15克。或浸酒，或入丸撒。

【应用参考】

1.关节风湿痛：菝葜、活血龙、山楂根各9—15克。煎服。

2.筋骨麻木：菝葜浸酒服。

3.消渴，饮水无休：菝葜（炒）30克，乌梅60克，捶碎、焙干，上药捣筛，每用6克，水（200毫升），瓦器煎七分，去滓，稍热细呷。

4.小便多，滑数不禁：菝葜为末，以好酒调9克，服之。

5.沙石淋：菝葜60克。捣为细散。每服3克，米汤调下。服毕用地椒煎汤浴，连腰浸。

6.乳糜尿：楤木（鸟不宿）根、菝葜根茎各30克。水煎，分早晚2次服。

7.食道癌：鲜菝葜500克。用冷水1500克，浓缩成500克时，去渣，加肥猪肉60克，待肥肉熟后即可。此系1日量，分3次服完。

8.赤白带下：菝葜250克，捣碎煎汤，加糖60克。每日服。

9.流火：菝葜煎汁与猪脚煮食，或配土牛膝6克煎服。

常 春 藤
Hedera nepalensis var. sinensis（Tobl.）Rehd.

【别名】土鼓藤、钻天风、三角风、龙鳞薜荔、追风藤、上树蜈蚣。

【形态特征】多年生常绿藤本，长达20米。茎光滑，嫩枝上有柔毛如鳞片状，借气根攀援他物。单叶互生，革质光滑；营养枝的叶三角状卵形至三角状长圆形，长2—12厘米，宽1—8厘米，全缘或3裂，基部截形；花枝和果枝的叶椭圆状卵形、椭圆状披针形，伞形花序，伞梗长1—2厘米，具棕黄色柔毛；子房5室，花柱联合成短柱形。果实圆球形，浆果状，黄色或红色。花期8—9月。

【分布与生长环境】野生于山野，多攀援于大树或岩石上，庭园常有栽培。

【采集加工】全株入药。全年可采，切段晒干或鲜用。

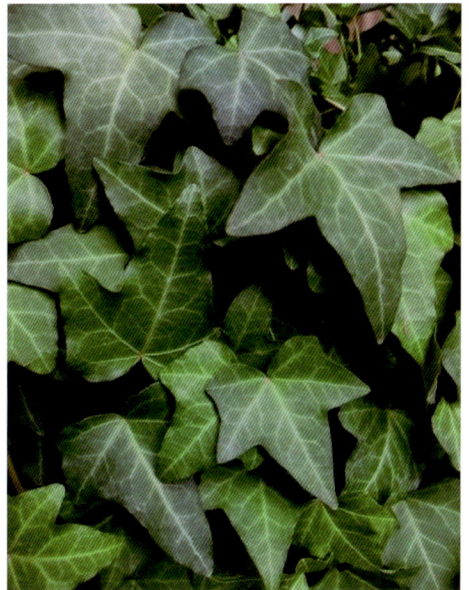
常春藤

【性味功效】味苦、辛，性温。祛风利湿，活血消肿。

【用法用量】煎汤，3—9克；浸酒或捣汁。外用：煎水洗或捣敷。煎汤，

【应用参考】

1.肝炎：常春藤、败酱草，煎水服。

2.关节风痛及腰部酸痛：常春藤茎及根9—12克，黄酒、水各半煎服；并用水煎汁洗患处。

3.产后感风头痛：常春藤9克，黄酒炒，加红枣7枚，水煎，饭后服。

4.疗疮黑凹：用发绳扎住，将常春藤捣汁，和蜜200毫升服之。外以葱蜜捣敷四围。

5.一切痈疽：常春藤1握。研细，以酒解汁，温服。利恶物为妙。

6.衄血不止：常春藤研水饮之。

7.托毒排脓：鲜常春藤30克，水煎，加水酒兑服。

8.疗疮痈肿：鲜常春藤60克，水煎服；外用鲜常春藤叶捣烂，加糖及烧酒少许捣匀，外敷。

9.口眼歪斜：常春藤15克，白风藤15克，钩藤7克。泡酒500克。每服药酒15克，或蒸酒适量服用。

10.皮肤痒：常春藤全草500克。熬水沐浴，每3天1次，经常洗用。

11.脱肛：常春藤60—90克，水煎熏洗。

淡 竹 叶
Lophatherum gracile Brongn

【别名】淡竹草、竹叶麦冬、淡竹麦冬、野门冬、山大麦、山麦冬。

【形态特征】多年生草本，有短缩而略呈木质的根茎，须根黄白色，中部通常膨大成纺锤状。茎直立，基部木质化，叶片阔披针形，先端渐尖，基部圆形，下有短柄与叶鞘相连，叶缘粗糙，叶质薄，中脉两倒细脉平行，并有小横脉，呈方格状。花序为顶生的稀疏直立大形的圆锥花丛，分枝斜开，下侧小穗成列着生，小穗披针形，绿色，无柄，先端有2—3个芒刺，常使小穗附着人的衣物。7—9月开花，10—11月果熟。

【分布与生长环境】生于山坡草丛、竹林、路边阴湿地。

【采集加工】夏、秋季割取枝叶或连根挖出，晒干备用。

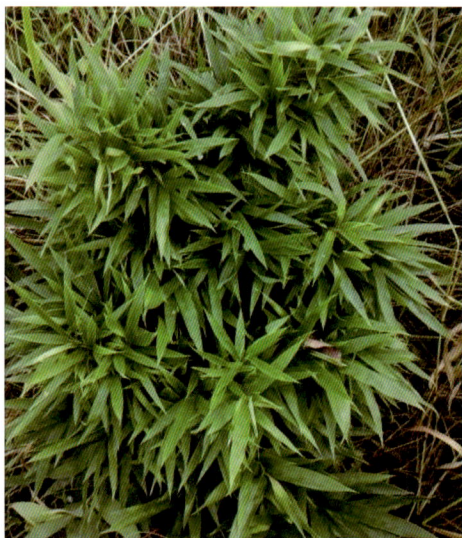

淡竹叶

【性味功效】性凉，味甘、淡，清热除烦，利尿解毒。

【用法用量】6—100克。

【应用参考】

1.热病烦渴：淡竹叶全草30克，葛根15克，水煎服。

2.口腔炎、牙周炎、扁桃体炎：淡竹叶全草30—60克，犁头草、夏枯草各15克，薄荷9克，水煎服。

3.尿路感染、血尿：淡竹叶根30—60克，海金沙全草、凤尾草各30克，水煎服。湿热重者加南天竹根15克。

4.肺结核潮热：淡竹叶全草、青蒿各15克，地骨皮30克，水煎服，连服1—2星期。

5.月经不调：淡竹叶根30克，丹参、收草、活血丹各15克，水煎服。

6.盗汗：淡竹叶、玉米须15克，瘪桃干4枚，水煎服。

7.治尿血：淡竹叶、白茅根各9克。水煎服，每日1剂。

8.治热淋：淡竹叶12克，灯芯草9克，海金沙6克。水煎服，每日1剂。

【附注】夏秋采收的淡竹叶全草、苍耳子各15克加水酒煎，经前服有避孕作用。

黄 芩
Scutellaria baicalensis Georgi

【别名】山茶根、黄芩茶、土金茶根。

【形态特征】多年生草本，主根长大，略呈圆锥状，外皮褐色。茎方形，高25—60厘米，基部多分歧，光滑或被短毛。叶对生，卵状披针形、披针形或线状披针形，长1.5—4.5厘米，宽3—12毫米。总状花序腋生，花偏向一方，紫色，长2—2.5厘米，表面被白色短柔毛；小坚果4个，近圆形，黑色。花期7—8月，果期8—9月。

【分布与生长环境】生于向阳干燥山坡、荒地上，常见于路边。

【采集加工】栽培2—3年收获，于秋后茎叶枯黄时，选晴天挖取。将根部除着的茎叶去掉，抖落泥土，晒至半干，撞去外皮，晒干或烘干。

【性味功效】味苦，性寒。清热燥湿，泻火解毒，止血，安胎。

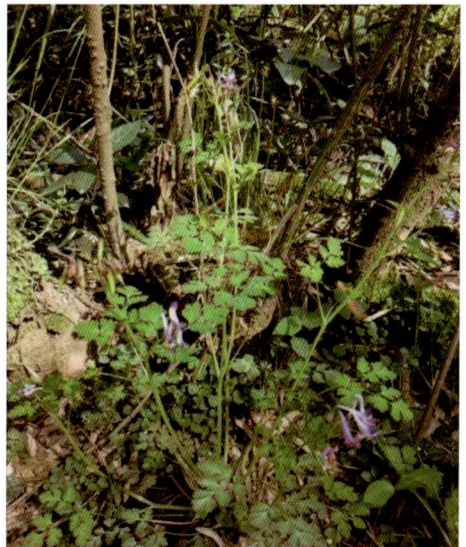

黄芩

【用法用量】3—9克；或入丸、散。外用：煎水洗或研末撒。

【应用参考】

1.灸疮血出：酒炒黄芩6克。为末，酒服。

2.泻肺火，降膈上热痰：片子黄芩，炒，为末，糊丸，或蒸饼如丸梧子大。服50丸。

3.慢性气管炎：黄芩、葶苈子各等分，共为细末，糖衣为片，每片含生药0.3克，每日3次，每次5片。

4.少阳头痛及太阳头痛，不拘偏正：片黄芩，酒浸透，晒干为末。每服3克，茶、酒任下。

5.太阳与少阳合病，自下利：黄芩90克，芍药60克，甘草60克（炙），大枣12枚（擘）。上四味，以水2000毫升，煮取600毫升，去滓。温服200毫升，日再夜1服。

6.血淋，亦主下血：黄芩120克，细切，以水1000毫升，煮取400毫升，分3服。

7.吐血衄血，或发或止，皆心脏积热所致：黄芩30克（去心中黑腐），捣细为散。每服9克，以水150—200毫升，煎至六分。不计时候，和滓温服。

8.崩中下血：黄芩为细末。每服3克，烧秤锤，淬酒调下。

9.眉睫痛，属风热与痰：黄芩（酒浸，炒）、白芷。上为末，茶清调6克。

10.肝热生翳：黄芩30克，淡豉90克，为末。每服9克，以热猪肝裹吃，温水送下，日4克。忌酒、面。

黄 独
Dioscorea bulbifera L.

【别名】黄药子、黄药脂。

【形态特征】缠绕草质藤本。块茎卵圆形或梨形，直径4—10厘米，通常单生，每年由上一年的块茎顶端抽出，很少分枝，外皮棕黑色，表面密生须根。茎左旋，浅绿色稍带红紫色，光滑无毛。单叶互生；叶片宽卵状心形或卵状心形，长15—26厘米，宽2—14（26）厘米。花单性，穗状花序。蒴果反折下垂，三棱状长圆形，两端浑圆，成熟时草黄色，表面密被紫色小斑点，无毛；种子深褐色，扁卵形。花期7—10月，果期8—11月。

【分布与生长环境】喜阴湿，需阳光充足之地，高山地区都能生长，多生于河谷边、山谷阴沟或杂木林边缘，房前屋后或路旁的树荫下也能生长。

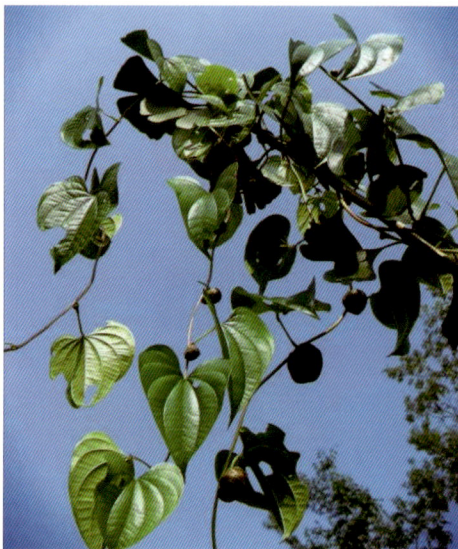

黄独

【采集加工】植株经霜后逐渐萎蔫，此时将枯茎割下，除去支架，用锹将块茎挖出，除净泥土和须根，趁鲜切成0.5—1厘米的厚片，晒干或烘干即可。

【性味功效】味苦，性平，有小毒，入心肝经。消肿解毒、止咳平喘，凉血止血。

【用法用量】5—9克。外用：捣敷或研末调敷，内服剂量不宜过大。脾胃虚弱及肝肾功能不全者慎服。

【应用参考】

1.吐血不止：黄独30克，捣碎用水2碗，煎至1碗，去滓温热服。

2.天泡水疮：黄独粉末搽之。

3.鼻衄不止：黄独30克，捣为散，每次服6克，煎阿胶汤调下。

4.疮：黄独120克，研磨成粉末，以冷水调匀敷疮上，干了再敷。

5.腹泻：黄独研末，每次3克，开水吞服。

6.扭伤：黄独根、七叶一枝花（均鲜用）各等量。捣烤外敷。

7.咯血：黄独、汉防己各30克。为末，每服3克，水200毫升，小麦20粒，同煎，食前温服。

8.咳嗽气喘：黄独块茎、胡颓子叶各9克，甘蔗节2个。水煎服。

黄 精
Polygonatum sibiricum Delar. ex Redoute

【别名】龙衔、兔竹、垂珠、鸡格、米脯、菟竹、鹿竹。

【形态特征】根状茎圆柱状，由于结节膨大，因此"节间"一头粗、一头细，在粗的一头有短分枝（中药志称这种根状茎类型所制成的药材为鸡头黄精），直径1—2厘米。茎高50—90厘米，或可达1米以上，有时呈攀援状。叶轮生，每轮4—6枚，条状披针形，长8—15厘米，宽4—16毫米，先端拳卷或弯曲成钩。花序通常具2—4朵花，似成伞形状，总花梗长1—2厘米，花梗长2.5—10毫米，俯垂；苞片位于花梗基部，膜质，钻形或条状披针形，长3—5毫米，具1脉；花被乳白色至淡黄色，全长9—12毫米，花被筒中部稍缢缩，裂片长约4毫米；花丝长0.5—1毫米，花药长2—3毫米；子房长约3毫米，花柱长5—7毫米。浆果直径7—10毫米，黑色，具4—7颗种子。花期5—6月，果期8—9月。

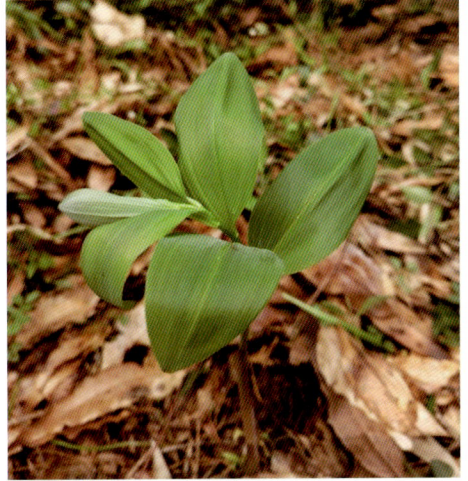

黄精

【分布与生长环境】本地有野生分布。生林下、灌丛或山坡阴处。

【采集加工】春、秋两季采收，挖取根茎，除去地上部分及须根，洗去泥土，置蒸笼内蒸至呈现油润时，取出晒干或烘干，或置水中煮沸后，捞出晒干或烘干。

【性味功效】味甘，性平。补气，养阴，健脾，润肺，益肾。

【用法用量】内服：煎汤，10—15克，鲜品30—60克；或入丸、散熬膏。外用：适量，煎汤洗；熬膏涂；或浸酒搽。

【应用参考】

1.肺阴不足：黄精30克，冰糖50克。将黄精洗净，用冷水泡发3—4小时，放入锅内，再加冰糖、适量清水，用大火煮沸后，改用文火熬至黄精熟烂。每日2次，吃黄精喝汤。适宜用于肺阴不足所致的咳嗽痰少、干咳无痰，咳血等症。

2.补精气：枸杞子（冬采者佳）、黄精等分。为细末，二味招和，捣成块，捏作饼子，干复捣为末，炼蜜为丸，如梧桐子大。每服50丸，空心温水送下。

3.脾胃虚弱，体倦无力：黄精、党参、淮山药各30克，蒸鸡食。

4.肺劳咳血，赤白带：鲜黄精根头60克，冰糖30克。开水炖服。

5.肺结核，病后体虚：黄精15—30克。水煎服或炖猪肉食。

6.小儿下肢痿软：黄精30克，冬蜜30克。开水炖服。

7.胃热口渴：黄精18克，熟地、山药各15克，天花粉、麦门冬各12克。水煎服。

8.治眼，补肝气，明目：蔓荆子500克（以水淘净），黄精1000克（和蔓荆子水蒸9次，曝干）。上药，捣细为散。每服，空腹以粥饮调下6克，日午晚食后，以温水再调服。

9.蛲虫病：黄精24克，加冰糖30克，炖服。

10.高脂血症：黄精30克，山楂25克，何首乌15克。水煎服，每日1剂。本方也可用于动脉硬化的防治。

11.白细胞减少症：黄精2份，大枣2份。制成100%煎剂口服，每次20毫升，每日3次。

12.糖尿病：黄精15克，山药15克，知母、玉竹、麦冬各12克。水煎服。对本病见口渴多饮，体倦乏力属气阴两虚证者有效。

14.贫血性、直立性、感染性、原因不明性低血压：黄精、党参各30克，炙甘草10克，水煎服，日1剂。

黄 荆
Vitex negundo L.

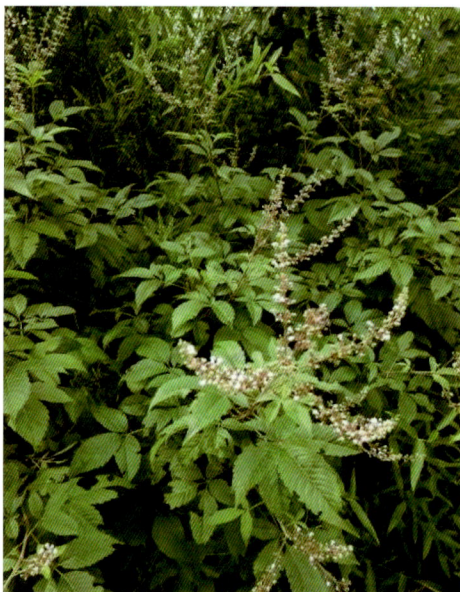

黄荆

【别名】指柑、五指风、布荆。

【形态特征】落叶灌木或小乔木，高2—5米；小枝四棱形，密生灰白色绒毛。掌状复叶；小叶片长圆状披针形至披针形，表面绿色，背面密生灰白色绒毛；中间小叶长4—13厘米，宽1—4厘米，两侧小叶依次递小。聚伞花序排成圆锥花序式，顶生，长10—27厘米，花序梗密生灰白色绒毛；花萼钟状；花冠淡紫色，外有微柔毛。核果近球形，黑色，径约2毫米；宿萼接近果实的长度。花期4—6月，果期7—10月。

【分布与生长环境】喜光，能耐半阴，好肥沃土壤，但亦耐干旱、耐瘠薄和寒冷，生于山坡路旁或灌木丛中。

【采集加工】根、茎、果：秋季采集晒干。叶：春夏季可采。

【性味功效】根、茎：味苦、微辛，性平。清热止咳，化痰截疟。叶：味苦，性凉。化湿截疟；果实：味苦、辛，性温。止咳平喘，理气止痛。

【用法用量】根、茎：15—30克。叶：9—30克。黄荆子：内服：煎汤，5—10克；或入丸、散。

【应用参考】

根、茎：用于支气管炎，疟疾，肝炎。

叶：感冒，肠炎，痢疾，疟疾，泌尿系感染；外用治湿疹，皮炎，脚癣，煎汤外洗。

果实：用于咳嗽哮喘，胃痛，消化不良，肠炎，痢疾。

鲜叶：捣烂敷，治虫、蛇咬伤，灭蚊。

鲜全株：灭蛆。

1.疟疾：黄荆根30克。于发作前3小时煎服。

2.风湿关节痛、腰痛：黄荆根30克，八角枫根30克，枸骨根30克。水煎服。

3.胃溃疡、慢性胃炎：黄荆根30克，红糖适量，煎服。

4.蛲虫病：黄荆根30克，切片，同甜酒炒至黄色，用水2碗，煎至1碗，晚饭前服。

5.中暑、呕吐、泄泻、痢疾、淋病：黄荆叶9—30克煎服。

6.疝气、痔漏：黄荆果3—9克煎服。

黄 苦 竹
Pleioblastus amarus（Keng）Keng f.

【别名】伞柄竹、苦竹。

【形态特征】植物体木质化乔木。竿高3—5米，粗3—4厘米不等，直立，竿壁厚约6毫米，幼竿淡绿色，具白粉，老后渐转绿黄色，被灰白色粉斑。叶片椭圆状披针形，长4—20厘米，宽1.2—2.9厘米。总状花序或圆锥花序，具3—6小穗，侧生于主枝或小枝的下部各节，基部为1片苞片所包围。成熟果实未见。笋期6月，花期4—5月。

【分布与生长环境】常见于无水渍但湿润的平缓山坡、山谷、溪河两岸、滩地以及庭院周围。

【采集加工】全竹可入药。苦竹叶：夏、秋采摘，晒干。

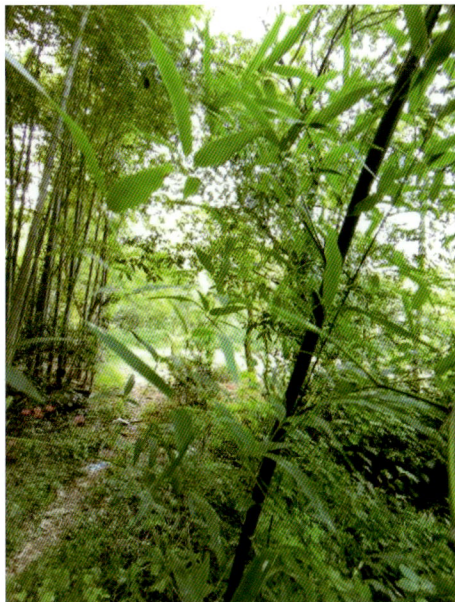

黄苦竹

【性味功效】黄苦竹叶：味苦，性寒。清心，利尿，明目，解毒。黄苦竹笋：味苦，性寒。清热除烦，除湿，利水。黄苦竹茹：味苦，性凉。清热，化痰，凉血。黄苦竹沥：味苦，性寒。清火，解毒，利窍。黄苦竹根：味苦，性寒。清热，除烦，清痰。

【用法用量】黄苦竹叶：内服，煎汤，6—12克。外用，烧存性研末涂敷。黄苦竹笋：内服，煎汤，100—150克；或煮食。黄苦竹茹：内服，煎汤，4.5—9克。黄苦竹沥：内服，冲服，50—100克；或入丸剂。外用，点眼或指牙。

【应用参考】

1.目赤眦痛如刺，不得开，肝实热所致，或生障翳：黄苦竹沥2克，黄连1克，绵裹入竹沥内，浸一宿，以点目中，数度令热泪出。

2.卒失声，声嘶不出：浓煮黄苦竹叶服之。

3.小儿头疮、耳上生疮：黄苦竹叶烧末和猪脂涂上。又以鸡子白敷之亦妙。

4.卒得恶疮不识：黄苦竹叶烧和鸡子黄敷。

【使用禁忌】动气发症，不可多食黄苦竹笋。

黄毛耳草
Hedyotis chrysotricha（Palib.）Merr.

【别名】过路蜈蚣、铺地蜈蚣、自山茄、地蜈蚣、落地蜈蚣、对叶寸节草、山蜈蚣、石打穿。

【形态特征】多年生草本，匍伏地面。茎基部稍木质化，细长，有角棱，长可达33厘米左右，节上生须根。叶对生，卵形、椭圆形或椭圆状披针形，全缘，有短柄；茎、叶背、叶柄都生有黄绿色细长毛。花淡红色，少数为白色，数朵生于叶腋。蒴果扁球形。6—7月开花，8—9月结果。

【分布与生长环境】生在山坡路边，林下岩石上、溪边和田野草丛中。

【采集加工】全草药用。全年可采。洗净鲜用或晒干。

【性味功效】性平，味苦。清热，利尿，平肝，苦寒，清热解毒，止血散瘀，蛇咬。

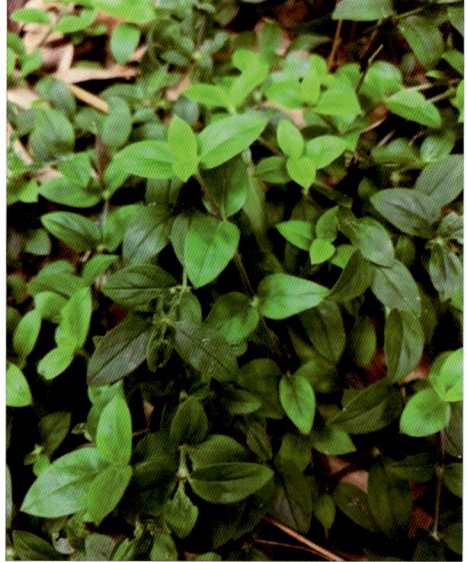
黄毛耳草

【用法用量】日1剂水煎服，15—30克，连服1—3个月。

【应用参考】

1.暑热泻痢：黄毛耳草鲜全草30克，铁苋菜 30克，水煎，饭前分3次服。

2.小儿急性肾炎：黄毛耳草鲜全草水煎加红糖服。2—3岁24—30克；4—6岁30—45克；7—10岁45—60克；10岁以上者60—75克。以上均为1日量，分3次服。

3.湿热黄疸：黄毛耳草鲜全草30—60克，水煎服，连服3—7天。

接 骨 草
Herba Saururi Chinensis

【别名】只零叶、蒴翟、鼠尾草等。

【形态特征】高大草本或半灌木，高1—2米。茎有棱条，髓部白色。羽状复叶的托叶叶状或有时退化成蓝色的腺体；小叶2—3对，互生或对生，狭卵形，长6—13厘米，宽2—3厘米。复伞形花序顶生，总花梗基部托以叶状总苞片，分枝3—5出，纤细，被黄色疏柔毛；花药黄色或紫色。果实红色，近圆形，直径3—4毫米；核2—3粒，卵形，长2.5毫米，表面有小疣状突起。花期4—5月，果熟期8—9月。

【分布与生长环境】生于山野林缘、路旁、山坡地。喜较凉爽和湿润的气候，耐寒。一般土壤均可种植，但涝洼地不宜种植。忌高温和连作。

【采集加工】根：秋后采根，鲜用或切片晒干。果实：9—10月采收，鲜用。茎叶：

夏、秋季采收，切段，鲜用或晒干。根或根皮：秋季采挖，洗净，切片，晒干。

【性味功效】性平，味咸，有猫屎臭。气味酸，温，有毒。活血消肿，祛风除湿，止血。

【用法用量】内服：15—30克；或入丸、散。外用：适量，捣敷或煎汤熏洗；或研末。

【应用参考】

1.风湿冷痹、寒湿腰痛：取接骨草，用火烤热，厚铺床上，趁热睡卧。叶冷则换。腊月取根捣碎，熬热后用。

2.脚气胫肿内痛：用接骨草根研碎，加酒醋一起蒸熟。封裹肿痛处，1—2日即消。

3.风疹、丹毒：用接骨草叶捣烂敷搽。

4.过劳疲倦、筋骨痛，风湿痹痛：用接骨草干根30—60克，清水煎服。

5.治跌打损伤、骨折疼痛：煎服，9—12克；或捣敷。

6.风疹瘙痒、疮痛肿毒：煎水洗；或捣敷。孕妇忌服，内服煎剂可加速骨折愈合，油膏敷有消肿作用。

7.骨折：鲜接骨草根，加鲜苦参根等量，入黄酒捣烂裹敷伤处，外夹以杉树栓皮，固定，每天换1次。

8.咳嗽：鲜接骨草茎叶30克，炖猪肉服。

9.挫伤、扭伤：接骨草鲜全草加食盐适量捣烂外敷伤处。

10.流行性腮腺炎：接骨草鲜全草捣烂外敷患处。

11.闭经：接骨草鲜全草30—60克，水煎，冲黄酒、红糖服。

12.肺结核发热、咳嗽：接骨草鲜全草30—60克，水煎服。

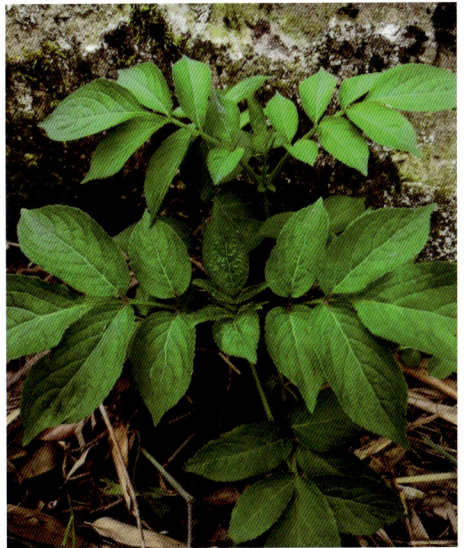

接骨草

菊三七
Gynura japonica（Thunb.）Juel.

【别名】狗头三七、三七、黄花三七、见肿消、菊叶三七、土三七、饭饱荽、落得打、五加空、高五脚茎、风菜三七。

【形态特征】多年生草本，高可达1米。根肥大、肉质、白色。茎直立，幼时带紫绿色，成长后多分枝，有棱，光滑。基生叶丛生，全缘，有锯齿，或作羽状浅裂，背面紫绿色，两面脉上均呈紫色，且有短毛；茎生叶互生，羽状分裂，裂片卵形至卵状披针形，边缘浅裂或有疏锯齿，顶端尖，基部有3—5浅裂的托片一对，着生于茎节，叶两面绿色，幼嫩叶背面浅紫色。头状花序顶生，排列成稀疏伞房状；总苞筒状；花两性，花冠黄色，筒状，顶端5裂。瘦果线形，细小，有棱。9—10月开花。

【分布与生长环境】农村园地上有栽培。

【采集加工】叶全年可采，根秋、冬季采，鲜用或晒干备用。

【性味功效】性温，味甘、微苦，有小毒。祛瘀消肿，止血止痛，解毒。

【用法用量】内服：水煎或研细粉吞服，3—10克。外用：捣烂。

【应用参考】

1.跌打损伤（胸部内伤咯血、血肿）：菊三七草根9—15克，水煎，黄酒冲服。局部用鲜叶加食盐少许捣烂外敷，每日换1次。

2.外伤止血：菊三七草全草晒干研成细粉，外敷伤口。

3.毛囊炎、癣、毒虫咬伤、无名肿毒：菊三七草鲜叶捣烂外敷。

4.跌打、风痛：菊三七鲜根6—9克。黄酒煎服。

5.吐血：菊三七根，捣碎调童便服。

6.痨伤后腰痛：菊三七煎蛋吃。

7.产后血气痛：菊三七捣细，泡开水加酒兑服。

8.蛇咬伤：菊三七草根捣烂敷患处。

【附注】菊三七叶：功效似菊三七根。适用于乳腺炎肿痛、疮痈肿痛、关节扭伤、蛇虫咬伤等，用鲜叶适量捣烂外敷患处，或用根磨酒处搽。

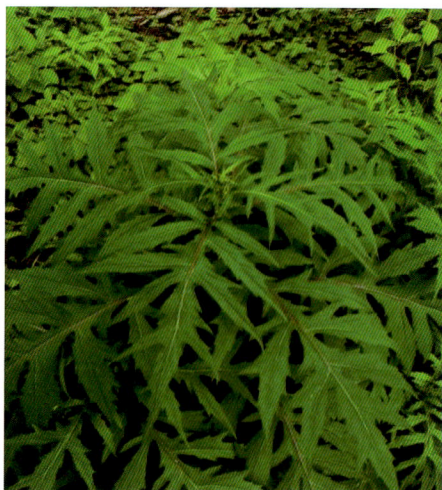

菊三七

菊 芋
Helianthus tuberosus L.

【别名】菊薯、五星草、洋羌、番羌。

【形态特征】多年生草本，高1—3米。叶片卵形至卵状椭圆形，长10—15厘米，宽3—9厘米。头状花序数个，生于枝端，直径5—9厘米，有1—2个线状披针形的苞叶。瘦果楔形，冠毛上端常有2—4个具毛的扁芒。花期8—10月。

【分布与生长环境】生于山间、林地。

【采集加工】秋季采挖块茎，夏、秋季采收茎叶；鲜用或晒干。

【性味功效】味甘、微苦，性凉。清热凉血，消肿。主热病，肠热出血，跌打损伤，骨折肿痛。

【用法用量】10—15克。或块根1个，生嚼服。

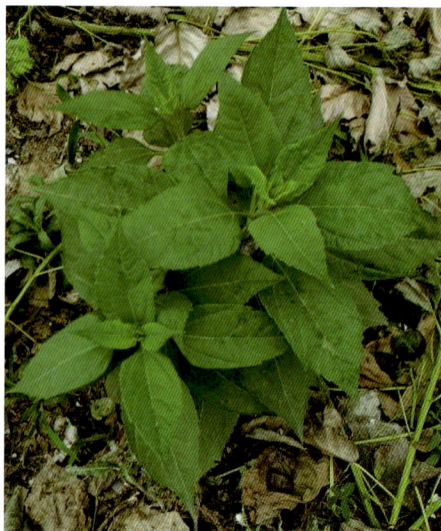

菊芋

【应用参考】

1.水湿停蓄，水肿，小便不利：菊芋汤。菊芋60—90克，切片，加水煎汤服。本方取菊芋有利尿的作用。

2.糖尿病：菊芋汁。菊芋30—60克，捣烂，绞取汁液，可加适量蜂蜜或白糖调味，一次服用。本品生用，取其清热凉血。

3.肠热便血，糖尿病，浮肿，小便不利：菊芋块茎100克，洗净切碎，大米100克淘洗干净，加水适量同煮成粥，调入食盐、香油后食用。

梨
Pyrus L.

【别名】快果、玉乳、果宗、蜜父、雪梨、香水梨、青梨。

【形态特征】落叶乔木。小枝光滑或幼时有毛。叶略革质；卵状长椭圆形或卵形，长7—13厘米，宽4—8厘米，先端长尖，基部圆形或近乎心脏形，或广楔形，边缘密生刺尖状锯齿，两面无毛，或嫩枝叶有绒毛；叶柄长3—4厘米。伞形总状花序，有花6—9朵，花瓣5瓣，卵形，白色。梨果近球形，皮赤褐色，或青白色：果肉稍硬，顶部无残萼。种子楔状卵形，稍扁平，黑褐色。花期4月，果熟期9月。

【分布与生长环境】喜光喜温，宜选择土层深厚、排水良好的缓坡山地种植，尤以砂质壤土山地为理想。

梨

【采集加工】8—9月间果实成熟时采收。鲜用或切片晒干。

【性味功效】味甘、微酸，性寒，无毒。清热镇静，化痰止咳，润肠通便，生津润燥。

【用法用量】内服：生食、（去皮、核）捣汁或熬膏。外用：捣敷或捣汁点眼。

【应用参考】

1.太阴温病，口渴甚者：甜水梨大者1枚。薄切，新汲凉水内浸半日，（捣取汁）时时频饮。

2.太阴温病口渴甚，吐白沫粘滞不快：梨汁、荸荠汁、鲜苇根汁、麦冬汁、藕汁（或用蔗浆）。临时斟酌多少，和匀凉服，不甚喜凉者，重汤炖温服。

3.小儿心脏风热，昏怕躁闷，不能食：梨3个。切，以水400毫升，煮取200毫升，去滓，入粳米，煮粥食之。

4.消渴：香水梨（或好鹅梨，或江南雪梨，俱可），用蜜熬瓶盛，不时用热水或冷水调服，止嚼梨亦妙。

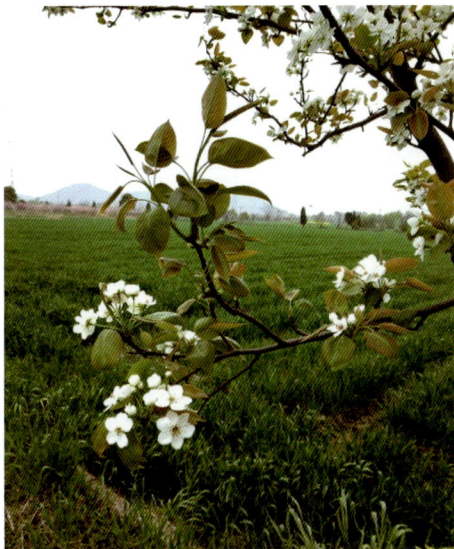

5.卒咳嗽：（1）梨1个，刺作50孔，每孔内置花椒1粒，以面裹于热火灰中煨令熟，出，停冷，去椒食之。（2）梨，去核，纳蜜，面裹烧令熟，食之。（3）梨，捣汁200毫升，蜜30克，地黄汁200毫升。缓火煎，细细含咽。凡治嗽皆须待冷，喘息定后方食，热食之反伤矣，令嗽更极，不可救。如此者，可作羊肉汤饼饱食之，便卧少时。

6.痰喘气急：梨，剜空，纳小黑豆令满，留盖合住，系定，糠火煨熟，捣作饼，每日食之。

7.清痰止嗽：梨，捣汁用，熬膏亦良，加姜汁、白蜜。

8.中风痰热：梨汁同霞天膏、竹沥、童便服。

9.急惊风热痰壅：梨汁和牛黄服之。

10.血液衰少，渐成噎膈：梨汁同人乳、蔗汁、芦根汁、童便、竹沥服之。

11.反胃转食，药物不下：大雪梨1个，以丁香15粒，刺入梨内，湿纸包四五重，煨熟食之。

12.卒患赤目胬肉，坐卧痛：好梨1个（捣，绞取汁），黄连3克（碎之）。以绵裹渍令色变，仰卧注目中。

鹿 蹄 草
Pyrola calliantha H. Andr.

【别名】破血丹、紫背金牛草、鹿衔草、鹿安茶、鹿含草。

【形态特征】常绿亚灌木状草本，高15—35厘米。根茎细长，横生或斜升，有分枝；叶3—6，近基生，叶柄长1.5—4厘米；叶片薄革质，长圆形至倒卵状长圆形或匙形，稀为卵状长圆形，长3—7厘米，宽2.5—4厘米，先端钝尖，基部楔形或阔楔形，下延于叶柄，上面绿色，沿叶脉为淡绿白色或稍白色，下面色较淡，常带紫色，边缘有

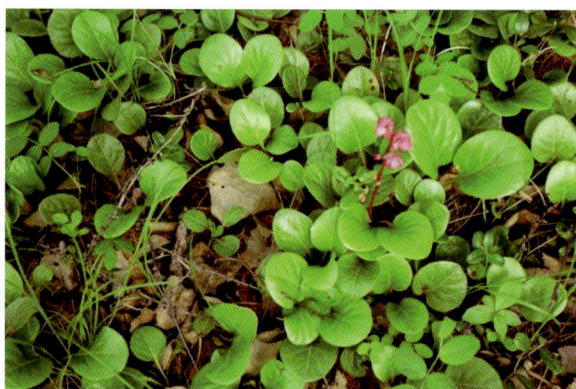

鹿蹄草

疏齿。花葶常带紫色，总状花序长2.5—4厘米，有花4—10朵，半下垂；花冠碗形；淡绿色、黄绿色或近白色。蒴果扁球形。直径7—10毫米。花期6—7月，果期7—8月。

【分布与生长环境】喜山地阔叶林或灌丛下。

【采集加工】栽后3—4年采收，在夏、秋季9—10月结合分株进行，采大留小，扯密留稀，每隔6—10厘米留苗1株。以后每隔1年，又可采收1次，除去杂草，晒至发软，堆积发汗，盖麻袋等物，待叶片变紫红或紫褐色后，晒或炕干。

【性味功效】味甘、苦，性凉。补虚，益肾，祛风除湿，活血调经，

【用法用量】内服：9—15克；研末，6—9克。外用：适量，捣敷或研末撒；或煎水洗；孕妇忌服。

【应用参考】

1.慢性气管炎：鹿蹄草、朱砂七各9克，参叶3克，糖炙威龙、鲜猪胆汁各1.8克，蜂蜜6克。将鹿蹄草、朱砂七、参叶加水适量煎3次，每次煎30分钟，过滤合并浓缩；鲜猪胆汁高压灭菌；活地龙清水洗净3次，然后加糖，取其糖炙液。各药混合制成100毫升。1日2次分服。服前振荡加温。连服30天。

2.慢性细菌性痢疾：鹿蹄草180—360克。加水1000—2000毫升，文火煎沸后再煎30分钟，过滤分装6剂，每剂含鹿蹄草30—60克。每服1剂，每日3次，炖温空腹服。10—15天为1疗程。

3.肺结核咯血：鹿蹄草、白及各12克。水煎服。

4.产后瘀滞腹痛：鹿蹄草15克，一枝黄花6克，苦爹菜9克，水煎服。产后胎盘不下，鲜全草60克，水煎服。

5.骨质增生症：鹿蹄草25克，熟地100克，生姜75克，鸡血藤75克，肉苁蓉50克。共研细末，炼蜜为丸，每丸重1克5，每服1丸，日2次。

6.虚劳：鹿蹄草30克，猪蹄1对。炖食。

7.慢性风湿性关节炎，类风湿性关节炎：鹿蹄草、白术各12克，泽泻9克。水煎服。

8.慢性肠炎、痢疾：鹿蹄草15克。水煎服。

9.崩漏：鹿蹄草120克，猪肉500克。炖熟，加盐少许，2天吃完。

鹿 茸 草

Monochasma sheareri Maxim.ex Franch. et Savat.

【别名】千年霜、满山白、绵毛鹿茸草、白头毛、四季青、瓜子草、老鼠牙草、山门穿、六月霜。

【形态特征】草本，高15—30厘米，全体具银白色密绒毛。茎丛生，细而硬。叶稠密，对生或3枚轮生，有时互生；叶片狭披针形，长1—3厘米，宽1—2毫米，全缘，先端渐锐尖，基部狭窄无柄。花序具腺毛，苞片呈叶状，花单生于苞腋；花萼的筒部几与裂片等长，具10棱，裂片线形；花冠唇形，长2—2.5厘米，长过于花萼，淡红色，喉部稍膨大，上唇盔状弯曲，2裂，下唇长于上唇，中裂片较长，喉部有

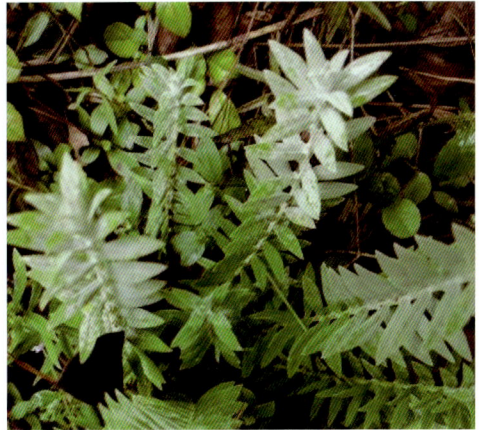

鹿茸草

2沟；雄蕊4个，2强，外露；子房具不完全2室，中轴胎室，胚珠多数。蒴果包藏于萼内，长圆形，先端尖锐，具4条纵沟，成熟时沿一侧面裂开。种子多数，扁平。花期4—5月。

【分布与生长环境】生于山坡向阳处杂草中；亦见于马尾松林下。

【采集加工】春、夏季采收，鲜用或晒干。

【性味功效】味苦，性平。清热解毒，祛风止痛，凉血止血。

【用法用量】内服：煎汤，10—15克，鲜品30—60克。外用：适量，煎水洗或鲜品捣敷。

【应用参考】

1.咳嗽：鹿茸草12克，水煎兑冰糖服。

2.风湿骨痛：鹿茸草30—90克，水煎服。

3.吐血：鹿茸草60克，麦冬15克，川贝6克。水煎服，白糖为引，每日1剂。

4.风寒感冒：鲜鹿茸草30—60克，水煎服。

5.产后伤风：鹿茸草30克，白牛胆干全草30克。水煎，调红糖服。

6.劳倦乏力，腰痛：鲜鹿茸草30—60克，酒水煎服；腰痛加刀豆壳15克，墨鱼干1只，酒水炖服。

7.赤痢：鹿茸草9克，红糖15克（炒焦）。水煎服。

8.肠风便血：鹿茸草9克，同猪大肠炖熟，食肠及汤。

9.月经不调，崩漏：鹿茸草12—18克，水煎服。

10.风火牙痛：鹿茸草、绣花针、黄荆根各9克。水煎服。

11.虚火牙痛：鹿茸草6克，枸杞根15克，毛姜9克。水煎服；或用精猪肉100—150克炖汤服。

12.乳癌、乳痈：鹿茸草15克，捣汁与甜酒酿合服，1日3次。

13.血管瘤：鹿茸草、山栀根各15克。煎服。

14.烂脚疮：鹿茸草60克，煎水洗。

萝 卜
Raphanus sativus L.

【别名】莱菔、英萌、菜头、白萝卜、捕虫草、毛毡苔、石龙芽草、山胡椒、胡椒草、夏无踪、白花叶、黄金丝。

【形态特征】二年或一年生草本，高20—100厘米；肉质直根，长圆形、球形或圆锥形，外皮绿色、白色或红色。茎有分枝，无毛，稍具粉霜。基生叶和下部茎生叶大头羽状半裂，长8—30厘米，宽3—5厘米。总状花序顶生及腋生；花白色或粉红色，直径1.5—2厘米。长角果圆柱形，长3—6厘米，宽10—12毫米，在相当种子间处缢缩，并形成海绵质横隔。种子1—6个，卵形，微扁，长约3毫米，红棕色，有细网纹。花期4—5月，果期5—6月。

【分布与生长环境】在气候条件适宜的地区，四季均可种植，多数地区以秋季栽培为主。

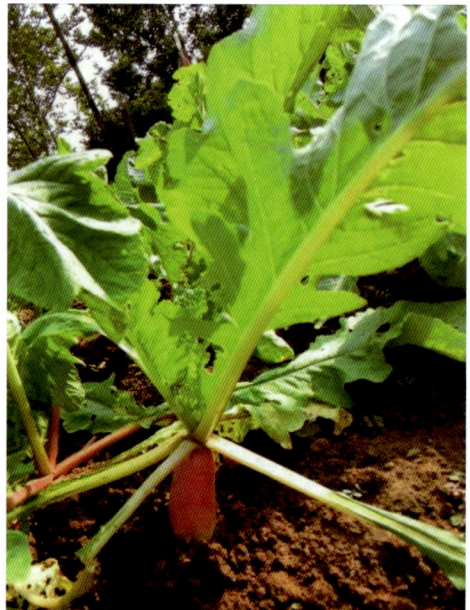

萝卜

258

【采集加工】根鲜用或绞汁服；角果在大暑后成熟，种子呈红色时，拔起植株，晒至角果开裂，拍打使种子脱落后筛取，中药名为莱菔子；收集选种后晒干的老萝卜根修去泥土、芦头、须根，中药名为地钻楼；收获萝卜时割下茎叶切1—2厘米晒干、中药名为莱菔叶。

【性味功效】莱菔子：味辛、甘，性平。清食除胀，降气化痰。地钻楼：味甘，性平。利尿消肿，祛痰健胃。莱菔叶：味辛、苦，性平。消食利气，化痰止咳，清热止病。鲜萝卜：味甘、辛，性平。下气，消食，化痰，利咽，清热解毒。

【用法用量】莱菔子：常用量6—10克。水煎服或入汤剂。生品长于祛痰；炒后长于消食除胀。地钻楼：15—30克，水煎服。莱菔叶：6—30克，水煎服。鲜萝卜：250—400克，绞汁或煮食。

【应用参考】

1.食积、腹胀、腹痛：莱菔子（炒）10克，神曲10克，陈皮6克，山楂10克，麦芽10克（炒），水煎服。

2.咳嗽痰多：莱菔子10克，煎汤代茶。

3.误食人参出现胸闷气胀咽痛：鲜萝卜300克，绞汁饮，1日2次。

4.下肢水肿，小便不利：地钻楼20克，玉米须15克，冬瓜皮15克，金钱草15克，水煎服。

5.中暑、腹泻：鲜萝卜缨绞汁200毫升，口服或干莱菔缨30克煎汤服，1日2次。

6.小儿疳积（食积）：地钻楼10克，地锦草6克，花麦肾6克，锦鸡儿根6克，水煎服。

7.百日咳：白莱菔子，焙燥，研细粉。白砂糖水送服少许，1日数回。

8.老年咳嗽，气逆痰痞：紫苏子、白芥子、莱菔子。上三味等量各洗净，微炒，击碎，用生绢小袋盛之，煮作汤饮。随甘旨，代茶水啜用，不宜煎熬大过。

9.一切食积：山楂180克，神曲60克，半夏、茯苓各90克，陈皮、连翘、莱菔子各30克。上为末，炊饼丸如梧子大。每服70—80丸，食远，白汤下。

10.痢疾有积，后重不通：莱菔子15克，白芍药9克，大黄3克，木香2克。水煎服。

11.中风口噤：莱菔子、牙皂荚各6克。以水煎服，取吐。

12.风头痛及偏头痛：莱菔子15克，生姜汁10毫升。上相和研极细，绞取汁，入麝香少许，滴鼻中搐入，偏头痛随左右用之。

13.牙疼：莱菔子27粒，去赤皮，细研。以人乳和，左边牙痛，即于右鼻中点少许，如右边牙疼，即于左鼻中点之。

14.跌打损伤，瘀血胀痛：莱菔子60克，生研烂，热酒调敷。

【使用禁忌】

1.阴盛偏寒体质者、脾胃虚寒者不宜多食。

2.胃及十二指肠溃疡、慢性胃炎、单纯甲状腺肿、先兆流产、子宫脱垂等患者少食萝卜。

3.萝卜不宜与水果一起吃，日常饮食中，若将萝卜与橘子同食，会诱发甲状腺肿。

4.萝卜主泻、胡萝卜为补，所以二者最好不要同食。若要一起吃时应加些醋来调和，以利于营养吸收。

5.生萝卜与人参药性相克，不可同食。以免药效相反，起不到补益作用。

萝 藦
Metaplexis japonica（Thunb.）Makino

【别名】接力草、芄兰、奶浆藤、白环藤、羊婆奶、婆婆针袋儿。

【形态特征】多年生草本。成株全体含乳汁。茎缠绕，长可达2米以上，幼时密被短柔毛。叶对生，卵状心形，长5—12厘米，宽4—7厘米，两面无毛，叶背面粉绿或灰绿色；叶具2—5厘米的长柄，顶端丛生腺体。总状式聚伞花序腋生，总花梗长6—12厘米，花蕾圆锥状。蓇葖果长卵形，角状，叉生；长约10厘米，宽3厘米；种子褐色，顶端具白色种毛。花期7—8月，果期9—12月。

【分布与生长环境】多生于潮湿环境，亦耐干旱。河边、路旁、灌丛和荒地亦有生长。

【采集加工】7—8月采集全草，鲜用或晒干。

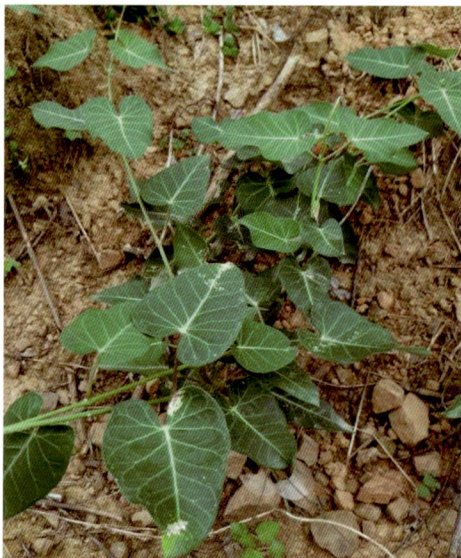

萝藦

【性味功效】全草：味甘、辛，性平。补益精气，通乳，解毒。强盛阴道。果壳：咸，平。宣肺，化痰，止咳。种子：止血。

【用法用量】内服：15—60克。外用：捣敷。果壳：2—9克

【应用参考】

1.吐血虚损：萝藦、地骨皮、柏子仁、五味子各90克，上为细末，空腹米汤饮下。

2.阳痿：萝藦根、淫羊藿根、仙茅根各9克。水煎服，每日1剂。

3.肾炎水肿：萝藦根30克，水煎服。每日1剂。

4.痨伤：萝藦根，炖鸡服。

5.瘰疬：萝藦根21—30克。水煎服，甜酒为引，每日1剂。

6.下乳：萝藦9—15克，水煎服；炖肉服可用30—60克。

7.小儿疳积：萝藦茎叶适量，研末。每服3至6克，白糖调服。

8.丹火毒遍身赤肿不可忍：萝藦草，捣绞取汁敷之，或捣敷上。

9.诸般打扑损伤，皮破血出，痛不可忍：萝藦，擂水化服，渣敷疮口上。

10.五步蛇咬伤：萝藦根9克，兔儿风根6克，龙胆草根6克，水煎服，白糖为引。

11.白癜风：萝藦草，煮以拭之。

猫 爪 草
Ranunculus ternatus Thunb.

【别名】三散草、小毛茛。

【形态特征】多年生小草本。块根数个簇生，肉质，近纺锤形或卵球形，黑色，短而成丛，先端质硬，形似猫爪，故名猫爪草。茎高5—17厘米，无毛或近无毛，分枝。基生叶丛生，有长柄，无毛，或为三出复叶，或为单叶3浅裂或3全裂；叶片长0.5—1.7厘米，宽0.5—1.5厘米，小叶或一回裂片浅裂或细裂成柔形小裂片；叶柄长达7厘米；茎生叶多无柄，较小，细裂。3—4月开花，花单生茎顶和分支顶端；萼片5片，绿色，长达3毫米，外面有疏柔毛；花瓣5瓣，黄色，倒卵形，长达8毫米，基部有蜜槽；雄蕊和心皮都为多数，无毛。

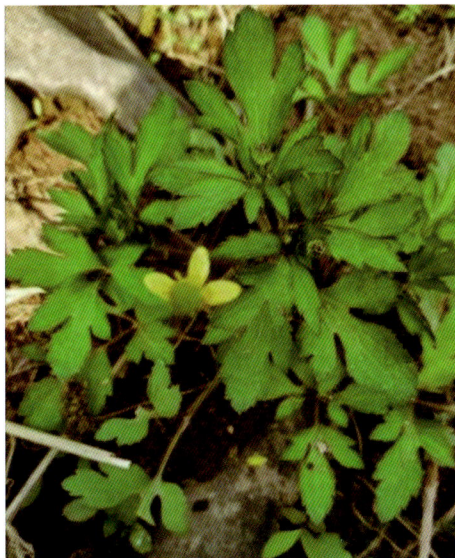

猫爪草

【分布与生长环境】本地田边、河岸、洼地和山坡有野生分布。多生长于平原湿草地、田边、路旁、河岸、洼地及山坡的草丛中。

【采集加工】块根繁殖栽培生长1年，种子繁殖生长2—3年时采挖。以春季5月上旬，冬季11月为宜。采挖时，小心将全株挖起，剪去茎部及须根，掰下块根，洗净泥土，晒干即成药用商品。

【性味功效】味甘、辛，性温。散结，消肿。

【用法用量】15—30克，单味药可用至120克。

【应用参考】

1.瘰疬：（1）猫爪草、夏枯草各适量。水煮，过滤取汁，再熬成膏，贴患处。（2）猫爪草120克。加水煮沸后。改用文火煎半小时，过滤取汁，加黄酒或江米甜酒（忌用白酒）为引，分4次服。第2天，用上法将原药再煎，不加黄酒服。2日1剂，连服4剂。间隔3—5天再续服。

2.肺结核：猫爪草6克，水煎，分2次服。

3.疔疮：猫爪草鲜草捣敷。觉痛即取下，稍停，再敷。

4.蛇伤：猫爪草鲜草、过坛龙（鲜）捣敷。

5.恶性淋巴瘤、甲状腺肿瘤和乳腺肿瘤：猫爪草、蛇莓、牡蛎各30克，夏枯草9克。水煎服，日1剂。

梅
Armeniaca mume Sieb.

【别名】酸梅、黄仔、合汉梅、白梅、绿萼梅、绿梅花。

【形态特征】小乔木，稀灌木，高4—10米。树皮浅灰色或带绿色，平滑；小枝绿色，光滑无毛。叶片卵形或椭圆形，长4—8厘米，宽2.5—5厘米，叶柄长1—2厘米，幼时具毛，老时脱落。花单生或有时2朵同生于1芽内，直径2—2.5厘米，香味浓，先于叶开放；果实近球形，直径2—3厘米，黄色或绿白色，被柔毛，味酸。花期冬春季，果期5—6月。

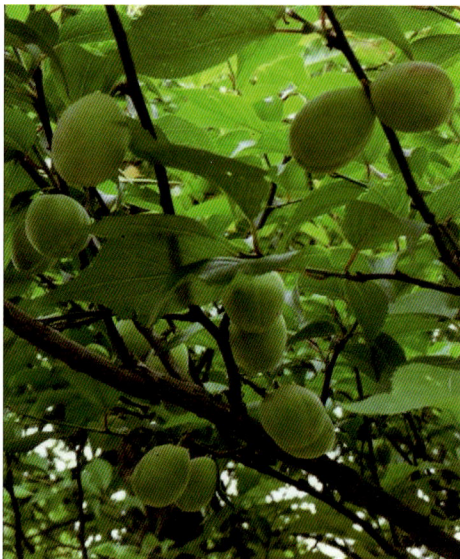

梅

【分布与生长环境】性喜温暖、湿润的气候生长。耐瘠薄，耐寒，怕积水。适宜在表土疏松、肥沃，排水良好、底土稍黏的湿润土壤上生长。

【采集加工】花、叶、根和种仁均可入药。果实可加工中药乌梅。

【性味功效】性温，味甘、酸。敛肺止咳，涩肠止泻，除烦静心，疏肝解郁，生津止渴，杀虫安蛔，止痛止血。

【用法用量】煎汤，浸酒，或入丸、散，3—6克。

【应用参考】

1.除烦消渴：乌梅麦冬汤：乌梅30克，麦门冬15克。加水煎汤，徐徐服用。

2.青梅酒：青梅250克，以白酒适量浸泡。每次服用1杯解郁消食，生津止渴，活血化瘀等功效。

3.梅子渍白糖：每日吃1—2枚白糖梅子。

4.糖尿病血糖下降：乌梅、五味子、炙僵蚕各等分研末为丸，每次服4克，每日服3次，用药1—3周后"三多"症状可改善，血糖、尿糖可显著下降。

5.久咳不已：乌梅肉（微炒）、罂粟壳（去筋膜，蜜炒）等分，为末。每服6克，睡时蜜汤调下。

6.久痢不止，肠垢已出：乌梅肉20个，水200毫升，煎六分，食前，分2次服。

7.便痢脓血：乌梅30克，去核，烧过为末。每服6克，米汤饮下。

8.大便下血不止：乌梅90克（烧存性），为末，用好醋打米糊丸，如梧桐子大，每服70丸，空腹米汤饮下。

9.小便尿血：乌梅烧存性，研末，醋糊丸，如梧子大。每服40丸，酒下。

10.妇人血崩：乌梅烧灰，为末，以乌梅汤调下。

11.蛔虫上行口鼻：乌梅肉噙之，或煎汤饮自下。

12.一切疮肉出：乌梅烧为灰，杵末敷上，恶肉立尽。

13.咽喉肿痛：乌梅30克，双花60克，雄黄12克。共为细末，炼蜜为丸，每丸3克。1次1丸，含化徐徐咽下，日3次。

14.小儿头疮，积年不差：乌梅肉，烧灰细研，以生油调涂之。

婆 婆 纳
Veronica polita Fries

【别名】卵子草、石补钉、双铜锤、双肾草、桑肾子。

【形态特征】一年生或越年生草本，具短柔毛。茎自基部分枝成丛，下部偃伏地面，斜上，高5—20厘米。单叶，在茎下部对生，上部互生，有短柄；叶片卵形或近圆形，长宽约6—10毫米，边缘具圆齿，基部圆形，绿色。花单生于叶腋，直径1厘米；花梗与苞片等长或稍短；苞呈叶状；花萼4裂，裂片卵形，长3—6毫米；花冠淡红紫色，基部结合；雄蕊2个；雌蕊由2心皮组成，子房上位，2室。蒴果圆球形，先端微凹，有细短软毛。种子长圆形或卵形。花期3—4月。

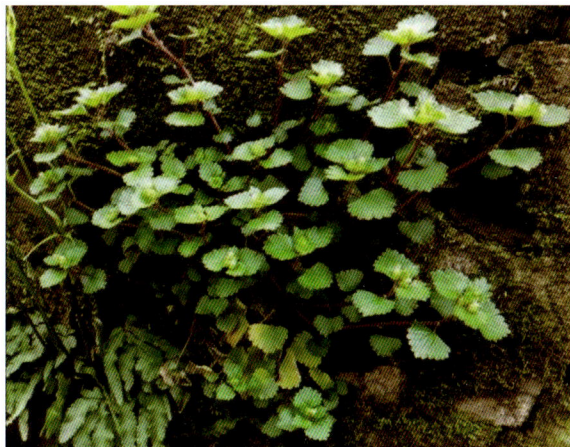

婆婆纳

【分布与生长环境】多生于路边、墙脚、荒草坪或菜园中。本地区均有分布。

【采集加工】以全草入药。春夏秋均可采收，洗净晒干。

【性味功效】味淡、甘，性凉，无毒。凉血止血，理气止痛，补肾强腰，解毒消肿。

【用法用量】15—30克（鲜者60—90克）；或捣汁饮。

【应用参考】

1.疝气：婆婆纳鲜者60克，捣取汁，白酒和服，饥时服药尽醉，蒙被暖睡，待发大汗自愈。倘用干者，止宜30克，煎白酒，加紫背天葵15克同煎更妙。

2.膀胱疝气白带：婆婆纳、夜关门各30—60克，用淘米水煎服。

3.睾丸肿：婆婆纳、黄独，水煎服。

4.膀胱炎、疝气、阴肿、白带：婆婆纳15—30克，煎服。

雀 梅 藤
Sageretia thea（Osbeck）Johnst.

【别名】酸色子、酸铜子、对角刺、碎米子、对节刺、刺冻绿。

【形态特征】藤状或直立灌木。小枝具刺，互生或近对生，褐色，被短柔毛。叶纸质，近对生或互生，通常椭圆形，矩圆形或卵状椭圆形，稀卵形或近圆形，长1—4.5厘米，宽0.7—2.5厘米。花无梗，黄色，有芳香，花序轴长2—5厘米。核果近圆球形，直径约5毫米，成熟时黑色或紫黑色，具1—3分核，味酸；种子扁平，二端微凹。花期7—11月，果期翌年3—5月。

【分布与生长环境】山区丘陵地带有分布。常生于丘陵、山地林下或灌丛中。常生长于山坡路旁、灌木丛中。

【采集加工】秋后采根，洗净鲜用或切片晒干。叶可入药。

【性味功效】味甘、淡，性平。降气、化痰，祛风利湿。

【用法用量】内服：9—15克；或浸酒。外用：适量，捣敷。

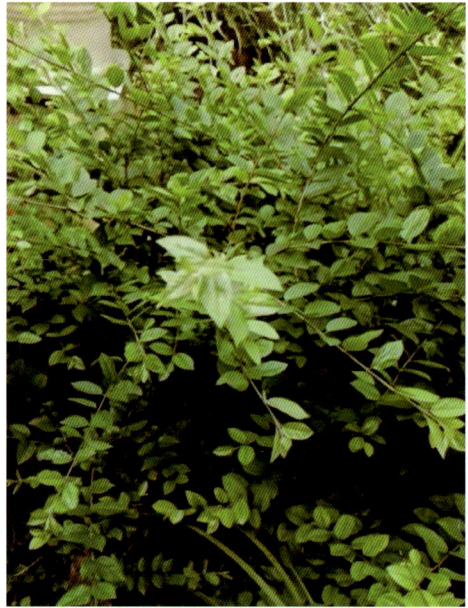
雀梅藤

【应用参考】

1.水肿：雀梅藤二层皮，朱砂5克，绿豆粉50克。研末为丸如梧子大。每服7丸，开水送下。

2.咳嗽气喘：雀梅藤根9—15克。水煎服。

3.鹤膝风：雀梅藤干根1000克，加川牛膝、丹参、五加皮、钻地风各250克。切细，以烧酒5000毫升浸渍，严密固封1个月后，按患者酒量，每日早、晚饭前各服1次。

商 陆
Phytolacca acinosa Roxb.，*Phytolacca americana* L.

【别名】花商陆、见肿消、土冬瓜、抱母鸡、地萝卜、山萝卜。

【形态特征】

（1）商陆：多年生草本植物，高达1.5米，全体光滑无毛。根粗壮，圆锥形，肉质，外皮淡黄色或灰褐色，内面黄白色；有横长皮孔，侧根多；主根断面有3—10层同心性环层。茎直立，肉质，绿色或紫红色，多分枝。单叶互生，具柄，柄的基部稍扁宽；叶片椭圆形、长椭圆形或披针状椭圆形，长10—30厘米，宽4.5—15厘米，顶端急尖或渐尖，基部渐狭，两面散生细小白色斑点（针晶体）。总状花序，顶生或与叶寸生，直立，花初白色后渐变为淡红色；花被片5，白

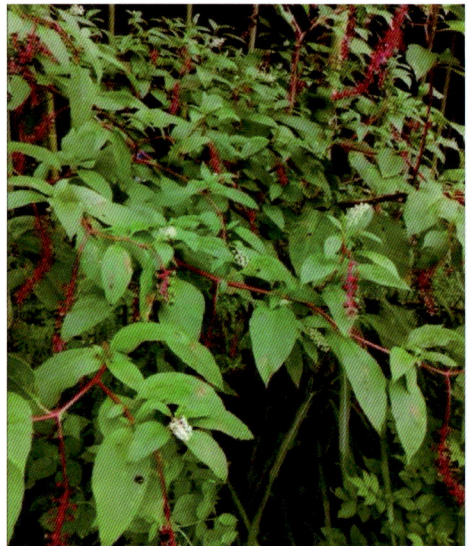
商陆

色、黄绿色；雄蕊8—10个，与花被片近等长；心皮8—10个，分离，但紧房靠拢。浆果，扁圆状，有宿萼，熟时呈深红紫色或黑色。种子肾形，黑色。花期5—8月，果期6—10月。

（2）垂序商陆：形态特征与上种基本相同，区别点在于：茎有棱，花序及果序呈下垂状。国内有栽培。

【分布与生长环境】山坡沟谷有野生分布。商陆野生于沟谷、山坡林下、林缘路旁，也栽植于房前屋后及园地中，多生于湿润肥沃地，喜生垃圾堆上。

【采集加工】野生品于秋季至次年春天采挖；栽培品2—3年后，于9月下旬采挖。挖取根部，除去地上茎、须根及泥沙，洗净，切成块或片，晒干或阴干。

【性味功效】味苦，性寒。逐水消肿，通利二便，解毒散结。

【用法用量】3—9克，外用鲜品捣烂或干品研末涂敷。单用可炖鸡或猪肉吃。

【应用参考】

1.慢性肾炎水肿：商陆、泽泻、杜仲各3克。水煎服。

2.腹水：商陆6克，冬瓜皮、赤小豆各30克，泽泻12克，茯苓24克。水煎服。

3.水肿胀实证，大小便不利：商陆、红大戟各3克，槟榔5克，茯苓12克，泽泻9克。水煎服。

4.跌打：商陆研末，调热酒擂跌打青黑之处，再贴膏药更好。

5.疮伤水毒：商陆根捣敷，布裹熨之，冷即易之。

蛇 含
Potentilla kleiniana Wight et Arn.

【别名】蛇含萎陵菜、虎迹草、猫脚迹、五爪龙、五爪金龙、蛇莓草、蛇扭、五叶莓、五张叶、五叶擒羊、落地梅花、五爪蛇莓。

【形态特征】多年生草本，根茎短，茎倾卧，全株有伏毛。基生叶有长柄，多为五出复叶，茎生叶柄短，三出复叶，小叶椭圆形或倒卵状椭圆形，先端圆钝，基部狭，边缘有粗锯齿，长1.8—3.6厘米，上面无毛，下面沿叶脉有少数毛。花黄色，成聚伞花序；萼片5片，卵形或卵状披针形，副萼片5片，线形，较萼片略短；花瓣5瓣，倒心脏形，先端凹，基部楔形。瘦果小，广卵形无毛。4—5月开花，8—9月果熟。

【分布与生长环境】丘陵地带，湿地路边有分布。生于低山坡湿地草丛中及旷野、路边、墙脚等潮湿处。

【采集加工】春至秋季采全草，鲜用或晒干备用。

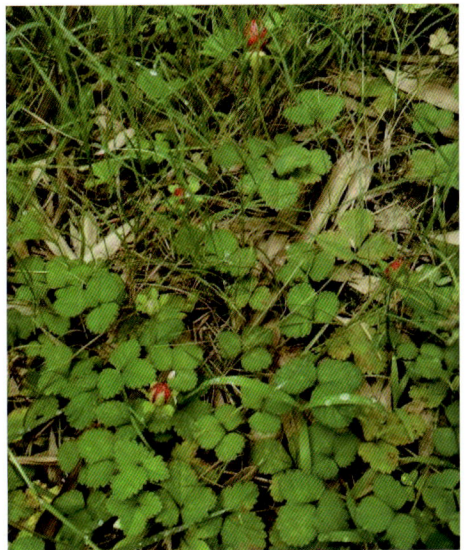
蛇含

【性味功效】性辛、苦、凉。清热解毒，化痰止咳，截疟。

【用法用量】内服，外用：15—200克。

【应用参考】

1.疟疾：蛇含全草5—7株（以无毛，茎细者为好），泡开水服。

2.角膜溃疡：蛇含鲜全草3株，洗净，捣烂，敷患眼眉弓，1—2日换药1次。

3.雷公藤中毒：蛇含鲜全草60—120克，鲜构树枝梢（连叶）7—8枝，捣烂取汁，加鸭蛋清4只混匀，灌服。

4.疖子、毒蛇咬伤：蛇含鲜全草加食盐或白糖捣烂外敷。

5.感冒、咳嗽：蛇含全草30—60克，水、酒煎服。

6.急性喉炎、扁桃体炎、口腔炎：蛇含鲜全草适量，捣汁含咽。

蛇 莓
Duchesnea indica（*Andr.*）*Focke*

【别名】地杨梅、鸟脚革、蛇杨梅、野三七、小龙芽、蛇格公、蛇扭、大笼盖、三叶扭、大蛇吐、香飞、野洋参、蛇结公。

【形态特征】多年生匍匐草本，全体被白色绢状柔毛。叶为三出复叶，互生，有长柄，小叶片卵状椭圆形或椭圆形，长1.8—3厘米，先端钝，基部楔形，边缘有圆钝齿，中间小叶较大；托叶卵状披针形。花黄色，单生于叶腋；花萼外有副萼，花后花托膨大呈红色球形。瘦果多数，细小，散布予花托的表面。4月开花，5月果熟。

【分布与生长环境】多生于山坡、路旁的杂草丛中及田边、垄沟边、竹园等阴湿处。

【采集加工】春秋季采全草（去花、果），洗净鲜用或晒干备用。

【性味功效】性寒，味微酸、涩，清热解毒散结。花、果有小毒。

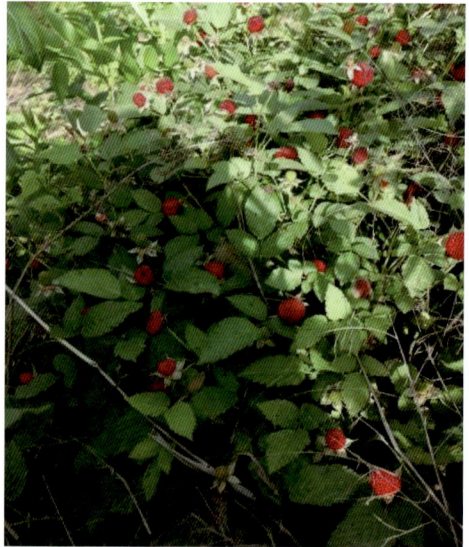
蛇莓

【用法用量】内服，外用：10—50克。

【应用参考】

1.小儿惊风：蛇莓根3克或全草9克，水煎服。

2.急性喉炎、扁桃体炎：蛇莓鲜全草加食盐少许捣烂取汁半酒杯，徐徐含漱后咽下。

3.痢疾、肠炎：蛇莓全草15—30克，水煎服，或全草60克，斑地锦、山楂根各30克，水煎服。

4.流火：蛇莓鲜全草、鲜珍珠菜根各30克，用黄酒炖服。

5.角膜炎、结膜炎：蛇莓鲜根3—5株，洗净捣汁，加菜油1匙，蒸后，取油点眼，1日

266

3—4次，每次1—2滴。

6.带状疱疹：蛇莓鲜全草捣烂，取汁外敷，或加繁缕（小鸡草）等量，食盐少许捣烂，取汁外敷。

7.疖子、指头炎：蛇莓鲜全草加食盐捣烂外敷。

8.冻疮：蛇莓鲜果浸盐卤中备用，溃与未溃者均可外敷。

【附注】本种煎液体外试验，对金黄色葡萄球菌有一定的抑制作用。也可与其他药配合，试治癌症。

蛇 葡 萄
Ampelopsis glandulosa

【别名】野葡萄、山葡萄、山天萝、过山龙、母苦藤、山刺瓜、大叶岩益、大叶猪娘藤。

【形态特征】粗壮攀援藤本。茎有皮孔，髓白色，幼枝有绒毛，卷须两歧与叶对生。叶互生，广卵形，长4—9厘米，3—5掌状分裂，中裂片三角形，基部浅心脏形，边缘有较粗大的圆钝锯齿。两歧聚撒花序与叶对生，花黄绿色。果圆球形或肾形，径约6毫米，熟时蓝黑色。5—7月开花，9—10月结果。

【分布与生长环境】山区或半山区都有分布。常生在山坡、路边、溪沟边灌木丛中。

【采集加工】以根皮入药。春秋采，去木心，切段晒干或鲜用。

【性味功效】味甘、性平。利尿，清热，散瘀活血，抗菌消炎，止血。

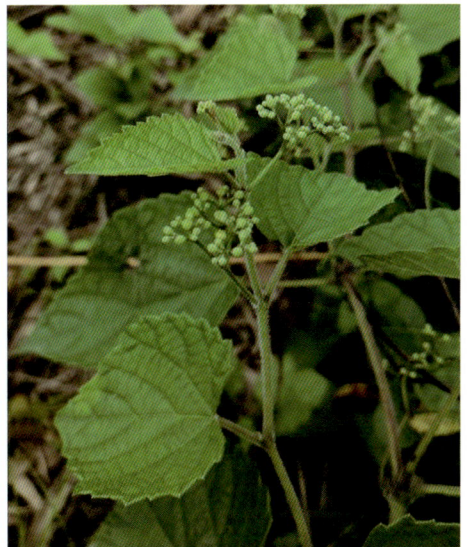

蛇葡萄

【用法用量】煎服，9—60克。

【应用参考】

1.跌打损伤、扭伤：蛇葡萄鲜根白皮，加食盐少许，捣烂，外敷伤处。

2.骨折：在正骨手术后，取蛇葡萄鲜根皮，加酒糟或糯米饭，再加烧酒适量，捣烂外敷。或取鲜根，加及已根、菊翠根或叶备等量，捣烂外敷，然后用鲜杉树皮外包固定。

3.疖肿：蛇葡萄鲜叶或根皮适量，捣烂外敷。或蛇葡萄鲜根皮加算盘子根、木芙蓉花适量，捣烂外敷。

4.关节肿痛：蛇葡萄鲜根60克，加细柱五加根15克、紫茉莉根30克、金银花藤15克，水煎服。

5.咯血：蛇葡萄根30—60克，水煎服。

6.外伤出血：蛇葡萄叶焙干研粉，撒于伤处。

【附注】1.小猪脓泡疮：过山龙根30克，水煎服。

2.急性肾炎，小便不利，消化道出血：研末掺外伤出血，煎水洗疮毒。

绶　草
Spiranthes sinensis（Pers.）Ames

【别名】盘龙参、大叶青、双瑚草、镰刀草、盘龙草、米洋参、龙缠柱、小猪痂参、冬虫夏草。

【形态特征】多年生草本，高9—36厘米。茎短，根簇生，白色，肉质，纺锤状。叶数片，生于茎的基部，线形或椭圆状披针形，长5.4—13.5厘米，先端钝尖，全缘，基部微抱茎，茎上部叶退化为鞘状的苞片。花小，紫红色，着生于茎上部的一侧，成螺旋状扭曲的穗状花序，苞片卵状长圆形至卵状披针形，花被片线状披针形，唇瓣淡色，倒卵圆形，边缘有齿而反卷，无距。蒴果椭圆形，有细毛。6—7月开花。

【分布与生长环境】多生于山坡林下溪边、田边较湿的草地上。

【采集加工】全草春至秋季可采，鲜用或晒干备用。

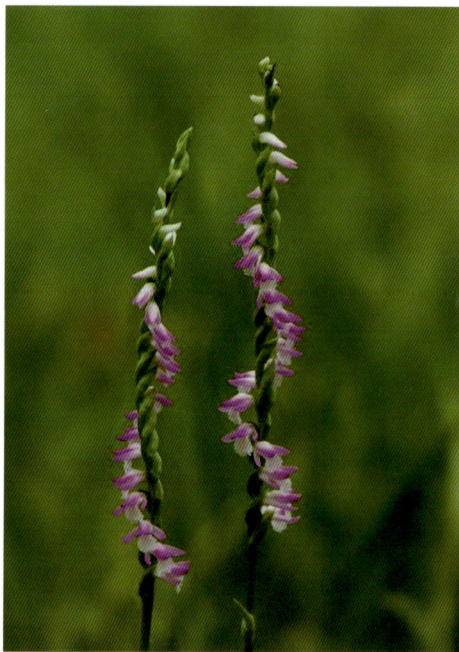

绶草

【性味功效】性凉，味甘、辛。清热解毒，润肺止咳，解毒止痛，滋补强壮。增强脑神经发育，促进末梢神经功能。

【用法用量】内服，外用：3—30克。

【应用参考】

1.扁桃体炎、咽喉炎：绶草根9—15克，水煎服。严重者可取鲜根捣汁，徐徐含咽。

2.牙痛：绶草鲜根20—25克，加白糖蒸服。

3.毒蛇咬伤：绶草鲜根捣烂外敷患处。

4.指头炎：绶草鲜根加盐捣烂外敷。

5.老人大便坠胀带血：绶草9—15克，鲜鲫鱼60克，煮熟，加白糖服。

6.汤火伤，带状泡疹：绶草捣敷或研末调敷。

7.虚热咳嗽：绶草9—15克，水煎服。

8.病后虚弱滋补：绶草30克，豇豆根15克，蒸猪肉半斤或子鸡1只内服，每3日1剂，连用3剂。

9.糖尿病：绶草根30克，猪胰1个，银杏30克。酌加水煎服。

10.淋浊带下：绶草根30克，猪小肚1—2个。水煎，加少许食盐，分早晚2次服。

菟丝子
Cuscuta chinensis Lam.

【别名】豆寄生、无根草、黄丝、黄丝藤、无娘藤、金黄丝子。

【形态特征】一年生寄生草本，全株无毛。茎细，缠绕，黄色，无叶。花簇生于叶腋，苞片及小苞片鳞片状；花萼杯状，5裂；花冠白色，钟形，长为花萼的2倍，裂片向外反曲；雄蕊花丝扁短，基部生有鳞片，矩圆形，边缘流苏状；子房2室，花柱2个。蒴果扁球形，被花冠全部包住，盖裂。种子2—4粒。花期7—9月，果期8—10月。

【分布与生长环境】山区、丘陵地带有分布。生于田边、荒地及灌丛中，常寄生于豆科等植物上。

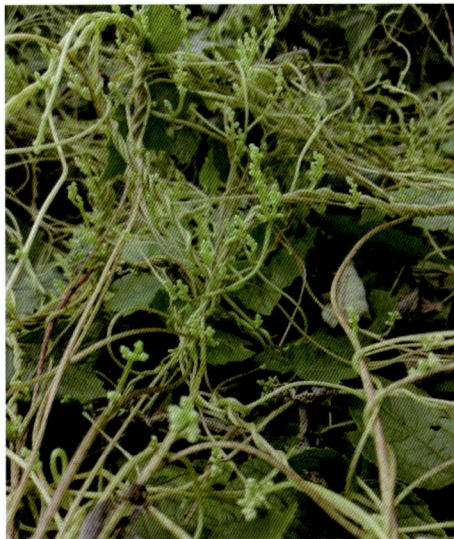
菟丝子

【采集加工】秋季果实成熟时采收植株，晒干，打下种子，除去杂质。

【性味功效】味甘，性温。补肾益精，固精缩尿，养肝明目，固胎止泄。

【用法用量】内服：煎汤，9—15克；或入丸、散。外用：炒研调敷。

【应用参考】

1.腰痛：菟丝子（酒浸）、杜仲（炒）等量，共研细末，以山药糊为丸，如梧桐子大，每服50丸，酒或盐汤送下。

2.消渴水止：菟丝子取汁，任意饮之。

3.乳糜尿：菟丝子（酒浸或蒸或捣或焙）、桑螵蛸（炙）各15克，泽泻3克，共为细末，炼蜜为丸，如梧桐子大，空腹时用温酒送下30丸。

4.劳伤肝气、目暗：菟丝子60克，酒浸3日，曝干，捣为末，鸡子白和丸，梧桐子大，每服空腹以温酒送下30丸。

5.小便赤浊、心肾不足、精少血燥、口干烦热、头晕怔忡：菟丝子、麦冬各等分为末，以蜜为丸，如梧桐子大，盐汤送下70丸。

6.肾虚腰痛、遗精：菟丝子15克，枸妃子、杜仲各12克，莲须、韭子、五味子各6克，补骨脂9克。水煎服，每日1剂。或用菟丝子300克，五味子210克，茯苓、莲肉各90克。制成丸剂，每次9克，每日3次。

7.面部黄褐斑：菟丝子、生地黄、熟地黄各15克，女贞子、何首乌各12克，旱莲草、白芍、当归各10克，阿胶、枸杞子各9克。水煎服，每日1剂。

8.补肾气，壮阳道，助精神，轻腰脚：菟丝子500克（淘净，酒煮，捣成饼，焙干），附子（制）120克。共为末，酒糊丸，梧子大，酒下50丸。

9.脾元不足，饮食减少，大便不实：菟丝子120克，黄芪、炒白术（土拌炒）、人参、木香各30克，补骨脂、小茴香各24克。饴糖作丸。早晚各服9克，汤酒使下。

10.消渴：菟丝子不拘多少，拣净，水淘，酒浸3宿，控干，乘润捣罗为散，焙干再为细末，炼蜜和丸，如梧桐子大。食前饮下50粒，1日2—3服；或作散，饮调下9克。

11.阴虚阳盛，四肢发热，逢风如炙如火：菟丝子、五味子各30克，生干地黄90克。上为细末。米汤调下6克，食前。

12.痔下部痒痛如虫啮：菟丝子熬令黄黑，末，以鸡子黄和涂之。

13.眉炼癣疮：菟丝子炒，研，油调敷之。

14.消渴不止：用菟丝子煎汁随意饮服，以止为度。

15.小便淋沥：用菟丝子煮汁饮服。

铜锤玉带草
Lobelia nummularia Lam.

【别名】地茄子、地浮萍、地钮子、地扣子、扣子草、铜锤草。

【形态特征】多年生草本，茎纤细，匍匐地面，长30—50厘米，略呈四棱形，绿紫色，有细柔毛，节上生不定根。叶互生，圆形至心状卵圆形，长0.8—1.5厘米，宽0.6—1.2厘米，先端钝，基部心形，常稍偏斜，边缘具钝锯齿，下面淡绿或带紫色，有疏毛。夏季开淡家色小花，单生叶腋。花梗长1—2厘米，基部膨大。浆果长椭圆形，径约1厘米，熟时紫红色。

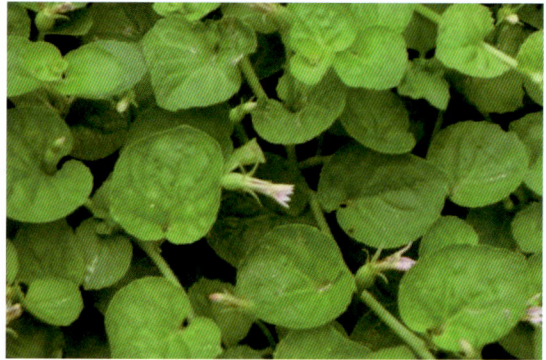

铜锤玉带草

【分布与生长环境】生于田边，路旁，以及丘陵、低山草坡或疏林中的潮湿地。

【采集加工】夏季采收，洗净晒干或鲜用。

【性味功效】味辛、苦，性平。祛风除湿，活血，解毒。

【用法用量】内服：水煎9—15克，研末吞服，每次1—2克，或浸酒。外用：适量，捣敷。

【应用参考】

1.跌打损伤疼痛，创伤出血：铜锤玉带草1克，白地榆2克，楠木香2克，苏木6克。共研末，开水或酒送服，日服2次。或泡酒服。

2.风湿疼痛，月经不调，子宫脱垂：铜锤玉带草15—25克，煎水服或配伍用。

3.风湿痹痛、跌打损伤：铜锤玉带草全草120克，泡酒500克。浸2—5天，每服10—15毫升，每日服3次。

4.跌打损伤，骨折：铜锤玉带草捣烂敷患处。

5.扁桃体炎、咽喉炎：铜锤玉带草全草50克，绞榨出汁，配蜂蜜或母乳2—3匙，徐徐咽下。

望 江 南
Senna occidentalis（L.）*Link*

【别名】羊角豆、山绿豆、假决明、野扁豆、狗屎豆、假槐花。

【形态特征】灌木或半灌木，高1—2米。分枝少，无毛。叶互生，偶数羽状复叶，长约20厘米；叶柄离基部约2毫米处有1枚大而褐色、圆锥形的腺体；小叶具短柄，膜质，4—5对，叶片卵形至椭圆状披针形，长4—9厘米，宽2—3.5厘米，先端渐尖，有缘毛，基部近于圆形，稍偏斜，全缘，上面密被细柔毛，下面无毛。伞房状总状花序顶生或

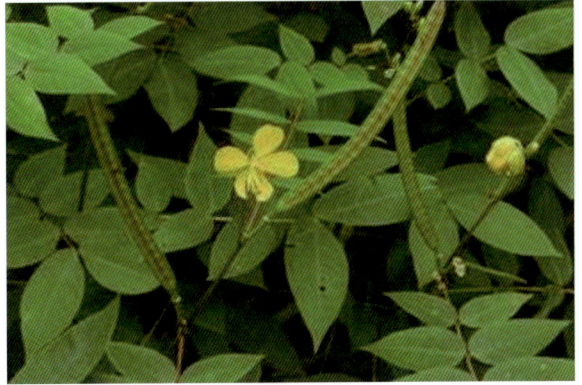

望江南

腋生，长约5厘米；苞片线状披针形或长卵形，早落；花黄色。荚果扁平，线形，褐色，长10—13厘米，宽8—9毫米，稍内弯，边加厚。种子30—40颗，长1—1.5厘米，卵形，稍扁，淡褐色，有光泽，种子间有薄的横隔膜。花期4—8月，果期6—10月。

【分布与生长环境】山林、河边有分布。生于河边滩地、旷野或丘陵的灌木林或疏林中。

【采集加工】10月左右采收成熟果实，脱粒除去杂质，晒干。茎、叶鲜用或于夏季采收，晒干。

【性味功效】味甘、苦，性凉。种子：清肝明目，健胃润肠，通便。茎、叶：解毒。外用治蛇、虫咬伤。

【用法用量】9—15克。外用：茎、叶适量，捣烂敷患处。

【应用参考】

1.肿毒：望江南叶，晒研，醋和敷，留头即消；或酒下6—9克。

2.蛇头疔：望江南叶1握，和白麻子捣烂敷贴患处。

3.蛇伤：望江南叶1握，捣烂绞自然汁服，渣敷患处。

4.血淋：望江南全草30克，水煎服。

旋 覆 花
Inula japonica Thunb.

【别名】六月菊、鼓子花、滴滴金、小黄花子、金钱花、驴儿菜。

【形态特征】本品呈扁球形或类球形，直径1—2厘米。总苞由多数苞片组成，呈覆瓦状排列，苞片披针形或条形，灰黄色，长4—11毫米；总苞基部有时残留花梗，苞片及花梗表面被白色茸毛，舌状花1列，黄色，长约1厘米，多卷曲，常脱落，先端3齿裂；管状花多数，棕黄色，长约5毫米，先端5齿裂；子房顶端有多数白色冠毛，长5—6毫米。有的

可见椭圆形小瘦果。体轻，易散碎。气微，味微苦。

【分布与生长环境】生于山坡，河岸、湿润坡地、田埂和路旁。

【采集加工】夏、秋二季花开放时采收，除去杂质，阴干或晒干。

【性味功效】味苦、辛、咸，性微温。降气，消痰，行水，止呕。

【用法用量】内服：煎汤（纱布包煎或滤去毛），3—10克。

【应用参考】

1.伤寒中脘有痰，令人壮热，项筋紧急，时发寒热，皆类伤风，但不头痛为异：前胡60克，荆芥120克，半夏30克（洗，姜汁浸），赤芍药60克，细辛30克，甘草30克（炙），旋覆花90克。上捣罗为末，每服6克，水200毫升，生姜5片，枣子1枚，同煎至六分，去滓，热服，未愈再服。

2.积年上气：旋覆花（去梗，焙）30克，皂荚（炙，去皮。子）34克，大黄（挫、炒）45克。上三味，捣为末，炼蜜九如梧桐子大。每服10—15九，温汤下，日3服。

3.痰饮在胸膈呕不止，心下痞：旋覆花、半夏、茯苓、青皮。水煎服。

4.风痰呕逆，饮食不下，头目昏闷：旋覆花、枇杷叶、川芎、细辛、各3克，前胡4.5克。姜、枣水煎服。

5.伤寒发汗，若吐若下，解后，心下痞，噫气不除：旋覆花90克，人参60克，生姜150克，代赭石30克，甘草90克（炙），半夏半升（洗），大枣12枚（擘），上七味，以水2000毫升，煮取1200毫升，去滓，再煎取600毫升，温服200毫升，日3服。

6.风湿痰饮上攻，头目眩胀眵：旋覆花、天麻、甘菊花各等分。为末，每晚服6克，温开水下。

7.小便不行，因痰饮留闭：旋覆花一握，捣汁，和生油酒服。

8.单腹胀：旋覆花、鲤鱼。将鱼肠去净，药入鱼肚内，煎服。小便利，肿胀即消。

9.风火牙痛：旋覆花为末，搽牙根上，良久，去其痰涎，疼止。

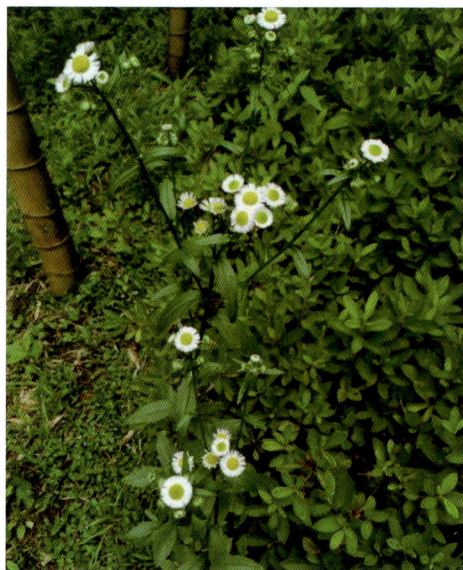
旋覆花

野 山 药
Dioscorea nipponica Makino

【别名】穿龙薯蓣、山常山，穿山龙，火藤根。

【形态特征】多年生缠绕草质藤本。根茎横走，栓皮呈片状脱落，断面黄色。茎右旋，无毛。叶互生，掌状心形，变化较大，长8—15厘米，宽7—13厘米，边缘作不等大的三角状浅裂、中裂或深裂，至顶生裂片较小，全缘。花单性异株，穗状花序腋生；雄花无柄，花被6裂，雄蕊6个；雌花常单生，花被6裂。蒴果倒卵状椭圆形，有3宽翅。

【分布与生长环境】生长于山坡、林边、河谷两侧或灌木丛中，山脊路旁、沟边也有。

【采集加工】春、秋季采挖，挖取根茎，除去须根、外皮（栓皮），晒干。

【性味功效】味甘，性平。健脾，补肺，固肾，益精，舒筋活血，止咳化痰，祛风止痛。

【用法用量】供食用，适量。

【应用参考】

1.腰腿酸痛，筋骨麻木：野山药根茎60克。水一壶，可煎用5—6次，加红糖效力更佳。

2.劳损：野山药15克。水煎冲红糖、黄酒。每日早、晚各服1次。

3.大骨节病，腰腿疼痛：野山药60克。白酒500克，浸泡7天。每服30克，每天2次。

4.闪腰岔气，扭伤作痛：野山药15克。水煎服。

5.痈肿恶疮：野山药根、鲜苎麻根等量。捣烂敷患处。

6.慢性气管炎：野山药30克。削皮去根须，洗净切片加水，慢火煎2小时，共煎2次，合并滤液，浓缩至100毫升。分早晚2次服，10日为1疗程。

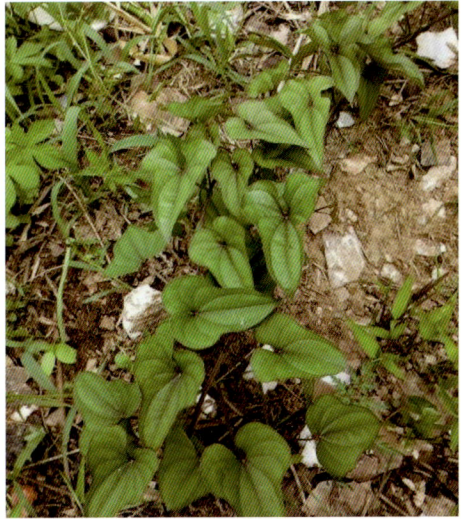

野山药

野 山 楂

Crataegus cuneata Sieb. et Zucc.

【别名】猴楂子、酸枣、大山枣。

【形态特征】落叶灌木，高达15米。分枝密，通常具细刺，刺长5—8毫米；小枝细弱，圆柱形，有棱，幼时被柔毛，一年生枝紫褐色，无毛，老枝灰褐色，散生长圆形皮孔；冬芽三角卵形，先端圆钝，无毛，紫褐色。叶片宽倒卵形至倒卵状长圆形，长2—6厘米，宽1—4.5厘米。伞房花序，直径2—2.5厘米，具花5—7朵，总花梗和花梗均被柔毛。花梗长约1厘米；花直径约1.5厘米；果实近球形或扁球形，直径1—1.2厘米，红色或黄色，小核4—5，内面两侧平滑。花期5—6月，果期9—11月。

【分布与生长环境】生于山谷、多石湿地或山地灌木丛中。

【采集加工】秋季果实成熟时采收，置沸水

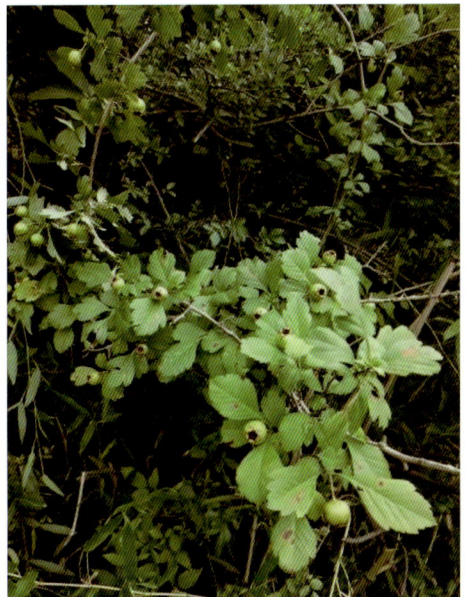

野山楂

中略烫后干燥或直接干燥。

【性味功效】味酸、甘，性微温。行气散瘀，收敛止泻。

【用法用量】内服：煎汤6—12克。

【应用参考】用于泻痢腹痛，瘀血经闭，产后瘀阻，心腹刺痛，疝气疼痛，高血脂症。

1.减肥：野山楂10克，泡水代茶饮。

2.肉食积滞、小儿乳积、脘腹胀痛、痢疾，泄泻、痛经、产后瘀血腹痛，疝气、高血脂症：野山楂6—12克，煎水服。

【附注】据报道：山楂有扩张血管，降低血压作用，山楂在体外对感贺氏痢疾杆菌有较强的抗菌作用。

野 菱
Trapa incisa sieb. et Zucc.

【别名】刺菱、四角菱。

【形态特征】一年生水生草本，茎很细。叶浮生水面，三角状菱形或菱形，先端锐或稍锐，基部阔楔形，叶缘上部有三角形牙齿，下部全缘，表面光滑，背面基部脉上常有软毛疏生或无毛；叶柄细瘦，常有椭圆形或披针形膨大部分。花白色或微红，有梗，单生叶腋。果实为稍扁的三角形，上面中央突出，两端有斜上或斜开的刺，背腹萼裂片也成向下的刺。7—8月开花，10月果熟。

【分布与生长环境】本地河边、池塘中常有野生菱生长。

【采集加工】茎、叶柄、果柄夏季开花期采；果秋季成熟期采。

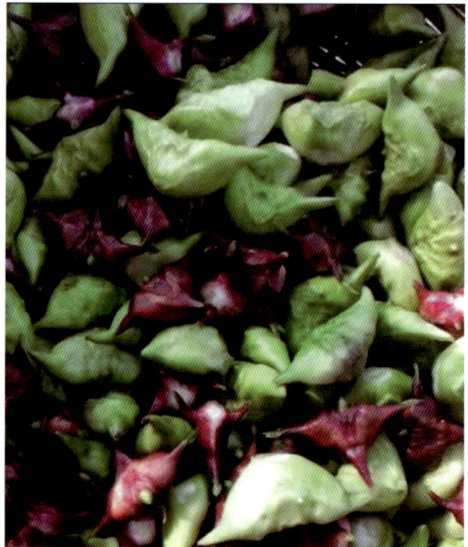

野菱

【性味功效】性平，味甘、涩。收敛，止血，解毒，抗癌。

【用法用量】内服：煎汤，30—60克。

【应用参考】

1.溃疡病、食道癌、子宫癌、乳癌等：茎叶或果柄，菱壳50—100克，薏苡仁50克，煎汤代茶连服数月。

2.月经过多：鲜菱500克，水煎取汁冲红糖服。

3.痢疾、便血：菱壳200—500克，水煎服。

野 葱
Allium chrysanthum Regel

【别名】沙葱、麦葱、山葱。

【形态特征】鳞茎圆柱状至狭卵状圆柱形，粗0.5—1.5 厘米；鳞茎外皮红褐色至褐色，薄革质，常条裂。叶圆柱状，中空，比花葶短，粗1.5—4毫米。花葶圆柱状，中空，高20—50厘米，中部粗1.5—3.5 毫米，下部被叶鞘；总苞2裂，近与伞形花序等长。伞形花序球状，具多而密集的花；小花梗近等长，略短于花被片至为其长的1.5倍，基部无小苞片；花黄色至淡黄色；子房倒卵球状，腹缝线基部无凹陷的蜜穴1；花柱伸出花被外。花、果期7—9月。

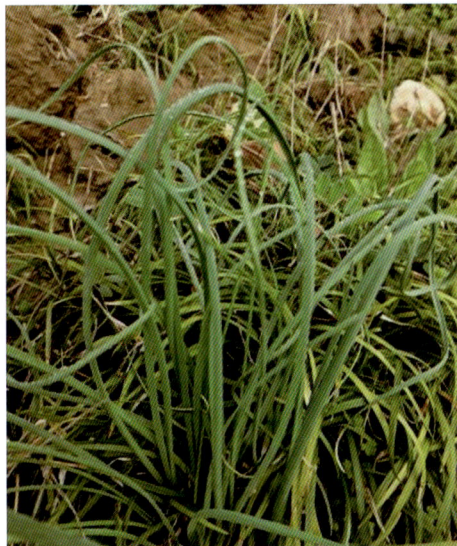

【分布与生长环境】生于山坡或草地上。

【采集加工】春秋季采挖。

【性味功效】性温，无毒。长期食用可以强智益胆气。发汗，散寒，消肿，健胃。

【用法用量】内服：4—6克。外用：适量。可入蜜膏、糖浆、汤剂、散剂、敷剂、滴剂等制剂。

【应用参考】

1.治伤风感冒，头痛发烧，腹部冷痛，消化不良；能接骨，能通阳活血，驱虫解毒，发汗解表；主治风寒感冒轻症、痈肿疮毒、痢疾脉微、寒凝腹痛、小便不利等病症。对感冒、风寒、头痛、阴寒腹痛、虫积内阻、痢疾等有较好的治疗作用。

2.皮肤白斑、白癜风、毛发脱落：适量野葱，捣研成糊状，与适量蜂蜜制成敷剂，敷于患处。

3.麻风：适量野葱，用火爆炒，用温火煎汤，与适量蜂蜜水内服。

4.扁平疣，皮肤燥裂：适量野葱，捣研成糊状，与适量巴旦杏仁油制成敷剂，敷于患处。

5.寒性视力降低：适量野葱，煎煮食用适量。

6.听力下降：适量野葱，煎水制成滴剂，滴于耳道。

7.膀胱结石：适量野葱，与适量鸽子粪捣研成糊状，根据病情食用适量。

野葱

野 葛
Pueraria montana（Lour.）Merr.

【别名】葛藤、葛条。

【形态特征】灌木状缠绕藤本。枝纤细，薄被短柔毛或变无毛。叶大，偏斜；托叶基着，坡针形，早落；托叶小，刚毛状。顶生小叶倒卵形，长10—13厘米，先端尾状渐尖，基部三角形，全缘，上面绿色，变无毛，下面灰色，被疏毛。总状花序长达15厘米，常簇生或排圆锥花序式，总花梗长，纤细，花梗纤细，簇生于花序每节上；花萼长约4毫米近无毛，膜质，萼齿有时消失，有时枚宽，下部的稍觉；花冠淡红色，旗瓣倒卵形，长1.2厘米，基部渐狭成短瓣柄。荚果直，长7.5—12.5厘米，宽6—12毫米，无毛，果瓣近骨质。花期9—10月。

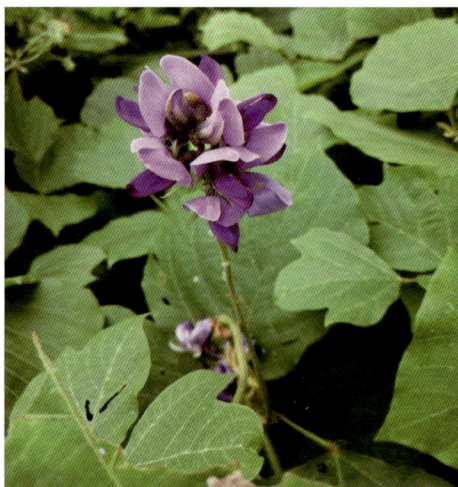

野葛

【分布与生长环境】野生多分布在向阳湿润的山坡、林地路旁，喜温暖、潮湿的环境，有一定的耐寒耐旱能力。

【采集加工】以根入药。中药名：葛根。秋末冬初或初春前采挖均可。挖时把全部根挖出，去掉茎蔓、须根，刮去粗皮，截成10厘米左右的小段，纵切约5厘米厚片条，随切随炕干或用2%石灰水浸后晒干均可。以色白、粉多无霉变者为佳。

【性味功效】味甘，性平，无毒。清热排毒，解痉镇痛，升阳解肌，透疹止泻，润肠通便。

【用法用量】内服：10—15克；或捣汁。外用：适量，捣敷。

【应用参考】

1.伤寒瘟疫，风热壮热，头痛、肢体痛，疮疹已发未发：升麻、干葛（细锉）、芍药、甘草（锉，炙）各12克，同为粗末，水1碗半，煎至1碗，量大小而定，温服无时。

2.斑疹初发，壮热，点粒未透：葛根、升麻、桔梗、前胡、防风各3克，甘草2克。水煎服。

3.酒醉不醒：葛根汁，喝到醒为止。

野 花 椒
Zanthoxylum simulans Hance

【别名】花椒、岩椒。

【形态特征】灌木或小乔木，高1米。嫩枝暗棕色或暗灰色，着生疏少而短小下弯的皮刺。叶互生，单数羽状复叶；小叶2—7对，具极短柄；小叶片卵形或广卵形，长2.5—5厘米，宽1.5—3.5厘米，叶缘具锐锯齿，齿间及叶的两面具粗大的腺点，上面深绿色，下面浅绿色。聚伞圆锥花序顶生；雌雄异株；花被片4—8。蓇葖果，成熟心皮2—4，棕褐色，具腺点。种子1个，黑色有光泽。花期3—5月，果期7—9月。

【分布与生长环境】生于山坡的灌木丛中。

【采集加工】8—10月采收成熟的果实。晒干，将果皮与种子分开，果皮为花椒，种子为椒目。

【性味功效】果皮：味辛，性温，有小毒。温中止痛，驱虫健胃。种子（也可作椒目用）：味苦、辛，性凉。利尿消肿。根：味辛，性温。祛风湿，止痛。

【用法用量】内服：果皮、根2—5克，种子3—6克。外用：果皮、根适量，煎水洗或捣烂敷患处。

【应用参考】

种子：利尿消肿。用于水肿，腹水。

根：祛风湿，止痛。用于胃寒腹痛，牙痛，风湿痹痛。

果皮：温中止痛，驱虫健胃。用于胃痛，腹痛，蛔虫病；外用治湿浊，皮肤瘙痒，龋齿疼痛。

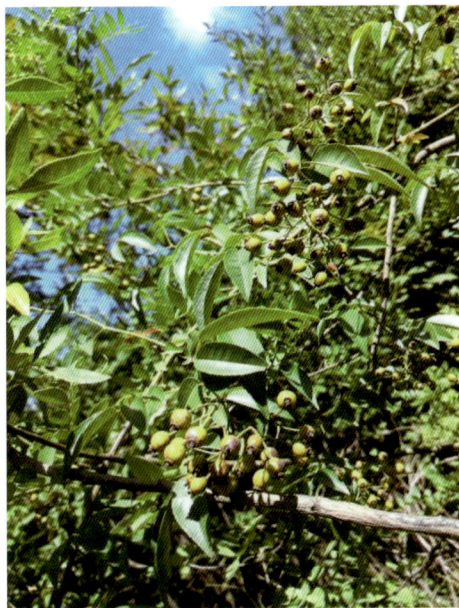

野花椒

野 菊
Chrysanthemum indicum L.

【别名】野菊花、野黄菊花（通称）。

【形态特征】多年生草本，高30—90厘米。茎直立，或者基部斜倒，多分枝，嫩枝条上常有白毛。单叶互生，卵形或椭圆状卵形，长约3—9厘米，宽约3—6厘米，羽状深裂，裂片又有浅裂，表面深绿色，背面淡绿色，两面有毛。花黄色，头状花序生在顶端。9—11月开花。

【分布与生长环境】本地分布生在山坡上、山野路边、丘陵荒地和田边等处。

【采集加工】秋季花盛开时采收，晒干或烘干。

【性味功效】性微寒，味苦、辛。清凉解毒，散瘀明目。

【用法用量】内服：6—12克（鲜者30—60克）。外用：捣敷，煎水漱口或淋洗。

【应用参考】

1.痈疽疔毒：野菊鲜全草，鲜犁头草等量，同捣烂、放锅上蒸过，外敷用，并取花9—12克，水煎内服，1日数次。

2.毒蛇咬伤、流火丹毒：野菊9—15克，1日数剂，水煎服；并取鲜叶捣烂，敷伤处。

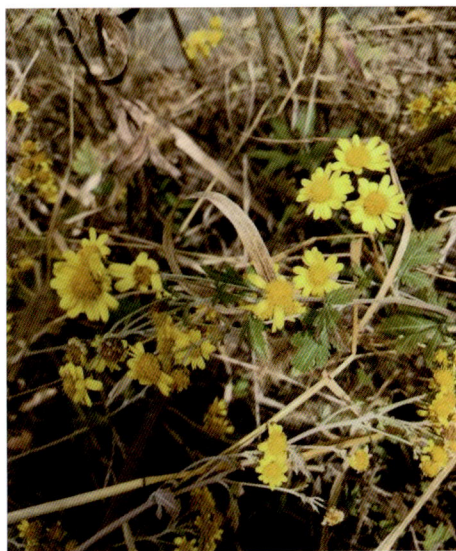

野菊

3.头风痛、肠炎、腹痛：野菊15克，或根60—90克，加马鞭草15—18克，水煎，冲白糖，早、晚饭后各服1次。

4.高血压、感冒：野菊3—6克，开水泡代茶饮。

5.黄水疮、脚上湿气：野菊15—30克，煎汤沥洗。

6.红眼、耳朵流脓：野菊鲜叶30克，煎浓汤，取澄清液，洗眼或滴耳。

野老鹳草
Geranium carolinianum L.

【别名】老鹳草（通称）、牻牛儿苗、五叶草、两支腊烛、一支香。

【形态特征】一年或越年生草本，全株密被柔毛。茎基部分枝，直立或伏于地面。叶对生，稀互生，叶片近肾状半圆形，3—5深裂，通常5深裂，边缘呈条裂状，叶两面有柔毛。花淡红色，成对生于顶端或叶腋。蒴果顶端具喙。种子椭圆形，棕褐色。4—5月开花，6—7月结果。

【分布与生长环境】常生在小山脚、田园、荒野草丛中及水沟边。

【采集加工】夏、秋二季果实近成熟时采割，捆成把，晒干。

【性味功效】味辛、苦，性平。祛风活血，抗菌消炎，清热解毒。

【用法用量】内服：煎汤，6—15克；浸酒或熬膏。

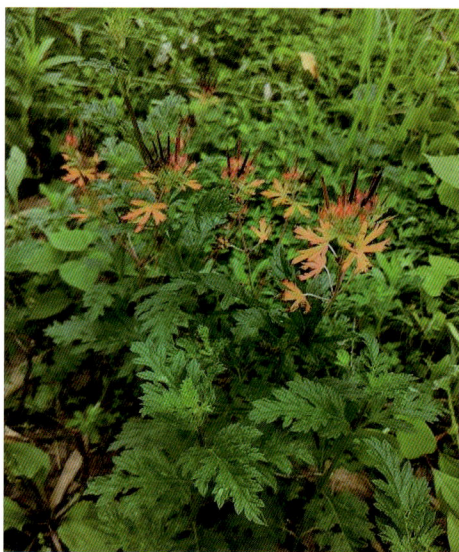

野老鹳草

【应用参考】

1.痢疾、肠炎：老鹳草全草30克，加铁苋菜60克，水煎服。

2.跌打损伤：老鹳草全草加蛇葡萄根、苦参根等量，加黄酒少许捣烂，做成饼状，烘热，敷伤处。

3.腰背痛、关节疼痛：老鹳草全草30克，加茜草根15克，水煎服。

4.筋骨瘫痪：老鹳草、筋骨草、舒筋草，炖肉服。

5.腰扭伤：老鹳草根30克，苏木15克，煎汤，血余炭9克冲服，每日1剂，日服2次。

6.急慢性肠炎下痢：老鹳草苗18克，红枣4枚。煎浓汤，1日3次服。

7.肠炎，痢疾：老鹳草30克，凤尾草30克，煎成90毫升，1日3次分服，连服1—2剂。

8.妇人经行受寒，月经不调，经行发热，腹胀腰痛，不能受胎：老鹳草15克，川芎6克，大蓟6克，白芷6克。水、酒各一盏，合煎，临卧服，服后避风。

野 木 瓜

Stauntonia chinensis DC.

【别名】牛芽标、七叶莲、海南野木瓜、山芭蕉。

【形态特征】木质藤本。茎绿色，具线纹，老茎皮厚，粗糙，浅灰褐色，纵裂。掌状复叶有小叶5—7片；叶柄长5—10厘米；小叶革质，长圆形、椭圆形或长圆状披针形，长6—9（11.5）厘米，宽2—4厘米。花雌雄同株，通常3—4朵组成伞房花序式的总状花序；花梗长2—3厘米。果长圆形，长7—10厘米，直径3—5厘米；种子近三角形，长约1厘米，压扁，种皮深褐色至近黑色，有光泽。花期3—4月，果期6—10月。

【分布与生长环境】产于山地密林、山腰灌丛或山谷溪边疏林中。

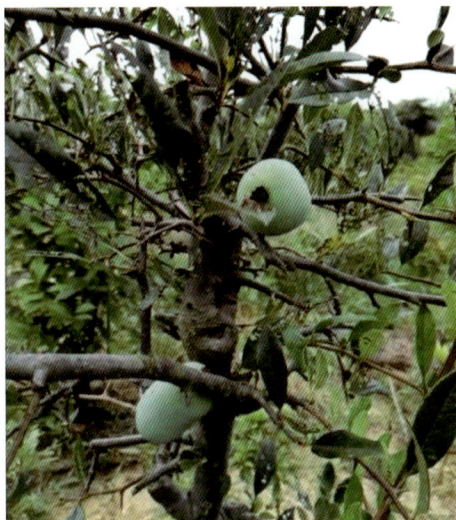

野木瓜

【采集加工】植物的干燥带叶茎枝可入药。夏、秋采收，洗净，藤茎切段，根切片，晒干或鲜用。

【性味功效】味微苦，性平。祛风止痛，舒筋活络，强心，利尿。

【用法用量】内服：煎汤9—15克；或浸酒。外用：适量，捣烂敷。

【应用参考】

1.煎剂：野木瓜50克，加水煎成30毫升，痛时顿服，必要时日服3次。

2.丸剂：每丸相当生药50克。日服2—3次，每次1—2丸。治疗外伤疼痛、内脏疼痛。

3.片剂：每片相当生药3克，痛时顿服4—6片。

4.注射剂：每次肌肉注射2毫升（相当于生药5克）。止痛生效和持续时间与煎剂基本相同。

银 耳

Tremella fuciformis Berk.

【别名】白木耳、雪耳。

【形态特征】子实体纯白色，胶质，半透明，宽5—10厘米，由多数宽而薄的瓣片组成，一般呈菊花状或鸡冠状，新鲜时软，干后收缩。硬而脆，白色或米黄色。担子近球形，纵分隔。孢子无色，光滑，近球形。

【分布与生长环境】生于栎属及其他阔叶树的腐木上，野生银耳数量稀少，在古代属于名贵补品。但中华人民共和国成立以来，银耳人工栽培技术成功，使银耳走向了千家万户。 生长最适温度为20—30摄氏度，在相对湿度80％—90％的条件下，子实体发育生长良好。喜散光照，以三分阳光七分阴为宜，通风换气条件要好。

【采集加工】药用部位为干燥的子实体，6—9月为生长旺季，早晨以竹刀割取已成熟的白木耳，保留耳脚，尚可再生，将鲜白木耳用清水淘洗干净。沥去水滴后摊竹蔗排上晒干，或遇雨天烘干。

【性味功效】味甘，性平，无毒。滋阴润肺，养胃生津。

【用法用量】3—10克，水煎服。

【应用参考】

1.虚劳咳嗽：银耳5克，西洋参3克。隔水炖，1日1剂，吃银耳、洋参并服汤汁，亦可加冰糖少许调味。

2.肺热咽干声哑：银耳5克，射干3克。先将射干隔水炖出汤液，去渣后加银耳炖汤汁，以冰糖少许调味，食银耳喝汤，1日1剂。

3.银耳红枣汤是一款家常汤品，主料是银耳和红枣，可适当添加莲子、枸杞子等配料熬制而成，也是一款养生补品。

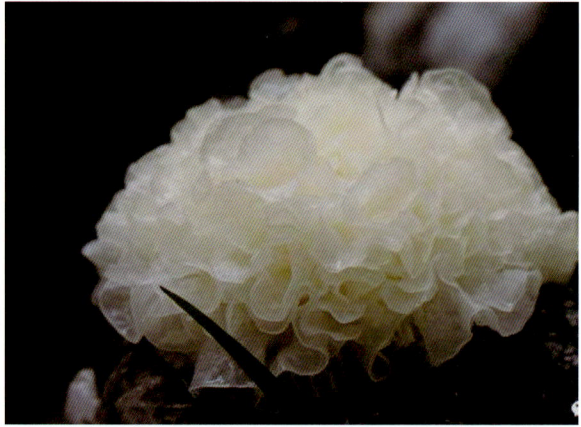

银耳

银 杏
Ginkgo biloba L.

【别名】白果（种仁的中药名）、公孙树、鸭脚树、蒲扇。

【形态特征】落叶乔木，高可达15米以上，胸径可达4米。枝有长枝与短枝。叶在长枝上螺旋状散生，在短枝上簇生；叶片扇形，有长柄，有多数二叉辐射状的细脉，上缘宽5—8厘米，浅波状，有时中央浅裂或深裂。雌雄异株，稀同株；雄球花成葇荑花序状，雄蕊多数；雌球花有长梗，梗端二叉（稀不分叉或分3—5叉），叉端生一胚珠，仅1个发育。种子核果状，球形，直径2.5—5.5厘米；外种皮肉质，有白粉，熟时淡黄色或橙黄色；中种皮骨质，白色，具2—3棱；内种皮膜质；胚乳丰富。花期5月，果期10—11月。

【分布与生长环境】喜光、深根性，对气候、土壤适应性较宽。在气候温暖湿润、土壤肥沃地区生长良好。

【采集加工】叶及种仁入药。10月间采集成

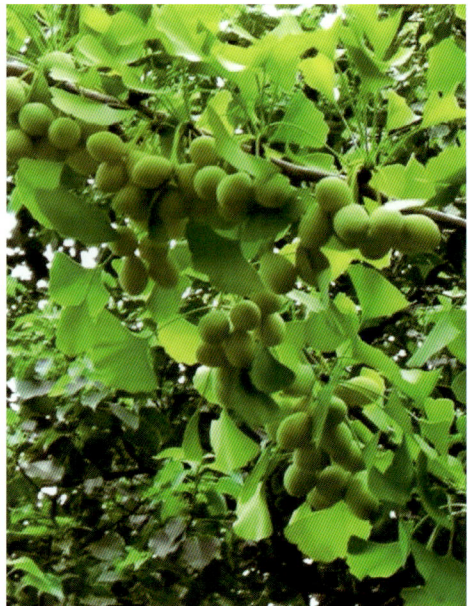

银杏

熟果实，稍浸水烂，去种皮（有毒不作食用），洗清黏液，将种核趁鲜放沸水内稍烫，晒干，配方时去壳捣碎入药。

【性味功效】种仁味甘、苦、涩，性平，有小毒。敛肺气，定喘咳，缩小便，止带浊。

【用法用量】种仁（白果）：5—12克，水煎服。叶：目前仅用其提取物。

【应用参考】

1.治喘：白果21个（去壳砸碎，炒黄色），麻黄15克，苏子9克，甘草3克，款冬花15克，杏仁5克（去皮尖），桑皮15克（蜜炙），黄芩5克（微炒），法制半夏15克（如无，用甘草汤泡七次，去脐用）。上用水三盅，煎二盅，作2次服，每服一盅，不拘时。

2.白带：白果、向日葵茎髓各9克，水煎服；或用鸡蛋1个，打小孔，将白果研细纳入，放饭上蒸熟吃，适用于病程较长的患者。

3.阴道滴虫病：先冲洗阴道，后掺以白果粉，每日换药，10日为1个疗程。

4.高血脂、高胆固醇：用银杏叶提取物（冠心酮）按每片含黄酮1.14毫克制成糖衣片，每次4片，每日服3次。

5.梦遗：白果3个。酒煮食，连食4—5日。

6.小儿腹泻：白果2个，鸡蛋1个。将白果去皮研末，鸡蛋打破一孔，装入白果末，烧熟食。

7.乳痈溃烂：银杏250克。以12克研酒服之，以12克研敷之。

8.酒渣鼻：银杏、酒糟。同嚼烂，夜涂且洗。

9.头面癣疮：生白果仁切断，频搓取效。

10.下部疳疮：生白果，杵，涂之。

猪 屎 豆
Crotalaria pallida Ait.

【别名】白猪屎豆、野苦豆、大眼兰、野黄豆草、猪屎青、野花生、大马铃、水蓼竹、响铃草。

【形态特征】直立矮小灌木。茎枝被紧贴的短柔毛。叶互生，三出复叶；叶柄长2—4厘米，被密毛；托叶细小，刚毛状而早落；小叶片倒卵状长圆形或窄椭圆形，长3—5厘米，宽1.5—2厘米，先端钝圆，有时微缺。基部楔形，上面无毛，下面略被丝光质毛；叶脉明显。总状花序顶生及腋生，有花20—50朵；苞片早落；花萼长4—6毫米，萼筒杯状，先端5裂，裂片三角形，外折，约与萼筒等长；蝶形花冠，黄色，旗瓣嵌以紫色条纹，长约13毫米，花冠远伸出花萼之

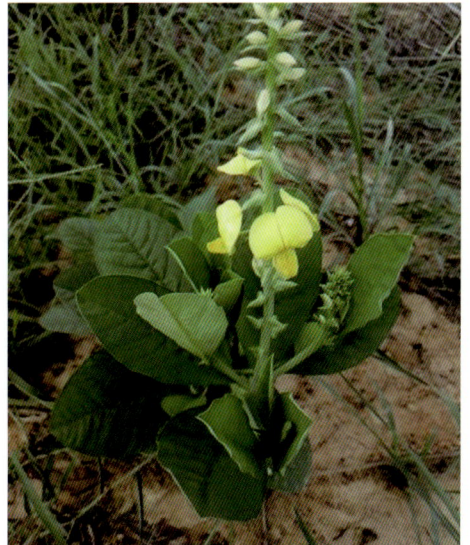
猪屎豆

281

外，雄蕊10个，上部分离，子房长圆形，花柱内弯，柱头小。荚果长圆形，嫩时被毛，熟时近于无毛，下垂，果瓣开裂时扭转。种子20—30颗。花、果期6—10月。

【分布与生长环境】栽培或野生于山坡、路边。

【采集加工】以根、茎、叶及种子入药。夏秋采，晒干。

【性味功效】味苦、辛，性平，有毒。清热利湿，解毒散结。

【用法用量】内服：煎汤，6—12克。外用：适量，捣敷。

【应用参考】

根：解毒散结，消积。用于淋巴结结核，乳腺炎，痢疾，小儿疳积。

种子：补肝肾，明目，固精。用于头晕眼花，神经衰弱，遗精，早泄，小便频数，遗尿，白带。

茎、叶：清热祛湿。用于痢疾，湿热腹泻。

【使用禁忌】猪屎豆种子及幼嫩叶有毒。孕妇忌服。

猪 殃 殃
Galium spurium L.

【别名】拉拉藤、锯仔草、颌围草、三宝莲、齿蛇草、子草、锯子草、麦筛子。

【形态特征】多枝、蔓生或攀缘状草本，通常高30—90厘米。茎有4棱角；棱上、叶缘、叶脉上均有倒生的小刺毛。叶纸质或近膜质，6—8片轮生，稀为4—5片；花冠黄绿色或白色，辐状，裂片长圆形，长不及1毫米，镊合状排列；子房被毛，花柱2裂至中部，柱头头状。果干燥，有1或2个近球状的分果爿，直径达5.5毫米，肿胀，密被钩毛，果柄直，长可达2.5厘米，较粗，每一爿有1颗平凸的种子。花期3—7月，果期4—11月。

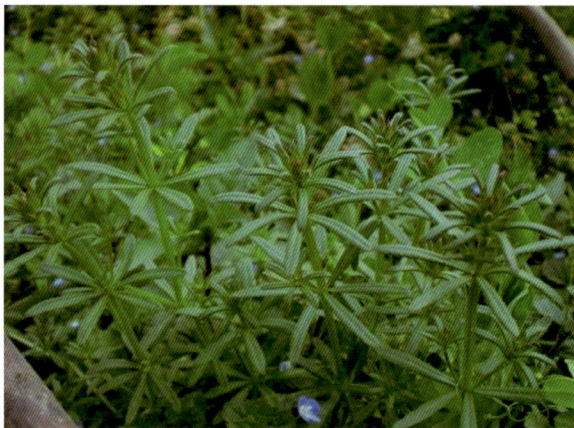

猪殃殃

【分布与生长环境】生于山坡、旷野、沟边、河滩、田中、林缘、草地。

【采集加工】夏季花果期采收，除去泥沙，晒干。

【性味功效】味辛、苦，性凉。清热解毒，消肿止痛，利尿，散瘀。

【用法用量】内服：常用量鲜品90—180克，干品30—60克。外用：适量，鲜品捣烂敷或绞汁涂患处。

【应用参考】

1.乳癌溃烂：鲜品猪殃殃180克，水煎服每日1剂，连服7天。另用鲜草捣烂取汁和猪油外敷患处，每日换3—6次。

2.白血病：猪殃殃60克，半枝莲、乌点归、银花藤各30克，水煎服，每日1剂，连服1—2月。

3.急性膀胱炎：猪殃殃、车前草各30克，金银花10克，水煎服，连服3—5天。

4.风热感冒：猪殃殃60克，大青叶15克，水煎服，连服3—5天。

5.跌打肿痛：猪殃殃根、脾草根各120克，水、酒各半煎服。

6.牙龈出血：猪殃殃50克，山梅根20克，水煎，分3—5次，每日1剂。

7.尿血、便血：猪殃殃、白茅根各30克，仙鹤草15克，水煎服。

8.经闭：猪殃殃20克，香附10克，益母草30克，水煎，分2—3次服，连服3—5天。

9.子宫颈癌：猪殃殃30克，水煎，加红糖适量分2—3次服，每日1剂，连续服。

10.感冒发热：猪殃殃全草30克（或鲜品60克），水煎服。

11.行经腹痛：猪殃殃全草15克，益母草6克，水煎服。

12.阑尾炎：鲜品猪殃殃250克，水煎分次服。

13.跌打损伤：鲜品猪殃殃、咸酸鸡各等分，共捣烂外敷患处。

14.漆疮：鲜品猪殃殃捣烂，取汁抹敷患处。

15.毒蛇咬伤：鲜品猪殃殃捣烂敷患处，又用鲜草120克，水煎服。

十二画

斑 叶 兰
Goodyera schlechtendaliana Rchb. f.

【别名】小叶青、麻叶青、小青、竹叶青、蕲蛇药、尖叶山蝴蝶、竹叶小青、小将军、肺角草。

【形态特征】多年生常绿小草本，高约15—18厘米。根粗而少。茎直立。叶互生，卵形，表面暗绿色，有黄白色的网状的斑纹；叶柄的基部有膜质的鞘包在茎上。总状花序，有毛，花白色，5—10朵，朝一侧生，每朵小花的基部都有一个长圆桶的囊袋，里面有毛。8—9月开花。

【分布与生长环境】生在山谷、山坡林下和溪边较阴湿的腐植质土上或岩石上。

【采集加工】以全草入药。夏秋采挖，鲜用或洗净晒干。

【性味功效】味甘，性温，无毒。清热解毒，活血止痛，软坚散结。

【用法用量】内服：鲜者30—60克；捣汁或浸酒。外用：捣敷。

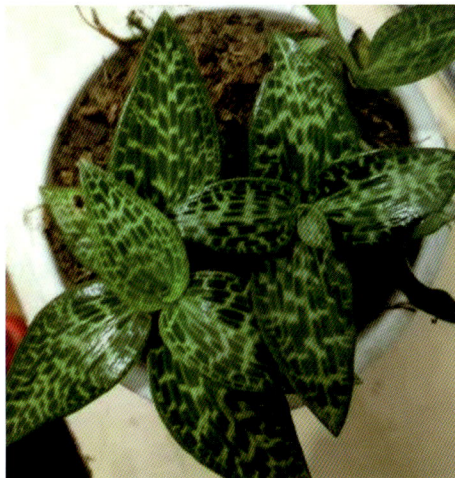

斑叶兰

【应用参考】

1.毒蛇咬伤：用全草3—6克，配牡蒿叶6克，杜衡根3克，金银花9—12克，水煎，1日3次，饭前服。

2.毒蛇咬伤及痈肿癌疖：鲜全草嚼烂或捣烂，敷患处。

3.肺病咳嗽：全草15克，炖肉吃。

4.气管炎：鲜全草3—6克，水煎服。

5.骨节疼痛，不红不肿：斑叶兰捣烂，用酒炒热，外包痛处（小儿用淘米水代酒）。每日1换。

博 落 回

Macleaya cordata（Willd.）R. Br.

【别名】号筒梗、三钱三、泡通珠、博落筒、翻牛白、狮子爪。

【形态特征】多年生大型草本或呈亚灌木状，高1—3米以上。根状茎肥厚。茎直立，圆柱形，中空，绿色或有时带紫红色，光滑无毛，表面有白粉，折断后有黄色汁液流出。单叶互生，具柄，柄基部扩张而略抱茎；叶片广卵形，长15—30厘米，宽12—25厘米，通常5—7掌状分裂，每裂片边缘又呈不整齐浅圆裂状，上面绿色，无毛，下面白色而密被细毛，叶脉明显，鲜时带紫红色，在下面凸起。夏季开绿白色花，大型圆锥花序顶生及腋生。蒴果长椭圆形而扁平，下垂，顶端有宿存的柱头，成熟时由顶端裂至基部，表面平滑，带褐紫色而有白粉。种子4—6粒。

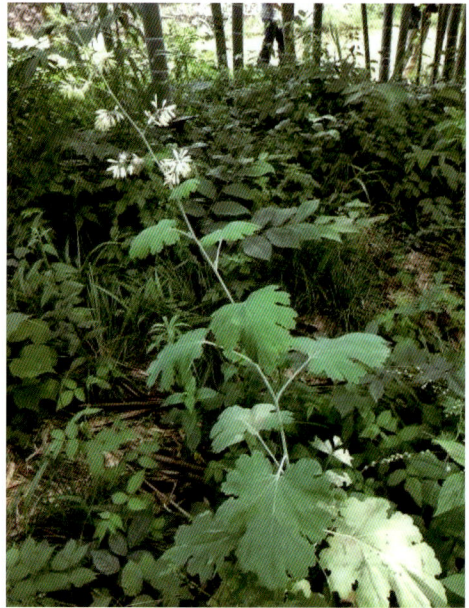

博落回

【分布与生长环境】生于丘陵或低山林、灌丛、草丛、村边或路旁等。

【采集加工】种子繁殖的第1年只能在9月采收1次。以后每年可采收2次；用根茎和分根法繁殖的1年可采收2次。2次采收的时间分别为7月上旬和9月下旬。第1次采收应割取粗壮、高大的植株，留下其余的植株继续生长，至9月下旬完全采收。去除病、残叶，晾晒2—3天。每天翻动2次，使水分尽快蒸发。最后将叶片剪下来（或切成细丝）。晒干或烘干。茎秆切成0.2—0.3厘米的厚片或切成1厘米的短段。晒干或烘干。

【性味功效】味辛、苦，性寒，大毒。全株：消肿散瘀，祛风解毒，镇痛杀虫。

【用法用量】外用：适量，捣敷。或煎水熏洗，或研末调敷。

【应用参考】外用治疗毒脓肿，痔疮，湿疹。并治蛇虫咬伤，跌打损伤，风湿关结痛，牙痛，中耳炎，阴痒症，烧、烫伤，顽癣。

1.恶疮，瘰根，赘瘤，腐肉，白瘢风，蛊毒，溪毒，已上（"上"一作"生"）疮屡发：博落回、百丈青、鸡桑灰等分。为末敷。

2.指疔：博落回根皮、倒地拱根等分。加食盐少许，同浓茶汁捣烂，敷患处。

3.臁疮：博落回全草，烧存性，研极细末，撒于疮口内，或用麻油调搽，或同生猪油捣和成膏敷贴。

4.中耳炎：博落回同白酒研末，澄清后用灯芯洒滴耳内。

5.黄癣（癞痢）：先剃发，再用博落回6克，明矾3克，煎水洗，每日1次，共7天。

朝 天 罐
Osbeckia opipara C. Y. Wu et C. Chen.

【别名】呈毛金锦香、向天葫芦、瓶儿草、倒罐子、猫耳朵。

【形态特征】多年生草本，有时呈灌木状。茎直立，高1—2米，茎4棱，被浅棕色粗毛；单叶对生，几无柄；基部叶呈卵形，向上成长椭圆形或长圆状披针形，长4—10厘米，宽1.5—3.5厘米，先端尖，基部钝圆或近心形，全缘，两面被黄褐色粗毛，主脉5条，明显。夏季茎顶或叶腋抽出总状花序，花排列较紧密，花梗极短；苞片卵形；花淡紫蓝色，或白色。蒴果壶形，蒴果顶端4孔开裂，宿萼花瓶状，长约1.5厘米，中部以上收缩成颈状；种子多数细小，马蹄形。花期8—9月，果期10—11月。

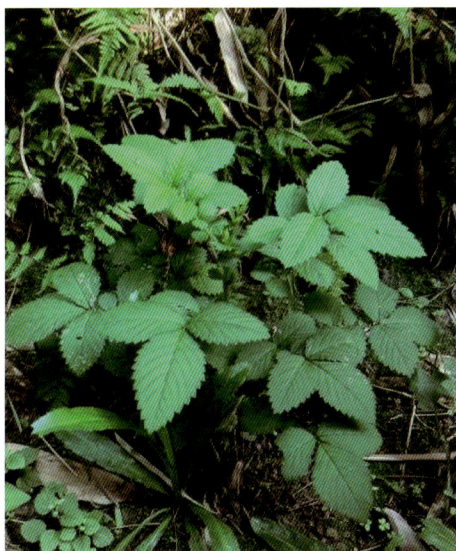
朝天罐

【分布与生长环境】生于山谷，溪边，林下等处。

【采集加工】秋季挖根，采摘果序，洗净晒干。

【性味功效】味甘、涩，性平。补虚益肾，收敛止血。

【用法用量】煎汤，9—15克，内服。

【应用参考】

1.急性肠炎：朝天罐根或果（果较好），切片晒干，研粉压片，每片0.5克，每服4片，每日3次。

2.肠炎：朝天罐根60—120克，加水500毫升，文火煎至100毫升，分2次服。

3.虚弱咳嗽：朝天罐25克，杏仁10克，桃仁10克。炖猪肉或煎水服。

4.痢疾：朝天罐根25克，红痢加红糖，白痢加白糖煎服。

5.白带：朝天罐根25克，蒸酒内服。

6.肺痨咳嗽咯血：（1）朝天罐根15克，炖猪肉吃，2天1剂，轻者连服2剂，重者连服5剂。（2）朝天罐15克，葵花盘12克，柿花蒂9克，一朵云9克，清明菜9克。煎水服。

7.痔疮：朝天罐根30克，炖猪心肺服。

8.筋骨拘挛，下肢酸软，风湿关节痛：七孔莲9—15克，酒水各半煎服。

9.小便失禁：朝天罐根18克，猪屎豆根15克。炖猪尿泡吃。

10.白浊：朝天罐9—15克，水煎服。

鹅不食草
Centipeda minima（L.）A. Br. et Aschers.

【别名】石胡荽、野园荽、鸡肠草、鹅不食、地芫荽。

【形态特征】一年生匍匐状柔软草本，高5—20厘米，微臭，揉碎有辛辣味。茎细，基部分枝很多，枝匍匐，着地生根，无毛或略有细柔毛。叶互生，叶片小，倒卵状披针形，长70—200毫米，顶端钝，基部楔形，边缘有梳齿，无柄。春夏季开花，头状花序小，扁球形，直径约3毫米，无柄，单生叶腋；花黄色。瘦果四棱形，棱上有毛。

【分布与生长环境】生于山地、湿润草地及路边阴湿处。

【采集加工】夏季开花时采收，洗净泥沙，拣去杂质，筛净灰屑，切成1厘米长的短段，晒干。

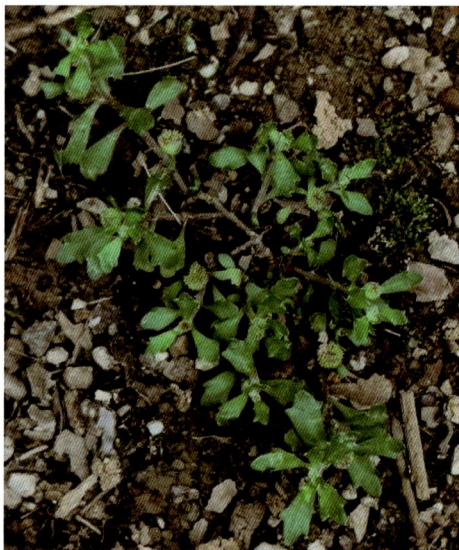
鹅不食草

【性味功效】苦，寒。发散风寒，通鼻窍，止咳，解毒。

【用法用量】内服：水煎，5—9克。外用：适量，煎水洗患处。不宜与藜芦同用。

【应用参考】

1.痰喘：用石胡荽佐杨汁，和酒服。

2.目疾，翳障（目赤肿胀、羞明昏暗、隐涩疼痛、眵泪风痒、鼻塞头痛、外翳扳睛）：用鹅不食草（晒干）6克，青黛、川芎各3克，研为末。先含水一口，取药末如米大一小撮嗅入鼻内，以泪出为度。有的配方中减去青黛。此方名为"碧云散"。

3.塞鼻治翳：治法总结为诗歌一首。赤眼之余翳忽生，草中鹅不食为名，塞入鼻内频频换，三日之间复旧明。

4.牙痛：用棉裹鹅不食草，怀干研末，嗅入与牙痛同侧的鼻孔中。

5.一切肿毒：用鹅不食草1把、穿山甲（浇存性）2克、当归尾9克，共捣烂，加酒一碗，绞汁服，以渣敷患处。

6.湿毒胫疮：夏季采鹅不食草，晒收为末，每取末15克、汞粉2克，加桐油调成膏。先以茶洗净患处，然后贴膏包好。将有黄水流出。5—6日病愈。

7.脾寒疟疾：用鹅不食草一把，捣取汁半碗，加酒半碗服下，甚效。

8.痔疮肿痛：用鹅不食草捣烂敷贴。

鹅掌楸
Liriodendron chinense

【别名】鸭掌树、马褂木。

【形态特征】乔木，高达40米，胸径1米以上，小枝灰色或灰褐色。叶马褂状，长4—12（18）厘米，近基部每边具1侧裂片，先端具2浅裂，下面苍白色，叶柄长4—8（16）厘米。花杯状，花被片9，外轮3片绿色，花瓣状，倒卵形，长3—4厘米，花药长10—16毫米，花丝长5—6毫米。聚合果长7—9厘米，具翅的小坚果长约6毫米，顶端钝或钝尖，具种子1—2颗。花期5月，果期9—10月。

【分布与生长环境】生于山地林中，或成小片纯林。

【采集加工】根入药。秋季采挖，除尽泥土，鲜用或晒干。

【性味功效】味辛，性温。祛风湿，强筋骨。主治风湿关节痛、肌肉痿软。

【用法用量】煎汤，15—30g；或浸酒。

【应用参考】主治风湿关节痛，肌肉痿软，早泄，小阴经，阳痿，月经不调。

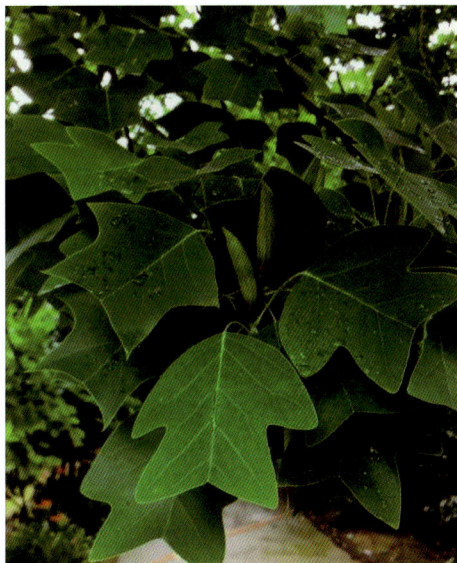

鹅掌楸

葫 芦
Lagenaria siceraria（Molina）Standl.

【别名】瓠、抽葫芦、壶芦、蒲芦。

【形态特征】一年生草质藤本，有黏质柔毛。卷须2裂。单叶互生；叶柄长5—30厘米，顶端具腺齿2枚；叶片近圆形，多少五角形或5浅裂，长10—30厘米，基部宽心形，边缘有尖齿，两面均被柔毛。夏季开白花，单生于叶腋，花单性，雌雄同株，雄花梗多较叶柄长，具雄蕊3个，花药合生；雌花花梗则稍短于叶柄或等长，花萼5裂，被柔毛，花冠长3—4厘米，5深裂，子房长椭圆形。果长不等，形状各式，有为葫芦状的，有为烧瓶状的，有为哑铃状的，有为棒状的，有为曲颈状的。种子白色，扁平，卵形。

【分布与生长环境】为栽培种。

【采集加工】立冬前后，摘下果实，剖开，掏出种子，分别晒干。

【性味功效】味甘，性平。止泻，引吐。肺脾肾利水消肿：利尿，消肿，散结，通淋治肿酸胀。

【用法用量】15—30克，煎汤，绞汁，或煮食等。

【应用参考】

1.急性肾炎浮肿：（1）芦壳（抽葫芦）15—30克，水煎服，每日1剂。（2）抽葫芦1个，焙微黄，研末，每服9克，白开水调服，每日2—3次。

2.水肿、小便不利、湿热黄疸，或肺燥咳嗽：葫芦汁。鲜葫芦1个，捣烂，绞取汁液。每次用1小碗，加入适量蜂蜜调服。单用鲜葫芦汁，可充分发挥其清热利水或润肺的功效。

3.水肿小便不利：葫芦虫笋汤。葫芦60克，切片，虫笋30克，切段。加水煎汤服。

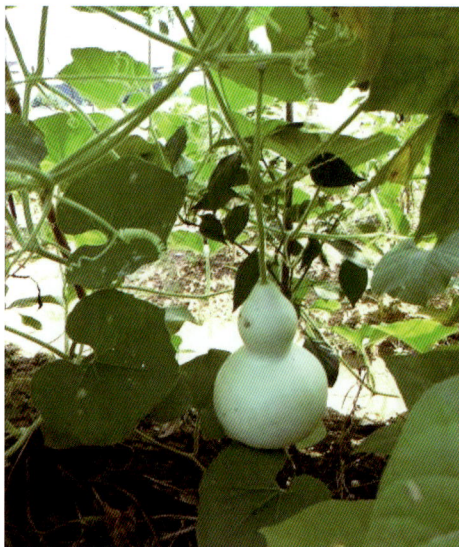
葫芦

湖州铁线莲
Clematis huchouensis Tamura

【别名】金剪刀草、河边威灵仙、铜脚威灵仙。

【形态特征】草质藤本，茎有6棱，疏生弯曲的短柔毛或后变无毛。叶为单数羽状复叶，小叶9片，最下面的小叶长3.6—4.5厘米，3深裂或3全裂，裂片狭卵形，全缘，上面无毛，下面有贴生的短粗毛，而叶脉上的毛较密，其他小叶逐渐变小，2或3裂，或不裂；茎上部的叶较小，小叶7片，卵形至圆卵形。花1—3朵成腋生的聚伞花序，花梗有对生的苞片2片，3裂或不裂；萼片4

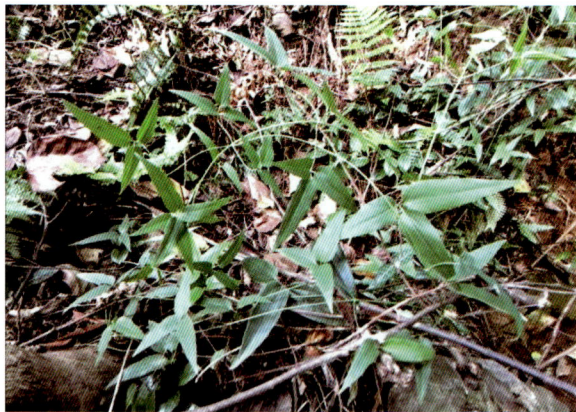
湖州铁线莲

片，白色，矩圆状倒披针形，外面有毛；雄蕊多数，花丝短而宽；雌蕊约12枚，密生长柔毛。瘦果卵圆形。花期7月。

【分布与生长环境】常生沟边、河岸、山涧潮湿地方。

【采集加工】夏、秋季采全草鲜用。

【性味功效】味苦、咸，性温。抗癌，解毒，利尿。祛风，消肿。治疗深部脓肿、风湿性关节炎，脑瘤。

【用法用量】内服、外用：适量10—15克。

【应用参考】

1.脑瘤：湖州铁线莲鲜全草适量，加少量食盐捣烂外敷头部，24—36小时取下，如局部发泡，用针挑破，一般敷1次即可。

2.深部脓肿、风湿性关节炎：湖州铁线莲鲜全草捣烂敷患部24小时，发泡后除去。

【附注】水煎液体外试验，对绿脓杆菌有抑制作用。

筋 骨 草
Ajuga ciliata Bunge

【别名】白毛夏枯草、雪里青、白毛苦菜、白头翁、白头枯、苦草、小叶苦芝麻、麻一菜、天芥菜。

【形态特征】多年生草本。一株丛生数茎，茎方形，全株生白毛。叶对生，卵形、长椭圆形或倒卵形，边缘有波状粗齿。花白色，或略带紫色，唇形，数朵排成一轮，组成多轮的穗状花序；花轮的下方有卵形的苞片叶。小坚果灰黄色。3—5月开花，6—7月结果。

【分布与生长环境】生在郊野路边竹林、屋边及湿地处。

【性味功效】性寒，味苦。清火凉血，退热消肿，清热，解毒，凉血消肿。

【用法用量】内服：15—60克。外用：适量，捣烂敷患处。

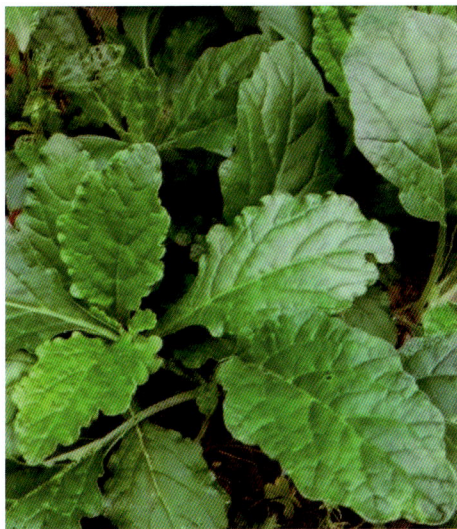

筋骨草

【应用参考】

1.肝火上升：筋骨草全草30克，水煎服。或全草15克，牛膝6克，水煎服，每天1剂。

2.肺热咯血：筋骨草全草15克。白茅根30克，冰糖30克，水煎服。

3.蛾喉（扁桃体炎）：筋骨草全草15克，水煎服。或用鲜草4—5株（小儿2—3株），加豆腐共煮，取汁内服，效果更佳。

4.小儿头身疮疖：筋骨草全草和马鞭草等量煎浓汁，外洗患处。

5.小儿白秃：筋骨草鲜草捣烂，用纱布滤汁涂按患处。1日数次，或用鲜草120克浓煎，取汁趁热洗头。

6.扁桃体炎、咽炎、喉炎：筋骨草15—30克。水煎服。或用筋骨草鲜草4—5株，加豆腐共煮，吃豆腐并饮汤。

7.跌打伤、扭伤：鲜筋骨草加少量生姜、大葱，捣烂外敷。

【附注】本品味苦，但清热解毒，消炎效佳，治急性扁桃体炎效佳。

阔叶十大功劳
Mahonia bealei（Fort.）Carr.

【别名】土黄柏、土黄连、八角刺、刺黄柏、黄天竹。

【形态特征】常绿灌木或小乔木，高0.5—8米。叶狭倒卵形至长圆形，长27—51厘米，宽10—20厘米，具4—10对小叶，最下一对小叶距叶柄基部0.5—2.5厘米。总状花序直立，通常3—9个簇生；芽鳞卵形至卵状披针形，长1.5—4厘米，宽0.7—1.2厘米；花黄色；外萼片卵形，长2.3—2.5毫米，宽1.5—2.5毫米，浆果卵形，长约1.5厘米，直径约1—1.2厘米，深蓝色，被白粉。花期9月至翌年1月，果期3—5月。

【分布与生长环境】生于阔叶林、竹林、杉木林及混交林下、林缘，草坡，溪边、路旁或灌丛中。

【采集加工】全年可采，全株入药，晒干。

【性味功效】味苦，性寒。补肺气，退潮热，益肝肾。

【用法用量】茎、根：6—9克，单用15—30克。叶：9克，水煎服；晒干研粉供外用。

【应用参考】

1.急性肠炎、菌痢：阔叶十大功劳根或茎15—30克，水煎服；或以阔叶十大功劳6—9克，配入复方中煎服。

2.赤白带下：阔叶十大功劳配白英、仙鹤草各30克，水煎服。

3.急性结膜炎：阔叶十大功劳粉末，浸入乳内，取汁滴眼，1日数次。

4.中耳炎：阔叶十大功劳40克，研粉，加水适量，浸泡1日，文火煮沸5分钟，过滤，加入硼酸粉4克，冰片0.3克，稀释到100毫升，滴耳（先清洁耳道），每次3—4滴，1日3—4次。

5.疔、痈：阔叶十大功劳配草乌（3∶1）研粉，冷茶调涂局部，干后再湿润之，每日换药1—2次。

6.湿热型黄疸：土黄柏30克，黄栀根20克，对坐草30克，地胆草20克，马蹄金30克，车前草30克，虎杖根30克。水煎服，7日为1个疗程。

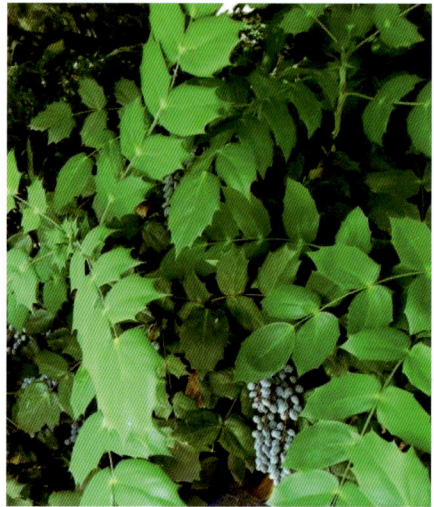

阔叶十大功劳

腊 梅
Chimonanthus praecox（L.）Link

【别名】腊梅花、黄梅花、铁筷子、雪里花、腊木等。

【形态特征】落叶灌木，高2—4米。茎丛出，多分枝，枝条方柱形，皮灰白色或棕褐色，皮孔突出，嫩枝被柔毛，树皮内具油细胞。叶对生，有短柄，叶片卵形或矩圆状披针形，长7—15厘米，宽3—7厘米，先端渐尖，全缘，基部楔形或圆形，上面深绿色而光亮，老时粗糙，下面淡绿色，光滑，有时于叶脉上略被疏毛。花先于叶开放，黄色，富有香气；花被多数，成多层的覆瓦状排列，内层花被小形，中层花被较大；黄色，薄而稍带光泽，外层成多数细鳞片；雌蕊多数，雄蕊5—6个，药外向；心皮多数，分离，着生于花托的内面；子房卵形；1室。瘦果，椭圆形，深紫褐色，疏生细白毛，内有种子1粒。

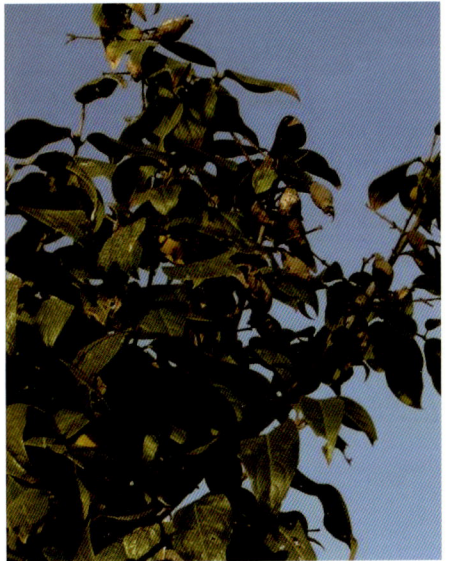

腊梅

【分布与生长环境】野生较少，生于山坡灌丛或水沟边。

【采集加工】花在花蕾期或刚开放时采收；根、根皮四季均可采集。烘干或晒干。

【性味功效】花蕾：味辛、甘、微苦，性凉，小毒。解毒清热，理气开郁。根皮：味辛，性温。

【用法用量】花蕾3—6克。根15克。外用：适量。湿邪盛者慎用。

【应用参考】

1.久咳：腊梅花9克。泡开水服。

2.水火烫伤：蜡梅花（以）茶油浸（涂）。

葎 草

Humulus scandens（Lour.）Merr.

【别名】拉拉藤、五叶杂藤、牵牛藤、爪龙藤、千金拔、拉人藤、野丝瓜藤、大叶五爪金龙、五爪龙。

【形态特征】多年生蔓性草本。茎长，绿色，有时带紫红色，具纵行棱角，茎和叶柄都有倒生皮刺。单叶对生，但上部叶互生，掌状5深裂，也有3裂和7裂，裂片卵圆形，边缘有粗锯齿，叶两面部很粗糙，背面有小黄点，升柄长。花单性，雌雄异株；雄花小，淡黄绿色，很多小花排列成圆锥花序；雌花10余朵，集成短穗状花序，每一雌花有一宽卵状披钎形的苞片。瘦果淡黄色，卵圆形，为增大的苞片所包围，成熟时形成球状果。7—8月开花，8—9月结果。

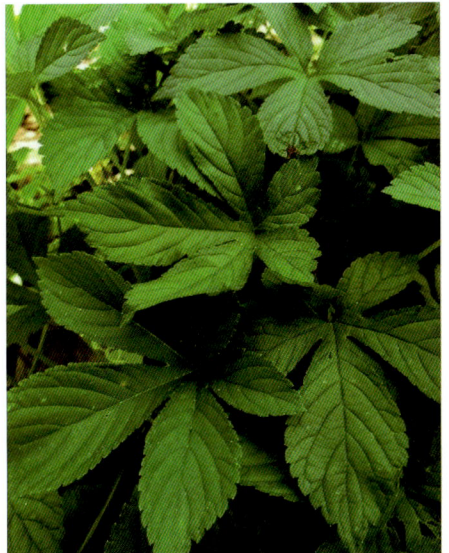

葎草

【分布与生长环境】生在山坡路边，田野路

边及荒地上，常成片生长。

【采集加工】9—10月收获，选晴天，收割地上部分，除去杂质，晒干。

【性味功效】味甘、苦，性寒。利尿，抗菌消炎，退重热。

【用法用量】内服：煎汤，10—15克，鲜品30—60克；或捣汁。外用：适量，捣敷；或煎水熏洗。

【应用参考】

1.急性肾炎水肿：葎草全草60克，捣烂，包敷两脚底心，3天换1次。

2.尿路结石：取葎草鲜全草60克捣烂绞汁，开水冲服。

3.疖肿：葎草鲜全草加少量食盐，捣烂外敷。

4.皮炎、湿疹、脚癣：葎草鲜茎叶适量，加苍耳鲜茎叶等量，捣烂，煎汁外洗。

紫花地丁
Viola philippica Cav.

【别名】地丁草、红水牛花。

【形态特征】多年生草本，高6—7.5厘米，全株密生白色细毛。主根粗而深，白色。叶形多变，三角状卵形，长椭圆形或线状广披针形，长1.5—4.5厘米，宽0.6—3厘米，先端钝，基部截形或浅心脏形，边缘有浅波状钝锯齿。花淡紫色，有长柄，花柄中部有2片线形的苞片。蒴果卵状椭圆形。3—5月开花，4—5月结果。

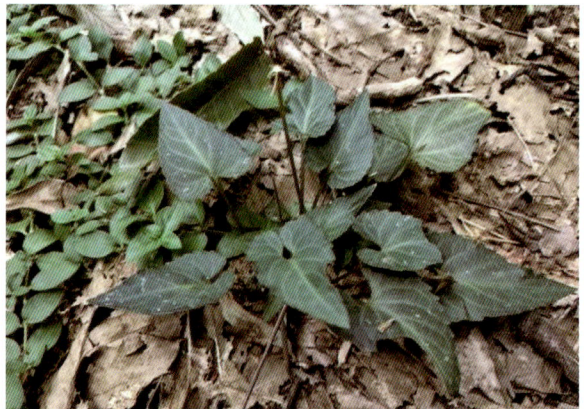

紫花地丁

【分布与生长环境】常生在较阴湿的田埂边、路边、水沟边。

【采集加工】洗净、晒干、切断、防霉。

【性味功效】性寒，味微苦。清热解毒，凉血消肿。

【用法用量】15—30克。外用：鲜品适量，捣烂敷患处。

【应用参考】

1.痈疽、瘰疬、恶疮：紫花地丁草鲜全草、鲜芙蓉花等量，加食盐少许捣烂（或单用鲜全草亦可），外敷患处，1日1换，已化脓者拔脓，未化脓者则能消肿。同时全草60—90克，水煎服，效果更加显著。

2.毒蛇咬伤：紫花地丁草鲜全草捣烂绞汁一酒杯内服，其渣加雄黄少许调敷患处。

3.黄疸内热、肠痈下血：紫花地丁草鲜全草60—90克，加蜂蜜30克，水煎服，连服数日。

紫花野百合
Lilium brownii F.E.Br.ex Miellez

【别名】农吉利、野生苍耳子、野芝麻、白蜈蚣、铁拳头、山油麻、草罗汉枫、响铃草、细叶芝麻铃、河猪兰、大疔草。

【形态特征】一年生草本，高18—60厘米。叶互生，线形至披针形，表面深绿色，背面与茎上均有褐色细毛，有托叶。花为紫色的蝶形花，在枝端密生成穗状的总状花序；花萼大，深裂成2唇形，外被褐色毛。荚果长圆形，肿胀，表面平滑，约含种子10粒。8—9月开花，10—11月果熟。

【分布与生长环境】生长在山坡，路边、田边草丛中或荒草地上。

【采集加工】全草夏、秋季采集，鲜用或洗净晒干备用。

【性味功效】性平。味淡。清热解毒，润肺止咳，抗肿瘤，利湿消积。

【用法用量】内服，外用：10—50克。

【应用参考】

1.疔子：野百合鲜全草加糖捣烂，或晒干研粉外敷，或水煎外洗。亦可配紫花地丁、金银花各15克，水煎服。

2.小儿黄疸、疳积：野百合全草30克，水煎服。

3.毒蛇咬伤：鲜全草捣烂外敷。

【附注】本种含生物碱。据临床报道，将全草制成粉末，高压消毒后，用生理盐水调成糊状外敷，或将药粉撒在创面上，或用鲜全草捣成糊状外敷，可治疗皮肤癌。目前已制成流浸膏、片剂和注射剂。本种水煎液体外试验，对金黄色葡萄球菌有良好的抑制作用。

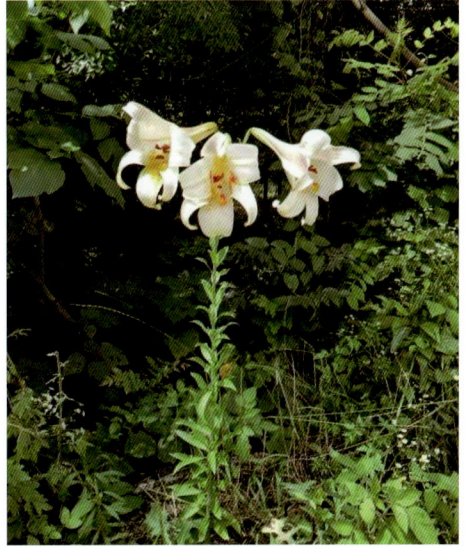

紫花野百合

紫　堇
Corydalis edulis Maxim.

【别名】蝎子花、断肠草楚葵、蜀堇、苔菜、水卜菜。

【形态特征】一年生无毛草本，具细长的直根。茎高10—30厘米；叶片近三角形，长3—9厘米。总状花序长3—10厘米；苞片卵形或狭卵形；萼片小；花瓣紫色，上面花瓣长1.5—1.8厘米，距长达5毫米，末端稍向下弯曲。蒴果条形，长约3厘米，宽约1.5毫米。种子黑色，扁球形，密生小凹点。花期4—5月。

【分布与生长环境】喜温暖湿润环境，宜在水源充足、肥沃的砂质壤土中种植，怕干旱，忌连作，宜与高秆作物套种。栽培受到自然因素的影响。

【采集加工】4—5月采收。

【性味功效】味苦、涩，性凉，有毒。清热解毒，止痒，收敛，固精。治疮毒，顽癣，秃疮，带状疱疹，蛇咬伤，脱肛，遗精。

【用法用量】6—9克。外用：捣敷、研末调敷或煎水洗。

【应用参考】

1.肺痨咳血：断肠草根9克，煎水或泡酒服。

2.遗精：蝎子花9—12克，以米泔水浸泡并露一宿后，用原来米泔水煎服，醪糟为饮，连服3—4剂。

3.疮毒：蝎子花根适量，煎水洗患处。

4.秃疮、蛇咬伤：鲜蝎子花根，捣烂外敷。

【使用禁忌】紫堇有剧毒，使用遵医嘱。

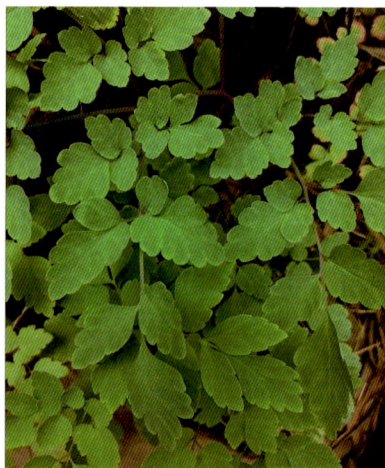
紫堇

紫 茉 莉
Mirabilis jalapa L.

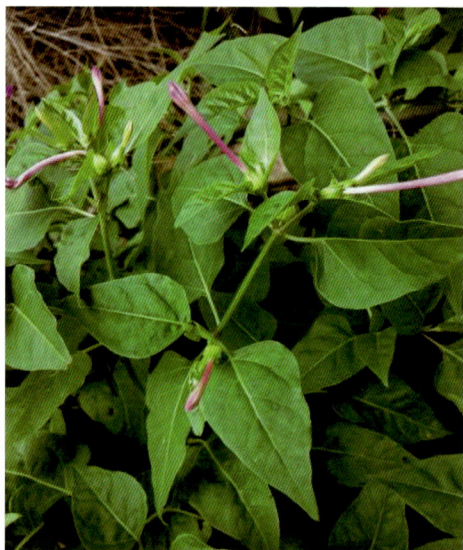
紫茉莉

【别名】胭脂花、夜饭花、状元花、丁香叶、粉豆花、苦丁香。

【形态特征】一年生草本植物，高可达1米。根肥粗，倒圆锥形，黑色或黑褐色。茎直立，圆柱形，多分枝，无毛或疏生细柔毛，节稍膨大。叶片卵形或卵状三角形，长3—15厘米，宽2—9厘米，顶端渐尖，基部截形或心形，全缘，两面均无毛，脉隆起；叶柄长1—4厘米，上部叶几无柄。花常数朵簇生枝端；花梗长1—2毫米；总苞钟形，长约1厘米，5裂，裂片三角状卵形，顶端渐尖，无毛，具脉纹，果时宿存；花被紫红色、黄色、白色或杂色。花午后开放，有香气，次日午前凋萎。瘦果球形，直径5—8毫米，革质，黑色，表面具皱纹；种子胚乳白粉质。花期6—10月，果期8—11月。

【分布与生长环境】性喜温和而湿润的气候条件，不耐寒，冬季地上部分枯死，地下部分可安全越冬而成为宿根草花，来年春季续发长出新的植株。喜通风良好环境。

【采集加工】全株鲜用。

【性味功效】性寒，味辛，有小毒。清热利湿，活血调经，解毒消肿，驱蚊。根、叶可供药用。种子白粉可去面部瘢痣粉刺。

【用法用量】内服：根9—15克。外用：根、全草适量，鲜品捣烂外敷，或煎汤外洗。孕妇忌服。

【应用参考】

1.淋浊、白带：紫茉莉根30—60克（去皮洗净切片），茯苓9—15克。水煎饭前服，日服2次。

2.白带：紫茉莉根30克，白木槿15克，白芍15克。炖肉吃。或紫茉莉鲜根60—120克，与猪蹄1个同煮食。

3.红崩：紫茉莉根60克，红鸡冠花根30克，头晕药30克，兔耳风15克炖猪脚吃。

4.急性关节炎：鲜紫茉莉根90克。水煎服，体热加豆腐，体寒加猪脚。

5.痈疽背疮：紫茉莉鲜根1株。去皮洗净，加红糖少许捣烂，敷患处，日换2次。

6.风气痛：紫茉莉鲜根90—120克与猪肉同煮食。

7.扁桃体炎：紫茉莉鲜根捣烂取斗滴入咽喉患处。

8.痈疽肿痛：紫茉莉全草捣烂外敷，日换1次。

9.疥疮：紫茉莉鲜叶捣烂外涂。

紫 苏
Perilla frutescens（*L.*）*Britt*

【别名】野紫苏、桂荏、赤苏、红苏。

【形态特征】一年生草本，高30—90厘米。茎直立，方形，有分枝，有紫色细毛。叶对生，卵形或圆卵形，先端渐尖，边缘有粗钝锯齿，两面带紫色，或仅背面带紫色，两面有毛，沿叶脉较密；叶柄紫绿色。花成顶生和腋生的总状花序，密生细毛；花冠红色或淡红色，上部外面有毛，4裂，2唇形。小坚果倒卵形，黄褐色，有网状皱纹。7—9月开花，10—11月果熟。

【分布与生长环境】生于低山坡、丘陵草地上、郊野路边、田塍边、竹园边、河岸。

【采集加工】苏叶、苏梗7—8月间（大暑至处暑）花开放时采，割取地上部分，摘叶阴干即成苏叶，茎乘鲜斜切薄片即成苏梗。苏子9月（秋分至霜降）采，拔起全株，击下小坚果，筛除杂质，晒干备用。

【性味功效】性温，味辛。理气，解毒，安胎，发表散寒，化痰。

【用法用量】5—9克。不宜久煎。

【应用参考】

1.感冒：紫苏叶9克，葱白6克，生姜3片，水

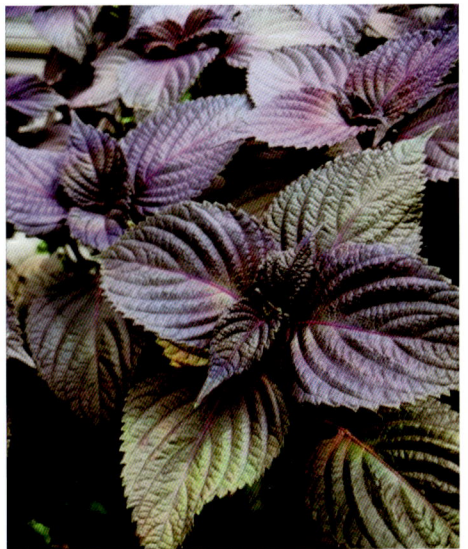

紫苏

煎数沸温服，若有咳嗽，用紫苏子3克，杏仁、萝卜子各9克，水煎服。

2.胸膈痞闷、呃逆：紫苏梗、橘皮6克，生姜3片，水煎服。

3.荨麻疹：紫苏叶、炒白术各9克，炒薏仁30克，水煎服。

4.孕妇胎动不安：紫苏梗9克，苎麻根30克，水煎服。

5.阴囊湿疹：紫苏全草泡洗，1日2次。

6.急性肠胃炎：紫苏叶12克，藿香、陈皮各9克，生姜3片，水煎服。

紫 云 英
Astragalus sinicus L.

【别名】翘摇、红花草、草子。

【形态特征】二年生草本，多分枝，匍匐，高10—30厘米，被白色疏柔毛。奇数羽状复叶，具7—13片小叶，长5—15厘米；叶柄较叶轴短。总状花序生5—10花，呈伞形；总花梗腋生，较叶长。荚果线状长圆形，稍弯曲，长12—20毫米，宽约4毫米，具短喙，黑色，具隆起的网纹；种子肾形，栗褐色，长约3毫米。花期2—6月，果期3—7月。

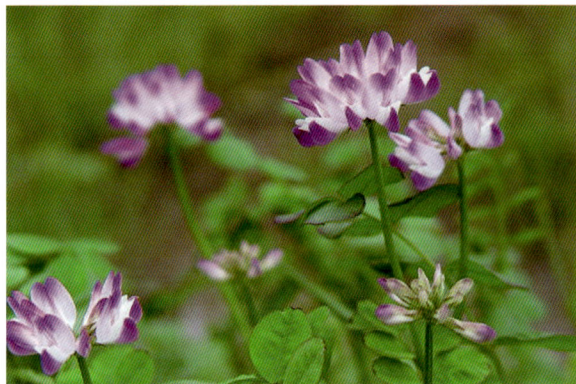
紫云英

【分布与生长环境】性喜温暖湿润条件。有一定耐寒能力，全生育期间要求足够的水分，土壤水分低于12%时开始死苗。

【采集加工】以根、全草和种子入药。夏秋采集，鲜用或晒干。

【性味功效】味微辛、微甘，性平。祛风明目，健脾益气，解毒止痛。

【用法用量】鲜根60—90克。全草15—30克。种子6—9克。外用：适量，鲜草捣烂敷，或干草研粉调敷。

【应用参考】

紫云英全草：用于急性结膜炎，神经痛，带状疱疹，疮疖痈肿，痔疮。

紫云英根：用于肝炎，营养性浮肿，白带，月经不调。

紫云英种子：味甘、微辛，性寒。清热解毒，利尿消肿。

紫 珠 草
Callicarpa macrophylla Vahl

【别名】大风叶、赶风紫、红大曰、假大艾。

【形态特征】灌木至小乔木，高可达3米。小枝被灰白色粗糠状毛及长茸毛。叶对生，叶片长椭圆形或椭圆状披针形。夏、秋叶腋开紫色小花，多花集成多歧聚伞花序。果小，球形，径约2毫米，熟时紫红色。花期4—7月，果期7—12月。

【分布与生长环境】本地生于山坡、路旁、向阳山地灌木丛中。

【采集加工】以茎、叶及根入药。春、夏、秋采叶及嫩茎，鲜用或晒干研末；根四季可采，切片晒干。

【性味功效】味苦、涩，性平。活血，止血，除热，解毒，散瘀，消炎。

【用法用量】15—30克（鲜者30—60克）；或研末，2—3克。外用：捣敷或研末撒。

【应用参考】

1.肠胃出血：干紫珠叶末1—2克。调冷开水，每4小时服1次；继用紫珠末6克，水煎，代茶常饮。

2.咯血：干紫珠叶末1.5—2克。调鸡蛋清，每4小时服1次；继用干紫珠叶末6克，水煎，代茶常饮。

3.衄血：干紫珠叶6克。调鸡蛋清服；外用消毒棉花蘸叶末塞鼻。

4.创伤出血：鲜紫珠叶，用冷开水洗净，捣匀后敷创口；或用干紫珠叶研末敷渗，外用消毒纱布包扎之。

5.跌打内伤出血：鲜紫珠叶60克，冰糖30克。开水炖，分2次服。

6.一切咽喉痛：取鲜紫珠叶30克。洗净，水2碗，煎1碗服，或煎做茶常服。

7.拔牙后出血不止：用消毒棉花蘸紫珠叶末塞之。

8.赤眼：取鲜紫珠草头30克，洗净切细，水2碗，煎1碗服。

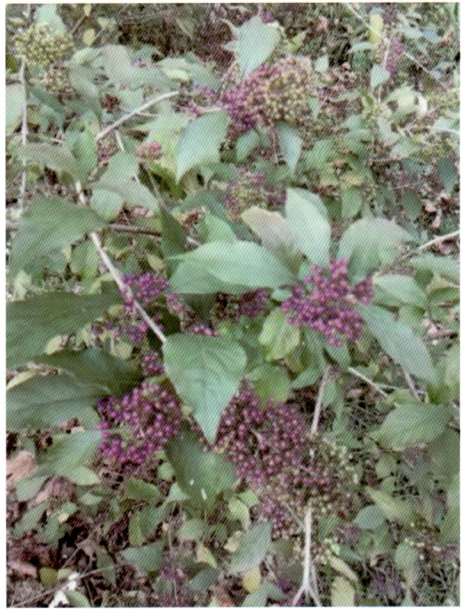
紫珠草

酢 浆 草
Oxalis corniculata L.

【别名】酸浆草、酸酸草、斑鸠酸、三叶酸、酸咪咪、钩钩草。

【形态特征】多年生草本。茎匍匐或斜升，多分枝，长达50厘米，上被疏长毛，节节生根。叶互生，掌状复叶，叶柄长2.5—5厘米；托叶与叶柄连生，形小；小叶3枚，倒心脏形，长达5—10毫米，无柄。花1至数朵成腋生的伞形花序，花序柄与叶柄等长；苞片线形；萼片5，花瓣5，黄色，倒卵形；雄蕊10，花丝下部联合成筒；子房心皮5，5室，花柱5，离生，柱头头状。蒴果近圆柱形，长1—1.5厘米，有5棱，被柔毛，熟时裂开将种子弹出。种子小，扁卵形，褐色。花期5—7月。

【分布与生长环境】生于耕地、荒地或路旁。

【采集加工】以夏秋有花果时采药效较好，除去泥沙，晒干。

【性味功效】酸，寒。清热利湿，解毒消肿，凉血散瘀。

【**用法用量**】内服：煎汤，6—12克（鲜者30—60克）；捣汁或研末。外用：煎水洗、捣敷、捣汁涂、调敷或煎水漱口。

【**应用参考**】

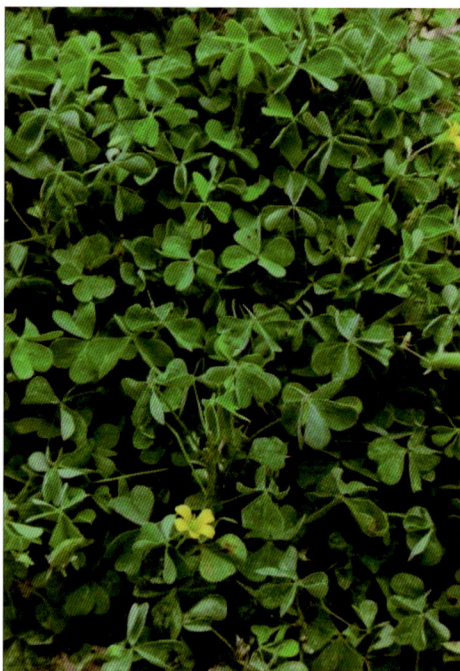

酢浆草

1.水泻：酢浆草9克冲，加红糖蒸服。

2.痢疾：酢浆草研末，每服15克，开水送服。

3.湿热黄疸：酢浆草30—45克。水煎2次，分服。

4.血琳热淋：酢浆草取汁，入蜜同服。

5.尿结尿淋：酢浆草60克，甜酒60克。共同煎水服，日服3次。

6.二便不通：酢浆草1大把，车前草1握。捣汁入砂糖3克，调服1盏；不通再服。

7.小便不通、气满闷：酢浆草1握。研取自然汁，与醇酒相半，和服；不饮酒，用甘草3克，生姜3片，锉，同研，用井华水五分盏，滤取汁和服亦得。

8.赤白带下：酢浆草，阴干为末，空腹温酒服9克。

9.麻疹：酢浆草每用6—9克。水煎服。

10.鼻衄：鲜酢浆草杵烂，揉作小丸，塞鼻腔内。

11.吐衄：酢浆草12克，食盐数粒。水煎服。

12.疟疾：酢浆草9克，水煎服。

13.齿龈腐烂：鲜酢浆草和食盐少许，捣烂绞汁，用消毒棉花蘸汁，擦洗患处，1日3—5次。

14.咽喉肿痛：鲜酢浆草30—60克，食盐少许。共捣烂，用纱布包好含于口中；或煎汤漱口。并治口腔炎。

15.喘咳：鲜酢浆草30克，加米少许煮服，连服3剂。

16.疔疮：鲜酢浆草，和红糖少许，捣烂为泥，敷患处。

17.乳痈：酢浆草15克。水煎服，渣抖烂外敷。

18.腹部痛肿：鲜酢浆草60克。放碗内捣出汁，热甜酒冲，去渣服。

19.癣疮作痒：酢浆草擦之，数次即愈。

20.痔：酢浆草1大握，粗切。以水500毫升，煮取200毫升，顿服尽，3日重作1剂。

21.跌打新老损伤：（1）酢浆草根9克，甜酒煎服。（2）鲜酢浆草4份，葱头2份，生姜1份，酒酿糟5份。同杵烂，炒热，布包熨之，俟温敷伤处。

22.创伤青肿：鲜酢浆草60克。搓伤处；又用鲜草60克，加红糖15克。开水炖服。

23.水火烫伤：鲜酢浆草洗净捣烂，调麻油敷患处。

24.小便血淋：用酢浆草捣汁，煎五苓散服下。

25.牙齿肿痛：用酢浆草1把，洗净，加川椒（去核）49粒，同捣烂，捏成豆大小粒。每以1粒塞痛处，有效。

棕　榈
Trachycarpus fortunei（*Hook.*）*H.Wendl.*

【别名】棕树、活血子、千斤拔。

【形态特征】常绿乔木，干直立，高达6—8米，不分枝，外被暗褐色纤维鞘片。叶簇生于干顶，圆扇形，直径可达60厘米以上，有狭长皱褶，革质，有光泽，裂片分裂至中部以上而其先端再二浅裂；叶柄较粗而短，其基部变为宽广叶鞘，包被茎干。花小，淡黄色，雌雄异株，成分歧的肉穗花序，围以多数的大形苞片。浆果球形，熟时黑色，微被白粉。5—6月开花，10—11月果熟。

【分布与生长环境】常见于温暖湿润溪沟边、村舍旁和庭园中。

【采集加工】根全年可采，棕毛夏秋采收，棕榈子霜降前后待果皮现青黑色时采，晒干备用。

【性味功效】性平，味苦、涩。收敛止血，降压，解毒。

【用法用量】3—9克，一般炮制后用。

【应用参考】

1.高血压病：取棕榈鲜叶2片，分14次，水煎服，每日1次。或棕榈子、筋骨草、海州常山、牛膝各15克，决明子30克，水煎服，连服1个月。

2.败血症：棕榈根、半边莲、破铜钱、白茅根各60克，薏苡根120克，鸡儿肠30克，石菖蒲3克，水煎服。忌荤油。

3.月水不止：梅叶（焙）、棕榈皮灰各等分为末。每服6克，酒调下。

4.血淋不止：棕榈皮（半烧半炒）为末，每服6克，甚效。

5.子宫脱垂、疝气：棕榈根、肾联（凤凰卵）、扶芳藤、梵天花、龙芽草各12克，水煎服。

6.崩漏：陈棕毛烧炭存性30克，水煎，冲黄酒红糖服。

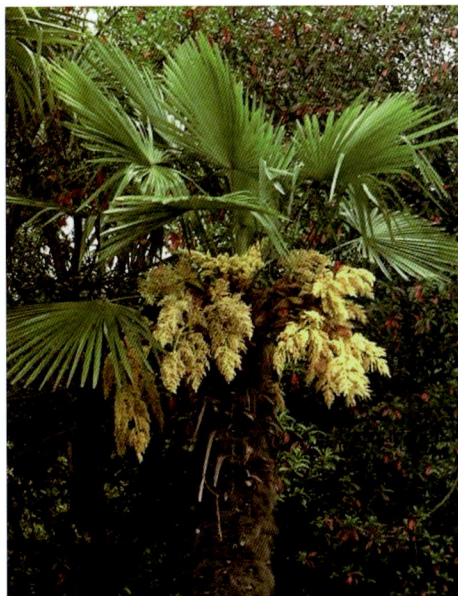
棕榈

十三画

慈 菇

Sagittaria trifolia subsp.leucopetala（Miquel.）Q. F. Wang

【别名】华夏慈姑、藕姑、槎牙、茨菰、白地栗、天河芋。

【形态特征】多年生水生或沼生草本。根状茎横走，较粗壮，末端膨大或否。挺水叶箭形，叶片长短、宽窄变异很大，通常顶裂片短于侧裂片，比值约1：1.2—1：1.5。花葶直立，挺水，高15—70厘米，或更高，通常粗壮。花序总状或圆锥状，长5—20厘米，有时更长；花单性。种子褐色。花、果期，5—10月。

【分布与生长环境】生于湖泊、池塘、沼泽、沟渠、水田等水域。性喜温湿及充足阳光，适于黏壤上生长，一般春夏间栽植。

【采集加工】夏、秋季采收，挖取根茎或全草，洗净，晒干或切碎晒干。

【性味功效】味甘，性平。凉血止血，止咳通淋，散结解毒，和胃厚肠。

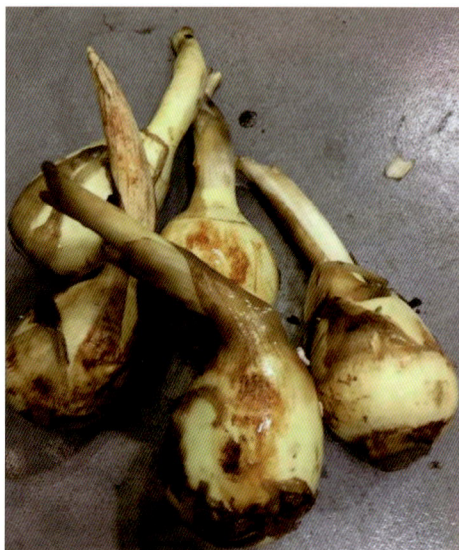

慈菇

【用法用量】内服：煎汤，9—15克。外用：煎水洗或研末调敷。

【应用参考】

1.肺燥干咳、咽痒、咯血：慈菇、蜂蜜蒸熟服食，具有润肺止咳、清胃除热的功效。

2.心慌心悸、心功能不全、水肿：慈菇、猪排骨炖煮食用，具有强心利尿作用。

【使用禁忌】孕妇，便秘者不宜多吃。不宜多食，多食则发肠风痔漏、崩中滞下，使人干呕、损牙齿、失颜色、皮肉干燥等。红霉素与含钙、磷、镁量多的食物相克，因此服用红霉素时，不宜同时食用慈菇。

蜂 斗 菜

Petasites japonicus（Sieb. et Zucc.）Maxim.

【别名】蜂斗叶、黑南瓜、野饭瓜、南瓜三七、野南瓜、野金瓜头。

【形态特征】多年生草本，根茎短粗，周围抽生横走的分枝，枝的一端又抽生新苗。基生叶于花后出现，叶片圆肾形，长宽12—15厘米，下面灰绿色，有蛛丝状毛，边缘有重复锯齿；叶柄长达22.5厘米，初时表面有毛。花雌雄异株，从根茎部抽出花穗，渐次伸长成花茎，高4.5—36厘米，雌株花茎较高，茎上互生鳞片状的大苞片，有平行脉；头状花序排列成伞房状。雌花白色，雄花黄白色，均布冠毛，瘦果线形，有棱线，4—5月开花。

【分布与生长环境】本地山区阴山坡、溪谷旁有分布。常成片生于向阴山坡竹木林下、溪谷两旁潮湿草丛中。

【采集加工】夏、秋季采根茎，鲜用或干燥备用。

【性味功效】性温，味苦、辛。清热解毒，消肿止痛，解痉祛瘀。

【用法用量】内服：水煎9—15克。外用：捣烂或捣汁含漱。

【应用参考】

1.跌打损伤：蜂斗菜鲜根茎9—15克，捣烂取汁服或水煎服，渣外敷伤处。

2.毒蛇咬伤：蜂斗菜鲜根茎30克，捣汁服或水煎服，每日1—2次。另取鲜根茎适量，捣敷伤口周围，每日1次。

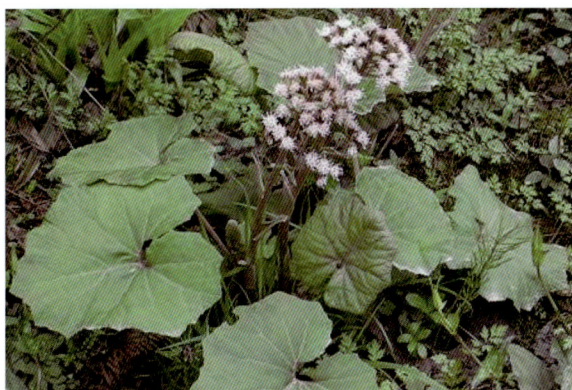
蜂斗菜

蜂　房
Polistes olivaceous（Degeer）

【别名】露蜂房、马蜂窝、蜂巢、野蜂窝、黄蜂窝、百穿之巢。

【形态特征】本品呈圆盘状或不规则的扁块状，有的似莲房状，大小不一。表面灰白色或灰褐色。腹面有多数整齐的六角形房孔，孔径3—4毫米或6—8毫米；背面有1个或数个黑色短柄。体轻，质韧，略有弹性。气微，味辛淡。质酥脆或坚硬者不可供药用。

【分布与生长环境】群栖性，营巢于树木或房屋附近。

【采集加工】秋、冬二季采收，晒干，或略蒸，除去死蜂死蛹，晒干。

【性味功效】味甘，性平。攻毒杀虫，祛风止痛。

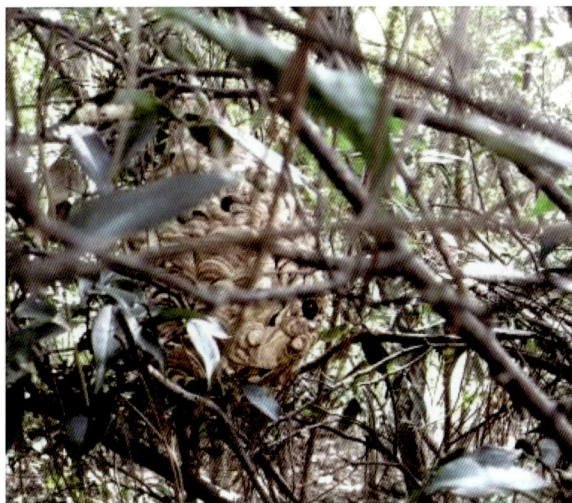
蜂房

【用法用量】内服：3—5克。外用：适量，研末油调敷患处，或煎水漱，或洗患处。

【应用参考】用于疮疡肿毒，乳痈，瘰疬，皮肤顽癣，鹅掌风，牙痛，风湿痹痛，等。

1.手足风痹：黄蜂窝大者1个。小者3—4个（烧灰），独头蒜1碗，百草霜4.5克。同捣敷上。忌生冷荤腥。

2.小儿脐风湿肿久不瘥：露蜂房，烧末敷之。

3.风瘾疹：以水煮蜂房取400毫升，入芒硝敷上，日5度。即瘥。

4.蜂螫人：（1）露蜂房末，猪油和敷之。（2）露蜂房、白矾各15克。上件药捣为末。以水煎如膏，厚涂螫处。

5.崩中漏下，青黄赤白：蜂房末5克，酒服之。

6.阴痿不起：蜂巢烧研，新汲井水服6克。

7.牙痛：露蜂房、天仙藤各等分。上件嚼咀。每用6克，水半盏，煎数沸，去滓漱之。

锦 鸡 儿
Caragana sinica（Buc'hoz）Rehd.

【别名】金雀花、土黄蓍、阳鹊花、金橘梅、金鸡儿、金瓜子。

【形态特征】落叶灌木，高2米以上。枝条多丛生，茎皮上有黄色斑点，小枝灰褐色。叶为偶数羽状复叶，小叶4片，顶端1对较下面1对为大，倒卵形或倒卵状楔形，长1—3厘米，先端圆或凹入。花黄色或深黄色，单生于叶丛中。荚果长2—3厘米。4—5月开花，8—9月结果。

【分布与生长环境】生在山坡林边、路边、郊野旷地上、杂树丛中和石头缝内。

【采集加工】以根和花入药。秋季挖根，洗净晒干或除去木心切片晒干。锦鸡儿栽后3—4年才能开花，在4—5月花盛开时采摘，晒干或炕干即成。

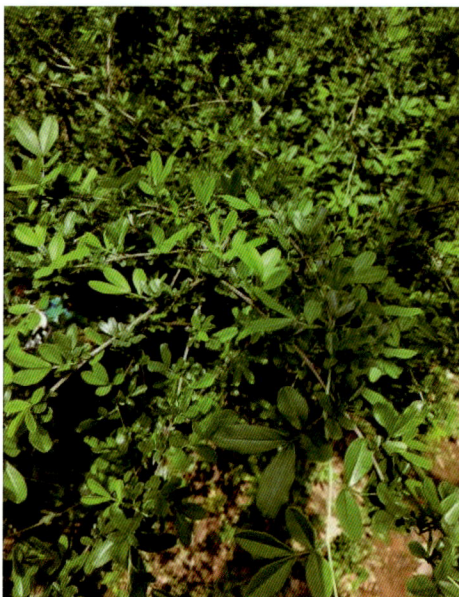
锦鸡儿

【性味功效】根：性平，味甘、微辛。活血，利湿；花：性温，味甘。祛风活血，止咳化痰。

【用法用量】根15—30克；花12—18克。

【应用参考】

1.劳伤乏力、关节疯痛、阴虚浮肿、盗汗：锦鸡儿鲜根皮30—60克，猪脚蹄1个，黄酒、水各半炖吃，连服数日。

2.妇女乳水不足：锦鸡儿鲜根皮30克，猪脚蹄1个炖服，可催乳。

3.头痛、头晕、耳鸣眼花、寒咳及虚损：锦鸡儿干花15克，蒸鸡蛋吃，或锦鸡儿鲜根皮30克鸡蛋2个炖服。

4.小儿疳积：锦鸡儿干花3克，蒸鸡蛋吃，连服数日。

5.虚劳咳嗽：锦鸡儿（蜜炙）30克。枇杷芋、羌活各9克。水煎服。

6.干血劳：锦鸡儿120—250克，或鲜品1000—1500克，蒸后分多次服。

7.头晕头痛：锦鸡儿30克，大麻3克。水煎服。

8.健脾补肾，明目聪耳：锦鸡儿，同猪肉做汤或蒸鸡蛋服。

9.风湿关节痛：锦鸡儿120克，白酒500克，浸泡1星期，每服半酒杯，每日服2次，连服数日。

10.跌扑损伤：锦鸡儿干研3克，酒下。

路 路 通
Liquidambar formosana Hance

【别名】枫实、枫木上球、枫果、狼目、枫球子、枫树球、九空子。

【形态特征】落叶乔木，高20—40米。树皮灰褐色，方块状剥落。叶互生；叶柄长3—7厘米；托叶线形，早落；叶片心形，常3裂，幼时及萌发枝上的叶多为掌状5裂，长6—12厘米，宽8—15厘米，裂片卵状三角形或卵形，先端尾状渐尖，基部心形，边缘有细锯齿，齿尖有腺状突。花单性，雌雄同株，无花被；雄花淡黄绿色，雌花排成圆球形的头状花序。蒴果有宿存花萼和花柱，两瓣裂开，每瓣2浅裂。种子多数，细小，扁平。花期3—4月，果期9—10月。

【分布与生长环境】生于湿润及土壤肥沃的地方。

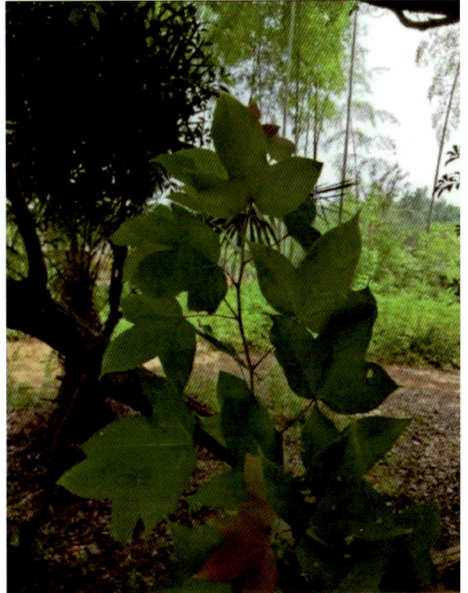

路路通

【采集加工】秋季果实成熟时采收。摘取或拾取落地果序（洗净），除去果柄及杂质，晒干。

【性味功效】味苦，性平。祛风活络，利水通经。

【用法用量】内服：3—6克；或煅存性研末。外用：煅存性研末调敷或烧烟闻嗅。

【应用参考】

1.脏毒：路路通1个。煅存性，研末酒煎服。

2.癣：路路通10个（烧存性），白砒2克。共末，香油搽。

3.荨麻疹：路路通500克。煎浓汁，每天3次，每次18克，空腹服。

4.耳内流黄水：路路通15克，煎服。

蒲 儿 根
Sinosenecio oldhamianus（Maxim.）B. Nord.

【别名】矮千里光、猫耳朵、肥猪苗。

【形态特征】多年生或二年生草本，高30—80厘米。茎直立，单一或稍有分枝，具白色软毛或近乎光滑。基生叶丛生，花后脱落，柄长3—6厘米，基部具鞘；叶片肾圆形，长约2.5厘米，宽约3厘米，叶片肾圆形至广卵状心形，长3.5—4厘米，宽4—4.5厘米。春、夏季开花，头状花序小而多数；缘花舌状，1层，舌片橘黄色，椭圆形，先端全缘或3齿裂；中央管状花多数，先端5裂。瘦果圆筒形，具纵棱，稍有细毛；冠毛白色，长约2—3毫米。

【分布与生长环境】生于林缘、溪边、潮湿岩石边及草坡、田边。

【采集加工】以全草入药。春夏秋采收，鲜用或晒干。

【性味功效】味辛、苦，性凉，有小毒。清热解毒。用于痈疖肿毒。

【用法用量】常用量：9—15克。外用：适量，鲜品捣烂敷患处或干品研末调敷。

【应用参考】用于痈疖肿毒。

1.疮毒化脓：蒲儿根、枇杷树皮各适量，捣烂，敷患处。

2.跌打损伤：根适量捣烂，敷伤处；或根15克，水煎服。

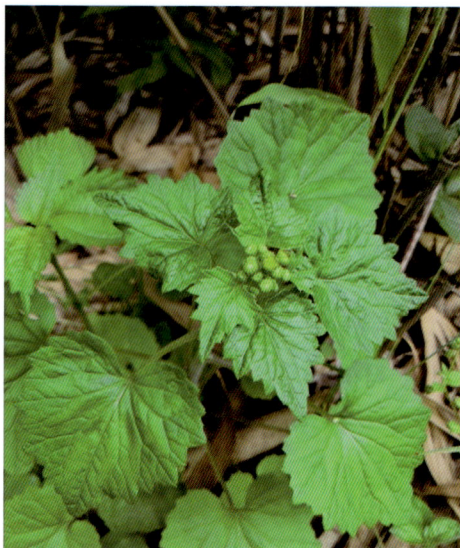
蒲儿根

蒲 公 英
Taraxacum mongolicum Hand. –Mazz

【别名】黄花地丁、婆婆丁。

【形态特征】多年生草本，高10—25厘米。含白色乳汁，全体被白色疏软毛。根深长，单一或分枝，外皮黄棕色。叶基生，排列成莲座状，叶柄基部两侧扩大成鞘状；叶片条状披针形、倒披针形或倒卵形，长6—15厘米，宽2—3.5厘米，先端尖或钝，基部渐窄下延至叶柄成窄翅状，叶缘浅裂或不规则羽裂，裂片齿牙状或三角状，全缘或具疏齿，绿色或在边缘带浅紫色斑痕，被白色蛛丝状毛。早春及晚秋开花，花葶1—3枝由叶丛抽出，密被白色蛛丝状毛，头状花序单一，顶生；总苞钟状，长1.2—1.8厘米，花冠黄色，两性，全为舌状花。瘦果倒披针形，长4—5毫米，外具纵棱，并有横纹相连，先端有喙，上部延长成细柱状，顶端着生白色冠毛，细软，长约7毫米，果全部有刺状突起，熟时淡黄褐色。

【分布与生长环境】生于山坡草地、路旁等处。

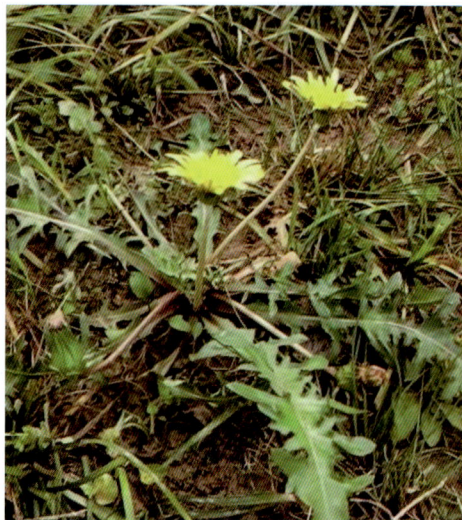
蒲公英

【采集加工】春至秋季花初开时连根采，洗净，鲜用或晒干。

【性味功效】味苦、甘，性寒。清热解毒，利尿散结。

【用法用量】煎汤，10—30克；捣汁或入散剂。外用：捣敷。

【应用参考】

1.急性乳腺炎：蒲公英60克，香附30克。每日1剂，煎服2次。

2.产后不自乳，蓄积乳汁，结作痈：蒲公英捣敷肿上，日三四度易之。

3.瘰疬结核，痰核绕项而生：蒲公英9克，香附9克，羊蹄根5克，山茨菇3克，大蓟独根6克，虎掌草6克，小一枝箭6克，小九古牛3克。水煎，点水酒服。

4.疔疮疔毒：蒲公英捣烂覆之，别更捣汁，和酒煎服，取汗。

5.急性结膜炎：蒲公英、金银花。将两药分别水煎，制成两种滴眼水。每日滴眼3—4次，每次2—3滴。

6.多年恶疮及蛇螫肿毒：蒲公英捣烂，贴。

7.肝炎：蒲公英干根18克，茵陈蒿12克，柴胡、生山栀、郁金、茯苓各9克。煎服。或用干根、天名精各30克，煎服。

8.胆囊炎：蒲公英30克。煎服。

9.慢性胃炎、胃溃疡：蒲公英干根、地榆根各等分，研末，每服6克，1日3次，生姜汤送服。

10.胃弱、消化不良、慢性胃炎、胃胀痛：蒲公英30克（研细粉），橘皮18克（研细粉），砂仁9克（研细粉）。混合共研，每服二至三分，1日数回，食后开水送服。

【使用禁忌】阳虚外寒、脾胃虚弱者忌用。

瑞 香
Daphne odora Thunb.

【别名】睡香、蓬莱紫、风流树、毛瑞香、千里香、山梦花。

【形态特征】常绿直立灌木。枝粗壮，通常二歧分枝，小枝近圆柱形，紫红色或紫褐色，无毛。叶互生，纸质，长圆形或倒卵状椭圆形，长7—13厘米，宽2.5—5厘米，先端钝尖，基部楔形，边缘全缘，上面绿色，下面淡绿色，两面无毛，侧脉7—13对，与中脉在两面均明显隆起；叶柄粗壮，长4—10毫米，散生极少的微柔毛或无毛。花外面淡紫红色，内面肉红色，无毛，数朵至12朵组成顶生头状花序；子房长圆形，无毛，顶端钝形，花柱短，柱头头状。果实红色。花期3—5月，果期7—8月。

【分布与生长环境】性喜温暖的环境，惧烈

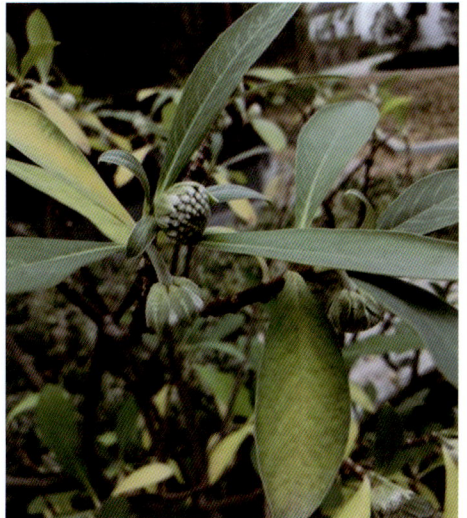
瑞香

日，喜阴，畏寒冷。

【采集加工】以根、树皮、叶及花入药。全年可采，晒干或鲜用。

【性味功效】味辛、甘，性温。祛风除湿，活血止痛，消肿，泻炎症，止溃疡，祛腐生肌。

【用法用量】0.5—1克。通常外用。内服宜慎；孕妇禁用。

【应用参考】用于风湿性关节炎，坐骨神经痛，咽炎，牙痛，乳腺癌初起，跌打损伤。

熬膏内服用于疬病，疖痈，瘰疬；外用治顽癣，溃疡。

瑞香根治急喉风。

鼠 曲 草
Pseudognaphalium affine（D. Don）Anderberg

【别名】艾梭头、黄花曲草、清明菜、棉青头、佛耳草、土菌陈、棉絮头草、荷花囡、棉菜、细白毛菜、青蓬。

【形态特征】一年生或越年生草本，高15—30厘米（或以上），茎基部多分枝，直立或斜升，全体密被白色绵毛。基部叶于花后凋落；中部叶互生，匙形或倒披针形，顶端圆钝，有尖头，基部狭窄，边缘近全缘或略呈波状，基部抱茎，有时两侧稍下延。头状花序很小，多数排列成伞房状，簇生于顶端；总苞球状钟形，黄色，干膜质；花杂性，全为管状花。瘦果椭圆形。4—6月开花，7—9月果熟。

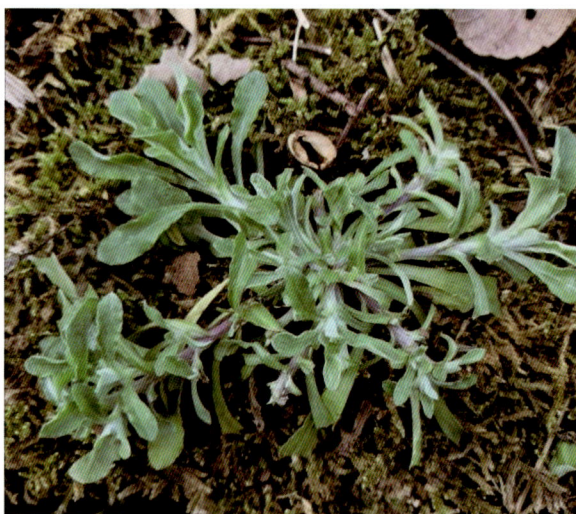
鼠曲草

【分布与生长环境】生于郊野路边、田埂边、农地上及丘陵、低山坡潮湿草丛中。

【采集加工】4—7月采全草，除去根泥，扎成小把，晒干备用。

【性味功效】性平，味甘。宣肺化痰，止咳平喘，解毒，降血压。

【用法用量】内服：水煎，6—15克；或研末或浸酒。外用：适量捣烂敷。

【应用参考】

1.一切劳咳嗽，壅滞胸膈痞满：雄黄、鼠曲草、鹅管石、款冬花各等份。上为末，每服用药3克，安在炉子上焚着，以开口吸烟在喉中。

2.咳嗽痰多：鼠曲草全草15—18克，冰糖15克。同煎服。

3.支气管炎、寒喘：鼠曲草、黄荆子各15克，前胡、云雾草各9克，天竺子12克，荠尼根3克。水煎服。连服5天。一般需服1个月。

4.风寒感冒：鼠曲草全草，15—18克。水煎服。

5.蚕豆病：鼠曲草60克，车前草、凤尾草各30克，茵陈15克。加水1200毫升，煎成800毫升，加白糖当茶饮。

6.筋骨痛、脚膝肿痛、跌打损伤：鼠曲草 30—60克。水煎服。

7.白带：鼠曲草、凤尾草、灯芯草各15克，土牛膝9克。水煎服。

8.脾虚浮肿：鲜鼠曲草60克。水煎服。

9.无名肿痛、对口疮：鲜鼠曲草30克。水煎服；另取鲜叶调米饭捣烂敷患处。

10.毒疔初起：鲜鼠曲草合冷饭粒及食盐少许捣敷。

蜈 蚣 兰
Pelatantheria scolopendrifolia（Makino）Averyanov

【别名】金百脚、石蜈蚣、飞天蜈蚣、蜈蚣草、白脚蜈蚣、柏子兰。

【形态特征】常绿草本，茎细长多节，质硬，稀疏分枝，匍匐于岩石上或树皮上，到处生根。叶成2列稀疏互生，剑状披针形，长0.6—1厘米，先端钝，革质多肉，上面有纵沟，叶鞘短，与茎密合。花小，淡红色，单生，有短梗与叶相对，有三角形小形苞片1—2片；萼片匙状长椭圆形，钝头；花瓣同形而较短，唇瓣背部有胞状的距，中裂片三角状卵形，全缘，锐头。蒴果长倒卵形。初夏开花。

【分布与生长环境】附生于岩石上或树皮上。

【采集加工】以全草入药。全年可采，鲜用或晒干。

【性味功效】性凉，味微苦。清热解毒，润肺止血，祛风镇静。

【用法用量】内服，外用：5—50克。

【应用参考】

1.小儿惊风：蜈蚣兰鲜全草15—30克，水煎服。

2.气管炎、咯血：蜈蚣兰全草15克，加冰糖炖服。或蜈蚣兰全草、白芨、广木香各15克，紫花前胡30克，水煎服。

3.慢性副鼻窦炎：蜈蚣兰全草30克，水煎冲黄酒服。

4.肾盂肾炎：蜈蚣兰鲜全草30克，水煎服。

5.额下淋巴腺点：取干蜈蚣兰2条，水煎分3次服，每日1剂，3—4天可治愈。

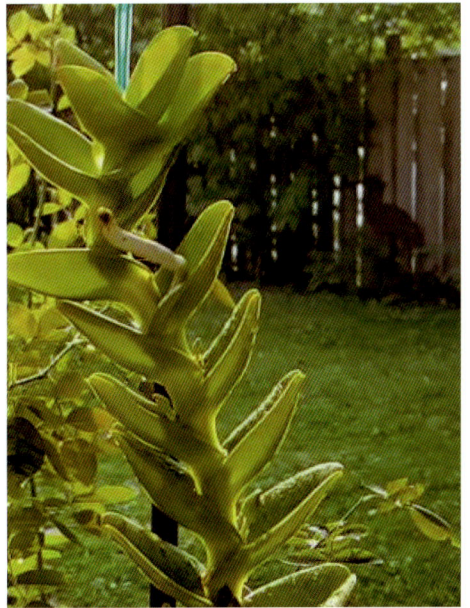
蜈蚣兰

蝉 花
Isaria cicadae Miq.

【别名】金蝉花（中药名）、蝉蛹草、蝉茸、冠蝉、螗蜩、唐蜩。

【形态特征】属于虫生真菌，形态结构主要由菌核、孢梗束、蝉花孢子粉3部分构成。菌核形状长肾形，微弯曲，长约2.5—3.5厘米，直径1—1.4厘米，为感染虫草菌后蝉的幼虫。孢梗束丛生，由蝉幼虫的前端发出，新鲜时白色，高1.5—6厘米；柄分枝或不分枝，粗1—2毫米，有时基部连接，顶部分枝并有粉末状分生孢子。蝉花孢子粉具有繁殖功能，分生孢子长方卵形，两端稍尖，往往含2个油球。它聚集了金蝉花的活性成分精华，具有抗肿瘤作用。

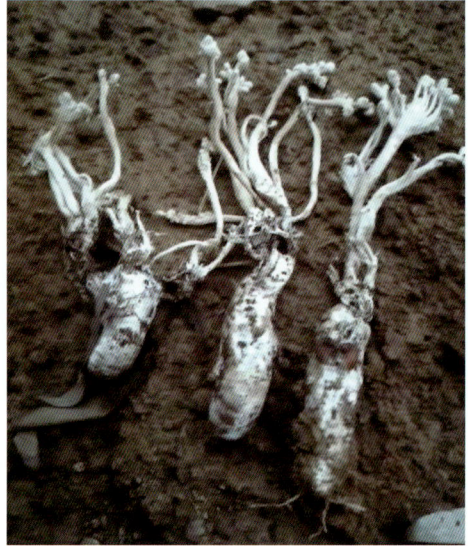

蝉花

【分布与生长环境】生长在竹林的丘陵地带，地势平缓，郁闭度较高，土质疏松，湿度较大，地面覆盖有枯枝落叶层，且常有竹蝉活动的某些林地，一般均能采到蝉花。

【采集加工】6—8月自土中采挖，除去杂质，洗净、晒干或阴干。

【性味功效】味甘，性寒，无毒。疏散风热，透疹，熄风止痉，明目退翳。

【用法用量】3—6克。入汤剂、散剂。

【应用参考】蝉花具有调节免疫力、改善肾功能、明目、抗疲劳、抗衰老、降血脂、降血糖、降血压、抗肿瘤、抗惊厥、抗辐射、改善睡眠、镇痛等多重作用。

风热咳嗽、小儿夜啼、壮热惊悸、手足抽搐：蝉花3—6克，入汤剂。

蝉 衣
Cryptotympana pustulata Fabricius

【别名】蝉退、虫蜕、蝉壳、蚱蟟皮、知了皮、金牛儿、虫衣。

【形态特征】全形似蝉而中空，稍弯曲。长约3—4厘米，宽约1.5—2厘米。表面呈茶棕色，半透明，有光泽，被黑棕色或黄棕色细毛。头部触角1对，呈丝状，多已断落；复眼突出，透明；额部突出；上唇宽短，下唇延长成管状。胸的背面纵裂或呈十字形纵横裂开；左右具小翅两对，前对较长，后对较短；腹面足3对，前足腿节及胫节先端具锯齿，肘节先端有2个小刺，齿刺皆呈黑棕色；中足及后足均细长。腹部扁圆；共分9节，尾端呈三角状钝尖。体轻，膜质，中空，易碎。气微弱，味淡。以色黄、体轻、完整、无泥砂者为佳。

【分布与生长环境】本地夏天时特别常见，它是蝉科昆虫羽化以后留下的外壳。

【采集加工】夏、秋二季收集，除去泥沙，晒干。

【性味功效】味咸、甘，性寒，无毒。散风除热，利咽，透疹，退翳，解痉。

【用法用量】内服：煎汤，5—10克；或入丸、散。外用：煎水洗或研末调敷。

【应用参考】

1.风温初起，风热新感，冬温袭肺，咳嗽：薄荷8克，蝉衣3克（去足、翅），前胡8克，淡豆豉20克，瓜蒌壳10克，牛蒡子8克。煎服。

2.咳嗽，肺气壅滞不利：蝉衣（去土，微炒）、人参（去芦）、五味子各50克，陈皮、甘草（炙）各25克。共为细末。每服25克，生姜汤下，无时。

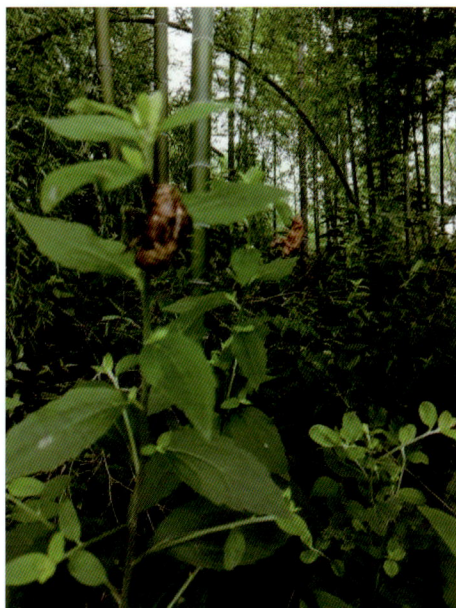

蝉衣

3.感冒、咳嗽失音：蝉衣5克，牛蒡子15克，甘草5克，桔梗8克。煎汤服。

4.痘疮出不快：紫草、蝉衣、木通、芍药、甘草（炙）各等分。每服10克，水煎服。

5.风气客皮肤瘙痒不已：蝉衣、薄荷叶等分。为末。酒调5克，日3服。

6.痘后发热发痒抓破：蝉衣、地骨皮各50克。为末。每服2—3匙，白酒服2—3次。

7.惊痫热盛发搐：蝉衣（去土，炒）25克，人参（去芦）25克，黄芩0.5克，茯神0.5克，升麻0.5克，以上细末；牛黄0.5克（另研），天竺黄5克（研），牡蛎0.5克（研）。上同匀细，每用1.5克，煎荆芥、薄荷汤调服，无时。

8.小儿天吊，头目仰视，痰塞内热：蝉衣，以浆水煮1日，晒干为末，每服1字，冷水调下。

9.小儿噤风，初生口噤不乳：蝉衣2—7枚，全蝎2—7枚。为末，入轻粉末少许，乳汁调灌。

10.小儿夜啼：蝉衣2—7枚，辰砂少许。为末，炼蜜丸，令儿吮。或用蝉衣4—9个，去前截，以后截研为末，分4次服，钩藤汤调下。

11.破伤风：蝉衣（去土）不以多少。为细末。掺在疮口上，毒气自散。

12.痘疮入眼或病后生翳障：蝉衣（洗净，去土）、白菊花各等分。每服10克，水一盏，入蜜少许煎，乳食后，量儿大小与之。

13.白内障：龙退（即蛇皮）、蝉衣、凤凰退（鸡、鸟卵壳）、人退（手指甲）、佛蜕（即蚕纸）。上等分，不以多少，一处同烧作灰，研为细末。每服5克，热猪肝吃，不拘时候，日进3服。

14.疔疮：蝉衣、白僵蚕各等分。上为末，醋调涂四围，留疮口，俟根出稍长，然后拔根出，再用药涂疮。一方不用醋，用油调涂。或用蝉蜕炒为末，蜜水调服3克，另以唾液调末，涂搽患处。

15.瘰疬：胡桃打开，掏出一半瓤，装满蝉衣，外以黄土泥封妥，铁丝扎紧，置慢火上焙干，泥自脱落，再将胡桃研细面，用黄酒为引，开水冲服，每日早空腹服1个，连服100日。

16.聤耳出脓：蝉衣25克（烧存性），麝香2.5克（炒）。上为末，绵裹塞之，追出恶物。

17.小儿阴肿（多因坐地风袭，或为虫蚁所伤）：蝉衣25克，煎水洗；仍服五苓散，即肿消痛止。

18.小儿初生、口噤不乳：用蝉衣十数枚、全蝎（去毒）十数枚，共研为末，加轻粉末少许，乳汁调匀灌下。

19.破伤风病（发热）：用蝉衣炒过，研为末，酒送服5克，极效。又方：有得意蜕研为末，加葱涎调匀，涂破处，流出恶水，立效。此方名"追风散"。

20. 胃热吐食，用蝉衣50个（去泥）、滑石50克，共研为末，每服10克，水1碗，加蜜调服，此方名"清膈散"。

21.温病表里俱觉发热，脉洪而兼浮：薄荷叶15克，蝉衣10克（去足、土），生石膏50克（捣细）甘草8克。煎服。

22.风头旋脑转：蝉衣100克。微炒，捣细为散。每服不计时候，以温酒调下5克。

23.外感所袭之音哑：净蝉衣（去足、土）10克，滑石50克，麦冬20克，胖大海5个，桑叶、薄荷叶各10克。水壶泡之代茶饮。一日音响，二日音清，三日全愈。

翠 云 草
Selaginella uncinata（Desv）Spring

【别名】龙须、蓝草、蓝地柏、地柏叶、绿绒草、烂皮蛇。

【形态特征】多年生草本。主茎伏地蔓生，长30—60厘米，有细纵沟，侧枝疏生并多次分叉，分枝处常生不定根。叶2型，在枝两侧及中间再作几次分枝。侧叶不对称，主茎上的明显大于侧枝上的，分枝上的长圆形，外展，紧接，先端急尖或具短尖头，边缘全缘，上侧基部不扩大，不覆盖小枝，上侧边缘全缘，下侧基部圆形，下侧边缘全缘。孢子囊圆肾形，大孢子囊极少，生于囊穗基部，小孢子囊生于囊穗基部以上；孢子2型。孢子期8—10月。

【分布与生长环境】生于山谷林下阴湿的山石间和腐植土上。

【采集加工】全草入药，夏、秋季采全草。去泥杂洗净，鲜用或晒干备用。

【性味功效】性平、凉，味微苦。清热利

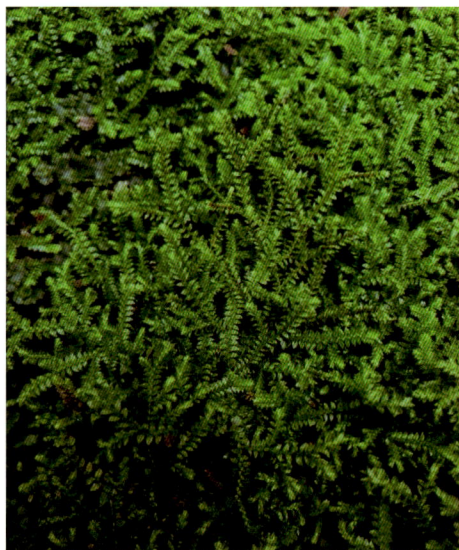
翠云草

湿，凉血止血，收敛止咳。

【用法用量】内服：10—30克，鲜用加倍，水煎服。外用：捣烂敷患处；烧炭存性研粉，植物油调匀涂敷。

【应用参考】

1.竹叶青蛇咬伤：翠云草鲜全草捣烂敷伤处。

2.吐血、便血：翠云草全草30—60克水煎服。

3.外伤出血：翠云草鲜全草嚼烂或捣烂外敷。

4.黄疸肝炎：鲜翠云草60克，马蹄金50克，香茶菜根50克，海金沙藤50克。水煎服，1日1剂，10日为1个疗程。

5.胆囊炎：鲜翠云草60克，野梅根50克，虎杖50克。水煎服，1日1剂。

6.痢疾：鲜翠云草50克，凤尾草50克，土黄柏50克，黄毛耳草50克。水煎服，1日1剂。

7.烫伤：翠云草炒炭存性，研细粉用麻油调敷患处。

截叶铁扫帚
Lespedeza cuneata（Dum. –Cours.）G. Don

【别名】关门草（通称）、千叶草、铁马鞭、马尾革、夜闭草、鸡虱草、雉鸡翎、伤寒草、短鸡稍、夜合草、仙耳草。

【形态特征】直立亚灌木，高0.6—1米以上。枝上有棱线，棱上密被白色绒毛。3出复叶，小叶线状楔形，顶端钝或截形，具短尖头，基部楔形，背面密被白色绢状毛。花黄白色。荚果斜卵形。6—9月开花。10—11月结果。

【分布与生长环境】常生长在低山坡及郊野空旷地上。

【采集加工】以根和全株入药。夏秋挖根及全株，洗净切碎，晒干。

【性味功效】味苦、辛，性凉。补肝肾、益肺阴。散瘀消肿。

【用法用量】30—60克。外用：适量，鲜品捣烂敷患处。

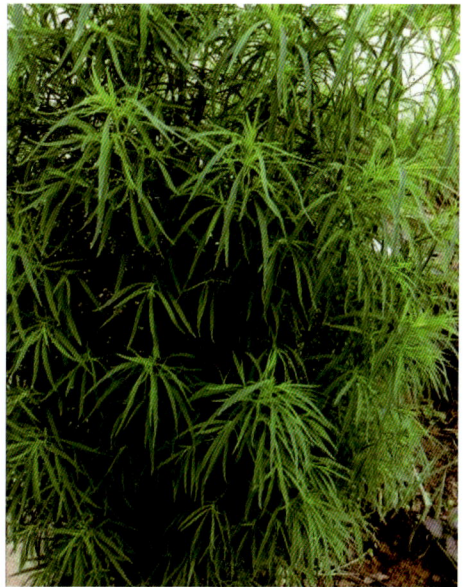

截叶铁扫帚

【应用参考】

1.劳伤脱力：铁扫帚根30—60克，水煎，蜂蜜冲服。

2.夜盲症：铁扫帚根60克，加猪肝120克，水煮，吃肝和汤。

3.小儿疳积：铁扫帚全草或鲜根30克，加红枣7枚，水煎服。

4.外伤出血：铁扫帚鲜全草捣烂外敷：

5.神经衰弱、白带过多：铁扫帚全草或根30克，水煎服。

辣 蓼
Polygonum hydropiper L.

【别名】辣蓼草、蓼子草、斑蕉草、梨同草。

【形态特征】一年生草本，高20—80厘米。有辣味。茎直立或斜生，不分枝或基部分枝，红褐色，节膨大，基部节上常生不定根。单叶互生；有短柄；叶片披针形或椭圆状披针形，长4—8厘米，宽0.8—2厘米，先端渐尖，基部楔形，两面均有黑棕色腺点，叶缘具非腺毛；托叶鞘筒状，膜质，紫褐色，长约1厘米，先端有短睫毛。夏季开淡白色或淡红色花，总状花序穗状，腋生或顶生，细长，上部弯曲，小花疏生。瘦果卵形，侧扁，暗褐色，具粗点。花、果期6—10月。

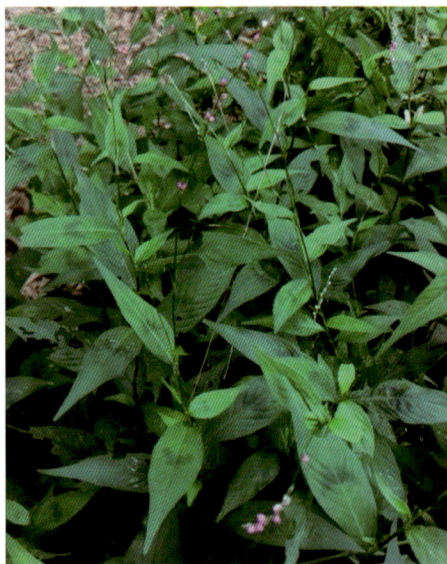

辣蓼

【分布与生长环境】生于田野、水边或山谷湿地。

【采集加工】夏秋采全草，晒干。

【性味功效】味辛，性温。解毒，祛湿，散瘀，止血。

【用法用量】内服：水煎15—30克，鲜品30—60克；或捣汁。外用：适量，煎水浸洗，或捣敷。

【应用参考】

1.大肠下血：辣蓼草50克，同猪肉炖服。每隔10日再服1次。

2.痢疾：辣蓼根24克，水煎，糖调服。

3.湿疹、顽癣：辣蓼煎汤熏洗。

4.胃气痛、疹气腹胀痛：鲜辣蓼枝头嫩叶9克，捣烂，加冷开水一大盅，擂汁服。

5.疟疾：辣蓼叶、桃树叶等分。研细末，用水、酒和制成丸。每日早晚各服3克，温开水送下。

6.痢疾、肠炎：辣蓼全草60克。水煎服，连服3天。

7.扁桃腺炎：辣蓼茎叶适量，捣汁加温开水含漱。

辣 椒
Capsicum annuum L.

【别名】番椒、辣茄、辣虎、腊茄、海椒。

【形态特征】一年生或有限多年生草本，高40—80厘米。单叶互生，枝顶端节不伸长而成双生或簇生状；叶片长圆状卵形、卵形或卵状披针形，长4—13厘米，宽1.5—4厘米，全缘，先端尖，基部渐狭。花单生、俯垂；花萼杯状，不显著5齿；花冠白色，裂片卵形。浆果长指状，先端渐尖且常弯曲，未成熟时绿色，成熟后呈红色，橙色或紫红色，味辣。种子多数，扁肾形，淡黄色。花、果期5—11月。

【分布与生长环境】喜温暖，害怕寒冷，尤怕霜冻，又忌高温和暴晒，喜潮湿又怕水涝，比较耐肥。

【采集加工】青椒一般以果实充分肥大，皮色转浓，果皮坚实而有光泽时采收；干椒可待果实成熟一次采收。可加工成腌辣椒、清酱辣椒、虾油辣椒。干椒可加工成干制品。

【性味功效】温中散寒，下气消食。

【用法用量】入丸、散，1—3克。外用：适量，煎水熏洗或捣敷。

【应用参考】主治胃寒气滞，脘腹胀痛，呕吐，泻痢，风湿痛，冻疮。

1.痢疾水泻：辣椒1个。为丸，清晨热豆腐皮裹，吞下。

2.冻疮：剥辣椒皮，贴上即愈。

3.预防冻疮：风雪寒冷中行军或长途旅行，可用20%辣椒软膏擦于冻疮好发部位，如耳轮、手背、足跟等处。如冻疮初起尚未溃烂，用辣椒适量煎水温洗；或用辣椒放在麻油中煎成辣油，涂患处。

4.风湿性关节炎：辣椒20个，花椒30克。先将花椒煎水，数沸后放入辣椒煮软，取出撕开，贴患处，再用水热敷。

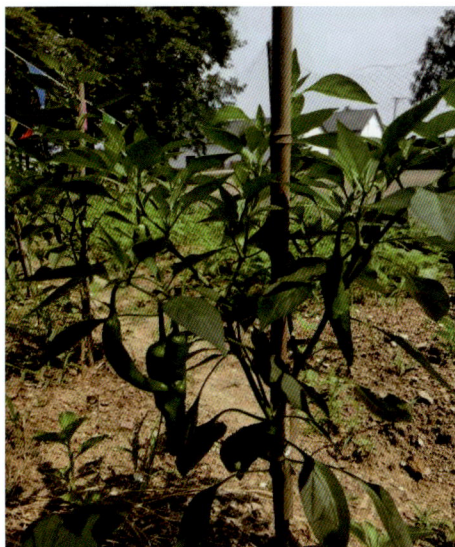

辣椒

漆 姑 草
Sagina japonica（Sw.）Ohwi

【别名】羊儿草、地松、星秀草、珍珠草、大龙叶。

【形态特征】一年生小草本，高10—15厘米。根须状，纤细。茎直立或伏卧，丛生，多分枝，绿色，有光泽，只上部疏生短柔毛，其余部分无毛。单叶对生；叶片线形，长5—20毫米，宽约1毫米，先端渐尖，基部抱茎，生成膜质的短鞘。夏季开白色花，花小型，常单一，生于茎顶叶腋。蒴果广卵形，种子多数，微小，圆肾形，密生瘤状突

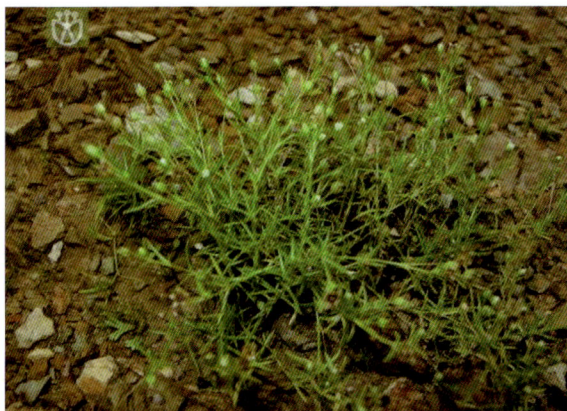

漆姑草

起。花期5—6月，果期6—8月。

【分布与生长环境】生于山地或田间路旁阴湿草地。

【采集加工】夏、秋采集，晒干。

【性味功效】味苦，性凉。散结消肿，解毒止痒。

【用法用量】内服：煎汤，10—30克，或研末或绞汁服。外用：适量，捣敷或绞汁涂。

【应用参考】

1.漆疮：漆姑草。捣烂，加丝瓜叶汁，调菜油敷。

2.虫牙：漆姑草叶。捣烂，塞入牙缝。

3.跌打内伤：漆姑草15克，水煎服。

4.蛇咬伤：漆姑草、雄黄捣烂敷（伤口周围）。

5.瘰疬结核：漆姑草15—50克，煎服。外用鲜草捣绒敷。

6.虚汗、盗汗：漆姑草30克，炖猪肉吃。

7.咳嗽或小便不利：漆姑草30克。煨水服。

算 盘 子
Glochidion puberum（L.）Hutch

【别名】野南瓜、山馒头、柿子椒、毛蒲柴、百梗桔、小金瓜、金瓜柴、雷打柿、天铃当、猢狲馒头、野枇杷树。

【形态特征】落叶灌木到小乔木。小枝密被柔毛。叶互生，椭圆形或倒卵状长圆形，叶背脉上密被白色柔毛，侧脉4—5对；叶柄短。花黄绿色，簇生于叶腋。蒴果形似算盘珠。种子红色。6—9月开花，9—11月结果。

【分布与生长环境】常生在向阳的山坡路边和丘陵地灌木丛中。

【采集加工】以根和叶入药。根全年可采，切片晒干；叶夏秋采集，晒干。

【性味功效】苦，凉，有小毒。清热除湿，解毒利咽，行气活血。

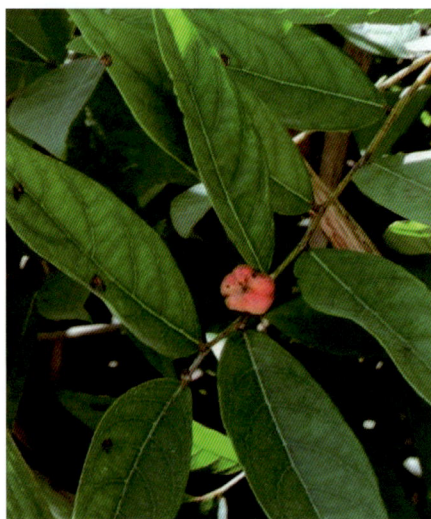

算盘子

【用法用量】内服：煎汤，6—12克。

【应用参考】

1.跌打损伤：算盘子根30—60克，加黄酒适量，水煎服。同时鲜叶捣烂外敷。

2.痢疾、肠炎：算盘子根30克，水煎服。

3.白带过多：算盘子根30—60克，水煎服。

4.疖肿、乳腺炎：算盘子鲜叶捣烂外敷。同时根30—60克，水煎服。

5.疟疾：算盘子30克。酒水各半煎，于疟发前2—3小时服。

6.疝气初起：算盘子15克。水煎服。

7.睾丸炎：鲜算盘子90克，鸡蛋2个。先将药煮成汁，再以药汁煮鸡蛋，1日2次，连服2天。

十五画

蝙蝠葛
Menispermum dauricum DC.

【别名】山豆根、黄条香、山豆秧根、尼恩巴、黄根腾。

【形态特征】多年生落叶藤本，小枝绿色，叶互生，肾形或卵圆形，长5—12厘米，全缘3—9角，叶柄盾状着生。花单性，异株，短圆锥花序腋生，花小，淡绿色，花期5—6月。核果近球形，紫黑色，果期7—9月。

【分布与生长环境】山地林缘、灌丛沟谷或缠绕岩石上。

【采集加工】春、秋季采挖，除去残茎及须根，洗净泥土，晒干。

【性味功效】味苦、辛，性寒，无毒。降血压，解热，镇痛。

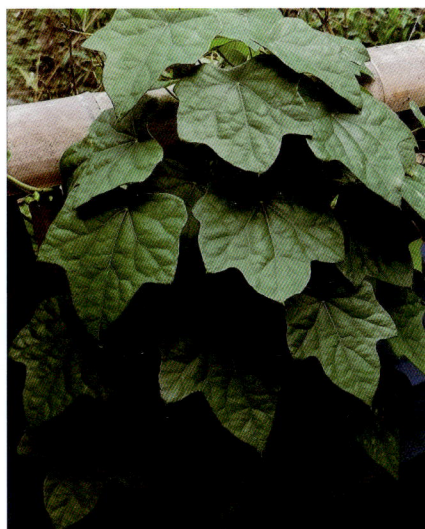

蝙蝠葛

【用法用量】内服：煎汤，3—9克。外用：适量，捣敷，或水煎加酒熏洗。

【应用参考】

1.扁桃体炎和咽喉炎：取蝙蝠葛根、鬼针草各1250克，磨粉过筛，制成浸膏片，每片0.5克。每次2—4片，日服3次。

2.腰疼：蝙蝠藤60克（老人用90克），酒煎服2剂。

【附注】蝙蝠葛的来源有多种：

1.防己科缠绕性藤本植物蝙蝠葛的根茎。

2.豆科木蓝属的多种植物为多花木蓝和琼木蓝及宜昌木蓝等的根。

蕨
Pteridium aquilinum Kuhn var. latiusculum（Desv.）Vnderw. ex Heller

【别名】蕨菜、如意菜。

【形态特征】多年生草本，高达1米以上。根状茎粗壮，长而横走。二至三回羽状复叶，在根状茎上远生；叶柄粗壮，稍短于叶片，褐棕色，光滑；叶片近三角形或宽披针形，长30—60厘米，宽20—45厘米，下部羽片对生，有长柄，三角形，长达25厘米左右，宽达16厘米左右，二回羽状深裂；上部羽片近于互生，羽状全裂或半裂；裂片条状矩圆形，长6—10厘米，宽1.5—2.5厘米，斜出，全缘或基部圆齿状分裂，叶脉密接。孢子囊群线形沿小羽片边缘连续着生，囊群盖2层，外层为羽片边缘反卷而成。

【分布与生长环境】生于低山坡及林下草地。

【采集加工】全株均入药，夏、秋季采，洗净，鲜用或晒干。

【性味功能】味甘，性寒。驱风湿、利尿、解热，又可作驱虫剂。清热解毒，收敛止血，消肿散结。

【用法用量】9—15克；或研末。外用：鲜草适量，捣烂敷患处。

【应用参考】

1.白带：蕨根、白鸡冠花、白茶花，煎服。

2.泄痢腹痛：蕨粉90—120克。先用冷水少许调匀，加红糖，开水冲服。

3.发热不退：鲜蕨根30—60克。水煎服。

4.湿疹：先将患处用水酒洗净，以蕨粉撒上或以甘油调擦。

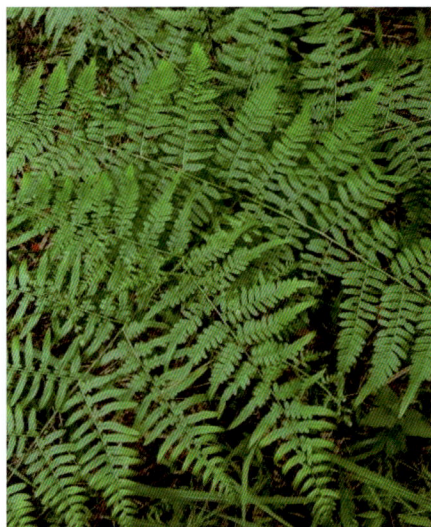

蕨

蕺 菜
Houttuynia cordata Thunb.

【别名】鱼腥草（中药名）、臭胆味、臭交耳、草扎儿、臭甲母、臭答草、臭泽母。

【形态特征】多年生草本，高15—40厘米，有鱼腥气。茎下部匍匐，节上生根。叶互生；叶柄基部扩大成鞘状；叶片心形，长3—8厘米；托叶条形，下部与叶柄合生。穗状花序生于茎顶，基部有4片白色倒卵形的总苞片，使整个花序像一朵花；花小，两性，无花被；雄蕊3，花丝下部与子房合生；雌蕊1枚，花柱3。蒴果顶端裂。花期5—6月。

【分布与生长环境】常生于沟边草丛或山地、林缘阴湿处。

【采集加工】全草入药，在大暑后采集，去净根器泥土，晒干或鲜用，可留部分过冬，以利来年繁殖。

【性味功效】味苦、微辛，性微寒。清热解毒，消痈排脓，利尿通淋。

【用法用量】9—15克，水煎服（不宜久煎，应后下），或鲜草30—60克，捣汁服。外用：鲜草捣败或煎汤熏洗。

【应用参考】

1.肺脓疡：（1）鲜蕺菜捣汁一杯，1日2次。
（2）蕺菜60克，与枯梗、鲜苇茎、抱石莲、冬瓜仁等同用，水煎服。（3）蕺菜、抱石莲、野荞麦根各15克，白茅根12克，桑白皮、朱砂根各9克，鲜瘦肉30克，水煎服，1日1剂。

2.肺炎：蕺菜单味或复方，水煎服。

3.急性肠炎、菌痢：蕺菜60克，水煎，加白糖调服。有解暑止痢、健胃消食作用。

4.尿路感染：蕺菜、三白草、车前草、海金沙、茅根各15克，水煎服。

5.疖痈：单味蕺菜煎服或捣敷。

6.皮肤脓疱疮、湿疹、痔疮：单用蕺菜和米烧粥服；或蕺菜、木槿叶各60克，煎汤熏洗。

7.痔疮下坠肿痛：鲜蕺菜60—120克，捣烂，置痰盂中，冲入开水，坐熏患处，连熏几次；或同时取根60克，水煎服。

8.流行腮腺炎：新鲜蕺菜适量，捣烂敷患处，1日2次，连用3日。

9.习惯性便秘：蕺菜30克，用白开水浸泡10—12分钟后代茶饮。

10.急性黄疸型肝炎：蕺菜60克，茵陈30克，虎杖20克，白糖30克。水煎服，1日1剂，连服15—20剂。

11.外阴及肛门瘙痒：蕺菜100克，硫黄50克，雄黄40克，杏仁、百部各30克。加水煮沸，趁热熏蒸患处，然后用药液温洗，1日2次，坚持2周。

此外，蕺菜还可治荨麻疹（用鲜品捣烂揉搽局部）。

【附注】古代医籍载蕺菜有小毒。但据民间应用及各地临床报道，均未见不良反应，且常见民间以鱼腥草根茎拌凉菜；据报道鱼腥草有利尿作用。

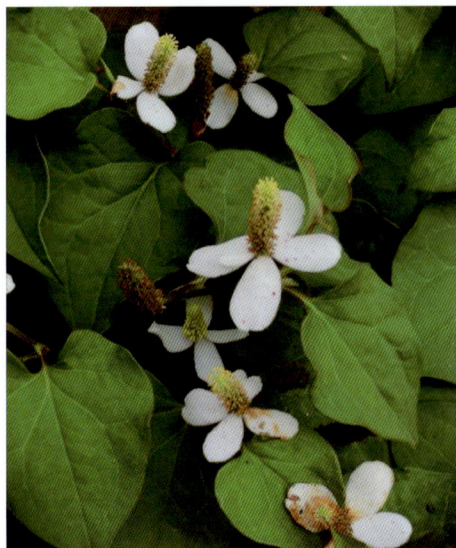
蕺菜

墨 旱 莲
Eclipta prostrata（*L.*）*L.*

【别名】鳢肠、金陵草、莲子草、旱莲草、旱莲子、白旱莲、猪牙草、旱莲蓬、猢孙头、莲草、墨斗草、墨烟草、墨菜、白花草、白花蟛蜞菊、墨记菜、野水凤仙、墨汁草、节节乌、白田乌草、墨草。

【形态特征】一年生草本。茎直立，斜升或平卧，高达60厘米，通常自基部分枝，被贴生糙毛。叶长圆状披针形或披针形，无柄或有极短的柄，长3—10厘米，宽0.5—2.5厘米。头状花序，径6—8毫米，有长2—4厘米的细花序梗。瘦果暗褐色，长2.8毫米，雌花的瘦果三棱形，两性花的瘦果扁四棱形。花期6—9月。

【分布与生长环境】生于河边，田边或路旁。

【采集加工】夏、秋季割取全草，除净泥沙，晒干或阴干。

【性味功效】味甘、酸，性寒。滋补肝肾，凉血止血。

【用法用量】内服：煎汤，15—50克；熬膏、捣汁或入丸、散。外用：捣敷、研末撒或捣绒塞鼻。

【应用参考】

1.血淋：墨旱莲、芭蕉根（细锉）各100克。上二味，粗捣筛。每服15克。水300克，煎至240克，去滓，温服，日2次服。

2.咳嗽咯血：鲜墨旱莲100克。捣绞汁，开水冲服。

3.鼻衄：鲜墨旱莲1握。洗净后捣烂绞汁，每次取5酒杯炖热，饭后温服，日服2次。

4.肠风脏毒，下血不止：墨旱莲草子，瓦上焙，研末。每服6克，米汤饮下。

6.刀伤出血：鲜旱莲草捣烂，敷伤处；干者研末，撒伤处。

7.补腰膝，壮筋骨，强肾阴，乌髭发：冬青子（即女贞子，冬至日采）不拘多少，阴干，蜜、酒拌蒸，过一夜，粗袋擦去皮，晒干为末，瓦瓶收贮，墨旱莲（夏至日采）不拘多少，捣汁熬膏，和前药为丸。临卧酒服。

8.赤白带下：墨旱莲草50克。同鸡汤或肉汤煎服。

9.白浊：墨旱莲草15克，车前子9克，银花15克，土茯苓15克。水煎服。

10.妇女阴道痒：墨旱莲草200克。煎水服；或另加钩藤根少许，并煎汁，加白矾少许外洗。

11.血淋：墨旱莲、芭蕉根（细锉）各100克。上二味，粗捣筛。每服15克。水300克，煎至240克，去滓，温服，日2次服。

12.白喉：墨旱莲100—150克，捣烂，加盐少许，冲开水去渣服。服后吐出涎沫。

【使用禁忌】脾肾虚寒者忌服。胃弱便溏、肾气虚寒者禁用。

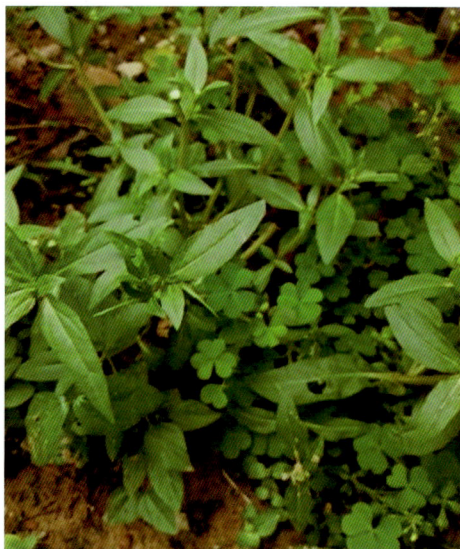

樟
Cinnamomum camphora（L.）Presl

【别名】香樟、樟木、乌樟、油樟。

【形态特征】常绿大乔木，高可达30米，全株有樟脑香气。树皮灰褐色或黄褐色，有不规则纵裂。叶互生；叶柄细，长2—3厘米；叶片薄革质，卵形或卵状椭圆形，长6—12厘米，宽3—5厘米，先端急尖，基部宽楔形或近圆形，全缘或微波状，离基三出脉，叶腹面脉腋有明显腺窝，在叶背面明显隆起，窝内常被柔毛。夏季开绿白色或黄绿色的花，圆锥花序腋生，长3.5—7厘米；小花两性；花被6片，外面无毛，内面密被短柔毛；能育雄蕊9个，3轮，退化雄蕊3个，箭头形，位于最内轮；子房球形，无毛。果实球形，直径6—

墨旱莲

8毫米，熟时紫黑，有膨大的浅杯状果托包围基部。花期4—5月，果期8—11月。

【分布与生长环境】生于丘陵、山坡及山谷溪边，也有栽培于庭园或山坡路旁。

【采集加工】樟树根、木材及树皮全年可采，洗净阴干；叶随时可采；秋季采果实，晒干。

【性味功效】味辛，性微温。祛风散寒，理气活气，止痛止痒，强心镇痉，杀虫。木制樟脑，果、叶、根、皮健胃，治疝气胶痛，胃肠炎。

【用法用量】根、木材：15—30克，皮、叶：10—20克，或研末，3—6克。外用：适量，煎水洗。

【应用参考】

1.胃痛：樟木15克，水煎服。

2.脚气，痰壅呕逆，心胸满闷，不下饮食：樟木50克（涂生姜汁炙令黄），捣筛为散。每服不计时候，以粥饮调下3克。

3.痛风，手足冷痛如虎咬者：樟木屑10升，以水20千克熬沸，以樟木悄置于大桶内，令人坐桶边，放一脚在内，外以草荐一领围之，勿令汤气入眼，恐坏眼，其功甚捷。

4.蜈蚣咬伤：鲜樟树枝，煎服2碗。

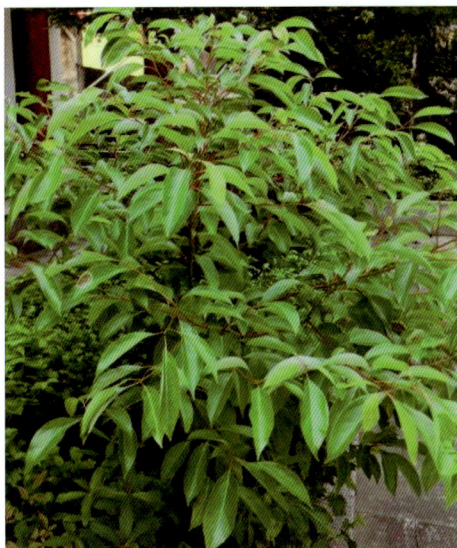

樟

醉 鱼 草
Buddleja lindleyana Fort.

【别名】鱼藤刚、野刚子、鱼闷子、刚子柴、野水木、鱼花草、萝卜花、鱼花子、烂麻芋、鱼不灵、油麻叶、萝卜柴、牛莫饮、水胡子、野油皂、洗手皂、毒鱼草、血见愁。

【形态特征】落叶灌木，高1—3米。小枝有4棱，幼枝、嫩叶背面、花序均被棕黄色星状毛及鳞片。叶对生，卵形或长椭圆状披针形，先端尖，基部阔楔形，老叶两面光滑无毛，全缘或疏生波状齿。穗状聚伞花序，穗长可达18厘米，顶生而稍下垂；花冠紫色，稍弯曲。果为蒴采，长圆形；种子有棱，褐色。6—8月开花，10月间果熟。

【分布与生长环境】生于山坡向阳水沟边、

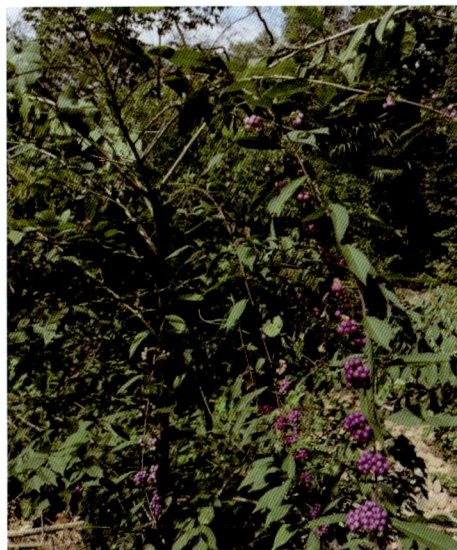

醉鱼草

丘陵地灌丛中、山脚路边、墙上和石缝内以及郊野溪沟边。

【采集加工】根全年可采，洗净，切片，晒干备用。叶5—9月采，鲜用。花6月间刚开放时采下，晒干研粉备用。

【性味功效】性温，味苦、辛，有小毒。行气化痰，解毒止咳，杀虫截疟。

【用法用量】鲜醉鱼草15—30克，干9—15克，水煎服。

【应用参考】

1.支气管哮喘：醉鱼草根、杏香兔耳风、前胡、炒萝卜子各9克，盐肤木根15克，水煎服。

2.流火：醉鱼草鲜根30—60克，水煎，黄酒冲服。或子散炒研粉，每天服15克，黄酒冲服。

3.驱蛔虫、小儿疳积：醉鱼草果实15克，或加猪肝适量，水煎服。

4.疟疾：醉鱼草根15克，水煎服。或叶、香椿内皮各30克，威灵仙3克，水煎，于发作前2小时服。

5.肺脓疡：鲜叶绞汁，每次服1匙，1日3次。

6.胃痛：花（刚开放时）晒干研粉，每次半匙。

7.关节风痛：果实、山栀子等量加烧酒捣烂，外敷。

十六画

薄 荷
Mentha canadensis L.

【别名】苏薄荷、土薄荷、见肿消、水益母、接骨草。

【形态特征】（1）薄荷：多年生芳香草本，高30—80厘米。根茎细长，白色或浅绿色。地上茎基部稍倾斜向上直立，四棱形，被逆生的长柔毛，并散生腺鳞。单叶对生；叶片长圆形或长圆状披针形，长2—7厘米，宽1—3厘米，先端锐尖，基部楔形，边缘具尖锯齿，两面被疏短毛，下面被有腺鳞。轮伞花序，花开淡紫色至白色花，小坚果长圆形，长0.9毫米，宽0.6毫米，褐色，具小腺窝，藏于宿萼内。花期7—9月，果期10—11月。

（2）家薄荷：与上种极相似。区别点在于叶片较小，叶两面均有腺鳞。花冠淡紫色或白色；小坚果椭圆形而稍扁平。

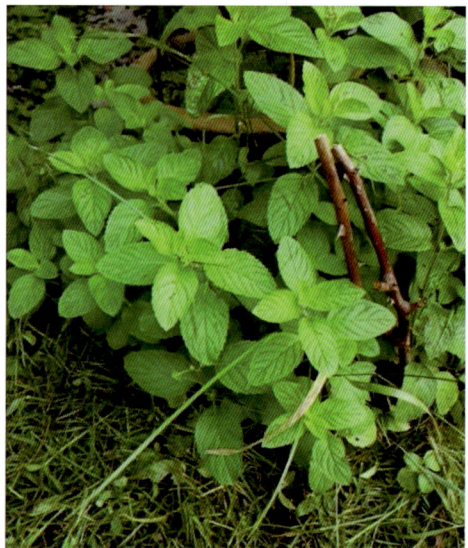

薄荷

【分布与生长环境】野生普遍分布在溪沟旁，路边及山野湿地。

【采集加工】本地在6月上旬，7月下旬和10月中旬、下旬，共割取3次。当植株普遍现蕾，开花10%左右，天气连续晴5—7天，气温较高，地面干燥时进行收割。

【性味功效】味辛，性凉。疏散风热，清利头目，利咽，透疹，疏肝解郁。

【用法用量】3—6克，不可久煎，宜作后下，或入丸散。外用：适量，煎水洗或捣汁涂敷。

【应用参考】

1.皮肤隐疹不透，瘙痒：薄荷叶10克，防风10克，蝉蜕6克。水煎服。

2.眼弦赤烂：薄荷，以生姜汁浸一宿，晒干为末，每用3克，沸汤泡洗。

3.瘰疬结成颗块，疼痛，穿溃，脓水不绝，不计远近：薄荷一束如碗大（阴干），皂荚十挺（长36厘米不蛀者，去黑皮，涂醋，炙令焦黄）。捣碎，以酒一斛，浸三宿，出曝干，更浸三宿，如此取酒尽为度，焙干，捣为散，以烧饭和丸，如梧桐子大。每于食前，以黄芪汤下20丸，小儿减半服之。

薜 荔
Ficus pumila L.

【别名】胖莲、木莲果（通称）。

【形态特征】常绿攀附灌木，有乳汁，幼时以气根爬于墙上或树上。小枝有棕色绒毛。叶互生，营养枝上叶小，心状卵形，长2—3厘米，果枝上叶大而厚，倒卵形或椭圆形，长3—8厘米，宽2—4厘米，顶端圆钝，背面网状脉明显隆起，构成显著的小凹眼似小蜂窝。花单性，着生在肉质的花托内，花托倒卵形或梨形。瘦果近球形。花、果期5—8月。

【分布与生长环境】常攀附在大树上、村边路旁墙上或溪边石砌上。

【采集加工】枝叶、果入药。枝叶4—6月可采，扎成小束，晒干后轻轻敲去根上的泥沙备用。果实7—8月采，剪去基部短梗，常纵剖为两片，晒干备用，根、茎全年可采。

薜荔

【性味功效】味微甘、苦、涩，性凉，无毒。祛风通络，健脾补肾，凉血消肿，活血，利尿。

【用法用量】叶藤6—18克，单用15—30克，根30—120克；水煎服。

【应用参考】

1.关节疼痛、腰肌劳损：薜荔茎叶或根60克，水煎，冲黄酒服。

2.慢性肾炎水肿：薜荔粗根120克，水煎服。

3.风湿痛手脚关节不利：薜荔藤9—15克，煎服。

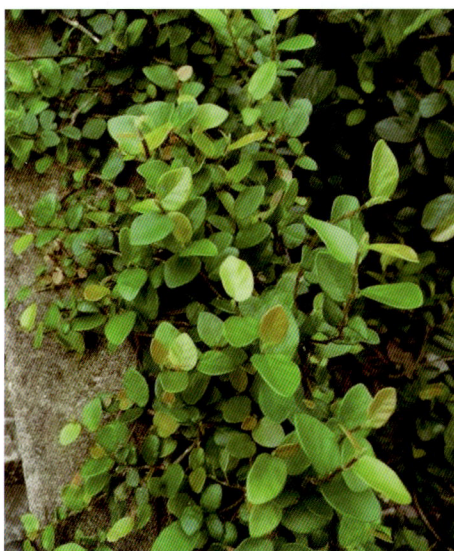

4.疝气：薜荔藤30克，三叶木通根60克，水煎去渣，加鸡蛋1个煮服，每日1剂。

5.血尿、小便不利，尿道刺痛：薜荔30克，甘草3克，煎服。

6.病后虚弱：薜荔藤90克，煮猪肉食。

7.小儿瘦弱，食欲不振：薜荔藤60克，煮老母鸡1只食用。

8.疮疖痈肿：薜荔30克，煎服，另用鲜叶捣烂敷患处。

9.乳汁不足：薜荔30克与猪蹄同煮食。

薏苡（薏米）
Coix lacryma-jobi L.

【别名】野米仁、念佛珠、大枣珠、水晶子、吃血珠、水梢子、菩提子、凉帽珠、露苍子、阿摩珠、拜佛珠。

【形态特征】一年生草本，须根粗壮，径达1厘米。秆高1—2米，自下部具有分枝。叶互生，细长披针形，中脉粗厚并在叶的背面突出，下有叶鞘。花雌雄同株而异穗，总状花序腋生成束，雄小穗顶生或自圆卵形珠状鞘苞的口内伸出；雌花穗通常3个簇生于一个卵圆形珠状不易脱落的坚硬鞘苞内，鞘苞长约1厘米。6—7月开花，8—10月果熟。

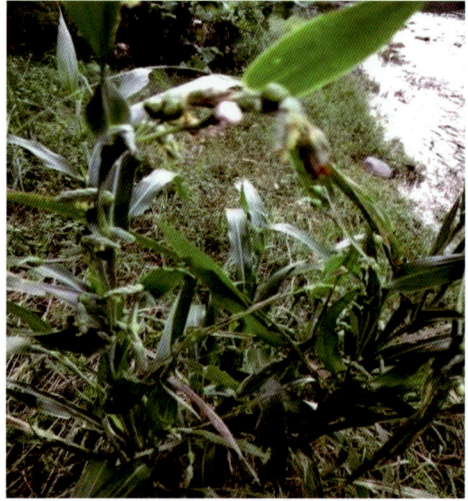
薏苡（薏米）

【分布与生长环境】喜生溪沟边，也有栽培种植。

【采集加工】夏、秋季采根，鲜用或晒干备用。

【性味功效】性平，味甘、淡。利水渗湿，解毒排脓，健脾止泻，驱虫。

【用法用量】10—30克，或入丸、散，或浸酒，亦可煮粥，作羹。

【应用参考】

1.急性肾炎：薏苡根、活血丹、白茅根、葎草各30克，大蓟根、节节草各15克，水煎服。连服2—4星期。

2.白带：薏苡根、白英各30克，车前子10克，水煎服。

3.胆道蛔虫症：薏苡鲜根250克，鲜萹蓄、紫花地丁各30克，鲜凹叶景天60克，水煎服。

4.荨麻疹：薏苡根、苍耳草、活血丹、白英各30克，水煎服。

5.乳糜尿：薏苡根、大蓟根、活血丹、白英各30克，水煎服。

6.坼痛：薏苡根50克，乌药12克，水煎服。

7.疝气：鲜薏苡根250克，水煎服。

爵 床
Justicia procumbens L.

【别名】爵麻、香苏、赤眼老母草。

【形态特征】草本，茎基部匍匐，通常有短硬毛，高20—50厘米。叶椭圆形至椭圆状长圆形，长1.5—3.5厘米，宽1.3—2厘米。花冠粉红色，长7毫米。蒴果长约5毫米，上部具4粒种子，下部实心似柄状。种子表面有瘤状皱纹。

【分布与生长环境】生于山坡林间草丛中，旷野草地和路旁的阴湿处为习见野草。喜湿暖湿润的气候，不耐严寒，忌盐碱地，宜选肥沃、疏松的砂壤土种植。

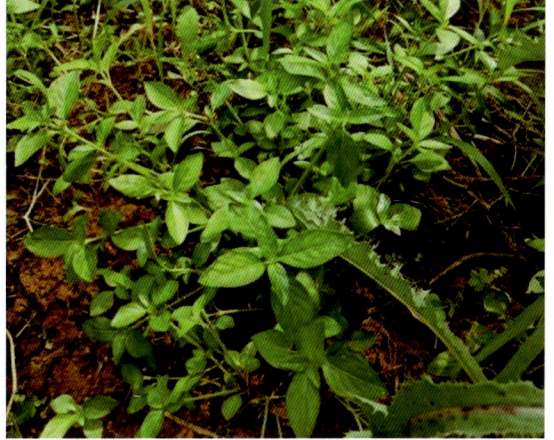

爵床

【采集加工】全草夏秋采集，鲜用或晒干。8—9月盛花期采收，割取地上部分，晒干。

【性味功效】味苦、咸、辛，性寒。归肺、肝、膀胱经。

【用法用量】内服：10—15克，鲜品30—60克；或捣汁；或研末。外用：鲜品适量、捣敷；或汤洗浴。

【应用参考】

1.感冒发热，咳嗽，喉痛：爵床15—30克，煎服。

2.疟疾：爵床30克。煎汁，于疟疾发作前3—4小时服下。

3.肾盂肾炎：爵床10克，地葱、凤尾草、海金砂各15克，艾棉桃（寄生艾叶上的虫蛀球）10个。水煎服，每日1剂。

4.肝硬化腹水：爵床小青草15克。加猪肝或羊肝同煎服。

5.筋骨疼痛：爵床30克。水煎服。

6.口舌生疮：爵床30克。水煎服。

覆 盆 子
Rubus idaeus L.

【别名】复盆子、绒毛悬钩子、覆盆莓、乌藨子、小托盘。

【形态特征】灌木，高1—2米；枝褐色或红褐色，幼时被绒毛状短柔毛，疏生皮刺。

小叶3—7枚，花枝上有时具3小叶，不孕枝上常5—7小叶，长卵形或椭圆形，顶生小叶常卵形，有时浅裂，长3—8厘米，宽1.5—4.5厘米。花生于侧枝顶端成短总状花序或少花腋生，总花梗和花梗均密被绒毛状短柔毛和疏密不等的针刺；花梗长1—2厘米；苞片线形，具短柔毛；花直径1—1.5厘米；花瓣匙形，被短柔毛或无毛，白色，基部有宽爪；花丝宽扁，长于花柱；花柱基部和子房密被灰白色绒毛。果实近球形，多汁液，直径1—1.4厘米，红色或橙黄色，密被短绒毛；核具明显洼孔。花期5—6月，果期8—9月。

【分布与生长环境】生山地杂木林边、灌丛或荒野。性喜温暖湿润，要求光照良好的散射光，对土壤要求不严格，适应性强。

【采集加工】夏初果实由绿变绿黄时采收，除去梗、叶，置沸水中略烫或略蒸，取出，干燥。

覆盆子

【性味功效】味甘、酸，性温。益肾固精缩尿，养肝明目。

【用法用量】内服：6—12克。

【应用参考】

1.添精补髓，疏利肾气，不问下焦虚实寒热，服之自能平秘：枸杞子240克，菟丝子240克（酒蒸，捣饼），五味子60克（研碎），覆盆子120克（酒洗，去目）。车前子60克（扬净），上药，俱择精新者，焙晒干，共为细末，炼蜜丸，如梧桐子大。每服，空腹90丸，上床时50丸，百沸汤或盐汤送下，腊月用温酒送下。

2.阳事不起：覆盆子，酒浸，焙研为末，每日酒服9克。

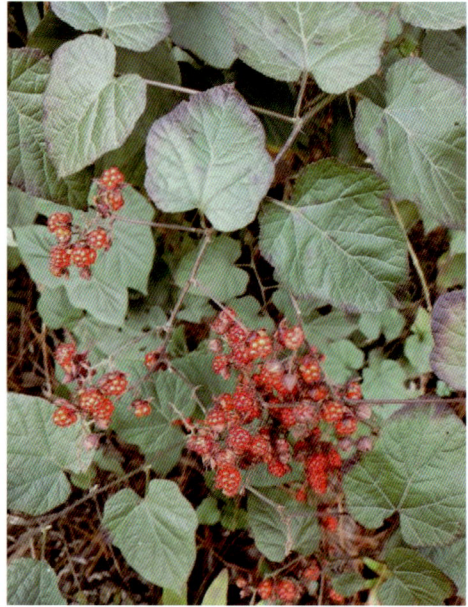

檵 木
Loropetalum chinensis（R. Br.）Oliv.

【别名】桎木柴、接力木、檵花、坚漆、鱼骨柴、刺木花、满山白。

【形态特征】常绿灌木或小乔木，高1.7—3米。小枝、嫩叶、花序和果实上都有淡棕色的短毛。叶互生，椭圆形或卵圆形，长约1.2—3厘米。花乳白色，4—8朵簇生在总柄上，成顶生的头状花序；每朵花有花瓣4片，狭长。蒴果倒圆锥形，成熟后顶端开裂。4—5月开花，8—9月结果。

【分布与生长环境】生在向阳山坡小灌木丛中，溪沟边、路边。喜阴植物，但不排斥阳光，常用做绿化苗木，比如篱笆，绿化带。

【采集加工】以根、叶和花入药。根、叶全年可采，花于清明前后采，鲜用或晒干。

【性味功效】叶：味苦、涩，性平。止血，止泻，止痛，生肌。
花：味甘、涩，性平。清热，解热止血。

324

根：味苦，性温。行血祛瘀，健脾化湿，通经活络。

【用法用量】花6—9克；根9—15克；叶15—30克。外用：适量，捣烂或干品研粉敷患处。

【应用参考】

1.鼻血不止：檵木花、白鸡冠花各6—9克，水煎服。

2.产后恶露不畅、预防产后内伤：檵木鲜根120—150克，水煎，头汁，二汁合并冲黄酒500克，红糖300克，产后第2日起，早、晚饭前各服2—3匙。

3.刀伤出血：檵木叶捣烂敷伤口。

4.男子遗精或女子血崩：檵木花20克或用根90克，猪肉200克（半肥半精）炖服，分数次当日服完。

5.咳血：檵木根90—120克，水煎内服。

6.小儿疝气：檵木种子9—15克，加橘饼、荔枝各9—15克，水煎服。

7.治鼻衄：檵木花20克，水煎服。

8.痢疾：檵花15克，骨碎补15克，荆芥8克，青木香10克。水煎服。

9.遗精：檵木花20克，猪瘦肉200克。水炖，服汤食肉，每日1剂。

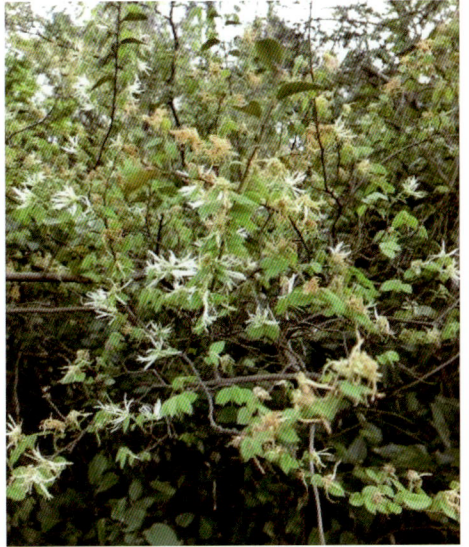
檵木

藜
Chenopodium album L.

【别名】灰苋菜、灰菜、蔓华、蒙华、鹤顶草、红落、灰藋。

【形态特征】一年生草本，高30—150厘米。茎直立，粗壮，具条棱，绿色或紫红色条纹，多分枝。叶互生；叶柄与叶片近等长，或为叶片长的1/2；下部叶片菱状卵形或卵状三角形，长3—6厘米，宽2.5—5厘米，先端急尖或微纯，基部楔形，上面通常无粉，有时嫩叶的上面有紫红色粉，边缘有锯齿或作不规则浅裂；上部叶片披针形；下面常被粉质。花小形，两性，黄绿色。胞果稍扁，近圆形，果皮与种子贴生，包于花被内。种子横生，双凸镜状，黑色，有光泽，表面有浅沟纹。花期8—9月，果期9—10月。

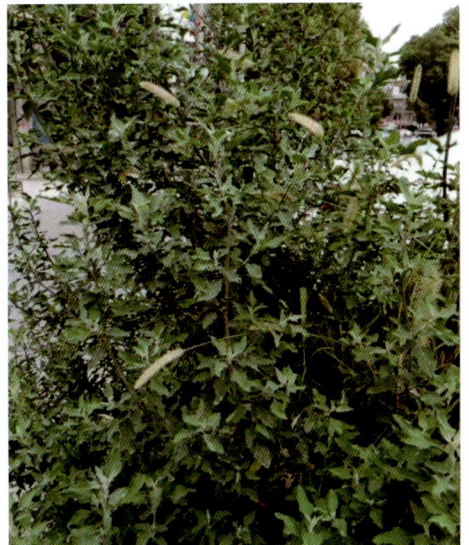
藜

【分布与生长环境】生于荒地、路旁及山坡。

【采集加工】春、夏季割取全草，去杂质，鲜用或晒干备用。

【性味功效】味甘，性平，微毒。清热，利湿，杀虫。果：甘、苦，寒。利水湿。

【用法用量】内服：15—30克。外用：适量，煎水漱口或熏洗；或捣涂。
果：3—9克，煎服。

【应用参考】

1.痢疾腹泻：藜全草30—60克。煎水服。

2.皮肤湿毒，周身发痒：藜全草、野菊花，等量煎汤熏洗。

3.疥癣湿疮：藜茎叶适量，煮汤外洗。

4.毒虫咬伤、癜风：藜茎叶，捣烂外涂。

5.龋齿：鲜藜适量，水煎漱口。

瞿 麦
Dianthus superbus L.

【别名】野麦、石柱花、十样景花、巨麦、洛阳花。

【形态特征】多年生草本，高达1米。茎丛生，直立，无毛，上部二歧分枝，节明显。叶对生，线形或线状披针形，长1.5—9厘米，宽1—4毫米，先端渐尖，基部成短鞘状抱茎，全缘，两面均无毛。两性花，花单生或数朵集成稀疏歧式分枝的圆锥花序；花梗长达4厘米；小苞片4—6，排成2—3轮；花萼圆筒形，淡紫红色，长达4厘米；先端5裂，裂片披针形，边缘膜质，有细毛；花瓣5，淡红色、白色或淡紫红色，先端深裂成细线状，基部有长爪；雄蕊10个；子房上位，1室，花柱2，细长。蒴果长圆形，与蒴萼近等长。种子黑色。花期6—9月，果期8—10月。

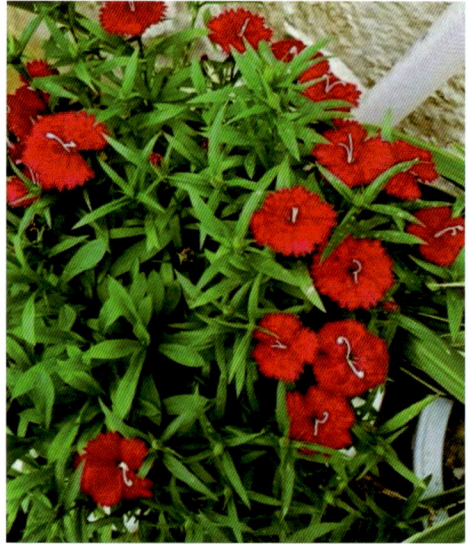

瞿麦

【分布与生长环境】生于山坡疏林边及溪边草丛中。

【采集加工】一般在花开放前，割取全草，晒干捆成小把，或趁鲜切段晒干。

【性味功效】味苦，性寒，无毒。利尿通淋，破血通经。

【用法用量】3—10克，或入丸、散。外用：适量，煎汤洗或研末撒。

【应用参考】

1.小便不利，有水气，其人苦渴：瞿麦30克，栝楼根60克，茯苓90克，薯蓣90克，附子1枚。上五味，末之，炼蜜丸如梧子大。饮服3丸，日3服，不知，增至7—8丸，以小便利为止。

2.妇人经血不通：瞿麦、木通、大黄各60克。上为细末。黄酒200克，煎至140克，温服，食前服。

3.血淋：鲜瞿麦30克，仙鹤草15克，炒栀子9克，甘草梢6克，煎服。

十九画

藿 香
Agastache rugosa（Fisch. et Mey.）O. Ktze.

【别名】土藿香（中药名通称）、大叶薄荷、山薄荷、野藿香。

【形态特征】多年生草本，高0.5—1.5米，有香味。茎直立，有四棱，上面被有微柔毛和腺体。叶对生，卵形或三角状卵形，长2.5—7.5厘米，宽1.5—4.5厘米，顶端锐尖，基部近截形或浅凹，边缘有钝齿，上面鲜绿色，下面淡绿色，有透明腺点及短柔毛。花冠淡紫色，或白色，花萼有15条脉，轮状排列，集成密穗状的圆锥花序。小坚果顶端有白色细毛。6—8月开花，10—11月结果。

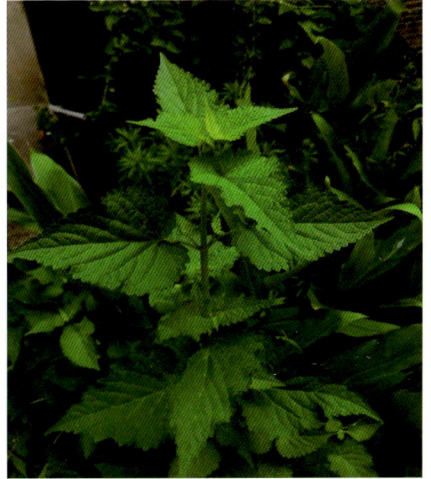

藿香

【分布与生长环境】生在路边、田野、水沟边及村舍附近。

【采集加工】枝叶茂盛时采割，日晒夜闷，反复至干。

【性味功效】性微温。解暑，发汗，止吐。

【用法用量】煎服，9—15克。

【应用参考】

1.感冒：藿香全草9—15克，加白英、白茅根各全草9克，水煎服。

2.中暑腹痛、恶心呕吐：藿香全草15克，或加苦荬菜根15克，水煎服。

二十画

糯 米 团
Gonostegia hirta（Bl.）Miq.

【别名】糯米藤、漫挚麻、红米藤、红板藤、猪扁菜、梗扁菜、鸡舌菜根、山笋革、金菜、捆仙绳、糯米草、米浆藤、生扯拢。

【形态特征】多年生蔓生草本，嫩枝带紫色。叶对生，长卵形至卵状披针形，长3—7厘米，宽1.5—3厘米，顶端渐尖，基部圆形至浅心形，全缘，背面脉上及上面均有稀疏短状毛，有基出3主脉，叶柄间有托叶。花单性，雌雄同株，淡绿色。瘦果黑色。8—9月开花，9—10月结果。

【分布与生长环境】常成片蔓生在向阳的溪边，山谷，林下潮湿处和山谷水沟边及村边路旁。

【采集加工】全年可采。

【性味功效】味甘、苦，性凉。抗菌消炎，健胃，止血。

【用法用量】6—15克（鲜者30—90克）。

【应用参考】

1. 疖肿：鲜糯米团全草加食盐少许捣烂敷患处。

2. 外伤出血：鲜糯米团全草捣烂敷伤处。

3. 食积胃痛：糯米团全草60—90克，水煎服。

4. 痢疾、痛经：糯米团60—90克，水煎服。

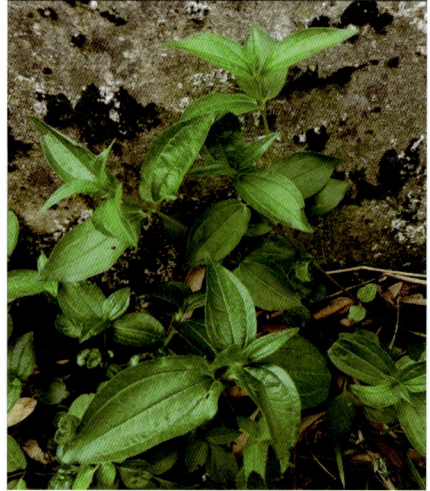

糯米团

其他类

鳖 甲
Pelodiscus sinensis Wiegmann

【别名】团鱼盖、脚鱼壳、上甲、甲鱼。

【形态特征】为鳖科动物中华鳖的背甲。本品呈椭圆形或卵圆形，背面隆起，长10—15厘米，宽9—14厘米。外表面黑褐色或墨绿色，略有光泽，具细网状皱纹及灰黄色或灰白色斑点，中间有一条纵棱，两侧各有左右对称的横凹纹8条，外皮脱落后，可见锯齿状嵌接缝。内表面类白色，中部有突起的脊椎骨，颈骨向内卷曲，两侧各有肋骨8条，伸出边缘。质坚硬。气微腥，味淡。

【分布与生长环境】多生活于湖泊、小河及池溏旁的沙泥里。

【采集加工】在春、夏、秋季捕鳖，用刀割下头，割取背甲，去净残肉，晒干。亦可将鳖体置于沸水中煮1—2小时，烫至背甲上的皮能剥落时取出，剥下背甲，去净肉，洗净晒干。

【性味功效】咸，平。养阴清热，平肝熄

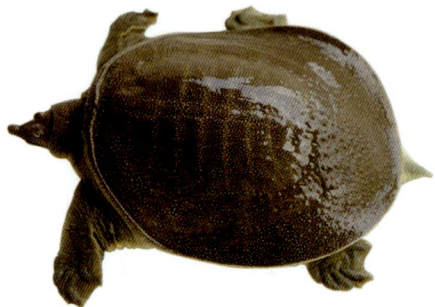

鳖甲

风，软坚散结。劳热骨蒸，阴虚风动，劳疟疟母，症瘕痃癖，经闭经漏，小儿惊痫。

【用法用量】内服：煎汤，9—24克，熬膏或入丸、散。外用：研末撒或调敷。

【应用参考】

1.男女骨蒸劳瘦：鳖甲1枚，以醋炙黄，入胡黄连10克，为末。青蒿煎汤服2克。

2.骨蒸夜热劳瘦，骨节烦热，或咳嗽有血：鳖甲500克（滚水洗，去油垢净），北沙参200克，怀熟地、麦门冬各300克，白茯苓150克，陈广皮50克。水50碗，煎10碗，渣再煎，滤出清汁，微火熬成膏，炼蜜200克收。每早晚各服数匙，白汤调下。

3.热邪深入下焦，脉沉数，舌干齿黑，手指但觉蠕动，急防痉厥：炙甘草30克，干地黄30克，生白芍30克，阿胶15克，麦冬15克（去心），麻仁15克，生牡蛎25克，生鳖甲40克。水8杯，煮取八分3杯，分3次服。

4.老疟久不断：先炙鳖甲，捣末，2克，至时令三服尽。

5.吐血不止：鳖甲50克（锉作片子），蛤粉50克（鳖甲相和，于铫内炒香黄色），熟干地黄75克（暴干）。上三味捣为细散。每服10克，食后腊茶清调下，服药讫，可睡少时。

6.卒腰痛不得俯仰：鳖甲1枚（炙，捣筛）。服2克，食后，日3服。

7.上气喘急，不得睡卧，腹胁有积气：鳖甲50克（涂醋炙令黄，去裙襕），杏仁25克（汤浸，去皮、尖，麸炒微黄），赤茯苓50克，木香50克。上药捣筛为散，每服25克，以水1中盏，入生姜半分，灯心1大束，煎至六分，去滓，不计时候，温服。

8.小儿癫痫：鳖甲炙令黄，捣为末，取5克，乳服，亦可蜜丸如小豆大服。

9.肠痈内痛：鳖甲烧存性，研，水服5克，日3次。

10.痈疽不敛，不拘发背一切疮：鳖甲烧存性，研掺。

11.痔，肛边生鼠乳，气壅疼痛：鳖甲150克（涂醋炙令黄，去裙襕），槟榔100克。上药捣细罗为散，每于食前，以粥饮调下10克。

12.丈夫阴头痛肿：鳖甲1枚，上一味，烧焦末之，以鸡子白和敷之。

13.牙痛：鳖甲，焙干轧成细末，贮于干燥器皿内备用临用时，取鳖甲粉0.5克放在烟斗内烟叶的表面上，点燃当烟吸。

龟 板
Chinemys reevesii Gray

【别名】龟壳、龟板、乌龟壳、乌龟板、下甲、血板、烫板。

【形态特征】动物乌龟的背甲及腹甲。背甲及腹甲由甲桥相连，背甲稍长于腹甲，与腹甲常分离。背甲呈长椭圆形拱状，外表面棕褐色或黑褐色，脊棱3条；腹甲呈板片状，近长方椭圆形，外表面淡黄棕色至棕黑色，盾片12块。内表面黄白色至灰白色，有的略带血迹或残肉，除净后可见骨板9块，呈锯齿状嵌接；前端钝圆或平截，后端具三角形缺刻，两侧残存呈翼状向斜上方弯曲的甲桥。质坚硬。气微腥，味微咸。

【分布与生长环境】生长在南方水网地带。

【采集加工】全年均可捕捉，以秋、冬二季为多，捕捉后杀死，剥取背甲及腹甲，除去残肉，称为"血板"。或用沸水烫死，剥取背甲及腹甲，除去残肉，晒干者，称为"烫板"。置干燥处，防蛀。

【性味功效】味咸、甘，性微寒。滋阴潜阳，益肾强骨，养血补心。

【用法用量】9—24克，先煎。

【应用参考】

1.用于阴虚潮热，骨蒸盗汗，头晕目眩，虚风内动，筋骨痿软，心虚健忘。

2.具有滋阴养液、潜阳熄风的功效，多用于肝肾阴虚、肝阳上亢、真阴亏耗、虚风内动及骨蒸潮热诸证。

3.对肝肾不足所致的筋骨痿弱，腰酸腿软、不能行走，驼背鸡胸、小儿囟门不合等，可用龟甲补肾强骨，滋肝荣筋。

4.能滋阴养血以清虚热，有利于养心安神，对心烦气躁、失眠心悸有改善作用。

5.用于因阴虚火旺而血热妄行所致的月经过多，崩漏不止、咳血、瓢血等症。

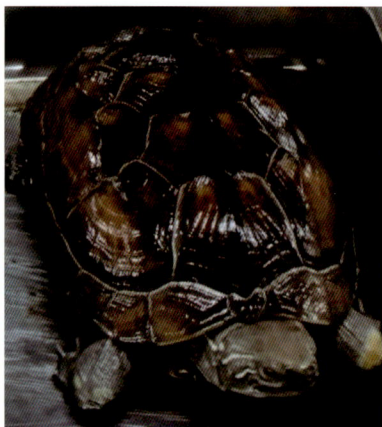
龟板

黑 鱼
Channa argus（Cantor）

【别名】生鱼、雷鱼、乌鱼、乌棒、乌鳢、火头、文鱼。

【形态特征】身体前部呈圆筒形，后部侧扁。头长，前部略平扁，后部稍隆起。体色呈灰黑色，体背和头顶色较暗黑，腹部淡白，体侧各有不规则黑色斑块，头侧各有2行黑色斑纹。背鳍颇长，几乎与尾鳍相连，无硬棘，始于胸鳍基底上方，距吻端较近。鳔单室，细长，前端圆形，末端较尖，延至臀鳍基底上方。胃呈囊状，幽门垂2个，粗长，约为肠1/3。肠短双曲，长于体长1/2。

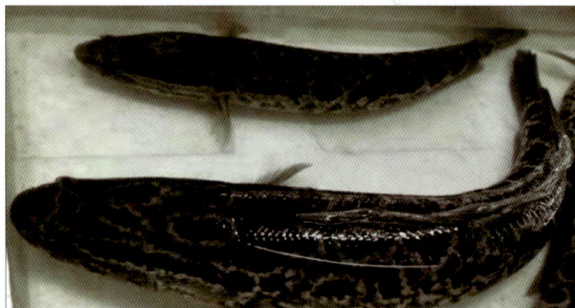
黑鱼

【分布与生长环境】河流、河塘有分布。

【采集加工】有野生和养殖。

【性味功效】味甘，性平，无毒。去瘀生新、滋补调养、健脾利水、生肌补血。

【用法用量】当菜食疗。

【应用参考】有生肌补血、加速愈合伤口的作用，也可治疗水肿、湿痹、脚气、痔疮、疥癣等症。治疗各种痔及湿痹、面目浮肿，利大小便。

黑鱼肉中含蛋白质、脂肪、氨基酸等，食黑鱼可以补充这些氨基酸，对增强机体抗病能力有着十分重要的意义。

黑鱼有补脾益气、祛风治疮、利水消肿等多种功效。常用于产妇、小儿疳病者、风湿病患者的辅助食品，它的辅助疗效非常好。

【使用禁忌】有疮者不可食，令人瘢白。

马 陆
Kronopolites svenhedini（Verhoeff，1993）

【别名】千足虫、刀环虫、马鱶、百节虫、百足、马蚿、蛆蝶、马蚰。

【形态特征】宽蹠陇马陆，身体呈圆柱形，长26—30毫米，宽2.5—3.5毫米。雄性略小。由20个体节组成，可分为头、胸、腹三部，头部有1对触角，无眼，有侧头器；胸部由1—4体节组成，第1体节无足，第2—4体节各有步足1对；腹部由5—20体节组成，第5—18体节的后环节腹面各有2对步足，第19—20体

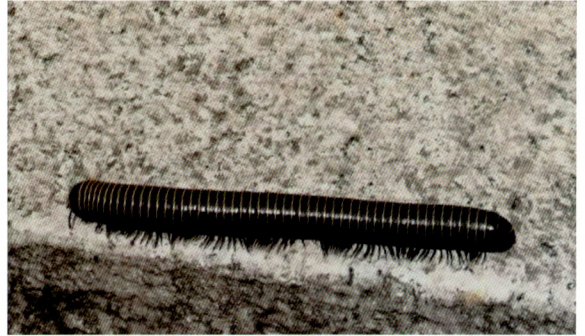
马陆

节无足。第20体节后端有肛门，称为肛节。侧突不甚发达，侧突后有臭腺。胫节与蹠节愈合成的胫蹠节部宽大，是此种与同属其他种的区别点。千足虫并不是一生下来就有这么多足的。出生的幼虫只有7节，蜕皮一次增至11节，有7对足；二次蜕皮后增至15节，有15对足；经过几次变态发育后，体节逐渐增多，足也就随之增加。

【分布与生长环境】栖息于山崖阴面有腐殖质的草丛中或树阴凉处。

【采集加工】6—8月捕捉，去净杂质、泥土，晒干或烘干。

【性味功效】味辛，性温，有毒。破积，解毒，和胃。

【用法用量】内服：研粉或制成片剂，1—2克。外用：适量，熬膏，研末，或捣敷。

【应用参考】

1.鼻息肉：马陆醋炙研末，棉花蘸塞鼻孔中。

2.蛾：马陆、鲜赤葛。共捣烂，敷颈部。

3.一切疮毒：马陆、滚山珠、癫疙宝、乌梢蛇、壁虎、蜈蚣。共以桐油熬膏，外贴。

【使用禁忌】有毒，内服宜慎。

田 螺
Cipangopaludina chinensis Gray

【别名】中华圆田螺、大田螺。

【形态特征】螺壳圆锥形，高达5—7厘米。壳顶略尖，螺层6—7层，缝合线深，体螺层很大；壳口卵圆形，边缘整齐，厣角质，卵圆形，褐色，上有同心环状排列的生长纹。体柔软，头部呈圆柱形，前端有突出的吻；吻前端腹面有口，其基部有触角1对，能稍作

伸缩性活动。雄性的右触角较左侧的粗且短，顶端有生殖孔开口，为交接器；靠近触角基部外侧的隆起处有眼；足位于头部下方，形大，跖面广阔，前端略成截状，后端圆；足背面中央隆起呈圆柱状，与头、壳轴肌和内脏囊相连。头和足能缩入螺壳，缩入后其厣即将螺壳封闭。

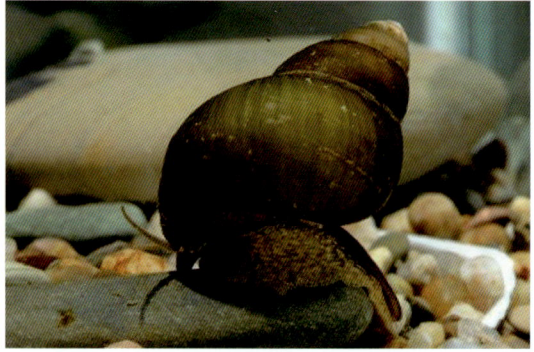

田螺

【分布与生长环境】普遍分布。

【采集加工】春季、秋季捕捉，捕得后洗净，鲜用。

【性味功效】味甘、咸，性寒。

【用法用量】5—15克；或煅存性研末。外用：适量，取涎涂或捣敷。

【应用参考】

1.热性的小便不通：用田螺5枚，葱白60克，食盐15克，同捣烂，用锅炒热，以布缠裹熨脐。

2.痔疮：用田螺适量，捣烂敷患处，1日数次。

3.肝热眼红痛：田螺数个，先漂净后，用清水再漂，取吐出的涎点眼，或捣螺肉汁点眼亦可。

4.耳炎、火眼：将田螺拨开，放入冰片或黄连末少许，将田螺水滴入耳内或眼内。

5.子宫下垂：大田螺7个，用水漂净，去盖，将明矾和红糖（适量）塞入，待螺体化水，取其液加冰片外搽。

河 蚌
Anodonta woodiana Lea

【别名】无齿蚌、池蚌、珠蚌。

【形态特征】外形呈椭圆形和卵圆形。壳质薄。两壳膨胀，后背部有时具后翼。壳顶宽大，略隆起，位于背缘中部或前端。壳面光滑，具同心圆的生长线或从壳顶到腹缘的绿色放射线。胶合部窄，无齿。斧足发达。雌雄异体：在春季受精，约2个月可发育成钩介幼虫，排出体外。

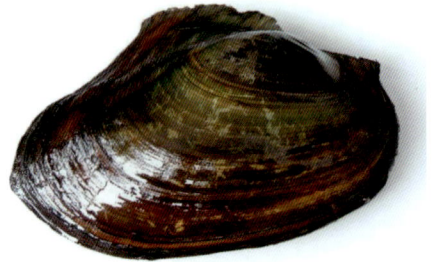

河蚌

【分布与生长环境】栖息于各地河溪湖沼、池泽、水田等的泥沙中。

【采集加工】四季均可捕采。

【性味功效】味甘、咸，性寒。

【用法用量】煮食，90—150克。

【应用参考】

青 蛙
Centrodraco acanthopoma Regan

【别名】蛙、田鸡。

【形态特征】青蛙头部扁平，略呈三角形，吻端稍尖。口宽大，横裂，由上下颌组成。上颌背侧前端有 1 对外鼻孔，外鼻孔外缘具鼻瓣。眼大而突出，生于头的左右两侧，具上、下眼睑。鼓膜之后为躯干部。前肢短小，由上臂、前臂、腕、掌、指 5 部组成。

【分布与生长环境】大部分生活在热带和温带多雨地区，分布在寒带的种类极少。

青蛙

【采集加工】除去内脏的全体可入药。春、夏、秋三季均可捕捉，采得后去皮及内脏，鲜用或炙干。

【性味功效】味甘，性凉。利水消肿，清热解毒，补虚。

【用法用量】内服：煎汤或煮食，1—3只；或入丸、散。外用：适量，捣敷或调敷。

【应用参考】

1.浮肿，咳嗽痰中带血：青蛙1只，砂仁、莱菔子各9克。置于青蛙腹中，缝好，外用黄泥包裹，火烧存性，去泥研末。分作3次，黄酒冲服，每日1次。

2.噎膈反胃：青蛙7只，泥封，火烧存性，研末，1次服，连服3日。

3.骨结核：青蛙1只，红糖60克，白酒60克，百部9克。煮熟后1次食之，每日1次。

4.毒痢噤口：水蛙1只。并肠肚捣碎，瓦上烘热，入麝香1.5克，作饼贴脐上。气通即能进食。

5.浮肿：青蛙去内脏，煮熟，加白糖。每次1只，日服1次，连续服用。

6.心脏性或肾脏性水肿：青蛙2只，韭菜根3—5棵。将青蛙2只，不剖肚不洗水，与韭菜根、叶共煮水半碗服。也可将煮熟之青蛙蘸醋嚼食。

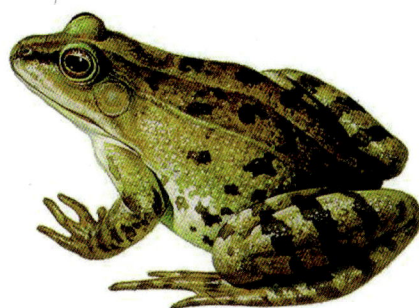

河 虾
Macrobrachium nipponense De Haan

【别名】日本沼虾、青虾。

【形态特征】体形粗短，长4—8厘米，有青绿色及棕色斑纹。头胸部较粗大，头胸甲前缘向前延伸呈三角形突出的剑额，上缘平直，具11—14齿，下缘具2—3齿。剑额两侧具有柄的眼1对。头部附肢5对，第1、2对成细长鞭状的触角，余3对变为1对大颚和2对小颚，为口器之组成部分。胸部有附肢8对，前3对成颚足，亦为口器的一部分，其他5对为步足，第1对及第2对步足，钳状，其中第1对甚小，第2对雄者特别强大，超过体的长度；雌者较短，仅为体长的3/4或5/6。后3对步足形状相同，末端均呈爪状。腹部7节，分节明显，腹甲在分节处柔软而薄，能弯曲自如。腹部附肢6对，第6对为尾肢，甚宽大，与尾节组成尾鳍。尾节短于尾肢，末端甚窄，末缘中央呈尖刺状，后缘各具小刺2个，尾节背面有2对短小的活动刺。

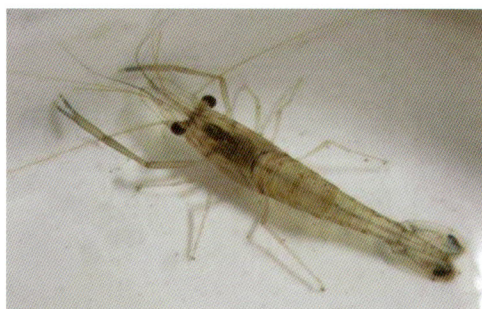

虾

【分布与生长环境】生活于淡水湖沼、河流中，常栖息于多水草的岸边。食性很杂，喜食小动物尸体或水草。

【采集加工】春季捕捞，去净壳，取肉鲜用。或蒸熟晒干。

【性味功效】味甘，性微温。

【用法用量】煎汤或煮食。外用：适量，捣敷或焙干研末撒。

【应用参考】

1.补肾兴阳：虾米500克，蛤蚧2枚，茴香、蜀椒各120克，并以青盐化酒炙炒，以木香粗末30克，和匀，乘热收新瓶中密封，每服1匙，空心盐酒嚼下。

2.宜吐风痰：连壳虾150克，入葱、姜、酱煮汁，先吃虾后吃汁，紧束肚腹，以翎探引取吐。

3.无乳及乳病：鲜虾米500克，取净肉捣烂，黄酒热服，少时乳至，再用猪蹄汤饮之，1日几次，其乳如泉。

4.痈疽肿毒：虾，新瓦上焙干研末掺患处。

5.血风疮疮：生虾、黄丹，捣和贴之，日1换。

蚕 蛹
Cryptotymapana atrata Fabricius

【别名】茧蛹、蚕、柞蚕。

【形态特征】柞蚕的幼虫雌、雄蛾全身均密被白色鳞片。体长1.6—2.3厘米，翅展3.9—4.3厘米。体翅黄白色至灰白色。前翅外缘顶角后方向内凹切，各横线色稍暗，不甚明显，端线与翅脉灰褐色，后翅较前翅色淡，边缘有鳞毛稍长。雌蛾腹部肥硕，末端钝圆；雄蛾腹部狭窄，末端稍尖。幼虫即家蚕，体色灰白至白色，胸部第2、第3节稍见膨大，有皱纹。腹部第8节背面有一尾角。蚕上蔟结茧后经过4天左右，就会变成蛹。蚕蛹的体形像一个纺锤，分头、胸、腹3个体段。头部很小，长有复眼和触角；胸部长有胸足和翅；腹部长有9个体节。专业工作者能够从蚕蛹腹部的线纹和褐色小点来判别雌雄。蚕刚化蛹时，体色是淡黄色的，蛹体

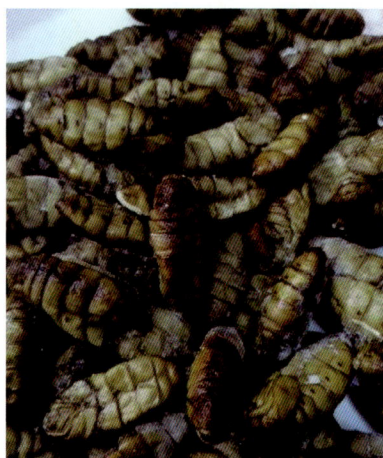

蚕蛹

嫩软，渐渐地变成黄色、黄褐色或褐色，蛹皮逐渐变硬。经过12—15天，当蛹体又开始变软，蛹皮有点起皱并呈土褐色时，将变成蛾。

【分布与生长环境】

【采集加工】由巢丝后的蚕茧中取出，晒干或烘干。

【性味功效】味甘、辛、咸，性温。

【用法用量】炒食，煎汤或研末。外用：适量，研末撒。

【应用参考】

1.小儿疳积：蚕蛹炒熟，调蜜吃。

2.劳瘵骨瘦如柴：蚕蛹不拘多少，炒熟吃。

3.消渴热，或心神烦乱：蚕蛹30克。以无灰酒一中盏，水一大盏，同煮取一中盏，澄清，去蚕蛹服之。

鲫　鱼

Carassius auratus L.

【别名】卿、鲋鱼、卿瓜子、卿皮子、肚米鱼。

【形态特征】体侧扁，宽而高，腹部圆。体长可达25厘米以上。头小，吻钝，吻长等于吻宽。口端位，呈弧形。眼大。下咽齿单行，成侧扁，倾斜面有一沟纹。鳃耙一般为37—46，细长，呈披针形。鳞大形圆，侧线鳞28—30。背鳍Ⅲ16—18，起点在吻端至尾基距离的

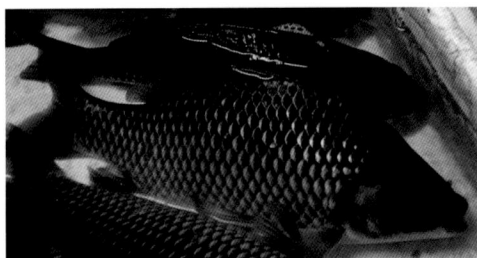

鲫鱼

中间。臀鳍Ⅲ 5—6。背，臀鳍均有硬刺，后缘呈锯齿状。体呈银灰色，背部较深，各鳍均呈灰色。

【分布与生长环境】生活于河流、湖泊、池沼中，尤以水草丛生的浅水湖和池塘较多。适应性很强。主要食物为苔藓虫、淡水壳菜、蚬、虾等动物及藻类植物、水草的嫩叶、湖底的腐败植物等。

【采集加工】四季均可捕捞，捕后，除去鳞、鳃及内脏，洗净，鲜用。

【性味功效】味甘，性平。

【用法用量】煮食或煅研入丸，散。外用：捣碎，煅存性研末撒或调敷。

【应用参考】

1.脾胃气冷，不能下食，虚弱无力：鲫鱼150克，细切，起作鲙，沸豉汁热投之，着胡椒。干姜，莳萝，橘皮等末，空腹食之。

2.脾胃虚弱不欲食，食后不化：大活卿鱼1条，紫蔻3粒，研末，放入鱼肚内，再加生姜，陈皮，胡椒等煮熟食用。

3.翻胃：大鲫鱼1条。去肠留胆，纳绿矾末，填满缝口，以炭火煅令黄干，为末。每服5克，陈米饮调下，日3服。

4.膈气吐食：大鲫鱼去肠留鳞，以大蒜片填满，纸包十重，泥封，晒半干，炭火煨熟，取肉，和平胃散末30克，杵丸如梧子大，蜜收。每服30丸，米饮服。

5.噤口痢：鲫鱼1条。不去鳞、鳃，下作一窍，去肠肚，入白矾一栗子大，纸裹，煨令香熟，令病人取意用盐，醋食之。季毅方烧存性灰，米汤调下。

鲤 鱼
Cyprinus carpio L.

【**别名**】大鲤鱼、鲤。

【**形态特征**】体呈纺锤形，侧扁，腹部圆。头宽阔。吻钝。口端位，呈马蹄形。须2对。眼小，位于头纵轴的上方。下咽齿3行，内侧的齿呈臼齿形。鳞大，鳞耙一般为18—22。背鳍Ⅲ15—21，第三硬棘坚硬，后缘有锯齿。臀鳍第三硬刺后缘也有锯齿。身体背部呈纯黑色，侧线的下方近金黄色，腹部淡白色。背、尾鳍基部微黑，雄鱼尾鳍和臀鳍橙红色。

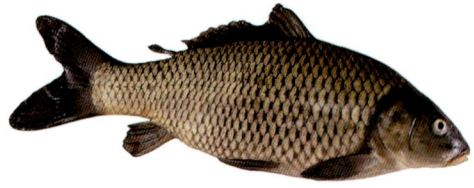

鲤鱼

【**分布与生长环境**】普遍分布。

【**采集加工**】鲤鱼可用网捕、钓钩捕等。多为鲜鱼入药。

【**性味功效**】味甘，性平。

【**应用参考**】

1.胃痛、胸前胀痛、消化不良：鲤鱼250克，加胡椒2克，生姜3片，鸡内金9克，荸荠63克。共蒸汤服。

2.久痢噤口，病势欲绝：金丝鲤鱼1尾，如常治净，用盐、酱、葱、胡椒末煮食。

3.产后腹痛：赤鲤鱼烧灰，酒调服之。

4.凡肿毒已溃未溃：鲤鱼烧灰，醋调涂。以愈为度。

鳗鲡鱼
Anguilla japonica Temminck et Schlegel

【**别名**】青鳝、白鳝、鲠鱼、鲠。

【**形态特征**】体细长，呈蛇形，长约40厘米，最长可达130厘米左右。头尖长，吻端钝，平扁。眼小，位于口角上方。口大，口裂微斜，伸达眼的后缘。下颌稍长于上颌，唇发达，上下颌及犁骨均具尖锐细牙，带状排列。鳃孔小。侧线发达。鳞细小，埋于皮下，呈席纹状排列。体表多黏液。背鳍长而低，起点距臀较距鳃孔为近，鳍条235，与尾鳍相连。臀鳍低平，鳍条215，与尾鳍相连。胸鳍短圆形，无腹鳍，体背灰黑色，侧上缘暗绿色，腹部白色。

【**分布与生长环境**】分布于河塘、低洼。

【采集加工】四季均可捕获，捕后除去内脏，洗净，鲜用或晒干。

【性味功效】味甘，性平。

【用法用量】内服：煮食，100—250克；或烧灰研末。

【应用参考】

1.结核发热：鳗鲡鱼1条，贝母、百合、茅根各9克，百部6克，水煎服，日服2次。

2.赤白带下：鳗鲡鱼1条，芡实15克，莲肉15克，白果15克，当归6克，水煎服，日服2次。

3.妇女劳损面无血色：鳗鲡鱼250克，配鳖、淡菜炖汤服，连服3次。

4.风湿骨痛、体虚：鳗鲡鱼清炖，当菜吃。

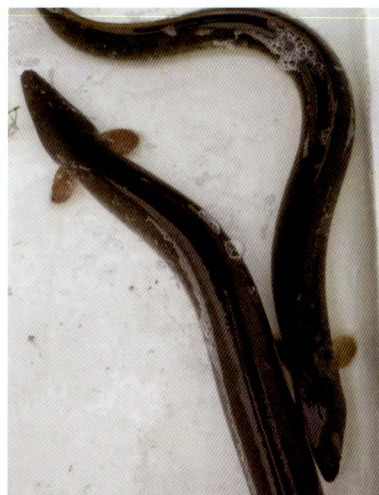

鳗鲡鱼

后 记

　　2018年10月受长兴县人民政府的委托,长兴县中草药民间秘方协会在东鱼坊古文化街区隆重举办了"中医药文化沙龙"。邀请了浙江省中医药学会的专家和有关领导参加这次活动,原中国人民解放军总后勤部卫生部副部长陈新年将军和浙江省中医药学会会长肖鲁伟教授到会并讲话,县党政领导表示大力支持,他们的发言给了我们巨大的鼓舞,为我们编写《长兴本草汇编》奠定了基础。这次活动后,本协会同仁一致表示,要以领导的指示和鼓励为契机,坚定信念组织好、编辑好《长兴本草汇编》。

　　经过协会同仁近3年的努力,2020年10月终于定稿,并正式题名为《浙北本草》。本书通过实地调查、现场拍照,选编了404种草药(其中其他类12种),应用参考收集了2368个单方、验方和一些复方,并经过老中医等相关专家一一审核统一用国家标准单位。

　　作为一本普及中草药科学常识的书籍,《浙北本草》的编写特点体现出以下5个方面:第一,文字资料来源正规。市场上介绍草药的书籍种类很多,但我们只采用以下3种:(1)由浙江人民出版社出版的1969版《浙江民间常用草药》;(2)由南京中医药大学编著、上海科技出版社出版的2006年第3版《中药大辞典》(上下册);(3)由中医研究院中药研究所、中国医学科学院药物研究所、卫生部药品生物制品检定所联合编著的1975年版《全国中草药汇编》。另外,在上述专著上找不到的或不明确的,通过网上查阅,多个版本相互对照、分析比较,反复甄别、取长补短、去粗取精、去伪存真,并经专家反复核实确定后再行收录。书本的格式参照《浙南本草新编》,为统一编写《浙江本草》打下了良好的基础。第二,贴近人民群众。本书编写时经编写者讨论和征求专家建议,决定文字内容以通俗易懂的《浙江民间常用草药》为范本,特别在计量上一律把古文、外文改成现代中文,如质量用"千克""克"、长度用"米""厘米"、容量用"毫升"等,上述单位全部通过换算标注清楚。第三,"应用参考"栏中收集的草药配方以单味为主,一般在3味左右,也有一些常见病采用一些多味复方,但该类较少。在编草药时毒性小的草药都有注明,毒性大的很少收集,个别收集的重点写上解毒的急救方法。第四,每一种草药内容标题至少有7项,即:别名、形态特征、分布与生长环境、采集加工、性味功效、用法用量、应用参考。标志清晰,让读者能一目了然。第五,为了使拍摄的草药图片来源有据可查，我们选了临安天目山、桐乡梧桐街道义家兜、吴兴栎溪茅坞村、安吉穆皇城区猪巴岭、长兴洪桥弁山等12个地方坐标位置图。有经度、纬度和草药图片，体现每个地区的特色。

浙江省中医药学会对本书的编纂给予了大力支持，多次派出学会顾问宋捷民教授亲临长兴指导，特别是与本会会员一起跋山涉水实地传授草药图片的拍摄技术，确保了图片质量，同时，又悉心指导目录编排，提示文稿修改审阅，在专业和技术上给予了无私的指导和极大的帮助。长兴县人大退休领导韩伟方自始至终为《浙北本草》编写出谋划策、上下沟通解决难题，使《浙北本草》能顺利出版。

《浙北本草》在收集、整理、修订、校对、成书、出版等一系列过程中，凝聚了所有参与者的心血。他们为之付出了辛勤劳动，不计报酬，无私奉献才使得本书成功付印。特别是80多高龄的主持编辑日常工作的教育局退休干部李明德，湖州地区唯一主管中药师胡雯光，长兴县中医院原住院部主任、现大德中医馆中医专家殷兰馨和年近七旬的退休乡镇领导干部卢顺新、周小龙，以及协会会长、中医师刘湘秋等人，不仅自始至终参与本书的编纂，还常年冒着高温酷暑、凛冽寒风，多次亲自上山识别草药。还有野外拍摄草药图片的技术员赵玉庄工程师带领一班人员抵住烈日的暴晒、刺骨寒风的侵入，深入浙北多地，在山谷丛林、田头地角觅找草药，用不同的角度拍摄草药的形态，为本书提供草药实样图片付出了辛勤的劳动和汗水。在资料收集中还得到长兴县白岘中心小学神农百草园管理者的帮助。唐小英、沈益峰两位老师积极参与了文字修改工作。王冰先生为本书题写书名。

《浙北本草》编写和出版过程中，长兴县委、县人民政府领导和县卫健局高度重视，并多次鼓励。湖州市科协和长兴县科协领导经常关心和过问书籍编纂的进展情况，并亲临指导。长兴县中医院、长兴人民医院中医馆及长兴县社会各界人士也纷纷关心本书的出版。

在此，向以上关心、支持、指导《浙北本草》的各位领导、专家、社会人士一并表示衷心的感谢！

长兴县中草药民间秘方协会《浙北本草》编委会

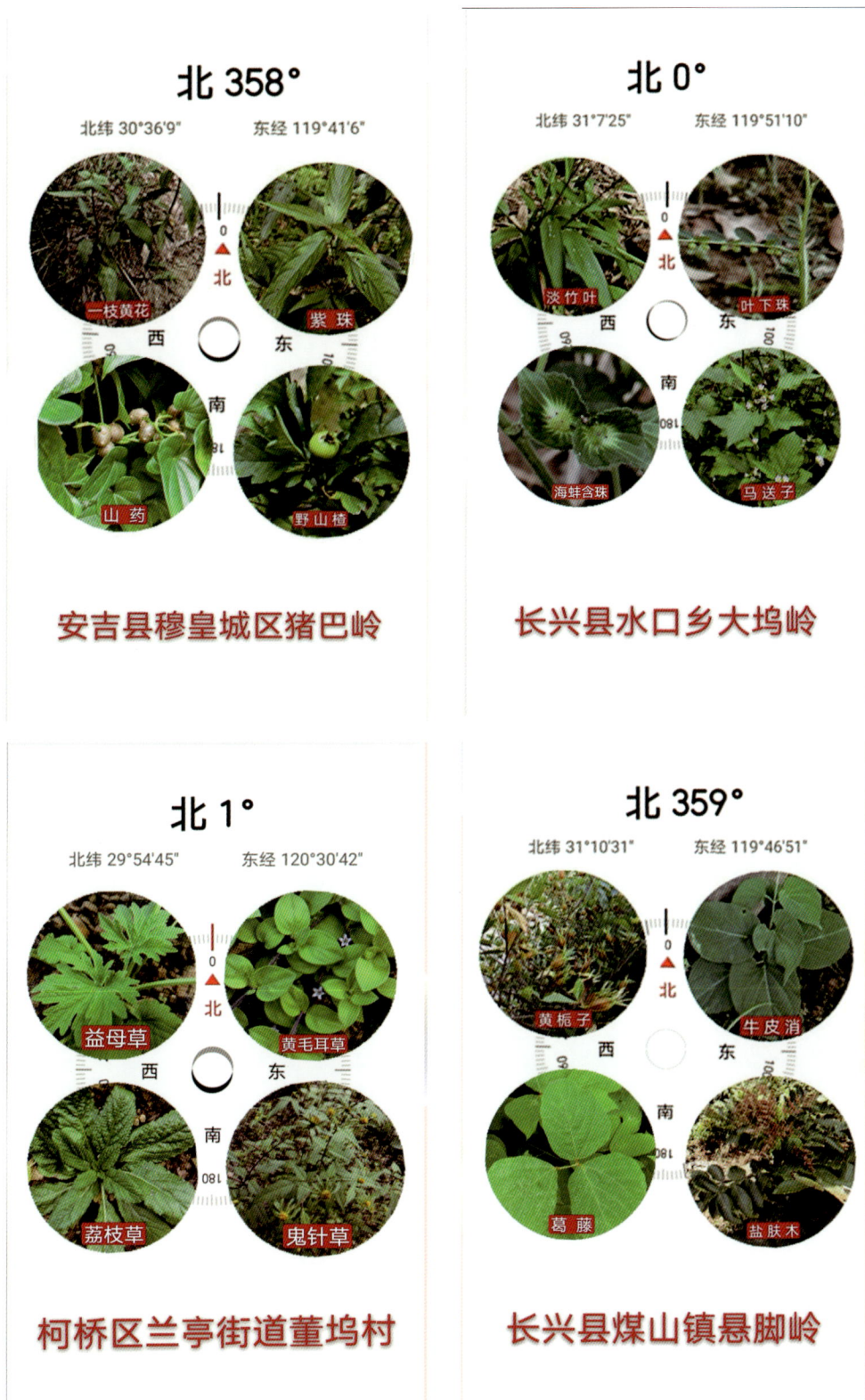

《浙北本草》草药坐落分布图

图一

北 358°

北纬 30°36'9"　　东经 119°41'6"

一枝黄花　　紫珠

山药　　野山楂

安吉县穆皇城区猪巴岭

北 0°

北纬 31°7'25"　　东经 119°51'10"

淡竹叶　　叶下珠

海蚌含珠　　马送子

长兴县水口乡大坞岭

北 1°

北纬 29°54'45"　　东经 120°30'42"

益母草　　黄毛耳草

荔枝草　　鬼针草

柯桥区兰亭街道董坞村

北 359°

北纬 31°10'31"　　东经 119°46'51"

黄栀子　　牛皮消

葛藤　　盐肤木

长兴县煤山镇悬脚岭

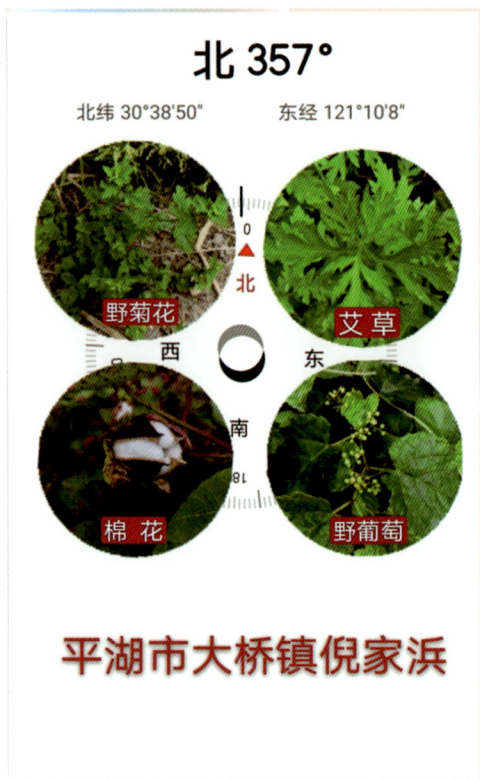

北 357°

北纬 30°38'50"　　东经 121°10'8"

野菊花　　艾草

棉花　　野葡萄

平湖市大桥镇倪家浜

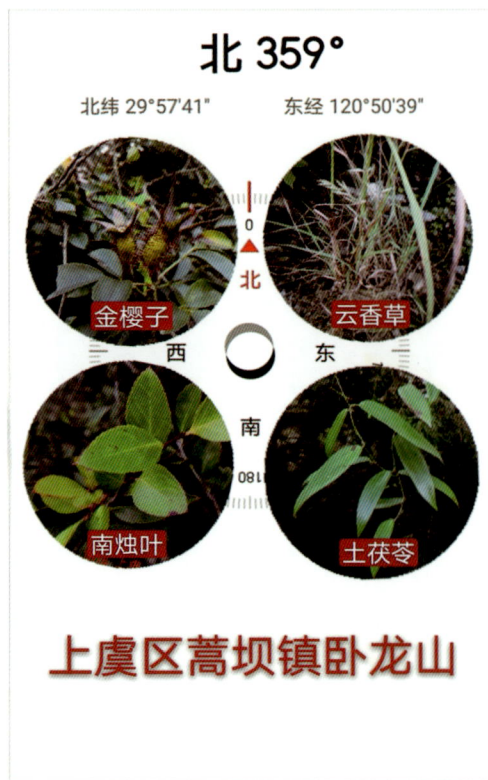

北 359°

北纬 29°57'41"　　东经 120°50'39"

金樱子　　云香草

南烛叶　　土茯苓

上虞区蒿坝镇卧龙山

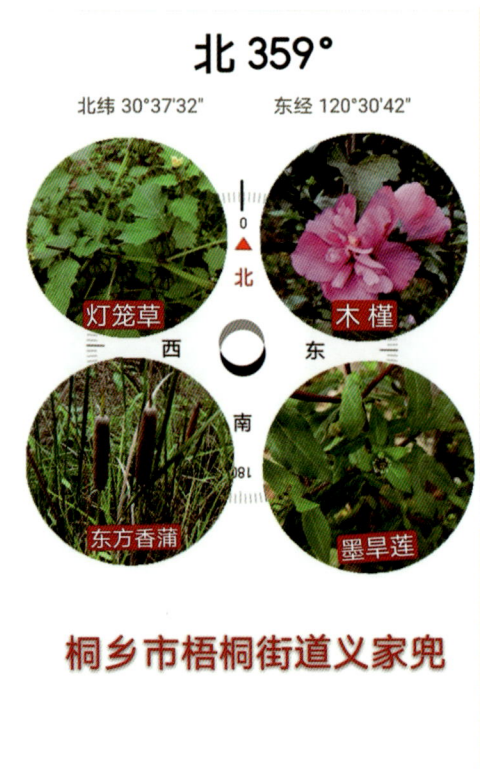

北 359°

北纬 30°37'32"　　东经 120°30'42"

灯笼草　　木槿

东方香蒲　　墨旱莲

桐乡市梧桐街道义家兜

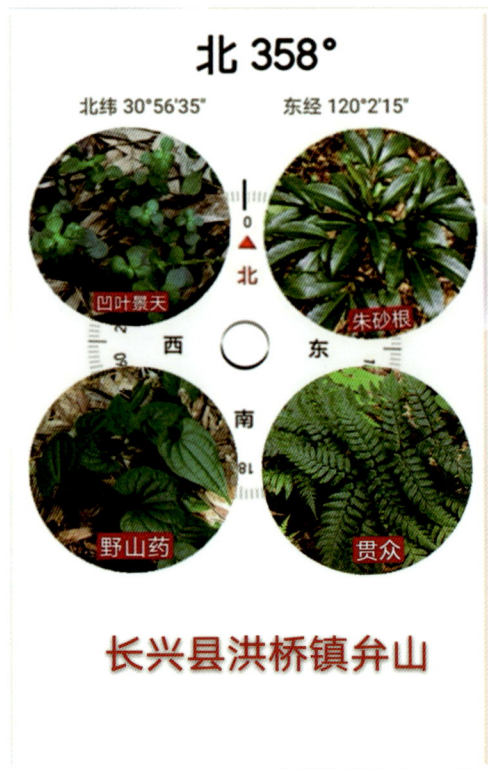

北 358°

北纬 30°56'35"　　东经 120°2'15"

凹叶景天　　朱砂根

野山药　　贯众

长兴县洪桥镇弁山